Dores Musculoesqueléticas
Localizadas e Difusas

Sociedade Brasileira de
Reumatologia

Fibromialgia
conhecimento
também é tratamento

Dores Musculoesqueléticas
Localizadas e Difusas

3ª edição

EDITORES
Alessandra de Sousa Braz
Aline Ranzolin
Roberto Ezequiel Heymann

manole
editora

Produção editorial: Rosana Arruda da Silva
Projeto gráfico: Departamento de Arte da Editora Manole
Editoração eletrônica: Luargraf Serviços Gráficos
Ilustrações: Luargraf Serviços Gráficos
Capa: Iuri Tadeu Guião
Imagem de capa: istockphoto.com

CIP-BRASIL. CATALOGAÇÃO NA PUBLICAÇÃO
SINDICATO NACIONAL DOS EDITORES DE LIVROS, RJ

D748

Dores musculoesqueléticas localizadas e difusas / editores Alessandra de Sousa Braz, Aline Ranzolin, Roberto Ezequiel Heymann. - 3. ed. - Barueri [SP] : Manole, 2022.
; 23 cm.

Inclui bibliografia e índice
ISBN 9786555765885

1. Fibromialgia. 2. Reumatologia. 3. Dor crônica. I. Braz, Alessandra de Sousa. II. Ranzolin, Aline. III. Heymann, Roberto Ezequiel.

CDD: 616.742
22-79032 CDU: 616.74

Meri Gleice Rodrigues de Souza - Bibliotecária - CRB-7/6439

EDITORA MANOLE LTDA.
Alameda América, 876 – Tamboré
Santana de Parnaíba
06543-315 – SP – Brasil
Fone: (11) 4196-6000 | www.manole.com.br | https://atendimento.manole.com.br
Impresso no Brasil | *Printed in Brazil*

Agradecimentos

Aos nossos pais, esposas, maridos, filhos e demais familiares que foram compreensivos com nossas ausências e nos deram o apoio necessário para a conclusão desta obra.

Aos autores de cada capítulo deste livro, que aceitaram fazer parte desta obra e se empenharam para sua melhor e mais completa atualização e finalização.

Aos presidentes de gestões anteriores da Sociedade Brasileira de Reumatologia, Dr. Fernando Neubarth, Dr. Cesar Emile Baaklini e Dr. Georges Basile Christopoulos e da gestão atual, Dr. Ricardo Machado Xavier, pelo apoio e incentivo.

Os editores

Editores

Alessandra de Sousa Braz

Professora associada de Reumatologia da Universidade Federal da Paraíba (UFPB). Supervisora do programa de Residência Médica em Reumatologia do Hospital Universitário Lauro Wanderley/UFPB. Coordenadora do Serviço de Reumatologia da UFPB. Membro da Comissão de Dor, Fibromialgia e Outras Síndromes Dolorosas de Partes Moles da Sociedade Brasileira de Reumatologia (SBR). Membro da Comissão de Doenças Endêmicas e Infecciosas, e da Comissão de Título de Especialista da SBR.

Aline Ranzolin

Reumatologista do Hospital das Clínicas da Universidade Federal de Pernambuco (HC-UFPE) e do Hospital Universitário Oswaldo Cruz. Mestrado e Doutorado em Ciências Médicas pela Universidade Federal do Rio Grande do Sul (UFRGS). Responsável pelo Ambulatório de Fibromialgia e pelo Ambulatório de Gestação em Doenças Reumáticas do HC-UFPE. Membro da Comissão de Dor, Fibromialgia e Outras Síndromes Dolorosas de Partes Moles da Sociedade Brasileira de Reumatologia (SBR).

Roberto Ezequiel Heymann

Membro da Comissão de Dor, Fibromialgia e Outras Síndromes Dolorosas de Partes Moles da Sociedade Brasileira de Reumatologia (SBR). Ex-assistente doutor da disciplina de Reumatologia da Universidade Federal de São Paulo (Unifesp). Mestre e doutor em Reumatologia pela Unifesp. Reumatologista do corpo clínico do Hospital Israelita Albert Einstein. Ex-editor do periódico *Advances in Rheumatology*.

Autores

Alessandra de Sousa Braz

Professora associada de Reumatologia da Universidade Federal da Paraíba (UFPB). Supervisora do programa de Residência Médica em Reumatologia do Hospital Universitário Lauro Wanderley/UFPB. Coordenadora do Serviço de Reumatologia da UFPB. Membro da Comissão de Dor, Fibromialgia e Outras Síndromes Dolorosas de Partes Moles da Sociedade Brasileira de Reumatologia (SBR). Membro da Comissão de Doenças Endêmicas e Infecciosas, e da Comissão de Título de Especialista da SBR.

Aline Ranzolin

Reumatologista do Hospital das Clínicas da Universidade Federal de Pernambuco (HC-UFPE) e do Hospital Universitário Oswaldo Cruz. Mestrado e Doutorado em Ciências Médicas pela Universidade Federal do Rio Grande do Sul (UFRGS). Responsável pelo Ambulatório de Fibromialgia e pelo Ambulatório de Gestação em Doenças Reumáticas do HC-UFPE. Membro da Comissão de Dor, Fibromialgia e Outras Síndromes Dolorosas de Partes Moles da Sociedade Brasileira de Reumatologia (SBR).

Ana Paula Monteiro Gomides Reis

Reumatologista com área de atuação em Dor. Mestrado e doutorado pela Universidade de Brasília (UnB). Professora titular do Centro Universitário de

Brasília. Membro da Comissão de Dor, Fibromialgia e Outras Síndromes Dolorosas de Partes Moles da Sociedade Brasileira de Reumatologia (SBR). Membro da Comissão de Artrite Reumatoide da Sociedade Brasileira de Reumatologia.

Andrea Pimentel Fonseca Golmia

Reumatologista. Médica clínica e reumatologista do Núcleo de Doenças Autoimunes do Hospital BP Mirante. Médica do Hospital Emílio Ribas. Reumatologista do Hospital Albert Einstein. Membro da Comissão de Dor, Fibromialgia e Outras Síndromes Dolorosas de Partes Moles da Sociedade Brasileira de Reumatologia (SBR).

Claudio Arnaldo Len

Reumatologista pediatra. Professor adjunto livre-docente. Setor de Reumatologia do Departamento de Pediatria da Escola Paulista de Medicina da Universidade Federal de São Paulo (EPM/Unifesp).

Eduardo dos Santos Paiva

Professor adjunto de Reumatologia da Universidade Federal do Paraná (UFPR). Chefe do Ambulatório de Fibromialgia do Complexo do Hospital de Clínicas da UFPR (HC-UFPR). Chefe do Ambulatório de Ultrassom do HC-UFPR. Membro da Comissão de Dor, Fibromialgia e Outras Síndromes Dolorosas de Partes Moles da Sociedade Brasileira de Reumatologia (SBR). Editor associado do periódico *Advances in Rheumatology. Fellow, American College of Rheumatology.*

Fernando Augusto Chiuchetta

Residência em Clínica Médica, Reumatologia e Medicina do Trabalho pela Universidade Federal do Paraná (UFPR). Certificado de atuação na área de Dor pela Associação Médica Brasileira (AMB). Preceptor de Reumatologia para a Residência do Hospital XV. Reumatologista licenciado da Clínica da Dor do Hospital de Clínicas – UFPR. Coordenador da Comissão de Dor da Sociedade Brasileira de Reumatologia (SBR). Presidente da Sociedade Paranaense de Reumatologia – 2019-2020.

Guilherme Urano de Carvalho Machado

Oncologista clínico, preceptor da Residência em Oncologia e Clínica Médica, médico assistente do Departamento de Imagens Médicas, Hematologia e Oncologia Clínica da Faculdade de Medicina de Ribeirão Preto da Universidade de São Paulo e do Centro de Tratamento Oncológico em Ribeirão Preto.

José Eduardo Martinez

Reumatologista. Professor titular do Departamento de Clínica Médica da Pontifícia Universidade Católica de São Paulo (PUC-SP). Membro da Comissão de Dor, Fibromialgia e Outras Síndromes Dolorosas de Partes Moles da SBR.

José Roberto Provenza

Professor titular de Reumatologia da Pontifícia Universidade Católica de Campinas (PUC-Campinas). Doutorado pela Universidade Estadual de Campinas (Unicamp). Membro da Academia Brasileira de Reumatologia. Presidente da Sociedade Paulista de Reumatologia (SPR) 1998/1999. Presidente da Sociedade Brasileira de Reumatologia (SBR) 2018/2020. Membro da Comissão de Dor, Fibromialgia e Outras Síndromes Dolorosas de Partes Moles da SBR.

Juliana Maria de Freitas Trindade Costa

Reumatologista do Hospital de Aeronáutica de Recife/PE e da Prefeitura do Recife/PE. Mestre em Medicina Interna pela Universidade Federal de Pernambuco (UFPE). Membro titular da Sociedade Brasileira de Reumatologia (SBR). Membro da Comissão de Dor, Fibromialgia e Outras Síndromes Dolorosas de Partes Moles da SBR.

Luiz Santos de Freitas

Médico e cirurgião-dentista. Residência em Clínica Médica pela Universidade Federal de Santa Catarina (UFSC). Residência em Reumatologia pela Universidade Federal do Paraná (UFPR). Membro da Comissão de Dor, Fibromialgia e Outras Síndromes Dolorosas de Partes moles da Sociedade Brasileira de Reumatologia (SBR).

Marcelo Cruz Rezende

Membro titular da Sociedade Brasileira de Reumatologia (SBR). Especialização em Dor pela Associação Médica Brasileira. Presidente da Sociedade de Reumatologia do Mato Grosso do Sul. Membro da Comissão de Dor, Fibromialgia e Outras Síndromes Dolorosas de Partes Moles da SBR. Coordenador do Projeto EpiFibro da SBR.

Marco Antonio Gonçalves Pontes Filho

Reumatologista pelo Hospital das Clínicas da Faculdade de Medicina da Universidade de São Paulo (HC-FMUSP). Especialista em Reumatologia pela Sociedade Brasileira de Reumatologia (SBR) e Associação Médica Brasileira (AMB). Membro titular da SBR. Certificação de área em Dor pela SBR/AMB. Certificação de área em Densitometria Óssea pela SBR e Colégio Brasileiro de Radiologia (CBR). Coordenador da Comissão de Medicina Física e Reabilitação da SBR. Membro da Comissão de Dor, Fibromialgia e Outras Síndromes Dolorosas de Partes Moles da SBR.

Marco Aurélio Goldenfum

Mestre em docência universitária. Especialista em Reumatologia. Especialista em Medicina do Trabalho. Membro Titular da Sociedade Brasileira de Reumatologia (SBR) e Associação Nacional de Medicina do Trabalho (ANAMT). Presidente da Comissão de Reumatologia Ocupacional da SBR. Consultor da Comissão de Dor, Fibromialgia e outras Síndromes Dolorosas de Partes Moles da SBR. Membro da Comissão de Coluna Vertebral da SBR. Médico Perito Administrativo (Biometria).

Marcos Aurélio de Freitas Machado

Título de Especialista em Reumatologia pela Sociedade Brasileira de Reumatologia (SBR) e Associação Médica Brasileira (AMB). Especialista em Medicina do Trabalho pela Fundação Centro Nacional de Segurança, Higiene e Medicina do Trabalho (Fundacentro). Membro da Comissão de Dor, Fibromialgia e Outras Síndromes Dolorosas de Partes Moles da SBR. Membro da Comissão de Dor da AMB. Ex-reumatologista do Ministério da Saúde. Ex-membro do Grupo de Perícias Médicas do Ministério da Saúde.

Marcos Paulo Veloso Correia

Professor do Departamento de Medicina em Atenção Primária da Universidade Federal do Rio de Janeiro (UFRJ). Reumatologista pela UFRJ, área de atuação em Dor. Médico de família pela Sociedade Brasileira de Medicina de Família e Comunidade (SBMFC), mestre em Saúde da Família pela UERJ. Membro da Comissão de Dor, Fibromialgia e Outras Síndromes Dolorosas de Partes Moles da SBR e vice-coordenador do Grupo de Tratamento em Dor da SBMFC.

Marcos Renato de Assis

Docente de Reumatologia da Faculdade de Medicina de Marília. Professor da Faculdade de Medicina de Assis. Editor-chefe do periódico *Advances in Rheumatology*. Membro da Comissão de Dor, Fibromialgia e Outras Síndromes Dolorosas de Partes Moles da Sociedade Brasileira de Reumatologia (SBR). Membro da Comissão de Medicina Física e Reabilitação da SBR.

Milton Helfenstein Jr.

Mestre e doutor em Reumatologia pela Escola Paulista de Medicina da Universidade Federal de São Paulo (Unifesp). Assistente doutor da disciplina de Reumatologia (Unifesp).

Nilton Salles Rosa Neto

Doutor em Ciências Médicas, pós-doutorado em Reumatologia pela Faculdade de Medicina da Universidade de São Paulo. *Clinical fellow, Bone and Mineral Diseases, Washington University*, St. Louis, Estados Unidos. Reumatologista, Centro de Doenças Raras e da Imunidade, Hospital Nove de Julho, São Paulo. Professor de Reumatologia, Universidade Santo Amaro, São Paulo.

Rafael Navarrete Fernandez

Professor assistente de reumatologia da Pontifícia Universidade Católica de Goiás (PUC-Goiás). Mestre em doenças infecciosas pela Universidade Federal de Goiás. Membro da Comissão de Dor, Fibromialgia e outras Síndromes Dolorosas de Partes Moles da Sociedade Brasileira de Reumatologia (SBR).

Rita Nely Vilar Furtado

Reumatologista e fisiatra. Professora afiliada da disciplina de Reumatologia da Universidade Federal de São Paulo/Escola Paulista de Medicina (Unifesp/EPM). Mestrado e doutorado pela Unifesp/EPM. Membro titular da Sociedade Brasileira de Reumatologia (SBR). Coordenadora da Comissão de Procedimentos da SBR.

Roberto Ezequiel Heymann

Membro da Comissão de Dor, Fibromialgia e Outras Síndromes Dolorosas de Partes Moles da Sociedade Brasileira de Reumatologia (SBR). Ex-assistente doutor da disciplina de Reumatologia da Universidade Federal de São Paulo (Unifesp). Mestre e doutor em Reumatologia pela Unifesp. Reumatologista do corpo clínico do Hospital Israelita Albert Einstein. Ex-editor do periódico *Advances in Rheumatology*.

Thyago Talles de Almeida Santana

Reumatologista pelo Hospital Universitário Lauro Wanderley da Universidade Federal da Paraíba (HULW/UFPB). Título de especialista pela Sociedade Brasileira de Reumatologia (SBR) e Associação Médica Brasileira (AMB). Professor da disciplina de Reumatologia do Centro Universitário de João Pessoa (UNIPÊ).

Sumário

Apresentação

Um grupo de reumatologistas, membros da Comissão de Dor, Fibromialgia e outros Reumatismos de Partes Moles da Sociedade Brasileira de Reumatologia, decidiu editar um livro que difundisse informações para a comunidade médica geral sobre fibromialgia e síndrome miofascial, dada a escassez de material nacional nesses temas. Esse grupo jamais poderia imaginar o grande impacto da obra, que se transformou na base de informações para vários profissionais da saúde com interesse no assunto.

Mantendo-se firme no propósito de difundir conhecimentos na área de dor musculoesquelética, o mesmo grupo decidiu editar um novo livro, ampliando a abordagem, não só para fibromialgia e síndrome miofascial, mas também para outras doenças musculoesqueléticas responsáveis pela dor e sofrimento de nossos pacientes.

Agora, estamos lançando a 3ª edição desta obra. Desta vez, além da atualização completa, realizamos uma profunda reformulação de vários capítulos, dando mais destaque ao exame físico do aparelho locomotor, e decidimos incluir outros dois, cujos temas têm sido abordados constantemente em congressos e discussões médicas atuais.

Em um deles, abordamos a questão dos vários mecanismos envolvidos na gênese da dor nas artropatias inflamatórias. Constitui-se um tema importante e atual, pois diante das diversas opções de medicamentos extremamente eficazes no controle inflamatório dessas doenças, ainda nos deparamos com pacientes que, apesar de apresentarem um plano de tratamento muito bem elaborado, com doenças inflamatórias aparentando estar fora de atividade, ainda padecem de quadro doloroso importante, com suas consequências à qualidade de vida.

Em outro capítulo, abordamos um tema delicado, mas de extrema importância e que foi tabu por muito tempo, mas também tem sido um assunto cada vez mais presente em discussões científicas atuais. Trata-se da sexualidade dos pacientes com quadro doloroso crônico. Abordamos suas dificuldades durante o ato sexual, no relacionamento com seus parceiros e suas consequências, inclusive o receio em reportá-las aos profissionais da saúde. Além disso, foi elaborada uma minuciosa revisão sobre o uso de medicamentos para a dor durante os períodos de gestação e lactação.

Com esta nova edição, mantemos o compromisso de difundir conhecimento atualizado nesta área, que faz parte do nosso cotidiano profissional.

Os editores

Prefácio

A dor de origem musculoesquelética representa uma das queixas mais comuns nos consultórios médicos e figura entre as causas mais frequentes de afastamento do trabalho e aposentadoria precoce. Dados do *Global Burden of Disease Study*, da Organização Mundial da Saúde (OMS), apontam a dor musculoesquelética, juntamente com as afecções de saúde mental, como a principal causa de sofrimento e anos vividos com incapacitação. Essa situação tende a piorar com o aumento da expectativa de vida das populações, o qual está associado a um aumento ainda mais significativo de multimorbidades, entre as quais as afecções musculoesqueléticas crônicas despontam com grande prevalência. E os custos socioeconômicos da dor crônica são simplesmente estratosféricos.

Uma rápida busca na plataforma PubMed evidencia o veloz desenvolvimento dos nossos conhecimentos sobre os mecanismos da nocicepção, englobando conhecimentos de fisiopatologia de nível genético-molecular até mental-cognitivo, salientando seu caráter biopsicossocial. A comunidade científica internacional busca intensamente novas estratégias terapêuticas baseadas nesse conhecimento, com sucesso ainda limitado, mas que apontam para perspectivas promissoras. Algumas propostas, como o uso de canabinoides, despertam complexos debates nessa interface entre ciência, moralidade, cultura e interesses econômicos.

Infelizmente, o enorme impacto na qualidade de vida e o inegável progresso na compreensão da fisiopatologia e tratamento da dor musculoesquelética não têm sido traduzidos em iniciativas globais de políticas de saúde adequadas para enfrentar o problema. Em nosso país, por exemplo, podemos destacar a limitação do acesso a terapias eficazes pelo sistema de saúde público e a virtual inexistência de centros multiprofissionais para o manejo da dor crônica mesmo em nível de saúde suplementar.

Sem dúvida, parte significativa desse desencontro entre a magnitude do problema e as respostas de políticas de saúde pode ser atribuída à pouca atenção que o tema da dor musculoesquelética recebe durante todos os níveis de educação médica, desde a graduação, passando por especialização e pós-graduação.

Dessa forma, a primeira edição do livro *Dores Musculoesqueléticas Localizadas e Difusas* (2010) veio a contribuir de maneira expressiva para aprimorar o conhecimento e despertar o interesse de estudantes, residentes, especialistas, clínicos gerais, formuladores de políticas de saúde e mesmo líderes da indústria farmacêutica sobre essa condição. A segunda edição, produzida em 2017, por um painel de 26 especialistas com destacada experiência clínica no manejo da dor, rapidamente se tornou uma referência ao mesmo tempo aprofundada e acessível. Agora, nesta terceira edição, produzida com o suporte da Editora Manole, todos os capítulos foram extensamente revisados e atualizados, com contribuições de novos autores, adicionando ainda mais valor a esta obra.

Portanto, a Sociedade Brasileira de Reumatologia, ao apoiar esta edição, sente-se confiante ao se manter em seu propósito de buscar avançar continuamente na prática da especialidade e, principalmente, melhorar as condições dos pacientes com doenças reumáticas que têm sua qualidade de vida tremendamente afetada pela dor.

Ricardo Machado Xavier
Presidente da Sociedade Brasileira de Reumatologia 2020-2022

CAPÍTULO 1

Mecanismos de dor nas doenças reumáticas

José Roberto Provenza
Roberto Ezequiel Heymann

INTRODUÇÃO

A sobrevivência dos organismos vivos é garantida pela interação de dois sistemas altamente especializados: o primeiro controlado pelo cérebro e o restante do sistema nervoso, que apresentam habilidade em detectar e memorizar o perigo; o segundo, pelo sistema imunológico, que protege contra a invasão externa. Ambos os sistemas atuam conjuntamente, compartilhando vias neurológicas, neurotransmissores, mediadores químicos e células. Enquanto o sistema imunológico atua normalmente de forma despercebida, o sistema sensitivo neural é imediatamente acionado conscientemente, pois sua função primária é alertar a aproximação de um eventual perigo com potencial de causar dano tecidual (percepção dolorosa), e secundariamente deve prepará-lo para sua resposta diante desse perigo (reação à dor). A dor, portanto, deve ser considerada como um sinal de alarme a possíveis danos teciduais que podem resultar em modificações das condições normais de um ser vivo. Esse alarme é necessário para que o organismo possa apresentar capacidade de responder ao agente agressor, quando possível, e possa se adaptar às modificações que possam vir a ocorrer em seu meio ambiente.

A dor pode ser definida como uma sensação física e emocional desagradável, criada por um estímulo nocivo, e que atinge o sistema nervoso central por meio de vias específicas. Portanto, já na sua definição, fica clara a presença de dois componentes na sensação dolorosa. O primeiro é o componente discriminativo-perceptivo, responsável pela capacidade de localizar, qualificar e quantificar a intensidade do estímulo nociceptivo e memorizá-lo. O segundo componente é o cognitivo-afetivo, que determina as feições emocionais que vão colorir a experiência dolorosa e determina a resposta comportamental à dor. Esse último componente explica a subjetividade da sensação dolorosa, pois essa será modulada por influências externas e internas de cada ser vivo.[1]

EPIDEMIOLOGIA DA DOR

Há várias barreiras teóricas e metodológicas que dificultam a investigação epidemiológica da dor. Grande parte dessas dificuldades é fundamentada na natureza complexa da dor, em sua subjetividade de expressão, na enorme diversidade de apresentações, fatores causais e sazonais e na ausência de critérios apropriados de classificação das afecções álgicas.[1]

A dor aguda é de ocorrência universal. Há dor persistente, especialmente na região lombar, nos quadris, nos joelhos e em outras articulações, em 11 a 14% da população geral.[2,3] Diferenças transculturais revelam que há grande variação na percepção da dor, nos pensamentos e nas reações da população de cada região do mundo e que o fenômeno doloroso apresenta aspectos específicos e étnicos peculiares. As mais importantes diferenças transculturais estão relacionadas às características sexuais e aos significados emocionais da dor, apesar da uniformidade dos aspectos sensitivos e físicos entre os povos. Nos latinos, os padrões comportamentais são mais emocionais que nos caucasianos; os povos americanos são mais disfuncionantes em relação à dor crônica que os demais. Entretanto, os aspectos emocionais dificilmente são avaliados em estudos epidemiológicos.[4]

Demonstrou-se que há pico de prevalência de dor aos 65 anos e, com exceção das dores articulares, é observada queda de queixas álgicas após essa idade.[5] Essa redução nos mais idosos provavelmente decorre do fato de se tornarem menos móveis; de dirigirem sua atenção para outros aspectos da vida, como questões pessoais; de se queixarem pouco; de apresentarem estratégias mais eficazes para conduzir situações estressantes da vida; de sofrerem degeneração das unidades e vias nociceptivas e deterioração do estado mental e de apresentarem afecções menos doloridas. A prevalência da dor crônica parece refletir o balanço entre o comprometimento da função nociceptiva no sistema nervoso e o aumento da frequência das afecções que ocorrem nas idades mais avançadas.[6,7]

Aspectos constitucionais, endócrinos, culturais e hábitos parecem estar relacionados à predominância da dor no sexo feminino; sua prevalência pode variar de acordo com a maior frequência de ocorrência natural das lesões causais em cada sexo e com aspectos biológicos, que também contribuem para essas diferenças, como a maior sensibilidade de acordo com o ciclo menstrual.

As doenças que afetam o aparelho locomotor são as causas mais frequentes de dor crônica. Em cerca de 40% da população se manifestam em algum momento da vida, com duração de semanas, e os indivíduos na faixa etária de 55 a 64 anos são os mais afetados.[8,9] Uma pesquisa populacional realizada em nosso meio revelou que as doenças do aparelho locomotor, representadas principalmente pelas lombalgias, são as causas mais frequentes.[10] A fibromialgia, comum entre as mulheres, apresenta-se em frequência elevada nos atendimentos dos consultórios dos reumatologistas, em cerca de 20% de todos os assistidos que padecem de dores crônicas.

DEFINIÇÃO E CLASSIFICAÇÃO DA DOR

O Comitê de Taxonomia da Associação Internacional para o Estudo da Dor (IASP, *International Association for the Study of Pain*) conceituou dor como "experiência sensitiva e emocional desagradável decorrente ou descrita em termos de lesões teciduais reais ou potenciais". Nos últimos anos, alguns profissionais da área de dor argumentaram que os avanços no entendimento da dor justificavam uma reavaliação da definição e propuseram modificações. Em 2020, portanto, essa força-tarefa recomendou que a definição de dor fosse modificada para "uma experiência sensitiva e emocional desagradável associada, ou semelhante àquela associada, a uma lesão tecidual real ou potencial".[11]

Podemos classificá-la de várias maneiras, de acordo com sua duração (aguda ou crônica) e localização (somática ou visceral), ou em relação a sua etiologia (oncológica ou não oncológica).

A dor aguda é autolimitada, persistindo no máximo por três meses, e geralmente apresenta uma relação direta com a lesão tecidual que a originou, desaparecendo com sua resolução. Quando ocorre sua cronificação, frequentemente há perda da relação direta com sua causa original, podendo-se tornar independente da lesão tecidual inicial. Perde sua característica de atuar como um mecanismo de proteção e alarme, passando a se constituir em um sintoma prejudicial à qualidade de vida do doente.

A dor também pode ser classificada, de acordo com seu mecanismo fisiopatológico, em inflamatória, neurológica ou neuropática, nociceptiva e, mais recentemente, nociplástica (Figura 1).[12]

Quando a origem do estímulo doloroso provém de uma lesão direta sobre o tecido neurológico, a dor é denominada neuropática ou neurológica. Essa modalidade dolorosa sempre envolve lesão tecidual nervosa, central ou periférica. Como exemplos de dor neuropática periférica podem-se citar as neuropatias diabética, herpética, compressivas periféricas e as compressões radiculares. Lesões medulares, a esclerose múltipla e os acidentes vasculares centrais isquêmicos são exemplos de doenças que podem cursar com dor neuropática central. A dor de origem nociceptiva é o desconforto que experimentamos no dia a dia, resultante de uma lesão ou trauma simples. Geralmente a dor somática e a visceral envolvem mecanismos nociceptivos. A dor inflamatória caracteriza-se pelo envolvimento de mediadores inflamatórios nos mecanismos geradores de dor. A artrite reumatoide e as espondiloartrites são excelentes exemplos que cursam com dor do tipo inflamatória. A dor nociplástica (ou nocidisplástica) é aquela que surge da nocicepção alterada, sem preencher critérios para os três outros mecanismos de dor descritos previamente. Esse conjunto de condições tem em comum a ausência de lesões teciduais evidentes que expliquem a presença da dor, a qual resulta da nocicepção alterada. Como exemplos de dor nociplástica frequentes na prática clínica, temos a enxaqueca e outras cefaleias primárias, síndrome dolorosa complexa regional tipo I, lombalgia crônica inespecífica, transtorno de dor visceral funcional (como a síndrome do intestino irritável, a vulvodínea, a síndrome da bexiga dolorosa) e a fibromialgia.[12]

PERCEPÇÃO NORMAL DA DOR

Segundo a teoria da comporta ou teoria da interação sensitiva, proposta por Melzack e Wall, as estruturas do sistema nervoso que deveriam ser específicas para processar apenas uma função na realidade atuam como estruturas especializadas para várias funções. Isso significa que um canal sensitivo adaptado para captura, veiculação ou processamento de certas informações pode, sob condições especiais e em decorrência de mecanismos adaptativos ou da

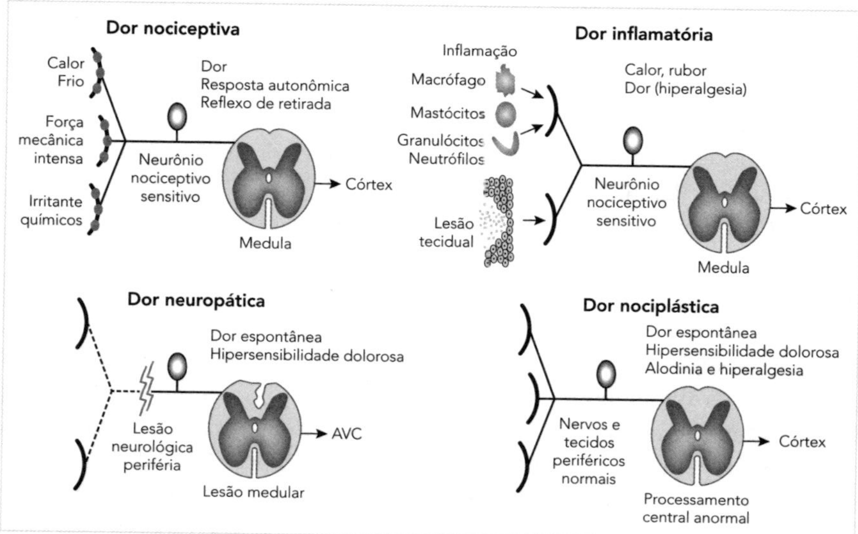

FIGURA 1 Modalidades de dor de acordo com seu mecanismo fisiopatológico.

conveniência do momento em que o estímulo é apresentado, passar a exercer funções para as quais não foi constituído.[13,14]

O termo nocicepção refere-se ao processo no qual a informação sobre lesão tecidual na periferia é transmitida no sistema nervoso central (SNC), resultando na experiência sensorial da dor. Os principais processos envolvidos nessa experiência são: transdução ou geração do estímulo doloroso, transmissão, percepção e modulação da dor.

O início desse processo de nocicepção ocorre nos nociceptores, que são sensibilizados por substâncias químicas, denominadas substâncias algiogênicas, liberadas no ambiente tecidual em condições anormais. Destacam-se acetilcolina, bradicinina, histamina, serotonina, leucotrienos, substância P (SP), fator de ativação plaquetário, purinas, radicais ácidos, íons K, prostaglandinas, tromboxano, interleucinas 1-beta, 6 e 8 (IL-1b, IL-6, IL-8), fator de necrose tumoral alfa (TNF-alfa), fator de crescimento nervoso e adenosina 3,5-monofosfato cíclico (AMP cíclico).[15,16]

GERAÇÃO DO ESTÍMULO DOLOROSO

Os mecanismos envolvidos na gênese do impulso nervoso doloroso diferem de acordo com os diferentes tipos de dor. Embora didaticamente separássemos os tipos de dor quanto à sua origem e mecanismos fisiopatológicos, na prática clínica observamos o envolvimento de uma mescla desses mecanismos, com predominância de um deles.

Na dor neuropática, após a lesão da fibra nervosa, surgem novos canais de sódio próximos às áreas de regeneração e reparação da lesão. Essa proliferação de novos canais de sódio torna a fibra nervosa altamente sensitiva, despolarizando-se a qualquer estímulo ou até de forma espontânea, sem a necessidade de estimulação externa. Quando a lesão ocorre em tecido nervoso periférico, o estímulo é então transmitido ao SNC pelas fibras aferentes responsáveis pelas transmissões de estímulos dolorosos de outras origens. Em geral, as dores de origem neuropática apresentam forte potencial de cronificação, pois a geração espontânea de estímulos pode perdurar mesmo após a reparação do tecido lesionado.

Nas dores de origem inflamatória, há presença de um processo de inflamação periférica, com intensa proliferação de células inflamatórias e mediadores químicos responsáveis pela ativação local dos nociceptores, facilitando sua despolarização, gerando estímulos nociceptivos. Dentre os principais mediadores inflamatórios envolvidos nesses mecanismos, podem-se citar o ácido araquidônico, liberado das membranas celulares em consequência da ação da fosfolipase A2, que induz a hiperalgesia mecânica e não a térmica; as bradicininas, serotonina, histamina, prostaglandinas (G2, H2, I2, E2 e tromboxano), peptídeo relacionado à calcitonina e SP.

A dor nociceptiva inicia-se após algum estímulo nociceptivo, mecânico, térmico ou químico, que tenha causado lesão tecidual. Essa resulta em alterações plásticas teciduais e/ou na liberação de mediadores inflamatórios que sensibilizam receptores específicos (os nociceptores), frequentemente encontrados na pele, fáscias, tendões, periósteo, vasos sanguíneos, vísceras e músculos. Os nociceptores fazem parte da estrutura das terminações nervosas livres das fibras aferentes dos neurônios de primeira ordem, cujos núcleos situam-se no gânglio da raiz dorsal. São sensíveis a traumas mecânicos ou outros estímulos com potencial de gerar lesão (pressão, calor ou frio ou substâncias químicas). A partir de sua sensibilização ocorre a transdução, processo no qual a energia proveniente de estímulos nociceptivos (térmicos, mecânicos ou químicos) é convertida em energia elétrica (impulso nervoso). A dor de origem nociceptiva, de acordo com sua localização, pode ser somática, quando provém do estímulo no tecido de revestimento cutâneo, subcutâneo, tecido ósseo, articular e músculos, ou pode ser visceral, quando originada de estruturas viscerais (Figura 2).

A diversidade e as concentrações de nociceptores nos diversos tecidos explicam as diferentes características das dores de origem somática e visceral. A

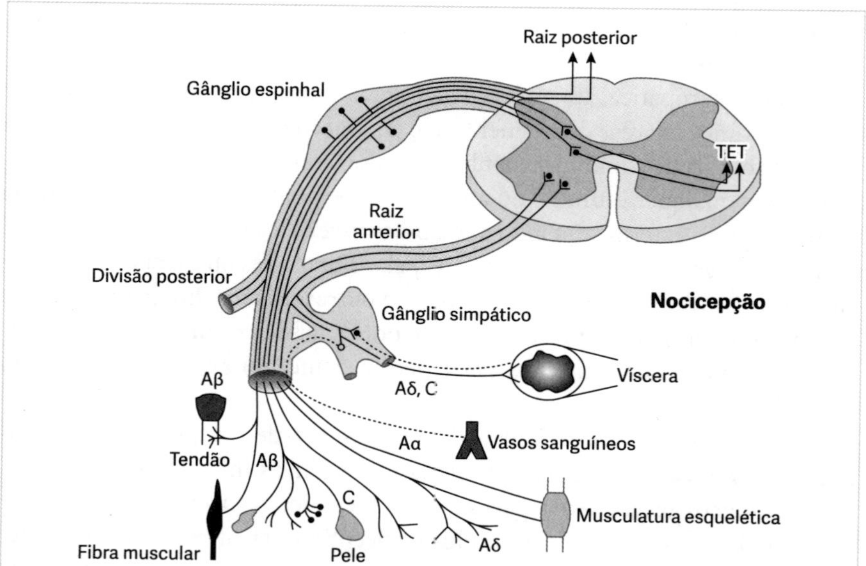

FIGURA 2 Distribuição dos receptores nociceptivos.
TET = trato espinotalâmico.

dor somática superficial, geralmente originária de tecidos ricos em nociceptores (pele e subcutâneo), apresenta-se bem caracterizada e bem localizada. Como há menos nociceptores nos tecidos muscular, articular e ósseo, a dor somática profunda é sentida mais caracteristicamente como um entorpecimento ou um dolorimento difuso. Em razão da pouca presença de nociceptores nas vísceras, as dores viscerais manifestam-se como espasmos profundos, nem sempre bem localizados, ou podem até ser referidas em outras áreas (dor do tipo referida).[3-6]

TRANSMISSÃO E PERCEPÇÃO DO ESTÍMULO DOLOROSO

Existem, basicamente, três tipos de fibras aferentes que são importantes no mecanismo de nocicepção. As fibras Aα e Aβ, de maior diâmetro e mielinizadas, apresentam velocidade rápida de condução dos estímulos nervosos, sendo, em sua maioria, responsáveis por detectar estímulos inofensivos que ocorrem na pele, músculos e articulações e, portanto, não participam da transmissão dolorosa normal. Em condições normais, têm papel modulador da dor, conforme veremos a seguir. A propagação dos estímulos dolorosos na periferia em situações normais ocorre em outros dois tipos de fibras aferentes: as mielinizadas de diâmetro médio (Aδ) e as não mielinizadas (C), com diâmetro menor que as demais.[7-11]

As fibras C são polimodais, apresentam receptores que são sensibilizados por estímulos mecânicos de limiar baixo, estímulos térmicos e químicos, ainda existindo um subgrupo de fibras C, que apresentam receptores sensíveis aos mediadores inflamatórios e algogênicos liberados pelo tecido lesado, como leucotrienos, bradicininas, serotonina, histamina, íons de potássio, acetilcolina, SP e fatores de ativação plaquetária.[12-16]

Existem duas classes de fibras Aδ, ambas responsivas aos estímulos mecânicos intensos, diferenciando-se de acordo com sua resposta aos estímulos térmicos. Por apresentarem velocidade de condução maior que as fibras C, em torno de 5 a 25 m/s, são responsáveis pela sensibilidade dolorosa inicial, geralmente bem localizada e fisicamente bem caracterizada como uma dor em pontada ou agulhada.[17,18]

As fibras C, por serem mais lentas, com uma velocidade em torno de 1 a 2 m/s, respondem pela sensibilidade dolorosa tardia, que é sentida segundos após a dor inicial (Figura 3). Sua estimulação crescente provoca uma sensação ascendente de desconforto ou em queimação, em uma área não muito bem delimitada, maior que a da lesão tecidual. Um subgrupo de fibras C possui a capacidade de liberar substâncias algogênicas e vasoativas, sendo responsáveis pela regulação da resposta inflamatória local, geralmente

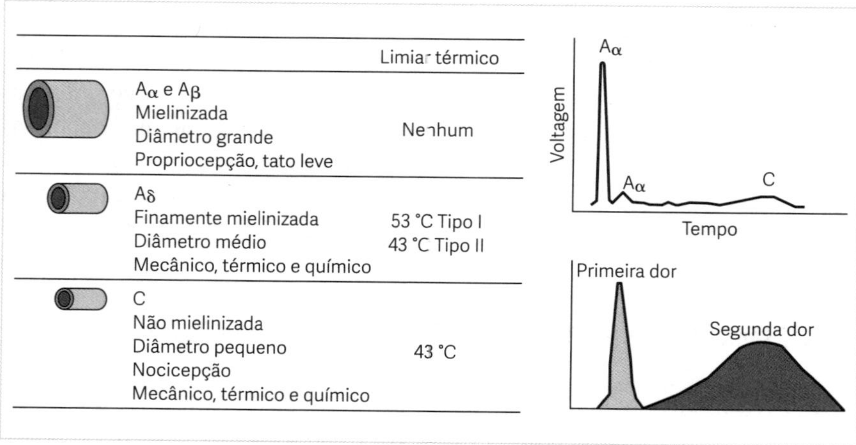

FIGURA 3 Fibras aferentes que compõem os nervos periféricos do gânglio da raiz dorsal e que participam dos mecanismos de nocicepção.

observada como um eritema ao redor ou próximo à área da lesão tecidual. Os estados de dor crônica envolvem a hiperalgesia das fibras C, pois observamos que a persistência do estímulo inicial nessa fibra resulta em cronificação dessa sensação dolorosa tardia.[19-21]

Fibras aferentes primárias

Estas fibras aferentes penetram pelo corno posterior da medula espinhal (CPME) e fazem sinapses com neurônios de segunda ordem, que projetam seus axônios para centros neurológicos supramedulares. Na maioria das vezes, essas sinapses se dão no mesmo nível medular em que penetram no CPME, mas podem também ocorrer um ou dois níveis abaixo ou acima. As fibras aferentes C e Aδ possuem sinapses com os neurônios de segunda ordem nas lâminas superficiais I e II, e as fibras Aδ podem fazê-las também na lâmina V do CPME. As fibras Aβ realizam suas sinapses na lâmina IV do CPME. Entre as espécies de neurônios cujos corpos celulares encontram-se no CPME e que participam do processo nociceptivo normal, podem-se citar: os nociceptores específicos (NS), que respondem somente a estímulos nociceptivos provenientes de fibras aferentes C e Aδ, e se localizam nas lâminas I, II, IV e V do CPME; os interneurônios, que podem ser excitatórios ou inibitórios, cuja função é modular a transferência sináptica dos estímulos nervosos periféricos entre fibras aferentes e os neurônios de segunda ordem (Figura 4); e os neurônios *wide dynamic range* (WDR), que respondem a vários tipos de estímulos aferentes (mecânicos, térmicos e químicos) provenientes das fibras C, Aδ e Aβ. Os WDR são encontrados nas lâminas I, II, IV, V, VI e demonstram graus variados de ativação, dependendo da intensidade do estímulo aferente. As fibras do tipo NS e WDR também podem ser ativadas por ação direta dos interneurônios excitatórios. Ambas são responsáveis pela transmissão dolorosa para áreas da formação reticular, tálamo e outras regiões supramedulares. Os NS apresentam uma resposta imediata e prolongada ao estímulo inicial; dessa forma, codificam a intensidade da dor e contribuem para a sensação dolorosa aguda, ao contrário dos WDR, cuja resposta se inicia ao término do estímulo.[22-24]

Outro subgrupo de neurônios localizados no CPME, denominados não nociceptivos (N-NOC), não participam do processo nociceptivo propriamente dito, mas têm influência nos mecanismos supressores da dor. Recebem estímulos proprioceptivos e os não nociceptivos (de baixa intensidade) mecânicos e térmicos provenientes das fibras Aβ.[22,23]

O glutamato e seu receptor, ácido alfa-amino-3-hidroxi-5-metil-4-isoxazol propiônico (AMPA), são a principal combinação neurotransmissor/receptor presente nas sinapses entre as fibras aferentes e os neurônios de segunda ordem, embora a SP, o aspartato e o peptídeo relacionado ao gene da calcitonina (CGRP) também tenham participação na transmissão dolorosa aguda.

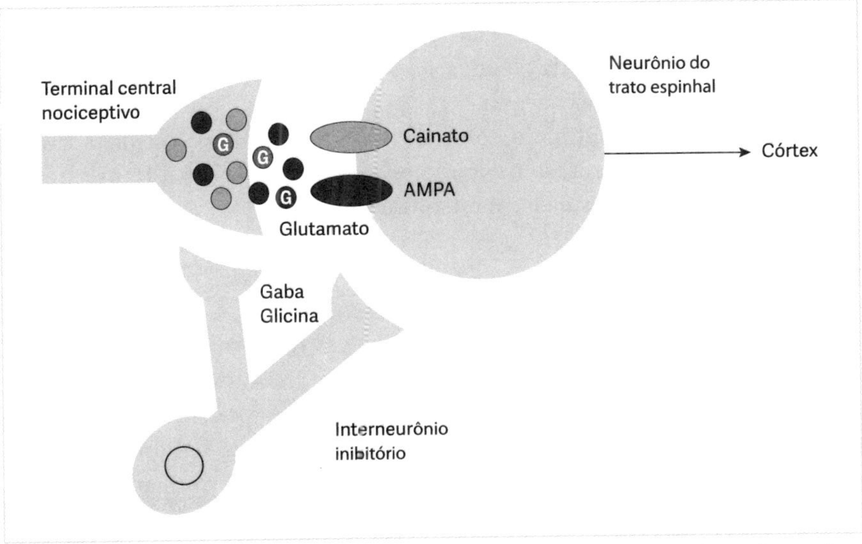

FIGURA 4 Sinapse nervosa localizada no corno posterior da medula. O terminal nervoso nociceptivo corresponde à fibra aferente de primeira ordem que faz sinapse com o neurônio de segunda ordem (neurônio do trato espinhal). Os interneurônios têm o papel regulador da taxa de liberação de neurotransmissores na sinapse.
AMPA: *ácido alfa-amino-3-hidroxi-5-metil-4-isoxazol* propiônico; Gaba: ácido gama-aminobutírico.

A maioria dos neurônios de segunda ordem cruza a medula espinhal e projeta seus axônios aos centros supramedulares, formando diversas vias ascendentes transmissoras de impulsos nociceptivos.

A via espinotalâmica é formada por neurônios de segunda ordem cujos axônios se projetam aos núcleos localizados nos complexos laterais, posteromedial e intralaminar do tálamo. No tálamo, esses neurônios fazem sinapse com os neurônios de terceira ordem que se projetam ao córtex cerebral somatossensorial áreas I e II (SI e SII). A região do SI é envolvida basicamente nos aspectos discriminativos e sensoriais da dor. A área SII está envolvida no reconhecimento e na memorização dos eventos dolorosos. Esta via é a responsável pelos componentes discriminativos e objetivos da dor, como sua localização, tipo entre outros.[25]

Outra via, denominada espinorreticular, é caracterizada pela presença de neurônios cujos axônios se projetam para a substância reticular do tronco cerebral e a substância cinzenta periaquedutal, fazendo, então, sinapses com neurônios de terceira ordem que se projetam a regiões do SNC responsáveis pela modulação afetiva da dor e pelo controle da resposta autonômica (Figura 5). Essa via é responsável pelo desconforto e pela reação emotiva, afetiva e autonômica observada na percepção dolorosa.[25]

As vias ascendentes espinomesencefálica e a espino-hipotalâmica também contribuem para o componente afetivo da percepção dolorosa. A via espinomesencefálica está envolvida na ativação do trato descendente de modulação dolorosa que será descrito a seguir.

A interpretação do estímulo doloroso inicia-se no tálamo medial e lateral, sendo depois complementada nos córtices somatossensoriais I, II, pré-frontal e cingular anterior, na ínsula e em estruturas límbicas.[26]

Modulação da dor

A transferência das informações nociceptivas do corno posterior da medula para estruturas mais altas do SNC sofre profundas modificações em detrimento de um grande número de influências excitatórias e inibitórias que atuam em circuitos locais ou à distância. O tálamo é considerado o centro da percepção da dor e o neocórtex, o centro da percepção discriminativa que modula a resposta do tálamo aos estímulos nociceptivos.[17]

A percepção dolorosa, resultante de lesões similares, é sentida com intensidade variável entre indivíduos, sendo também influenciada pelas circunstâncias em que ocorre. É possível observar, por exemplo, atletas suportarem lesões sérias com sensação reduzida de dor. O conhecido efeito placebo nada mais é que um sugestionamento psicológico que cria uma expectativa de melhora

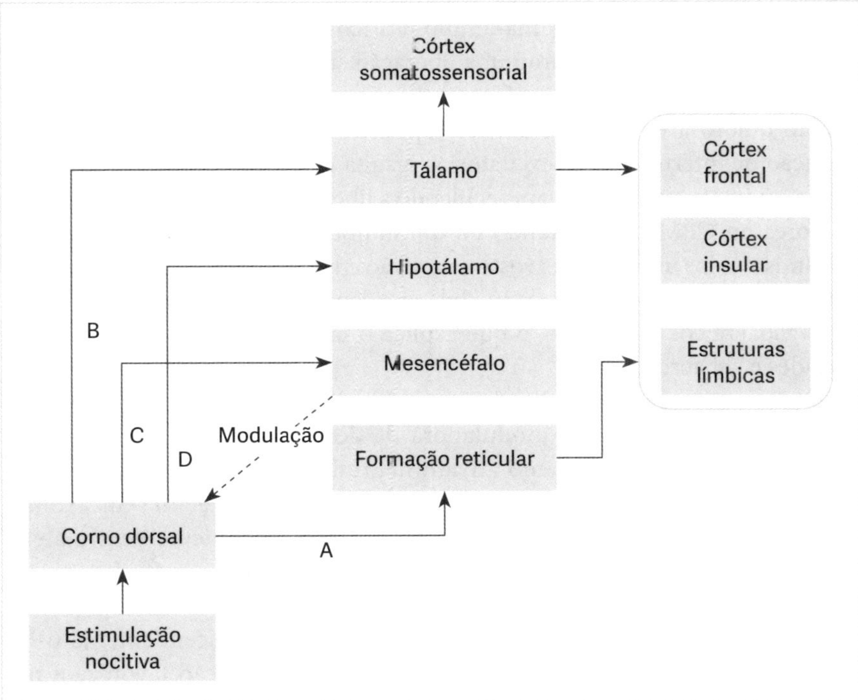

FIGURA 5 Vias ascendentes nociceptivas. A: espinorreticular; B: espinotalâmica; C: espinomesencefálica; D: espino-hipotalâmica.

da dor. Observam-se também situações inversas, nas quais os indivíduos, ao apresentarem uma expectativa grande de dor para determinado procedimento (p. ex., durante uma coleta de sangue para análise laboratorial), respondem com uma percepção dolorosa intensificada e desproporcional à lesão provocada pelo procedimento em questão.

Os efeitos que a expectativa e outras variáveis exercem na intensidade da percepção dolorosa demonstram que existem circuitos cerebrais envolvidos na modulação da atividade de transmissão nociceptiva e que devem sofrer influências emocionais, culturais, genéticas, entre outras. Esses mecanismos moduladores da dor envolvem a liberação de peptídeos opioides, aminas biogênicas e outros neurotransmissores.[27]

Os principais mecanismos envolvidos na modulação da dor são regulados pela via descendente central, pelos interneurônios que atuam nas sinapses entre os neurônios de primeira e de segunda ordem, localizados no CPME, e pelas vias aferentes Aβ.

A liberação do ácido gama-aminobutírico (Gaba) pelos interneurônios inibitórios ali localizados diminui a liberação sináptica de glutamato, SP e de CGRP por parte do neurônio aferente de primeira ordem, reduzindo a transmissão dolorosa em direção às vias supramedulares. Por outro lado, a estimulação de interneurônios excitatórios resulta em um efeito contrário. Dessa forma, os interneurônios atuam regulando a liberação sináptica de neurotransmissores no CPME aumentando ou diminuindo a intensidade e o ritmo de transmissão dos impulsos nervosos que serão enviados às vias supramedulares. A região do corno posterior da medula apresenta rica concentração de receptores gabaérgicos e opiáceos, o que explica o mecanismo de ação das drogas opioides e gabaérgicas.[28]

O outro mecanismo implicado na modulação dolorosa no CPME está associado à via descendente moduladora de dor. Estímulos provenientes do córtex frontal e do hipotálamo ativam neurônios da região cinzenta periaquedutal do mesencéfalo. Os neurônios dessa região projetam seus axônios descentes através do funículo dorsolateral (FD) e do funículo ventrolateral (FV), atingindo o CPME. No CPME, essa via descendente controla a passagem dos estímulos nociceptivos nas sinapses ali localizadas. O FD, quando ativado, favorece a analgesia, sendo a via de inibição descendente. Já o FV é considerado de facilitação descendente, pois sua ativação favorece a nocicepção. Portanto, a modulação dolorosa exercida pelo trato descendente no CPME resulta de um balanço entre a inibição (FD) e a facilitação (FV) descendentes. A via descendente exerce sua influência no CPME diretamente nas sinapses ali localizadas ou indiretamente por meio de ativação ou inibição dos interneurônios.[29,30]

Vários neurotransmissores atuam na via descendente, influenciando positiva ou negativamente ambos os funículos que a compõem. O FD responsável pela inibição descendente apresenta como neurotransmissores principais a serotonina proveniente do núcleo da rafe e a noradrenalina fornecida pelo *locus ceruleus* (Figura 6). Várias dessas estruturas que compõem a via descendente modulatória de dor contêm receptores opioides que são ativados pela ação de endorfinas, principalmente as encefalinas e as betaendorfinas.

Do ponto de vista prático, a analgesia observada pelos antidepressivos se dá pelo aumento de disponibilidade de serotonina e noradrenalina no tecido nervoso, favorecendo a inibição descendente.

A modulação dolorosa também pode ocorrer por inibição competitiva entre as fibras sensoriais. A transmissão periférica de estímulos não nociceptivos pelas fibras Aβ é capaz de inibir ou diminuir a transmissão dolorosa pelas fibras C e Aδ, diminuindo a aferência dolorosa periférica.[31]

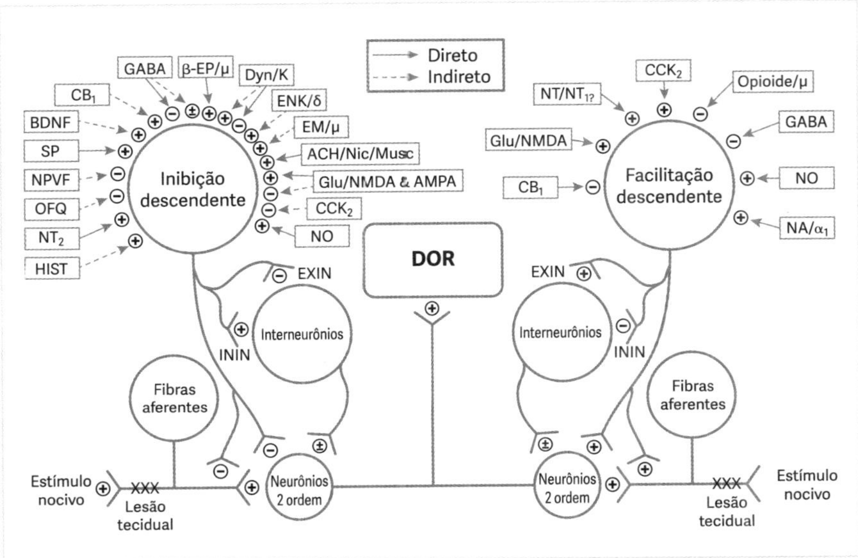

FIGURA 6 Visão dos vários mecanismos envolvidos na modulação da atividade entre as vias descendentes inibitórias e facilitadoras da percepção dolorosa da via moduladora descendente. Os mecanismos envolvidos na inibição descendente de dor inibem as células da medula rostroventromedial utilizando a noradrenalina e a serotonina como neurotransmissores. A ativação da via facilitadora de dor ativa células presentes na medula rostroventromedial utilizando outros neurotransmissores.

ACh: acetilcolina; AMPA: ácido a-amino-3-hidroxi-5-metil-4-isoxazol propiônico; BDNF: fator neurotrófico derivado do cérebro; CB: canabinoide; CCK: colecistocinina; Dyn: dinorfina; EM: endomorfina; ENK: encefalina; EP: endorfina; EXIN: interneurônios excitatórios; Gaba: ácido gama-aminobutírico; Glu: glutamato; Hist: histamina; ININ: interneurônios inibitórios; musc: muscarínico; NA: noradrenalina; nic: nicotínico; NMDA: N-metil-d-aspartato; NO: óxido nítrico; NPVF: neuropeptídeo VF; NT: neurotensina; OFQ: orfanina; SP: substância P.

PERCEPÇÃO ANORMAL DA DOR

A dor crônica pode ser de origem neuropática, inflamatória ou nociceptiva. Pode estar associada a uma causa específica, como um trauma ou uma lesão cancerígena, ou a outras doenças musculoesqueléticas, como as artropatias, inflamatórias ou não, a fibromialgia e a dor lombar. Ela pode surgir mesmo na ausência de lesão aguda e, muitas vezes, os fatores que a perpetuam não apresentam relação nenhuma com sua causa inicial. A dor crônica perde seu caráter protetor e passa a causar prejuízo à qualidade de vida de quem a sente. Portanto, a abordagem terapêutica da dor aguda deve ser a mais efetiva possível, minimizando o risco de sua cronificação. Para tanto, algumas questões devem ser compreendidas: por que uma lesão tecidual traumática, por exemplo, local, pode cronificar, em um grupo de indivíduos, resultando em dor crônica, intratável e prejudicial à qualidade de vida? Quais mecanismos são responsáveis para essa cronificação? Por que algumas dores respondem melhor aos anti-inflamatórios não hormonais (AINH) e outras aos opioides, por exemplo?

Sensibilização periférica

Em situações normais, impulsos nociceptivos são carreados pelas fibras C e Aδ, e os inócuos, pelas fibras Aβ. Quando há um processo inflamatório intenso, com concentrações locais elevadas de mediadores inflamatórios ou quando ocorre estimulação nociva intensa, repetida ou prolongada, ocorre o fenômeno da "sensibilização periférica". Os nociceptores, quando se encontram "sensibilizados", têm o limiar reduzido para ativação, apresentando a capacidade de gerar estímulos com uma frequência aumentada e com maior facilidade. Alguns nociceptores C, quando sensibilizados, são responsáveis pela liberação retrógrada (no tecido periférico) de mediadores e neurotransmissores pró-nociceptivos. Essa intensa atividade nociceptiva periférica pode ser amplificada pela sensibilização das fibras aferentes Aβ, que passam a transmitir impulsos nociceptivos. Dessa forma, a sensibilização periférica envolveria a hiperexcitabilidade de aferentes C e Aδ e o agrupamento de fibras Aβ ao processo nociceptivo.[31-36]

Sensibilização central

A "sensibilização central" corresponde ao estágio em que os nervos de segunda ordem se encontram sensibilizados. O processo de "sensibilização central" inicia-se a partir de uma estimulação periférica intensa e crescente proveniente das fibras aferentes C ou de fibras nervosas lesadas diretamente. Essa estimulação intensa é responsável pela ativação dos receptores N-metil D-aspartato (NMDA) pós-sinápticos, presentes nas fibras de segunda ordem. Na nocicepção aguda normal a transmissão sináptica ocorre pela ligação do glutamato ao seu receptor AMPA pós-sináptico, enquanto os receptores NMDA encontram-se "adormecidos", com sua atividade bloqueada por uma molécula de magnésio. Nas circunstâncias em que há uma soma temporal de estímulos, vinda da periferia pelas fibras C, há liberação de grandes quantidades de glutamato nas sinapses do CPME. Essa intensa atividade neurotransmissora consegue remover a molécula de magnésio bloqueadora do receptor NMDA, ativando-o. Ao fenômeno de ativação do receptor NMDA dá-se o nome de *wind-up* (Figura 7).[37-43]

Após o fenômeno *wind-up*, ocorrem alterações plásticas pré e pós-sinápticas que serão responsáveis por uma transmissão amplificada de estímulos

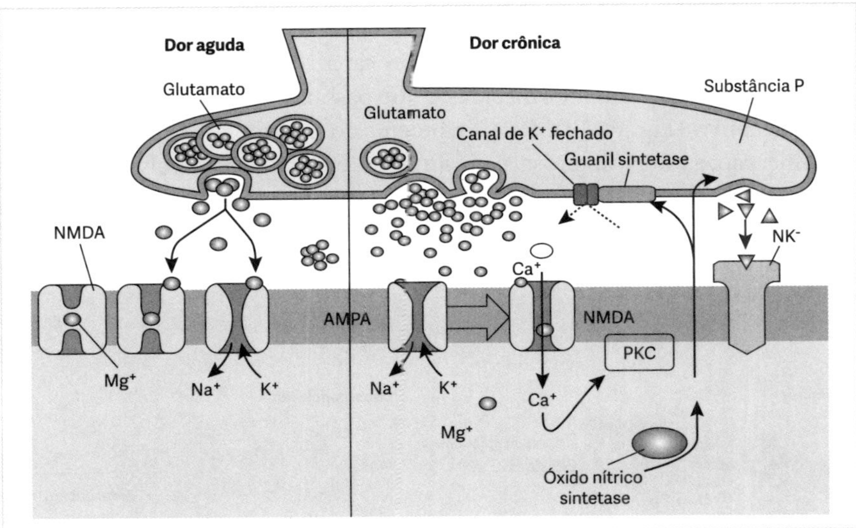

FIGURA 7 Fenômeno *wind-up*. À esquerda, observa-se na nocicepção aguda o receptor NMDA "adormecido" e bloqueado pela molécula de magnésio. À direita, após estimulação intensa e crescente de nociceptores C, ocorre ativação do receptor NMDA.

AMPA: ácido a-amino-3-hidroxi-5-metil-4-isoxazol propiônico; NMDA: N-metil D-aspartato; NK: neurocinina K; PKC: proteína quinase C.

nociceptivos do CPME às áreas supramedulares. A ativação do receptor NMDA permite o influxo de cálcio, aumentando seus níveis intracelulares, ativando quinases cálcio-dependentes. Essas quinases são responsáveis pelo aumento intracelular de óxido nítrico e pela degradação do ácido araquidônico em subprodutos como prostaglandinas que potencializarão os processos inflamatório e nociceptivo. O óxido nítrico estimula a liberação sináptica de SP que se ligam nos receptores NK_1, ampliando o processo de sensibilização. Ocorrem ainda alterações na expressão de genes que serão responsáveis pelas mudanças fenotípicas nervosas observadas, como a fosforilação de novos canais de sódio e de receptores NMDA. Isso se traduz em um incremento no número e tipo de receptores, neurotransmissores e mediadores inflamatórios nas terminações nervosas pré e pós-sinápticas. Portanto, essa cascata de eventos resultará em uma sensibilização central importante e na consequente amplificação da intensidade e da área de percepção dolorosa. Nessas circunstâncias, há hiperexcitabilidade dos neurônios de segunda ordem, que passam a responder a qualquer estímulo ou até espontaneamente, transmitindo informação nociceptiva aos centros neurológicos superiores de forma ampliada (Figuras 7 e 8A).

A intensa ativação de receptores, aliada à liberação substancialmente maior de neurotransmissores, propicia um meio capaz de envolver fibras nervosas adjacentes que estavam adormecidas e que passam a participar desse processo nociceptivo (Figura 8B). Esse fenômeno de "neuroplasticidade" explica a amplificação da área dolorosa para limites além daquele envolvido na lesão inicial. Essa intensa estimulação nociceptiva supramedular leva à amplificação "neuroplástica" de regiões corticais e subcorticais associadas à percepção dolorosa, discriminativa e sobretudo subjetiva associada ao desconforto, cognição e afeto.[37,42,44,45]

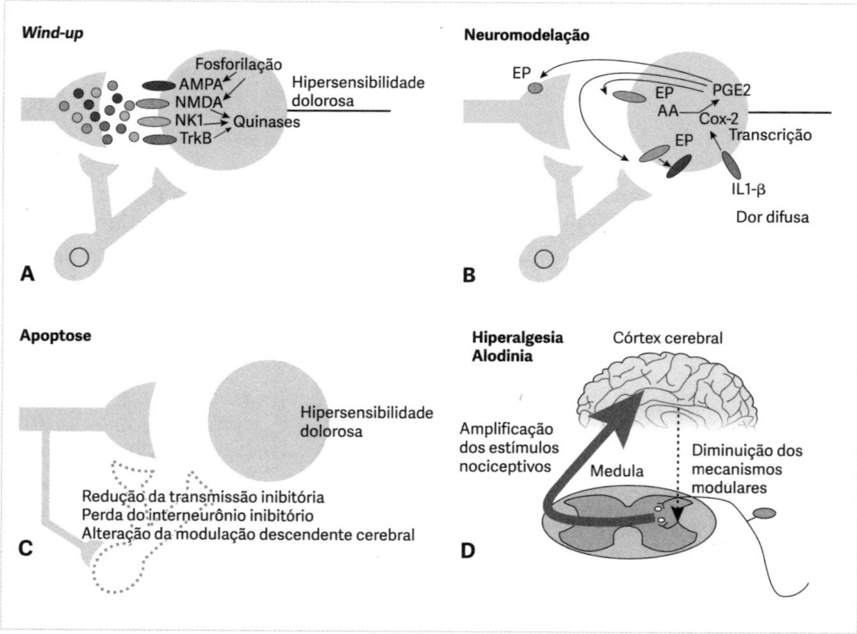

FIGURA 8 Corno posterior da medula, eventos associados à amplificação dolorosa central. **A:** fenômeno do *wind-up*, que se relaciona diretamente à ativação do receptor NMDA e à liberação de concentrações maiores de neurotransmissores pró-nociceptivos. **B:** com a ativação do receptor NMDA ocorrem alterações plásticas tanto pré como pós-sinápticas, que culminam com o aumento da área receptora pré e pós-sináptica e liberação de mediadores pró-nociceptivos. **C:** esta estimulação nociceptiva intensa é responsável pela queda da capacidade moduladora inibitória dos interneurônios e da via descendente. **D:** o conjunto destes fenômenos explica a hiperalgesia e a alodinia observadas nos casos de dor crônica.

AA: ácido araquidônico; AMPA: *ácido α-amino-3-hidroxi-5-metil-4-isoxazol* propiônico; Cox-2: ciclo-xigenase 2; EP: prostaglandina E; IL1-ß: interleucina 1-beta; NK1: neurocinina 1; NMDA: N-metil-D--aspartato; PGE2: prostaglandina E2; TrkB: tirosina quinase de alta afinidade B.

Desinibição

Esse incremento da atividade nociceptiva, com liberação intensa de prostaglandinas e óxido nítrico e outros mediadores nociceptivos no CPME, estimula a apoptose de interneurônios, diminuindo a capacidade inibitória gabaérgica no CPME. A intensa estimulação ascendente é responsável, por meio de mecanismos sinápticos medulares e supramedulares centrais, a uma menor atuação da via descendente inibitória de modulação dolorosa. A modulação dolorosa por inibição competitiva entre as fibras sensoriais desaparece, pois as fibras Aβ passam a transmitir impulsos nociceptivos. Dessa forma, há perda da capacidade de inibição da transmissão ascendente nociceptiva, fenômeno denominado "desinibição" (Figura 8C).[36,41,44,45]

O resultado da "sensibilização periférica e central" e da "desinibição" explica a hiperalgesia e a alodinia observadas em pacientes com dor crônica. O termo hiperalgesia é utilizado quando um indivíduo estimulado por estímulos nociceptivos apresenta uma percepção dolorosa maior e desproporcional ao estímulo. A alodinia é o termo utilizado quando estímulos não nociceptivos são sentidos como dolorosos (Figura 8D). A hiperalgesia pode ser primária, quando a área de hiperalgesia corresponde à área da lesão, sendo consequência direta da sensibilização periférica. A hiperalgesia secundária é aquela percebida em área não relacionada à lesão inicial, estando associada à sensibilização central. O fenômeno da neuroplasticidade explica a amplificação da área dolorosa para regiões sem relação com lesão tecidual.[37,43,46]

Neuroinflamação

Evidências acumuladas sugerem que a sensibilização central também é impulsionada pela neuroinflamação no sistema nervoso periférico e central.

Estudos demonstraram que mastócitos localizados no SNC secretam mediadores, como a histamina e a triptase e o hormônio liberador de corticotropinas (CRH), que podem ativar a micróglia. A micróglia contribui para a inflamação cerebral e a patogênese de diferentes distúrbios cerebrais. Uma característica da neuroinflamação é a ativação de células da glia, como micróglia e astrócitos, na medula espinhal e no cérebro, levando à liberação de citocinas pró-inflamatórias como IL-1β, IL-6 e TFN-α. Estas atuam como neuromoduladores poderosos e desempenham um papel na indução de hiperalgesia e alodinia. Aumento sustentado de citocinas no SNC também promove dor crônica generalizada que afeta vários locais do corpo. Assim, a neuroinflamação leva à dor crônica generalizada por meio da sensibilização central. São características da neuroinflamação: a) alterações vasculares que resultam em aumento da permeabilidade vascular; b) infiltração de leucócitos; c) ativação de células gliais; d) produção de mediadores inflamatórios potentes, incluindo citocinas pró-inflamatórias.[47,48]

Aplicação desses conceitos nas doenças reumatológicas

O aparelho locomotor recebe uma rica inervação sensitiva, envolvendo músculos, tendões, fáscias, articulações, ligamentos, bursas e ênteses, os quais, quando agredidos por situações traumáticas, inflamatórias, isquêmicas, tumorais e sobrecargas funcionais, se manifestam em níveis diferentes na intensidade da dor e incapacidade funcional.

Em situações normais, as estruturas vizinhas da cavidade articular são insensíveis e podem ser estimuladas de maneira mecânica sem causar dor. Esses nociceptores "silenciosos" parecem ser acionados em condições de sensibilização periférica, habitualmente observada em processos inflamatórios.[18]

A sensibilização periférica é observada nos casos de inflamação articular das artropatias inflamatórias. Nessas condições, as fibras aferentes C, além de serem ativadas pelo processo em si, são capazes de liberar retrogradamente para a periferia mediadores pró-inflamatórios e vasoativos. Dessa forma, ocorre um intenso processo inflamatório (caldo inflamatório) (Figura 9), capaz de "sensibilizar" os nociceptores "adormecidos" presentes na estrutura articular. A sensibilização das fibras aferentes da estrutura articular é essencial para a percepção da dor articular "inflamatória". A ativação desses aferentes primários, normalmente não responsivos, é responsável pela dor proveniente de estímulos normalmente não nociceptivos, como leves movimentos, toques e até durante o repouso. A SP é o principal neurotransmissor envolvido e contribui para a resposta inflamatória, pois estimula células locais a produzirem uma variedade de citocinas e mediadores pró-inflamatórios. A SP é capaz de ativar mastócitos, sinoviócitos, neutrófilos, linfócitos T e B e macrófagos, amplificando o processo inflamatório. O óxido nítrico também exerce seu papel na dor proveniente da inflamação articular. Muitas vezes a dor é desproporcional ao quadro inflamatório articular, o que pode ser explicado pela sensibilização central.[49,50]

Nas dores articulares mecânicas, a dor é proveniente de nociceptores localizados nos ligamentos, cápsulas, ênteses e vasos sanguíneos, ativados pelo aumento da pressão intra-articular que ocorre em decorrência das deformidades, forças e torque anormal ou até pequenas efusões locais.

A fibromialgia é um exemplo clássico de dor nociplástica. A dor nociplástica é ligada à sensibilização central (SC) da dor, que é a amplificação da sinalização dos neurônios nociceptivos no SNC à entrada somatossensorial

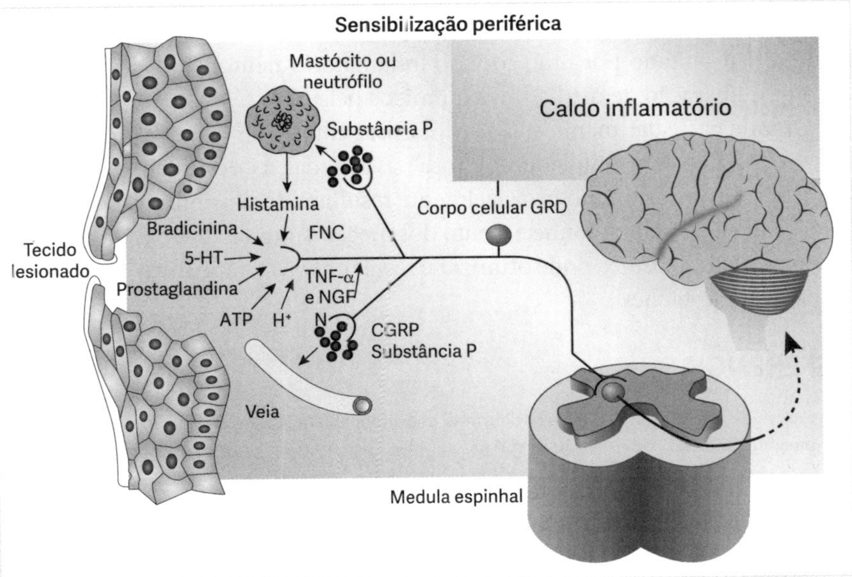

FIGURA 9 Modelo de artropatia inflamatória: produção de mediadores inflamatórios pela lesão tecidual e pela fibra aferente ativada, levando a um processo inflamatório intenso que sensibiliza as fibras aferentes locais e as adjacentes ao processo.

5-HT: serotonina; ATP: trifosfato de adenosina; CGRP: peptídeo relacionado à calcitonina; FNC: fibras de transmissão dolorosa; GRD: gânglios raquidianos dorsais; NGF: fator de crescimento neural; TNF-a: fator de necrose tumoral alfa.

aferente. Ocorre por alterações neuroplásticas associadas à atividade nervosa espontânea, campos receptivos expandidos e aumento da resposta neural na medula espinhal. Do ponto de vista neurobiológico, há um desequilíbrio entre neurotransmissores nociceptivos (SP, glutamato) e antinociceptivos (serotonina, noradrenalina). Estudos funcionais de imagem cerebral demonstram atividade cerebral aumentada em áreas envolvidas na percepção da dor (ínsula, córtex cingulado anterior e córtex pré-frontal) e regiões não relacionadas à dor (núcleos do tronco cerebral, córtex frontal dorsolateral e córtex parietal). As principais características das síndromes nociplásticas são: predominância no sexo feminino, agregação familiar, longo tempo de evolução de dor multifocal, hiperalgesia, alodinia, coexistência de várias condições de dor crônica, alta frequência de comorbidades, presença de sensibilizadores psicológicos e pouca ou nenhuma resposta a tratamentos com ação periférica.[51,52]

Nas neuropatias compressivas, o mecanismo envolvido é o trauma mecânico, inicialmente. A fibra nervosa lesada sofre suas transformações e passa a transmitir estímulos de dor mais frequentes e dolorosos. Esse mecanismo pode ser sustentado por um processo inflamatório neurogênico local estimulado pela liberação de mediadores químicos pela fibra C.

Grande parte das manifestações dolorosas como "dor referida", "dor do tipo inflamatória" e "sensibilidade dolorosa", associadas às desordens musculoesqueléticas crônicas, muito provavelmente resultam de sensibilização periférica e/ou central. O melhor conhecimento dos mecanismos envolvidos na dor musculoesquelética crônica pode otimizar e revelar novas terapêuticas para o alívio dessas manifestações.

REFERÊNCIAS

1. Casey KL. The imaging of pain: background and rationale. In: Casey KL, Bushnell MC, eds. Pain imaging. Seattle: IASP Press; 2000. p.1-29.
2. Cross SA. Pathophysiology of pain. Mayo Clinic Proc. 1994;69:375-83.
3. Julius D. Basbaum Al. Molecular mechanisms of nociception. Nature. 2001;413(6852):203-10.
4. Portenoy R. Mechanisms of clinical pain. Observations and speculations. Neurol Clin North Am. 1989;7:205-30.
5. Coda BA, Bonica JJ. General considerations of acute pain. In: Loeser JD, Butler SH, Chapman CR, Turk DC, editors. Bonica's management of pain. 3. ed. Baltimore, MD: Lippincott Williams & Wilkins; 2001. p.222-40.
6. Burgess PR, Perl ER. Myelinated afferent fibres responding specifically to noxious stimulation of the skin. J Physiol. 1967;190:541-62.
7. Perl ER. Characterization of nociceptors and their activation of neurons in the superficial dorsal horn: first steps for the sensation of pain. In: Kruger L, Liebeskind JC, editors. Advances in pain research and therapy. Volume 6: Neural mechanisms of pain. New York: Raven Press; 1984. p.23-51.
8. Mense S. Group III and IV receptors in skeletal muscle: are they specific or polymodal? In: Kumazawa T, Kruger L, Mizumura K, editors. The polymodal receptors — a gateway to pathological pain. Volume 113: Progress in brain research. Amsterdam: Elsevier; 1996. p.83-100.
9. Heppelmann B, Messlinger K, Neiss WF, Schmidt RF. Ultrastructural three-dimensional reconstruction of group III and group IV sensory nerve endings ("free nerve endings") in the knee joint capsule of the cat: evidence for multiple receptive sites. J Comp Neurol. 1990;292:103-16.
10. Heppelmann B, Messlinger K, Neiss WF, Schmidt RF. Fine sensory innervation of the knee joint capsule by group III and group IV nerve fibers in the cat. J Comp Neurol. 1995;351:415-28.
11. Raja SN, Carr DB, Cohen M, Finnerup NB, Flor H, Gibson S, et al. The revised International Association for the Study of Pain definition of pain: concepts, challenges, and compromises. Pain. 2020;161(9):1976-82.
12. Fitzcharles MA, Cohen SP, Clauw DJ, Littlejohn G, Usui C, Häuser W. Nociplastic pain: towards an understanding of prevalent pain conditions. Lancet. 2021;397(10289):2098-110.
13. Fink WA. The pathophysiology of acute pain. Emerg Med Clin North Am. 2005;23(2).
14. Weidner C, Schmelz M, Schmidt R, Hansson B, Handwerker HO, Torebjörk HE. Functional attributes discriminating mechano-insensitive and mechano-responsive C nociceptors in human skin. J Neurosci. 1999;19:10184-90.
15. Campero M, Serra J, Ochoa JL. C-Polymodal nociceptors activated by noxious low temperature in human skin. J Physiol. 1996;497:565-72.
16. Basbaum AI, Jessell TM. The perception of pain. In: Kandel ER, Schwartz JH, Jessell TM, editors. Principles of neuroscience. New York: McGraw-Hill; 2000. p.472-91.

17. Simone DA, Kajander KC. Responses of cutaneous A-fiber nociceptors to noxious cold. J Neurophysiol. 1997;77:20492060.
18. Clancy J, McVicar A. Homeostasis: the key concept to physiological control. Neurophysiology of pain. Br J Theatre Nurs. 1998;7:19-27.
19. Barasy S. The physiology of pain. Surg Nurse. 1991;4:14-20.
20. Torebjörk HE, Hallin RG. Perceptual changes accompanying controlled preferential blocking of A and C fibre responses in intact human skin nerves. Exp Brain Res. 1973;16:321-32.
21. Julius D, Basbaum AI. Molecular mechanisms of nociception. Nature. 2001;413:203-10.
22. Millan MJ. The induction of pain: an integrative review. Prog Neurobiol. 1999;57:1-164.
23. Schaible HG, Grubb BD. Afferent and spinal mechanisms of joint pain. Pain. 1993;55:5-54.
24. Willis Jr. WD. Pain pathways in the primate. Prog Clin Biol Res. 1985;176:117-13.
25. Schnitzler A, Ploner M. Neurophysiology and functional neuroanatomy of pain perception. J Clin Neurophysiol. 2000;17:592-603.
26. Dougherty PM, Schwartz A, Lenz FA. Responses of primate spinomesencephalic tract cells intradermal capsaicin. Neuroscience. 1999;90:1377-92.
27. Riedel W, Neeck G. Nociception, pain, and antinociception: current concepts. Z Rheumatol. 2001;60:404-15.
28. Malcangio M, Bowery NG. GABA and its receptors in the spinal cord. TIPS. 1996;17:457-62.
29. Pertovaara A. Plasticity in descending pain modulatory systems. In: Sandkuhler J, Bromm B, Gebhart GF, editors. Nervous system plasticity and chronic pain. Volume 129: Progress in brain research. Amsterdam: Elsevier; 2000. p.231-42.
30. Urban M, Gebhart G. Central mechanisms in pain. Med Clin N Am. 1999;83:85-96.
31. Meyer RA, Campbell JN, Raja SN. Peripheral neural mechanisms of nociception. In: Wall PD, Melzack R, editors. Textbook of pain. 3. ed. Edinburgh: Churchill Livingstone; 1994.
32. Woolf CJ. Recent advances in the pathophysiology of acute pain. Br J Anesthesiol. 1989;63:139-46.
33. Schmidt RF, Schaible HG, Messlinger K, Hanesch U, Pawlak M. Silent and active nociceptors: structure, functions, and clinical implications. In: Gebhart GF, Hammon DL, Jensen TS, editors. Progress in pain research and management. Volume 2. Seattle: IASP Press; 1994. p.235-47.
34. Neumann S, Doubell TP, Leslie T, Woolf CG. Inflammatory pain hypersensitivity mediated by phenotypic switch in myelinated primary sensory neurons. Nature. 1996;384:360-4.
35. Perl ER. Cutaneous polymodal receptors: characteristics and plasticity. Prog Brain Res. 1996;113:21-8.
36. Levine J, Taiwo Y. Inflammatory pain. In: Wall PD, Melzack R, editors. Textbook of pain. Edinburgh: Churchill Livingstone; 1994. p.45-56.
37. Woolf CJ. Evidence for a central component of post-injury pain hypersensitivity. Nature. 1983;306:686-8.
38. Mendell LM. Physiological properties of unmyelinated fiber projections to the spinal cord. Exp Neurol. 1966;16:316-32.
39. MacDermott AB, Mayer ML, Westbrook GL, Smith SJ, Barker JL. NMDA-receptor activation increase cytoplasmic calcium concentration in cultured spinal cord neurons. Nature. 1986;321:519-22.
40. Yashpal K, Pitcher GM, Parent A, Quirion R, Coderre TJ. Noxious thermal and chemical stimulation induce in-creases in 3 H-phorbol 12,13-dibutyrate binding in spinal cord dorsal horn as well as persistent pain and hyperalgesia, which is reduced by inhibition of protein kinase C. J Neurosci. 1995;15:3263-72.
41. Price DD, McHaffie JG, Larson MA. Spatial summation of heat-induced pain: influence of stimulus area and spatial separation of stimuli on perceived pain sensation and intensity and unpleasantness. J Neurophysiol. 1989;62:1270-9.
42. Costigan M, Woolf CJ. Pain: molecular mechanisms. J Pain. 2000;1(3 suppl 1):35-44.
43. Covington EC. The biological basis of pain. Int Rev Psychiatry. 2000;12:128-47.
44. Woolf CJ, Thompson SW. The induction and maintenance of central sensitization is dependent on N-methyl-D-aspartic acid receptor activation: implication for the treatment of post-injury pain hypersensitivity states. Pain. 1991;44:293-9.

45. Dickenson AH. Central acute pain mechanisms. Ann Med. 1995;27:223-7.
46. Ji RR, Nackley A, Huh Y, Terrando N, Maixner W. Neuroinflammation and central sensitization in chronic and widespread pain. Anesthesiology. 2018;129(2):343-66.
47. Theoharides TC, Tsilioni I, Bawazeer M. Mast cells, neuroinflammation and pain in fibromyalgia syndrome. Front Cell Neurosci. 2019;13:353.
48. Mapp P, Kidd BL. The role of substance P in rheumatic disease. Semin Arthritis Rheum. 1994;23:3-9.
49. Schaible HG. Why does an inflammation in the joint hurt? Br J Rheum. 1996;35:405-6.
50. Arendt-Nielsen L, Graven-Nielsen T. Central sensitization in fibromyalgia and other musculoskeletal disorders. Curr Pain Headache Rep. 2003;7:355-61.
51. Araújo da Silva LB, Domiciano DS. Dor nociplástica. Rev Paul Reumatol. 2021;20(2):28-38. doi: 10.46833/reumatologiasp.2021.20.2.28-38.

CAPÍTULO 2

História e epidemiologia da fibromialgia

Juliana Maria de Freitas Trindade Costa
José Eduardo Martinez

HISTÓRIA

O conhecimento médico sobre fibromialgia (FM) tem se desenvolvido em um passado recente, mas foi precedido por descrições de condições clínicas que tinham em comum dor crônica e o envolvimento muscular e de partes moles.

Pacientes com dor musculoesquelética têm seus quadros clínicos descritos na literatura europeia desde o século XVI. O termo "reumatismo" foi criado pelo médico francês Guillaume de Baillou em 1592 para descrever doença com manifestações osteoarticulares. Durante o século XVIII, os pesquisadores passaram a separar os reumatismos articulares deformantes das desordens musculares de partes moles, denominando-as reumatismos musculares.[1]

No século XIX, surgiram várias descrições de reumatismos de partes moles com nomes diferentes. Em 1815, o cirurgião inglês William Balfour[2] descreveu a existência de nódulos musculares cuja origem atribuiu à inflamação no tecido conjuntivo perimuscular. Ele também relatou que esses nódulos eram hipersensíveis e os denominou *tender points* (pontos dolorosos).

Ao contrário dos médicos britânicos e franceses, as escolas alemã e escandinava defendiam que havia um processo proliferativo do próprio tecido muscular. O alemão Froriep, em 1843, descreveu a presença de pontos musculares endurecidos e dolorosos à palpação em pacientes com "reumatismo", denominando-os calos musculares. Na época, determinou que tais pontos eram resultado de um processo inflamatório do tecido muscular.[3] Sua teoria foi endossada por Virchow.[4]

Em 1889, Beard, neurologista norte-americano, descreveu casos de dor crônica associados à fadiga e distúrbios psicológicos, denominando-os neuroastenia/mielastenia. O quadro seria consequência de estressores da vida moderna[5]. Adler, em 1900, definiu a entidade chamada de "reumatismo muscular" ao descrever pacientes que sofriam de dor incapacitante aos movimentos. O diagnóstico desse "reumatismo muscular" seria baseado na palpação meticulosa de pequenas áreas de infiltração muscular muito sensíveis à digitopressão.[3]

O termo fibrosite foi citado pela primeira vez por Sir William Gowers, em 1904, ao descrever quadros álgicos regionais lombares que se caracterizavam por uma sensibilidade dolorosa aumentada à digitopressão em pontos específicos, associados à presença de fadiga e perturbações do sono.[6]

O conceito de pontos dolorosos foi popularizado em 1904 por Stockman, que demonstrou histologicamente a presença de hiperplasia inflamatória do tecido conjuntivo com exsudação serosa, em biópsias de sete nódulos sensíveis e palpáveis, dando embasamento à teoria de Gowers.[3] Entretanto, seu trabalho não foi reproduzido por outros pesquisadores.

Sir William Osler, o mais conceituado médico inglês na época, considerou que esse reumatismo muscular resultava de uma "nevralgia dos nervos sensitivos dos músculos".[7] Em estudo experimental, Lewis e Kellgren reproduziram dor muscular com solução salina hipertônica em tecido muscular profundo e observaram que a dor era referida distalmente.[8]

Após analisarem 142 pacientes, Abel et al. demonstraram que os sintomas de dor muscular, rigidez e cansaço estavam, ocasionalmente, relacionados a nódulos musculares palpáveis e sensíveis, que, no entanto, não apresentavam alterações inflamatórias em seus estudos de biópsia muscular.[3]

Collins e Slocumb também sentiram a mesma frustração ao não obterem dados positivos em biópsias musculares de pacientes com fibrosite.[9,10] A ausência de inflamação ou degeneração, associada à alta incidência de depressão, ansiedade e estresse, foi o argumento utilizado por Halliday[11] e, posteriormente, por Boland e Corr, para denominarem a fibrosite como "reumatismo psicogênico" pela primeira vez.[12]

Kelly, em 1941, e Elliot, em 1944, apresentaram evidências do envolvimento neurogênico em pelo menos alguns casos de fibrosite. Atribuíram a origem de alguns nódulos palpáveis a regiões de contratura muscular sustentada decorrente de um estímulo nervoso reflexo. O espasmo sustentado de uma porção muscular poderia levar a um aumento da irritabilidade e da sensibilidade dolorosa e, eventualmente, a alterações histológicas.[13,14]

As dúvidas sobre a importância anatômica desses nódulos sensíveis aumentaram após o trabalho de Copeman e Ackerman, que, em 1944, descreveram

50 casos de dor lombar com a presença de nódulos palpáveis que, na verdade, segundo os autores, decorriam da herniação de tecido adiposo local.[15] Esses achados foram corroborados por Mylechreest.[16]

A ideia da origem neurogênica ou mesmo relacionada ao estresse foi reforçada por Kelly em 1946 e por Bach em 1947. Esses autores chamaram a atenção à grande incidência da fibrosite observada nos soldados britânicos admitidos em hospitais durante a Segunda Guerra Mundial.[17,18]

Assim, durante algumas décadas, a fibrosite foi considerada por alguns uma causa comum de dor muscular, e por outros, uma manifestação de reumatismo tensional ou "psicogênico".[19]

Observa-se que a história da FM se mistura à da síndrome miofascial. Travell publicou mais de 40 trabalhos a partir da década de 1940, descrevendo a origem da dor a partir dos pontos-gatilho. A síndrome miofascial passou a ser reconhecida como entidade clínica, distinta da FM, após a publicação do *Manual dos pontos-gatilho*, de Simons e Travel, em 1983.[20]

O conceito atual de fibromialgia, até então denominada "fibrosite", foi introduzido por Smythe e Moldofsky em 1977, ao descreverem a presença de pontos anatômicos que apresentavam um aumento de sensibilidade dolorosa à digitopressão (*tender points*). Demonstraram, também, uma perturbação durante a fase 4 de sono profundo (não REM). Quando essa alteração foi induzida experimentalmente em indivíduos sadios, gerava sintomatologia semelhante à da fibromialgia.[21] Diante da ausência de inflamação, Yunus et al. passam a usar o termo fibromialgia. Publicaram, em 1981, um estudo controlado em pacientes com FM com o objetivo de realizar uma descrição clínica, associando-a a outras síndromes funcionais como cólon irritável, cefaleia tensional, parestesias e sensação subjetiva de edema ao quadro doloroso, e defenderam a utilidade diagnóstica dos pontos dolorosos.[22]

Subsequentemente, o Colégio Americano de Reumatologia (ACR, *American College of Rheumatology*) nomeou um comitê que desenvolveu os critérios para a classificação de fibromialgia.[23] A combinação de dor difusa, definida como bilateral, sobre e debaixo da cintura, e axial, com pelo menos três meses de duração, associada à presença de, pelo menos, 11 de 18 pontos dolorosos previamente especificados, apresentou uma sensibilidade de 88,4% e uma especificidade de 81,1% para o diagnóstico. Não se encontrou nenhuma diferença significativa em pacientes considerados com quadro primário contra quadros considerados secundários.

Progressivamente, a partir de 1999, com a demonstração científica de alterações químicas e sensitivas no sistema nervoso central, corroborando a tese de "sensibilização central", a FM e as outras doenças disfuncionais (cólon irritável, cefaleia tensional, dismenorreia primária etc.) passaram a fazer parte do conceito atual das síndromes sensitivas centrais.[24-28]

Em 2010, em face das constantes discussões sobre a validade dos critérios de classificação de 1990, o ACR decidiu propor novos critérios, sem a utilização dos pontos dolorosos e valorizando outros sintomas além da dor difusa. Esses critérios sofreram uma pequena modificação em 2011, no item "Sintomas somáticos". Em nova revisão de 2016, dois aspectos foram corrigidos: a presença de dor difusa voltou a ser critério obrigatório e eliminou-se a necessidade de exclusão de outras enfermidades no diagnóstico da FM.[28]

A história mais recente é a discussão sobre o papel da neuroinflamação com a participação da secreção de citocinas inflamatórias pelas células da glia em pacientes com dor crônica e particularmente com FM.[29] Estudo de grande repercussão publicado em 2021 demonstra a possibilidade de, em estudo experimental, o comportamento doloroso ser induzido em ratos, após a infusão de imunoglobulinas.[30] Se essas evidências são causa ou consequência da dor crônica, ainda está para ser elucidado. Além disso, ainda é controverso o papel da neuropatia de fibras finas. Essa condição resulta em disfunção e degeneração das fibras dos tipos C e Aδ. O diagnóstico é realizado por biópsia de pele com imuno-histoquímica, para a verificação da densidade das fibras nervosas na epiderme.[31]

A Figura 1 mostra um resumo da linha do tempo do desenvolvimento do conhecimento da Fibromialgia.

EPIDEMIOLOGIA

A prevalência de FM varia de 0,7 a 5% na população geral.[32] Essa prevalência é ainda mais alta nos consultórios reumatológicos, presente em mais de 10% de todos os pacientes.[33] No Brasil, a prevalência varia de 1,7 a 5,4%, conforme demonstrado por estudos populacionais.[34,35]

As prevalências encontradas variaram nas diferentes populações estudadas e de acordo com os critérios de classificação utilizados. A prevalência de FM

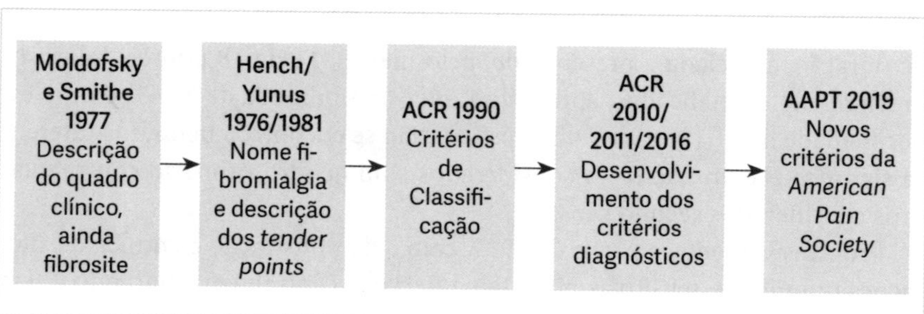

FIGURA 1 Linha do tempo no estudo dos critérios para fibromialgia.
AAPT: ACTION-APS Pain Taxonomy; ACR: American College of Rheumatology.

foi comparada em 1.604 participantes utilizando diferentes critérios de classificação e observou-se maior prevalência com o ACR 2010 modificado (5,4%), seguido do ACR 1990 (1,7%) e do ACR 2010 (1,2%).[36]

Da mesma forma, ocorre diferença na distribuição por sexo. Em estudo comparativo, observou-se relação feminino:masculino 13:1 com os critérios ACR 1990, 4:1 com os critérios ACR 2010 e 2:1 com os critérios ACR 2010 modificados.[36]

Observa-se um atraso no diagnóstico de acordo com dados do registro brasileiro de FM.[37] Os sintomas geralmente se iniciam entre 25 e 65 anos e a média de idade é de 49 anos.[37] Embora esse intervalo de idade concentre a maior prevalência, a FM tem sido descrita desde a infância até a senescência.

Em relação aos idosos, Santos et al. publicaram pesquisa brasileira que mostrou prevalência de 5,5% de FM em idosos da comunidade e 14,1% com dor crônica generalizada na cidade de São Paulo.[38]

A prevalência de FM em crianças varia de 1,2 a 6,2%.[39] A média de idade de início dos sintomas é aos 12 anos e esse diagnóstico é remoto abaixo de 7 anos. É predominante em caucasianos e em meninas, em uma relação 4:1.[40] Crianças com queixa de dor do crescimento ósseo, hipermobilidade e abuso sexual têm maior chance de apresentar diagnóstico de FM na vida adulta.[41]

Observa-se que, em adultos, um terço dos pacientes hipermóveis tem FM e a mesma proporção de pacientes com FM é hipermóvel.[42] Há associação de depressão com FM e síndrome da fadiga crônica, com risco relativo de 3,4 e 7,2, respectivamente, de acordo com estudo populacional canadense incluindo 115.971 indivíduos.[43] Depressão e ansiedade foram os principais gatilhos para os sintomas da FM em estudo epidemiológico brasileiro.[44]

Em um estudo epidemiológico, observou-se que nível socioeconômico e estilo de vida estão associados com dor difusa, embora, em alguns aspectos, homens e mulheres tenham apresentado diferenças. Para o homem, educação e desemprego foram os fatores mais associados à dor e, na mulher, a dificuldade econômica e estar casada.[45]

CUSTOS

A dimensão do impacto econômico e financeiro da FM para a sociedade pode ser evidenciada em estudo americano publicado em 2007, que encontrou um custo anual de 9.573 dólares por paciente, representando gastos 3 a 5 vezes maiores do que na população em geral.[46] No Reino Unido, um estudo que analisou a utilização dos serviços primários de saúde de 1998 a 2003 evidenciou uma redução da frequência em consultas médicas após o diagnóstico da FM, embora tal estudo não tenha calculado custos.[47]

REFERÊNCIAS

1. Block SR. Fibromyalgia and the rheumatisms: common sense and sensibility. Rheum Dis Clin North Am. 1993;19:61-78.
2. Balfour W. Observations on the pathology and cure of rheumatism. Edinb Med Surg J. 1815;11:168-87.
3. Simons DG. Muscle pain syndromes. Part I. Am J Phys Med. 1975;54:289-311.
4. Virchow R. Ueber parenchymatose entzundung. Arch Pathol Anat. 1852;4:261-79.
5. Beard GM. A practical treatise on nervous exhaustion (neurasthenia). New York: William Wood and Co.; 1880.
6. Gowers WR. A lecture on lumbago. Its lessons and analogues. BMJ. 1904;1:117-2.
7. Osler W. The principles and practice of medicine. 7. ed. New York: Appleton; 1909.
8. Lewis T, Kellgren JH. Observations relating to referred pain, visceromotor reflexes and other associated phenomena. Clin Sci. 1939;4:47-71.
9. Collins DH. Fibrositis and infection. Ann Rheum Dis. 1940;2:114-26.
10. Slocumb CH. Fibrositis. Clinics. 1943;2:69-178.
11. Halliday JL. Psychological factors in rheumatism. BMJ. 1937;i:213-7:264-9.
12. Boland P, Corr W. Psychogenic rheumatism. JAMA. 1943;123:805-9.
13. Kelly M. The treatment of fibrositis and allied disorders by local anesthesia. Med J Aust. 1941;1:294-8.
14. Elliott FA. Tender muscles in sciatica; electromyographic studies. Lancet. 1944;1:47-9.
15. Copeman, WSC, Ackerman WL. Fibrositis – of the back. QJM: An International Journal of Medicine. 1955;13:37-52.
16. Mylechreest WH. An investigation into the aetiology and pathology of fibrositis of the back. Ann Rheum Dis. 1945;4:77-9.
17. Kelly M. The nature of fibrositis. Ann Rheum Dis. 1946;5:69-77.
18. Bach F. Physical medicine in the treatment of rheumatic diseases in the armed forces an impression of the war years. Arch Phys Med. 1947;27:734-7.
19. Valentine M. Aetiology of fibrositis: a review. Ann Rheum Dis.1947;6:241-50.
20. Simons DG, Travell JG Simons SL, editors. Travell & Simons' myofascial pain and dysfunction: the trigger point manual. Baltimore: Williams & Wilkins; 1999. p.94-173.
21. Smythe HA, Moldofsky H. Two contributions to understanding of the 'fibrositis' syndrome. Bull Rheum Dis. 1977;28:928-31.
22. Yunus MB, Masi AT, Calabro JJ, Miller KA, Feigenbaum SL. Primary fibromyalgia (fibrositis): clinical study of 50 patients with matched normal controls. Semin Arthritis Rheum. 1981;11:151-71.
23. Wolfe F, Smythe HA, Yunus MB, Bennett, RM, Bombardier C, Goldenberg DL, et al. The American College of Rheumatology 1990 criteria for the classification of fibromyalgia: report of the multicentre criteria committee. Arthritis Rheum. 1990;33(2):160-72.
24. Hudson JI, Pope HG Jr. Fibromyalgia and psychopathology: is fibromyalgia a form of "affective spectrum disorder?" J Rheumatol. 1989;19(suppl):15-22.
25. Bennett RM. Emerging concepts in the neurobiology of chronic pain: evidence of abnormal sensory processing in fibromyalgia. Mayo Clin Proc. 1999;74(4):385-98.
26. Yunus MB. Central sensitivity syndromes: a unified concept for fibromyalgia and other similar maladies. J Indian Rheumatism Assoc. 2000;8:27-33.
27. Yunus MB. The concept of central sensitivity syndromes. In: Wallace DJ, Clauw DJ, editors. Textbook of fibromyalgia and other non-neuropathic chronic pain syndromes. Philadelphia: Lippincott Williams & Wilkins; in press.
28. Wolfe F, Clauw DJ, Fitzcharles MA, Goldenberg DL, Häuser W, Katz RL, et al. 2016 Revisions to the 2010/2011 fibromyalgia diagnostic criteria. Semin Arthritis Rheum. 2016;46(3):319-29.

29. Ryabkova VA, Churilov LP, Shoenfeld Y. Neuroimmunology: what role for autoimmunity, neuroinflammation, and small fiber neuropathy in fibromyalgia, chronic fatigue syndrome, and adverse events after human papillomavirus vaccination? Int J Mol Sci. 2019;20(20):5164.
30. Goebel A, Krock E, Gentry C, Israel MR, Jurczak A, Urbina CM, et al. Passive transfer of fibromyalgia symptoms from patients to mice. J Clin Invest. 2021;131(13).
31. Clauw DJ. What is the meaning of "small fiber neuropathy" in fibromyalgia? Pain. 2015;156(11):2115-6.
32. Wolfe F, Ross K, Anderson J, Russell IJ, Hebert L. The prevalence and characteristics of fibromyalgia in the general population. Arthritis Rheum. 1995;38(1):19-28. doi: 10.1002/art.1780380104
33. Gamero Ruiz F, Gabriel Sánchez R, Carbonell Abello J, Tornero Molina J, Sánchez-Magro I. Pain in Spanish rheumatology outpatient offices: EPIDOR epidemiological study. Rev Clin Esp. 2005;205(4):157-63.
34. Senna ER, De Barros AL, Silva EO, Costa IF, Pereira LV, Ciconelli RM, et al. Prevalence of rheumatic diseases in Brazil: a study using the COPCORD approach. J Rheumatol. 2004;31(3):594-7.
35. Pereira AM, Valim V, Zandonade E, Ciconelli RM. Prevalence of musculoskeletal manifestations in the adult Brazilian population: a study using COPCORD questionnaires. Clin Exp Rheumatol. 2009;27(1):42-6.
36 Jones GT, Atzeni F, Beasley M, Flub E, Sarzi-Puttini P, Macfarlane GJ. The prevalence of fibromyalgia in the general population: a comparison of the American College of Rheumatology 1990, 2010, and modified 2010 classification criteria. Arthritis Rheumatol. 2015;67(2):568-75.
37. Rezende MC, Paiva ES, Helfenstein M, Ranzolin A, Martinez JE, Provenza JR, et al. EpiFibro – um banco de dados nacional sobre a síndrome da fibromialgia – análise inicial de 500 mulheres. Rev Bras Reumatol. 2013;53(5):382-7.
38. Santos AM, Burti JS, Lopes JB, Schulze M. Prevalence of fibromyalgia and chronic widespread pain in community-dwelling elderly subjects living in São Paulo, Brazil. Maturitas. 2010;67(3):251-5.
39. Clinch J, Eccleston C. Chronic musculoskeletal pain in children: assessment and management. Rheumatology (Oxford). 2009;48(5):466-74.
40. Baldursdottir S. Juvenil and primary fibromyalgia syndrome-review. Laeknabladid. 2008;94(0023-7213(Print)):463-72.
41. Sherry DD, Malleson PN. The idiopathic musculoskeletal pain syndromes in childhood. Rheum Dis Clin North Am. 2002;28(3):669-85.
42. Gedalia A, Press J, Klein M, Buskila D. Joint hypermobility and fibromyalgia in schoolchildren. Ann Rheum Dis. 1993;52(7):494-6.
43. Patten SB, Beck CA, Kassam A, Williams JVA, Barbui C, Metz LM. Long-term medical conditions and major depression: strength of association for specific conditions in the general population. Can J Psychiatry. 2005;50(4):195-202.
44. Rezende MC, Paiva ES, Helfenstein M, Ranzolin A, Martinez JE, Provenza JR et al. EpiFibro – um banco de dados nacional sobre a síndrome da fibromialgia – análise inicial de 500 mulheres. Rev Bras Reumatol. 2013;53(5):382- 387. doi:10.1590/S0482-50042013000500003.
45. Penrod JR, Bernatsky S, Adam V, Baron M, Dayan N, Dobkin PL. Health services costs and their determinants in women with fibromyalgia. J Rheumatol. 2004;31(7):1391-1398.
46. Berger A, Sadosky A, Dukes EM, Edelsberg J, Zlateva G, Oster G. Patterns of healthcare utilization and cost in patients with newly diagnosed fibromyalgia. Am J Manag Care. 2010;16(5 Suppl):S-126-S137.
47. Hughes G, Martinez C, Myon E, Taieb C, Wessely S. The impact of a diagnosis of fibromyalgia on health care resource use by primary care patients in the UK: an observational study based on clinical practice. Arthritis Rheum. 2006;54(1):177-83.

CAPÍTULO 3

Manifestações clínicas da fibromialgia

Roberto Ezequiel Heymann
José Roberto Provenza
Eduardo dos Santos Paiva

INTRODUÇÃO

O quadro clínico da síndrome da fibromialgia (FM) costuma ser bastante rico, com seus portadores habitualmente apresentando múltiplas queixas. Nessa complexidade de informações, a consulta tende a ser demorada, exigindo anamnese cuidadosa e exame físico detalhado, além de fornecimento de explicações a respeito dessa síndrome dolorosa crônica e dos diversos fatores concomitantes. O paciente típico seria uma mulher de meia-idade, que diz "eu tenho dor no corpo inteiro". Geralmente, essa paciente aparentará cansaço, mas com o estado geral de saúde preservado.

As manifestações clínicas podem ser divididas em dois grupos: sintomas centrais e sintomas associados, baseados na sua frequência.[1] Os sintomas centrais seriam dor difusa, fadiga e distúrbios do sono.

DOR

O sintoma principal da FM é a dor difusa, generalizada e crônica, envolvendo regiões axiais e periféricas do corpo. Em geral, os pacientes têm dificuldade em localizar a dor, muitas vezes apontando locais periarticulares, como músculos, ligamentos, bursas e tendões. Dores nas áreas articulares e nos ossos longos podem aparecer, mas são menos comuns. O caráter da dor é bastante variável, podendo ser em queimação, pontada, peso ou mesmo a sensação logo pela manhã de que não repousou, persistindo dor e cansaço. É comum a referência de agravamento pelo frio, umidade, mudança climática, tensão emocional ou por esforço físico. A dor é geralmente citada como sendo de forte intensidade, com o uso de itens descritivos bastante dramáticos, como "lancinante" e "insuportável".

A dor pode estar associada a uma sensação subjetiva de edema e parestesias. O paciente relata inchaço, particularmente em mãos e antebraços, que não é observado pelo examinador e não está relacionado a qualquer processo inflamatório. As parestesias, sem distribuição que respeite os diversos dermátomos, também são frequentes, normalmente com piora em alterações do clima para o frio e com o estresse.

Em gráficos nos quais o paciente é solicitado a desenhar ou assinalar os pontos de maior dor, as regiões mais descritas estão em locais de dor nos dois lados do corpo, envolvendo a região posterior do pescoço, principalmente o trapézio, a região torácica anterior, a região lombar, a face lateral dos quadris e pontos sobre os membros superiores e inferiores. Frequentemente, pacientes com dor localizada crônica (como a dor miofascial) tendem a ser rotulados com FM — a dor generalizada é condição indispensável para a definição de um caso como FM, como será visto na análise dos critérios diagnósticos. A maioria dos pacientes não consegue precisar o início da dor, e essa, geralmente tem caráter insidioso. Alguns correlacionam o início da dor com um evento estressante, como um trauma físico ou psicológico. Se questionados diretamente, uma parte dos pacientes recorda que a dor geralmente era localizada e "se espalhou" pelo corpo. Dores na região cervical, envolvendo ou não os trapézios, simulando cervicobraquialgia ou cervicodorsalgia, parecem ser mais propensas a se generalizar. Um estudo realizado em Israel comparou pacientes após acidente automobilístico que quebraram a perna com aqueles que tiveram lesão tipo *whiplash* (chicotada) na coluna cervical. Os pacientes com lesão cervical apresentaram uma chance quase dez vezes maior de desenvolver FM. Outra parte dos pacientes alega que o quadro doloroso se iniciou já de maneira difusa, afetando segmentos da coluna vertebral, membros superiores e inferiores.[2]

FADIGA

O cansaço é uma queixa comum da maioria dos pacientes com FM, envolvendo 81% deles. A fadiga contribui de maneira importante para a piora da qualidade de vida desses pacientes, com sensação de exaustão fácil e dificuldade para a realização de tarefas laborais ou domésticas. Muitos pacientes com FM apresentam os critérios diagnósticos para a síndrome da fadiga crônica. A avaliação de fadiga é um tanto difícil, pois, assim como a dor, é uma experiência subjetiva. Existem inúmeras escalas para a avaliação de fadiga, sendo a mais utilizada o questionário *Functional Assessment Chronic Illness Therapy* (FACIT), composto de 13 perguntas, com um valor final de 0 a 52, com número mais baixo significando maior comprometimento.[3,4]

A fadiga pode ser física ou mental. Alguns pacientes consideram como fadiga a intolerância ao exercício físico ou mental. Na avaliação da fadiga dos pacientes com FM, deve-se também procurar causas específicas e corrigíveis, como anemia, disautonomia, disfunções endócrinas, efeitos colaterais de medicações e depressão.

ALTERAÇÕES DO SONO

Diversos distúrbios do sono têm sido descritos com muita frequência (90%) na FM, resultando em ausência de restauração de energia e consequente cansaço. Os pacientes com FM frequentemente queixam-se de um sono leve e, principalmente, não reparador. Queixam-se, ao acordar, de dor e cansaço, como se tivessem trabalhado a noite toda.

Estudos com polissonografia mostraram que os pacientes com FM apresentam o que se denomina "intrusão alfa" durante o sono delta. A onda alfa é característica quando o paciente está acordado, mas quieto. A presença da onda alfa nas fases 2 e 3 (sono profundo normalmente com ondas delta) leva a um sono não reparador, inclusive em pessoas normais. O sono das fases profundas (ondas delta) também é fragmentado em uma boa parte dos pacientes com FM, colaborando para o sono não reparador.[5]

A intrusão de ondas alfa não é específica para a FM, ocorrendo em outras condições dolorosas. Um tipo de atividade da onda alfa, denominado "alfa fásico", parece estar mais relacionado com os sintomas da FM do que outros dois padrões (tônico e lento).[6]

Outras alterações do sono aparecem na FM e colaboram para a perda de qualidade do sono. Na síndrome das pernas inquietas, o paciente sente um grande desconforto nos membros inferiores, principalmente à noite, antes de dormir, que o obriga a mover, esticar ou massagear as pernas para obter alívio. Essa síndrome pode ser um componente de outra mais abrangente, a dos movimentos periódicos durante o sono, que também envolvem os membros inferiores.[7]

A polissonografia não é necessária nem específica para o diagnóstico da FM *per se*, mas é de fundamental importância para avaliação das outras condições associadas, como as relatadas anteriormente, e da apneia do sono, que induz a um sono não reparador, além de ter implicações mais sérias para a saúde cardiovascular e global do paciente.

DISFUNÇÃO COGNITIVA

Muitos pacientes com FM descrevem problemas de memória, concentração, análise lógica e motivação. Essas alterações, quando estudadas com testes neuropsicológicos, demonstram ser causadas por deficiência nas memórias de trabalho e episódica e fluência verbal. A causa desses problemas está centrada na dor crônica e na fadiga, que exercem um efeito de "distração" sobre outras funções cognitivas. A melhora do quadro da FM leva à melhora dessas alterações. Na literatura atual, há suspeitas de que o quadro sintomatológico crônico da FM pode evoluir com perda progressiva de tecido cerebral.[8]

DISFUNÇÃO AUTONÔMICA

Várias anormalidades do sistema nervoso autônomo (disautonomia) têm sido descritas na FM. Provavelmente a mais frequente seja a hipotensão neurologicamente mediada, presente em quase 30% dos pacientes e que pode se correlacionar especialmente com o sintoma de fadiga nesses pacientes. A hiperatividade do sistema nervoso simpático também colabora para esse achado, já que, concomitantemente, existe uma hiporreatividade ao estresse postural. Existem dois métodos para a avaliação dessas condições: a análise da variabilidade da frequência cardíaca e o teste da mesa inclinada (*tilt table test*), que devem ser solicitados em pacientes que se queixam de tontura excessiva, principalmente postural, pré-sincope ou síncope frequentes e naqueles com fadiga persistente.[9-11]

Esse quadro de disautonomia é observado com maior frequência em pacientes que apresentam síndrome da fadiga crônica.

SÍNDROMES ASSOCIADAS

Cerca de 90% dos pacientes com FM apresentam síndromes clínicas associadas. O reconhecimento e tratamento dessas comorbidades é extremamente importante, pois muitas vezes essas manifestações acrescentam sofrimento e agravam o quadro principal. A presença isolada de cada uma delas pode acrescentar até 20% no custo do tratamento desses pacientes. No Quadro 1 estão

QUADRO 1 Síndromes associadas à fibromialgia

Síndromes associadas à fibromialgia	%
Síndrome da fadiga crônica	50
Distúrbios funcionais intestinais	40
Cistite intersticial	12
Dor pélvica crônica	5
Cefaleia	53
Disfunção de ATM	75
Síndrome das pernas inquietas	15

ATM: articulação temporomandibular.

listadas as principais síndromes associadas à FM. Muitas dessas síndromes são hoje encaradas como parte do espectro das síndromes de sensibilização central. Uma revisão completa de cada uma delas está fora do escopo deste capítulo, mas algumas serão destacadas.[10]

A síndrome da fadiga crônica (SFC) pode estar presente em até 50% dos pacientes com FM, mas este é um dado difícil de ser avaliado, pois a fadiga é dos sintomas mais comuns da FM. No entanto, pacientes que apresentam fadiga importante, presente por pelo menos seis meses, que não melhoram com o repouso, piorando muito após esforço físico ou mental, têm quadro compatível com a definição de SFC. Diante de um quadro sugestivo de fadiga crônica, é imprescindível afastar causas secundárias, incluindo depressão. No Quadro 2 encontram-se os critérios para o diagnóstico da síndrome da fadiga crônica pela *National Academy of Medicine*.[12]

QUADRO 2 Critérios para o diagnóstico da síndrome da fadiga crônica

Presença obrigatória dos 3 critérios:
1. Uma redução ou prejuízo substancial na capacidade de se engajar em atividades ocupacionais, educacionais, sociais ou pessoais que mantinha antes da doença, que persiste por mais de 6 meses e é acompanhada de fadiga, que muitas vezes é profunda, de início recente ou definitiva (não ao longo da vida), não é resultado de esforço excessivo contínuo e não é substancialmente aliviada pelo repouso.
2. Mal-estar pós-esforço – agravamento dos sintomas e da função após exposição a estressores físicos ou cognitivos que normalmente eram tolerados antes do início da doença.
3. Sono não reparador.
Presença de pelo menos 1 dos critérios:
1. Comprometimento cognitivo – problemas com o raciocínio ou na execução de funções exacerbados por esforço, estresse ou pressão do tempo.
2. Intolerância ortostática – agravamento dos sintomas ao assumir e manter a postura ereta. Os sintomas são melhorados, embora não necessariamente abolidos, deitando-se ou elevando os pés.

Frequentemente, esses pacientes apresentam distúrbios gastroenterológicos. Esses podem se manifestar como quadros dispépticos funcionais, levando a queixas como pirose, dor retroesternal e epigastralgia. A síndrome do intestino irritável (ou síndrome do cólon irritável) é a manifestação gastroenterológica mais observada nos pacientes com FM. Caracteriza-se pela presença de desconforto ou dor abdominal, geralmente no abdome inferior, que melhora com a evacuação, podendo piorar com a ingestão de alimentos. Associada a esse quadro, os pacientes referem alteração do hábito intestinal e do formato das fezes, representadas por obstipação, diarreia ou por ambos os sintomas intercalados. As fezes, eventualmente, podem vir acompanhadas de muco. Também podem estar presentes sensação de evacuação incompleta, flatulência e distensão abdominal. Esse quadro geralmente se instala antes dos 35 anos e raramente após os 50 anos de idade. No Quadro 3 encontram-se os critérios atuais para o diagnóstico da síndrome do cólon irritável. A presença de sintomas sistêmicos ou de sintomas importantes durante o sono do paciente deve servir como alerta para a possibilidade de outra condição.[13,14]

QUADRO 3 Critérios de Roma IV para o diagnóstico da síndrome do cólon irritável

Dor abdominal recorrente em média pelo menos 1 dia/semana nos últimos 3 meses, associada a 2 ou mais dos seguintes critérios: *
1. Relação com a defecção.
2. Associação a uma mudança na frequência das fezes.
3. Associação a uma mudança na forma (aparência) das fezes.

*Critérios preenchidos nos últimos 3 meses com início dos sintomas pelo menos 6 meses antes do diagnósticos.
Fonte: Palsson et al., 2016.[15]

Sintomas geniturinários podem se manifestar como uma síndrome uretral inespecífica, com sintomas como disúria e polaciúria. A cistite intersticial está presente em 13 a 21% dos pacientes, que se queixam de dor pélvica aliviada pela micção, urgência miccional, perda de capacidade vesical parcial e até dispareunia. A exclusão de infecção do trato urinário, bem como outras condições como neoplasias, hipertrofia benigna de próstata, citotoxicidade química e medicamentosa ou radioterápica, é essencial para seu diagnóstico.[16,17]

As cefaleias são outra queixa frequente na FM, em pacientes com ou sem história de migrânea. Pacientes com enxaqueca também apresentam maior chance de FM. A cefaleia também pode acontecer por quadros miofasciais cervicobraquiais ou disfunção da articulação temporomandibular (ATM). A presença de cefaleia com sintomas cervicais sugere um quadro miofascial, sendo necessária a procura de algum ponto-gatilho nessa região. A disfunção da ATM costuma se manifestar como dor na região temporomaxilar e orofacial, associada a déficit de abertura da cavidade oral. Esses sintomas podem ser exacerbados durante a mastigação. A síndrome miofascial é uma importante manifestação-satélite da FM, podendo atuar como fator gerador de dor periférica, muitas vezes agravando o quadro da dor generalizada. Mais detalhes sobre essa síndrome estão presentes no capítulo 9 "Síndrome miofascial – manifestações clínicas e diagnóstico diferencial".[18,19]

Como em outras condições médicas crônicas, na FM também se observa uma frequência aumentada de distúrbios do humor. Os pacientes com FM são caracterizados por um polo negativo do afeto, com a presença de emoções negativas associadas a um estado de angústia generalizado. Esse sofrimento pode acompanhar diagnósticos psiquiátricos formais, frequentes em pacientes com FM e que podem afetar notavelmente a qualidade de vida. A prevalência de transtornos de ansiedade em pacientes com FM ao longo da vida é de 60%, e a depressão é observada em 14 a 36% dos pacientes em comparação com 6,6% de indivíduos saudáveis.[20,21]

Observa-se em pacientes com FM um risco de suicídio até dez vezes maior do que na população geral. No entanto, os sintomas depressivos não são relatados com mais frequência para pacientes com FM do que em pacientes com outras condições dolorosas, como artrite reumatoide ou câncer. Condições como transtornos obsessivos-compulsivos, síndrome do pânico e transtorno de estresse pós-traumático também são encontrados em pacientes com FM.[22-24]

EXAME FÍSICO

O exame físico dos pacientes com FM fornece poucos achados. Eles apresentam bom aspecto geral, sem evidência de doença sistêmica, sinais inflamatórios, atrofia muscular ou alterações neurológicas, com boa amplitude de movimentos e força muscular preservada, apesar dos sintomas mencionados. Alguns podem apresentar dermatografismo e muitos apresentam alodinia (dor a estímulos que normalmente não seriam suficientes para desencadear maior sensibilidade), especialmente no trapézio.

Outrora, o achado clínico característico na FM era a presença de sensibilidade dolorosa em determinados locais anatômicos em partes moles, denominados pontos hipersensíveis (TP, do inglês *tender points*). O conceito dos TP foi invalidado, primeiro porque a correlação entre o limiar doloroso entre os pontos-controle e os pontos dolorosos é alta, não permitindo sua diferenciação, e, posteriormente, pela compreensão de que a FM é uma síndrome na qual o limiar diminuído da dor é generalizado pelo corpo, e não apenas nos pontos hipersensíveis. Assim, os TP, muito utilizados no passado como componente fundamental no diagnóstico da FM, foram desconsiderados nos novos critérios de classificação para o diagnóstico da doença, embora muitos profissionais ainda os utilizem como parte do exame físico desses pacientes.[25]

Pacientes com FM também apresentam, com grande frequência, os pontos da dor miofascial (*trigger points* ou pontos-gatilho), que são relativamente distintos dos TP e serão explorados no capítulo dedicado à dor miofascial.

EVOLUÇÃO DOS CRITÉRIOS DIAGNÓSTICOS

Os critérios diagnósticos da síndrome da FM pelo Colégio Americano de Reumatologia (ACR, *American College of Rheumatology*) de 1990 foram baseados no conceito de dor generalizada e na presença de TP. Por apresentarem somente um sintoma (dor generalizada) em detrimento dos demais, associado ao conceito ultrapassado dos TP, esses critérios não são utilizados atualmente. Apesar das críticas, a elaboração desses critérios foi muito importante para a multiplicação de estudos sobre a FM.

Em resposta à insatisfação da comunidade médica com os critérios classificatórios elaborados em 1990, em 2010 foi publicado um novo conjunto de critérios aprovados e validados provisoriamente pelo ACR. Houve a retirada da contagem de TP e a introdução de outros sintomas além da dor. Nesses critérios encontra-se um índice de dor generalizada (IDG), em que são assinaladas 19 possíveis regiões em que o paciente sente dor, obtendo-se daí um escore que se situa entre 0 e 19. Outro índice presente é a escala de gravidade de sintomas (EGS). O diagnóstico da FM seria sugerido quando o IDG é maior ou igual a 7 associado ao EGS maior ou igual a 5, ou um IDG entre 3 e 6 com um EGS maior ou igual a 9. Com o objetivo de utilizá-los em grandes estudos epidemiológicos sem a necessidade de intervenção de um examinador, os critérios diagnósticos publicados pelo ACR em 2010 foram modificados em 2011 para um modelo de mais fácil entendimento (Quadro 4).[26,27]

QUADRO 4 Critérios propostos pelo ACR em 2010, modificados em 2011, para o diagnóstico da fibromialgia

Índice de dor generalizada Marque com um X as áreas onde teve dor nos últimos 7 dias					
Área	**Sim**	**Não**	**Área**	**Sim**	**Não**
Mandíbula esquerda			Mandíbula direita		
Ombro esquerdo			Ombro direito		
Braço esquerdo			Braço direito		
Antebraço esquerdo			Antebraço direito		
Quadril esquerdo			Quadril direito		
Coxa esquerda			Coxa direita		
Perna esquerda			Perna direita		
Cervical			Dorso		
Tórax			Lombar		
Abdome			Total de áreas dolorosas		

(continua)

QUADRO 4 Critérios propostos pelo ACR em 2010, modificados em 2011, para o diagnóstico da fibromialgia *(continuação)*

Escala de gravidade dos sintomas **Marque a intensidade dos sintomas, conforme sentiu-se na última semana** **(0 = ausente, 1 = leve, 2 = moderado, 3 = grave)**				
Fadiga (cansaço ao executar atividades)	0	1	2	3
Sono não reparador (acordar cansado)	0	1	2	3
Sintomas cognitivos (dificuldade de memória, concentração etc.)	0	1	2	3

Escala de gravidade dos sintomas **Marque se estes sintomas estiveram presentes ou ausentes nos últimos 6 meses.** **(0 = ausente, 1 = presente)**		
Cefaleia	0	1
Dores ou cólicas abdominais	0	1
Depressão	0	1

Ambos os critérios, além de se tornarem úteis para estabelecer o diagnóstico, poderiam ser empregados na avaliação da gravidade da síndrome, bem como no acompanhamento evolutivo dos pacientes, introduzindo o conceito de *fibromyalgianess* ou medida de "atividade" da FM, assim como outros índices mensuram a atividade de outras doenças. A introdução do conceito de *fibromyalgianess* nos permite observar a FM como uma condição de *continuum* clínico, e não uma entidade clinicamente "estanque". O escore de *fibromyalgianess* consiste na soma simples dos escores IDG e EGS.[28]

Em 2016, uma nova revisão dos critérios de 2010/2011 foi publicada, sendo realizadas duas correções essenciais aos critérios anteriores: a presença de dor difusa voltou a ser critério obrigatório e eliminou-se a necessidade de exclusão de outras enfermidades no diagnóstico da FM. Os critérios passaram a ser:

1. Presença de dor generalizada, definida como a dor em pelo menos 4 de 5 regiões preestabelecidas.
2. Os sintomas estão presentes em um nível similar durante pelo menos 3 meses.
3. Pontuação do IDG > 7 e EGS > 5; OU IDG 4-6 (e não 3-6, como em 2010/2011) e EGS > 9.
4. O diagnóstico de FM é válido independentemente de outros diagnósticos.[29]

ASPECTOS PSICOSSOCIAIS

As diversas alterações neuroendócrinas e o aumento da incidência de transtornos de humor em pacientes com FM sugerem um papel essencial da resposta ao estresse na gênese e perpetuação da fibromialgia.[30,31] Seu curso imprevisível levanta preocupações sobre quando e como os sintomas aparecerão ou progredirão, sendo essa incerteza uma das emoções mais características dessa doença, exercendo um impacto negativo emocional, psicológico e socioeconômico para o paciente e a família. Em resposta a um estado de incerteza contínua, o organismo não tem escolha a não ser mudar para sobreviver. Sob condições de incerteza crônica, a pessoa gradualmente passa de um estado de avaliação negativa de sua situação para a adoção de uma nova forma de ver a vida, que a aceite como parte de sua realidade. Isso ocorre por meio da avaliação cognitiva do seu estado de saúde e do seu enfrentamento contra as incertezas relacionadas à doença. Pacientes com mais dor, que sofrem recaídas mais frequentes, têm menos resistência aos estressores relacionados à doença e, portanto, mais incerteza e uma pior adaptação. Tudo isso provoca cronicidade e desesperança. Quanto mais tempo durar a incerteza no contexto da doença, mais instável será o modo de funcionamento da pessoa. Ser diagnosticado com FM pode trazer sentimentos mistos em muitos pacientes, embora ocorra um alívio para alguns deles ter um nome para sua dor. Quando os pacientes encontram um significado para sua experiência de doença, eles reduzem sua incerteza ou valorizam o conhecimento como uma segunda chance.[32]

A incerteza em relação à sua própria imagem corporal, assim como a percepção da sua dor, determinam estratégias de comparação social que serão utilizadas no enfrentamento da doença pelos pacientes com FM. As estratégias de comparação social que provocam afeto positivo, como esperança, inspiração ou alívio, têm sido associadas, principalmente, a estratégias de enfrentamento ativas e melhor ajuste psicossocial. As que provocam afeto negativo, como inveja, frustração, medo ou preocupação, tendem a estar relacionadas a estratégias passivas e de evitação, e a maior depressão e pior ajuste. O exame dos possíveis mecanismos mediadores do desenvolvimento de sofrimento psicológico em pacientes com FM revelou que mulheres com essa síndrome tendem a apresentar menor valorização corporal do que a população geral. Isso leva a estratégias de comparação social menos adaptativas que, por sua vez, levam a níveis mais altos de ansiedade e depressão. A apreciação da imagem corporal positiva desempenha um papel protetor modulador na relação indireta entre dor e sofrimento psicológico, enfraquecendo a ligação entre dor e estratégias de comparação social negativas, o que, por sua vez, reduziu tanto a depressão quanto a ansiedade. Pacientes com FM que mantêm uma imagem corporal relativamente positiva, que se concentra na funcionalidade, exibem uma aceitação de suas imperfeições físicas percebidas e são menos afetados pela dor que sentem, sendo, portanto, menos inclinados a estratégias de comparação de identificação negativas.[33]

Diversos autores têm sugerido que a personalidade de um indivíduo seria um importante modulador da percepção de estímulos estressantes e da percepção da dor, bem como das respostas fisiológicas a esses estímulos. Estudos recentes por meio de testes de agrupamentos (*cluster analysis*) encontraram dois grupos claramente distintos de personalidade entre os fibromiálgicos. Um grupo é o de pacientes "mal adaptados", com personalidades caracterizadas por altos índices de evitação de danos (ED) — predisposição à preocupação pessimista, ao medo da incerteza, à timidez e à rápida fatigabilidade e que apresentam respostas exacerbadas à dor. O segundo grupo é caracterizado por um maior nível de autodirecionamento (AD) — capacidade de regular e adaptar o comportamento às exigências de uma situação para atingir metas e valores pessoalmente escolhidos — provavelmente relacionado a uma menor percepção da intensidade da dor. Portanto, uma personalidade caracterizada por alta ED e baixo AD poderia desencorajar um indivíduo a lidar com situações estressantes, incluindo a própria dor.[34-36]

Quando um indivíduo perde a funcionalidade, ele tende a distorcer dados da realidade a fim de manter intactas as suas crenças, em um processo que favorece a manutenção de crenças disfuncionais que ele vem desenvolvendo ao longo da vida. Assim, tendemos a resistir às evidências contrárias às nossas crenças e supervalorizar evidências que as respaldem, resultando por vezes em atitudes negativas e prejudiciais diante da realidade que enfrentamos.

Dessa forma, por meio da educação do paciente e de terapias cognitivo-comportamentais, busca-se reduzir a incerteza e os padrões cognitivos negativos do paciente e aumentar a capacidade de controle de seus sintomas.

REFERÊNCIAS

1. Yunus MB. A comprehensive medical evaluation of patients with fibromyalgia syndrome. Rheum Dis Clin N Am. 2002;28:201-17.
2. Buskila D, Neumann L, Valsberg G, Alkalay D, Wolfe F. Increased rates of fibromyalgia following cervical injury. Art Rheumat. 1997;40:446-52.
3. Wolfe F, Hawley DJ, Wilson K. The prevalence and meaning of fatigue in rheumatic disease. J Rheumatol. 1996;23:1407-17.
4. Hewlett S, Dures E, Almeida C. Measures of fatigue: Bristol Rheumatoid Arthritis Fatigue Multi-Dimensional Questionnaire (BRAF MDQ), Bristol Rheumatoid Arthritis Fatigue Numerical Rating Scales (BRAF NRS) for severity, effect, and coping, Chalder Fatigue Questionnaire (CFQ), Checklist Individual Strength (CIS20R and CIS8R), Fatigue Severity Scale (FSS), Functional Assessment Chronic Illness Therapy (Fatigue) (FACIT-F), Multi-Dimensional Assessment of Fatigue (MAF), Multi-Dimensional Fatigue Inventory (MFI), Pediatric Quality Of Life (PedsQL) Multi-Dimensional Fatigue Scale, Profile of Fatigue (ProF), Short Form 36 Vitality Subscale (SF-36 VT), and Visual Analog Scales (VAS). Arthritis Care Res (Hoboken). 2011;63(Suppl 11):S263-86.
5. Moldofsky H, Scarisbrick P, England R, Smythe H. Musculoskeletal symptoms an nonREM sleep disturbance in patients with fibrositis syndrome and healthy subjects. Psychosom Med. 1975;34:341-51.

6. Roizenblatt S, Moldofsky H, Benedito-Silva AA, Tufik S. Alpha sleep characteristics in fibromyalgia. Arthritis Rheum. 2001;44:222-30.
7. Yunus MB, Aldag JC. Restless legs syndrome and leg cramps in fibromyalgia syndrome. BMJ. 1996;312:1339.
8. Sletvold H, Stiles TC, Landro NI. Information processing in primary fibromyalgia and major depression and healthy controls. J Rheumatol. 1995;22:137-42.
9. Martínez-Lavin M, Hemosillo AG, Mendoza C, Ortiz R, Cajigas JC, Pineda C, et al. Orthostatic sympathetic derangement in subjects with fibromyalgia. J Rheumatol. 1997;24:714-8.
10. Silver DS, Wallace, DJ. The management of fibromyalgia-associated syndromes. Rheum Dis Clin Am. 2002;28:405-17.
11. Aaron LA, Buchwald D. Chronic diffuse musculoskeletal pain, fibromyalgia and co-morbid unexplained clinical conditions. Best Pract Res Clin Rheumatol. 2003;17:563-74.
12. Committee on the Diagnostic Criteria for Myalgic Encephalomyelitis/Chronic Fatigue Syndrome; Board on the Health of Select Populations; Institute of Medicine. Beyond myalgic encephalomyelitis/chronic fatigue syndrome: redefining an illness. Washington, DC: National Academies Press; 2015. PMID: 25695122. doi: 10.17226/19012.
13. Mathieu N. Somatic comorbidities in irritable bowel syndrome: fibromyalgia, chronic fatigue syndrome, and interstitial cystitis. Gastroenterol Clin Biol. 2009;33(Suppl 1):S17-25.
14. Mearin F, Lacy BE, Chang L, Chey WD, Lembo AJ, Simren M, Spiller R. Bowel disorders. Gastroenterology. 2016:S0016-5085(16)00222-5.
15. Palsson OS, Whitehead WE, van Tilburg MA, Chang L, Chey W, Crowell MD, et al. Rome IV diagnostic questionnaires and tables for investigators and clinicians. Gastroenterology. 2016;150(6):P1481-91.
16. Nickel JC, Tripp DA, Pontari M, Moldwin R, Mayer R, Carr LK, et al. Interstitial cystitis/painful bladder syndrome and associated medical conditions with an emphasis on irritable bowel syndrome, fibromyalgia and chronic fatigue syndrome. J Urol. 2010;184(4):1358-63.
17. Buffington CAT. Comorbidity of interstitial cystitis with other unexplained clinical conditions. J Urol. 2004;172:1242-8.
18. Ifergane G, Buskila D, Simiseshvely N, Zeev K, Cohen H. Prevalence of fibromyalgia syndrome in migraine patients. Cephalalgia. 2006;26(4):451-6.
19. Fricton JR. The relationship of temporomandibular disorders and fibromyalgia: implications for diagnosis and treatment. Curr Pain Headache Rep. 2004;8:355-63.
20. González E, Elorza J, Failde I. Fibromyalgia and psychiatric comorbidity: their effect on the quality of life patients. Actas Esp Psiquiatr. 2010;38(5):295-300.
21. Kessler RC, Berglund P, Demler O, Jin R, Koretz D, Merikangas KR, et al. The epidemiology of major depressive disorder: results from the National Comorbidity Survey Replication (NCS-R). JAMA. 2003;289(23):3095-105.
22. Dreyer L, Kendall S, Danneskiold-Samsøe B, Bartels EM, Bliddal H. Mortality in a cohort of Danish patients with fibromyalgia: increased frequency of suicide. Arthritis Rheum. 2010;62(10):3101-8.
23. Gill H, Perez CD, Gill B, El-Halabi S, Lee Y, Lipsitz O, et al. The prevalence of suicidal behaviour in fibromyalgia patients. Prog Neuropsychopharmacol Biol Psychiatry. 2021;108:110078.
24. Lawrence-Wolff KM, Higgs JB, Young-McCaughan S, Mintz J, Foa EB, Resick PA, Kelly KM, Maurer DM, Borah AM, Yarvis JS, Litz BT, Hildebrand BA, Williamson DE, Peterson AL; STRONG STAR Consortium. The prevalence of fibromyalgia syndrome in active duty military personnel. Arthritis Care Res (Hoboken). 2021.
25. Quimby LG, Block SR, Gratwick GM. Fibromyalgia: generalized pain intolerance and manifold symptom reporting. J Rheumatol.1988;15:1264-70.
26. Wolfe F, Clauw DJ, Fitzcharles MA, Goldenberg DL, Katz RS, Mease P, et al. The American College of Rheumatology preliminary diagnostic criteria for fibromyalgia and measurement of symptom severity. Arthritis Care Res (Hoboken). 2010;62(5):600-10.

27. Wolfe F, Clauw DJ, Fitzcharles M, Goldenberg DL, Häuser W, Katz RS, et al. Fibromyalgia criteria and severity scales for clinical and epidemiological studies: a modification of the ACR preliminary diagnostic criteria for fibromyalgia. J Rheumatol. 2011;38(6):1113-22.
28. Wolfe F. Fibromyalginess. Arthritis Care Res. 2009;61(6):715-6.
29. Wolfe F, Clauw DJ, Fitzcharles MA, Goldenberg DL, Häuser W, Katz RL, et al. 2016 Revisions to the 2010/2011 fibromyalgia diagnostic criteria. Semin Arthritis Rheum. 2016;46(3):319-29.
30. Jahan F, Nanji K, Qidwai W, Qasim R. Fibromyalgia syndrome: an overview of pathophysiology, diagnosis and management. Oman Med J. 2012;27(3):192-5.
31. Malin K, Littlejohn GO. Psychological factors mediate key symptoms of fibromyalgia through their influence on stress. Clin Rheumatol. 2016;35(9):2353-7.
32. Fernández-Araque A, Gomez-Castro J, Giaquinta-Aranda A, Verde Z, Torres-Ortega C. Mishel's model of uncertainty describing categories and subcategories in fibromyalgia patients, a scoping review. Int J Environ Res Public Health. 2020;17(11):3756.
33. Geller S, Levy S, Mann Y, Sela S, Rafenberg G, Avitsur R. Body appreciation as a protective factor in women with fibromyalgia: an examination of associations between pain perception, social comparison and psychological distress. Clin Exp Rheumatol. 2022. doi: 10.55563/clinexprheumatol/2o-trk6. Epub ahead of print. PMID: 35579091.
34. Malin K, Littlejohn GO. Personality and fibromyalgia syndrome. Open Rheumatol J. 2012;6:273-85.
35. Pud D, Eisenberg E, Sprecher E, Rogowski Z, Yarnitsky D. The tridimensional personality theory and pain: harm avoidance and reward dependence traits correlate with pain perception in healthy volunteers. Eur J Pain. 2004;8(1):31-8.
36. Garcia-Fontanals A, Garcia-Blanco S, Portell M, Pujol J, Poca-Dias V, Garcia-Fructuoso F, et al. Cloninger's psychobiological model of personality and psychological distress in fibromyalgia. Int J Rheum Dis. 2016;19(9):852-63.

CAPÍTULO 4

Fisiopatologia e biomarcadores da fibromialgia

Eduardo dos Santos Paiva
Aline Ranzolin
Nilton Salles Rosa Neto
José Roberto Provenza

INTRODUÇÃO

A partir das décadas de 1990 e 2000, com uma melhor definição da condição e o avanço da neurociência, pode-se afirmar que há evidências irrefutáveis, a partir de imagens cerebrais e outras técnicas, de que a fibromialgia (FM) apresenta fundamentos biológicos, mesmo que aspectos psicológicos, sociais e comportamentais desempenhem papéis proeminentes em alguns pacientes.[1] Na FM, o entendimento é que cada um dos pontos de passagem dos impulsos nociceptivos sofre intensa modulação, tanto para aumento da sua percepção quanto para a diminuição da sensação dolorosa. Por essa modulação, nos quadros de dor crônica, a relação entre o estímulo dos nociceptores e a experiência da dor é inapropriada, a melhora esperada não ocorre quando da ausência do estímulo inicial e os estímulos não nociceptivos podem gerar experiências de dor. Nos estados de dor crônica, essa modulação ou plasticidade do sistema nervoso central (SNC) é muito mais evidente do que na dor aguda. Nessa situação, uma mesma intensidade de estímulo doloroso não desencadeia a mesma resposta medular nem a mesma experiência dolorosa.[2]

Na FM, o foco da modulação e amplificação da dor encontra-se nas estruturas do SNC, como o corno posterior da medula, as vias ascendentes, o encéfalo e o sistema modulador descendente nociceptivo.[2] Esse processo pode ser definido como sensibilização do SNC. Na FM, esse processo acontece sem lesão no sistema nervoso periférico ou central, levando a um tipo de dor que a Associação Internacional para o Estudo da Dor (IASP, *International Association for the Study of Pain*) classifica como dor nociplástica.[3]

Biomarcadores são definidos como características que podem ser objetivamente medidas e avaliadas como indicação de processos normais ou patogênicos ou como respostas a intervenções terapêuticas. Até o momento, a FM é uma condição sem biomarcadores estabelecidos.[4]

Este capítulo visa a resumir alguns marcos históricos na fisiopatologia da FM, além do entendimento atual da base biológica da síndrome, que é a sensibilização central à dor, além de pontos ainda controversos. Também descreverá os principais candidatos a biomarcadores para esse distúrbio.

DISTÚRBIOS DO SONO

A alterações do sono foram os primeiros achados objetivos em pacientes com FM, ainda na década de 1970. O achado mais típico na polissonografia consiste, ainda hoje, na intrusão de ondas alfa em ondas delta de sono profundo, levando a um sono não reparador. Outros achados incluem menor eficiência do sono, latência de sono prolongada, aumento do sono superficial, maior número de microdespertares e movimentos periódicos de membros. Embora os experimentos que induziram a presença de intrusão alfa no sono de pacientes saudáveis tenham mostrado o surgimento de sintomas *FM-like*, esses achados não foram replicados. Padrões semelhantes de sono são encontrados em outras doenças que cursam com dor crônica, como artrite reumatoide (AR) e neoplasias, não sendo, portanto, exclusivos da FM. Embora hoje seja considerado, primariamente, uma consequência da dor crônica, há evidências de que o sono não reparador pode levar a uma menor atividade de sistemas descendentes de controle da dor.[5]

FENÔMENO DE *WIND-UP*

O corno posterior da medula espinhal (CPME) recebe impulsos nociceptivos da periferia e os encaminha para centros superiores através do trato espinotalâmico. Mas esses impulsos não são transmitidos como chegam pelas vias aferentes; uma intensa modulação acontece na região do corno posterior, como inibição (ver adiante) e amplificação. Essa capacidade de modulação, inicialmente, foi verificada em 1965 por Mendell, que relatou que a estimulação repetida de um nervo periférico a uma intensidade suficiente para ativar fibras do tipo C (desmielinizadas) levava a um crescimento na amplitude de potenciais de ação nos neurônios do CPME. Esse fenômeno foi chamado *wind-up*, um dos mais estudados na sensibilização do SNC. Uma das características do *wind-up* é a necessidade de ativação dos receptores N-metil-D-aspartato (NMDA). Antagonistas do NMDA previnem o *wind-up* em nível espinhal (Figura 1).[6]

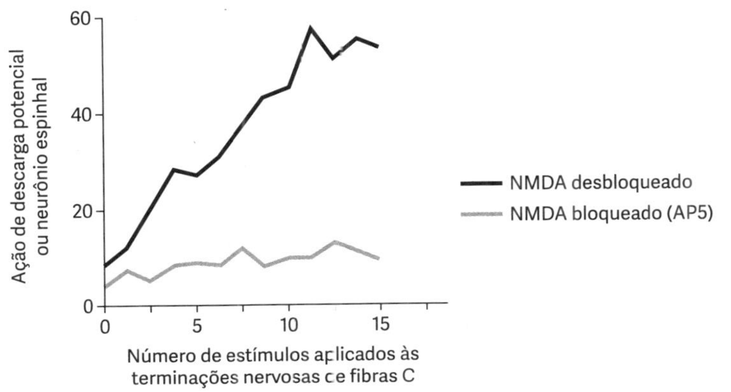

FIGURA 1 Fenômeno de *wind-up*.
AP5:ácido D-2-amino-5-fosforopentanoico; NMDA: receptor N-metil-D-aspartato.

Há forte evidência de que o glutamato, ao interagir com receptores NMDA, apresenta um papel importante na geração de dor nociplástica. Dois estudos reportaram que o uso intravenoso de cetamina, um bloqueador de receptores NMDA, atenua a dor e aumenta o limiar doloroso em pacientes com FM, assim como induz uma melhora do condicionamento muscular. Em alguns pacientes, uma única infusão intravenosa de 0,3 mg/kg em 10 minutos resultou em uma redução da dor por sete dias. Esta resposta corroborou a noção de que a ativação de receptores NMDA e o fenômeno de *wind-up* são relevantes para o processamento da dor alterado na FM.[7,8]

NÍVEIS DE NEUROTRANSMISSORES NO LÍQUOR

Um dos achados mais consistentes nos estudos da década de 1990 foi o fato de que níveis de neurotransmissores pró-nociceptivos estavam aumentados no líquido cefalorraquidiano dos pacientes com FM.

A substância P (SP) é um neurotransmissor peptídico que diminui o limiar da excitabilidade sináptica, permitindo a ativação de sinapses interespinhais e a sensibilização de neurônios espinhais de segunda ordem. Modelos animais de hiperalgesia e hipoalgesia implicam a SP como um fator etiológico fundamental na sensibilização do SNC. Há pelo menos dois estudos definitivos que mostram um aumento de três vezes da SP no líquor de pacientes com FM em comparação com controles.[9] A SP é a principal responsável pela disseminação espacial da dor, por ser capaz de difundir-se por longas distâncias na medula sem perder atividade. Outro neurotransmissor nociceptivo, o fator de crescimento neuronal (NGF, do inglês *nerve growth factor*), também está aumentado no líquido cefalorraquidiano de pacientes com FM.[10]

A serotonina (ou 5-hidroxitriptamina, 5-HT) foi extensamente estudada em pacientes com FM. Pode ser vista como substância "analgésica", por seu papel no sistema antinociceptivo descendente e por inibir a SP. O precursor da 5-HT, o 5-hidroxitriptofano, e seu metabólito principal, o ácido 5-hidroxi-indolacético, estão diminuídos no líquor de pacientes com FM.[9]

LIMIAR PERIFÉRICO DE DOR E HIPERALGESIA SECUNDÁRIA

Estudos com dolorímetros mostram padrões de respostas a estímulos dolorosos exacerbados em pacientes com FM. Usando escalas visuais analógicas de 0 a 10, os controles exibiam um aumento linear na percepção da dor, enquanto pacientes com FM mostraram um aumento logarítmico. Anormalidades semelhantes em pacientes com FM foram encontradas para estímulos de calor e frio.[11]

A hiperalgesia secundária refere-se à dor em tecidos não lesados. Um estudo[12] com injeção de solução salina hipertônica em uma região assintomática no músculo tibial anterior, em pacientes saudáveis e com FM, demonstrou uma maior duração da dor e uma maior área de dor referida na FM. Utilizando uma análise do reflexo nociceptivo espinhal de flexão, que se correlaciona com uma avaliação objetiva das vias nociceptivas centrais, Desmeules et al.[13] também observaram que o limiar doloroso dos pacientes com FM era muito menor do que o de pacientes controles e até sugeriram um valor de corte nesse exame para a detecção de hiperalgesia nesses pacientes.

ALTERAÇÕES ENDÓCRINAS

As alterações endócrinas na FM também foram bastante exploradas na década de 1990, e parecem decorrer de uma resposta constante ao estresse, principalmente do eixo hipotálamo-hipófise-adrenal. Neste eixo, o padrão mais encontrado é de cortisol basal alto e uma supressão no ritmo circadiano do cortisol, com maior secreção noturna. Ao serem estimulados com hormônio liberador de corticotrofina (CRH, do inglês *corticotropin-releasing hormone*), os pacientes exibem uma forte liberação de hormônio adrenocorticotrófico (ACTH, do inglês *adrenocorticotropic hormone*), mas com uma produção de cortisol rebaixada, sugerindo uma diminuição da resposta da adrenal ao ACTH. Curiosamente, a adrenal de pacientes com FM responde ao ACTH sintético, indicando uma suscetibilidade diferencial entre o ACTH endógeno e o exógeno, mas afastando uma falência adrenal como causa dos sintomas.[14]

Alguns estudos demonstram uma resposta diminuída do eixo do hormônio de crescimento (GH, do inglês *growth hormone*) na FM. Os níveis do fator de crescimento insulina-*like* 1 (IGF-1, do inglês *insulin-like growth factor 1*) nos pacientes com FM estão diminuídos em relação aos controles; esses resultados são muito interessantes, visto que o GH é secretado durante as fases profundas do sono, que estão alteradas na FM. Ao serem submetidos a exercícios aeróbicos extenuantes, pacientes com FM apresentam uma liberação suprimida do hormônio do crescimento em comparação com pacientes controles.[15] Após a administração de piridostigmina, os níveis de GH foram iguais aos dos controles. Como essa medicação faz uma liberação do eixo do GH, supõe-se que esse eixo esteja cronicamente inibido, provavelmente pela ativação crônica do eixo hipotálamo-hipófise-adrenal. Alguns estudos demonstraram que a reposição de GH pode ser útil em pacientes com FM.[16,17]

MUSCULATURA ESQUELÉTICA

A busca de doença muscular na FM tem sido infrutífera, com muitos dos achados de biópsia muscular refletindo mais descondicionamento físico do que alterações patológicas consistentes.[18,19] Por outro lado, uma maior atenção tem sido dada aos pontos-gatilho da dor miofascial como geradores e mantenedores da sensibilização central na FM, principalmente os que se localizam na região de pescoço, trapézio e ombros.[20,21]

MODULAÇÃO DEFICIENTE DA DOR

Um aumento no limiar da dor, ou seja, maior analgesia, pode ser demonstrado em indivíduos normais submetendo-os a estimulação dolorosa repetida. Esse efeito, conhecido como controle nociceptivo inibitório difuso (DNIC, do inglês *diffuse noxious inhibitory controls*), foi investigado em mulheres com FM e comparado com controles. Estímulos térmicos em intensidades dolorosas e não dolorosas foram usados para induzir inibição da dor. Esses estímulos elevaram significativamente o limiar de dor em pacientes saudáveis, mas não nos pacientes com FM.[22]

Outro estudo bastante revelador foi desenvolvido por Julien et al.,[23] considerando a ativação do DNIC. Trinta pacientes com FM foram comparados com o mesmo número de pacientes normais e com dor lombar crônica. O experimento consistia na imersão completa do membro superior em um recipiente com água a 12 graus (considerada desconfortável). O membro foi dividido em oito segmentos e foi imerso de duas maneiras distintas: iniciando-se pela ponta dos dedos e a cada dois minutos imergindo mais do membro ou colocando-se o membro inteiro inicialmente e retirando-o gradativamente. Os pacientes com dor lombar crônica e os controles normais apresentaram menor nível de dor quando todo o membro era submerso inicialmente, compatível com um recrutamento difuso e imediato do DNIC. Pacientes com FM não apresentaram nenhuma diferença em relação às duas maneiras de imersão, indicando uma diminuição da ativação do DNIC.

Outros métodos mais refinados também demonstraram achados que comprovam a disfunção do sistema descendente do controle de dor.[24,25]

ALTERAÇÕES FUNCIONAIS NO ENCÉFALO

As evidências da FM como uma síndrome de sensibilização do SNC ganharam robustez nos estudos funcionais do SNC, especialmente do encéfalo. Inicialmente, essas alterações foram detectadas no eletroencefalograma, com uma resposta somatossensitiva nociceptiva tardia evocada em pacientes com FM em comparação com controles.[26] Lorenz et al. relataram uma amplitude aumentada nos potenciais somatossensitivos nos pacientes com FM e notaram que a resposta acontecia nos dois hemisférios cerebrais, enquanto em controles esses potenciais ocorriam unilateralmente.[27]

NEUROIMAGEM FUNCIONAL E FIBROMIALGIA

A definição contemporânea de neuroimagem contempla o desenvolvimento de diversas técnicas para avaliação do sistema nervoso, podendo ser divididas em dois grupos: análise anatômica/estrutural e análise funcional[28]. A análise anatômica/estrutural é a utilizada no dia a dia da medicina, na avaliação de lesões de SNC ou adjacências como tumores, infartos e infecções, ao passo que a análise funcional avalia a atividade cerebral. Estudos de neuroimagem funcional das regiões cerebrais de processamento da dor têm aumentado consideravelmente o conhecimento a respeito do processo nociceptivo, análises de neurotransmissores e modificações estruturais e de redes neurais, na dor tanto aguda quanto crônica.[29] O Quadro 1 resume as principais técnicas de avaliação de neuroimagem funcional utilizadas nos estudos com FM.

Ressonância magnética funcional

Na FM, os estudos com ressonância magnética funcional (fMRI, do inglês *functional magnetic resonance imaging*) para o fluxo sanguíneo cerebral regional evocada por estímulo costumam utilizar a pressão dolorosa aplicada ao

QUADRO 1 Técnicas de neuroimagem pesquisadas em fibromialgia[28]

Técnica	
Ressonância magnética funcional	A tecnologia da RM utiliza campos magnéticos e ondas de rádio para produzir imagens bi ou tridimensionais. O uso da fMRI baseia-se nas análises do fluxo sanguíneo regional em estruturas cerebrais e nas propriedades paramagnéticas da hemoglobina oxigenada e desoxigenada — sinal dependente do nível de oxigênio sanguíneo (BOLD, do inglês *blood oxygenation level dependent*), e suas relações com a atividade neuronal. As imagens obtidas refletem a ativação das estruturas cerebrais de acordo com a estimulação ou desempenho de atividades, ou seja, havendo direcionamento do fluxo sanguíneo para onde esteja sendo requisitado pelo estímulo ou atividade, acendendo a área no leitor do aparelho.
Espectroscopia funcional de infravermelho próximo	A fMRI e a fNIRS inferem a atividade cerebral a partir da detecção de modificações decorrentes de alterações transitórias de fluxo da vasculatura cerebral por BOLD. A fNIRS avalia a conexão entre fluxo sanguíneo cerebral e ativação neuronal com melhor resolução temporal do que a fMRI. A fNIRS é uma tecnologia com maior detalhamento de informações bioquímicas, além de ser um equipamento portátil que permite interação com o examinador de uma maneira mais fácil.
Imagem ponderada de difusão/imagem por tensão difusional	Técnica em que cada *voxel* (microcubos com tamanhos determinados, ou, de modo mais simples, um *pixel* tridimensional) tem uma intensidade na imagem que reflete a melhor medição da taxa de difusão da água na área estudada e tem sua maior aplicação na detecção de lesões cerebrais. A imagem por tensão difusional é uma técnica de imagem analisada *voxel* a *voxel* que necessita da aquisição das imagens em DWI. A DTI é sensível à orientação e à mobilidade dos spins dos hidrogênios das moléculas de água e se aplica na avaliação das conexões entre regiões cerebrais.
Morfometria baseada em *voxel*	Técnica para abordagem univariada de massa, que compara o volume de tecido cerebral entre pessoas submetidas ao exame de RM. A imagem adquirida é dividida em *voxels* e pode inferir atrofia ou expansão tecidual.
Espectroscopia protônica por ressonância magnética	Técnica que permite a análise bioquímica mediante detecção de neurotransmissores como o glutamato, o aspartato, a glicina e o Gaba, e a avaliação do metabolismo tecidual em imagens de RM que podem preceder o aparecimento de lesões estruturais.

(continua)

QUADRO 1 Técnicas de neuroimagem pesquisadas em fibromialgia[28] (*continuação*)

Técnica	
Tomografia por emissão de pósitrons	Técnica que avalia as emissões de produtos químicos injetados por via intravenosa, que sejam ativos metabolicamente e marcados por traçadores radioativos. Os dados obtidos geram imagens bi ou tridimensionais que são processadas e refletem a atividade cerebral nas áreas de maior captação. O radiotraçador mais comumente utilizado é a 18F-FDG. Os inconvenientes desta técnica incluem o uso da radiação ionizante e a curta duração da radioatividade (110 minutos), permitindo apenas análises de atividades mais rápidas.
Tomografia computadorizada por emissão de fóton único	Esta técnica utiliza radioisótopos emissores de raios gama e uma câmara gama para captar a informação. Em geral usa-se o tecnécio-99m por ter meia-vida maior. Um computador analisa os dados obtidos e gera imagens bi ou tridimensionais. O radiotraçador é rapidamente absorvido pelo cérebro, refletindo o fluxo sanguíneo cerebral daquele instante. Em comparação ao PET e à fMRI, perde em resolução de imagem, porém é mais amplamente disponível.

18F-FDG: fluorodesoxiglicose; DTI: imagem por tensão difusional, do inglês *diffusion tension imaging*; DWI: imagem ponderada de difusão, do inglês *diffusion-weighted imaging*; fMRI: ressonância magnética funcional, do inglês *functional magnetic resonance imaging*; fNIRS: espectroscopia funcional de infravermelho próximo, do inglês *functional near-infrared spectrometry*; Gaba: ácido gama-aminobutírico, do inglês *gamma-aminobutyric acid*; PET: tomografia por emissão de pósitrons, do inglês *positron emission tomography*; RM: ressonância magnética; SPECT: tomografia computadorizada por emissão de fóton único, do inglês *single-photon emission computed tomography*.

polegar por sua maior representação cortical, assim como por ser um bom substituto para o dolorimento generalizado.

Verificou-se que, para um mesmo nível de percepção de dor, tanto em pacientes com FM (n = 16) como controles (n = 16), houve ativação da mesma matriz neural. Essa ativação envolveu processamentos sensorial discriminativo (córtex somatossensorial primário e secundário contralateral e córtex cingular anterior), associativo (giro temporal superior contralateral e lobo parietal inferior), cognitivo, motivacional e afetivo (córtex pré-frontal dorsolateral e ventromedial, ínsula, córtex cingular anterior, substância cinzenta periaquedutal e caudado) e respostas motoras (putâmen e cerebelo). No entanto, houve menor ativação do caudado e do tálamo em FM e maior ativação de áreas de processamento de dor, demonstrando uma modificação destas e uma resposta aumentada das regiões envolvidas — cortical e subcortical.[30]

O mesmo grupo estudou a associação entre catastrofização e respostas cerebrais em 29 pacientes com FM diante de um estímulo doloroso. Os resultados mostraram escores de catastrofização associados com o aumento da atividade no *claustrum* homolateral, cerebelo, córtex pré-frontal dorsolateral, córtex parietal, giro do cíngulo anterior dorsal contralateral, córtex pré-frontal dorsolateral, córtex frontal medial e núcleos lentiformes. A magnitude de ativação do córtex somatossensorial secundário homolateral foi maior nos pacientes com altos escores de catastrofização. Concluiu-se que, independentemente da influência da depressão, a catastrofização é significativamente associada ao aumento da atividade em áreas do cérebro relacionadas à antecipação da dor, à atenção para a dor, a aspectos emocionais da dor e ao controle motor.[31]

Giesecke et al. avaliaram o impacto dos sintomas depressivos no processamento de dor na FM. Os resultados das respostas cerebrais foram correlacionados aos níveis dos sintomas de depressão em 53 pacientes e 42 controles de ambos os sexos. A presença de depressão como comorbidade ou os níveis de sintomas depressivos não se correlacionaram com a magnitude da ativação cerebral nos córtices somatossensoriais primário e secundário. De modo contrário, os sintomas ou a presença de depressão associaram-se à magnitude das ativações neuronais evocadas pela dor em amígdala e ínsula anterior contralateral, regiões associadas ao processamento afetivo da dor. Concluiu-se que a presença de depressão ou sintomas depressivos não modula aspectos sensoriais-discriminativos de processamento da dor, mas influencia as áreas de seu processamento afetivo, sugerindo a existência de redes paralelas de processamento da dor.[32]

Staud et al. estudaram respostas cerebrais do fenômeno *wind-up* em 13 pacientes com FM e as compararam com as respostas de controles. Identificaram-se regiões do cérebro com estímulos e ativação dependente da frequência consistentes com fenômeno *wind-up*, incluindo tálamo homolateral e contralateral, tálamo medial, S1, S2 bilateral, ínsula média e posterior, córtex cingulado rostral e médio-anterior. A temperatura média de estímulo necessária para evocar níveis equivalentes foi menor em pacientes com FM. Apreende-se que os mecanismos neurais de *wind-up* em FM refletem em todas as áreas do cérebro relacionadas à dor, incluindo tálamo posterior, e não resultam do aumento seletivo em níveis corticais.[33]

Jensen et al.[25] avaliaram a resposta cerebral a estímulos calibrados de dor — avaliados pela escala visual analógica (EVA) de dor — em uma região do corpo livre de dor em 16 mulheres com FM e controles. As pacientes apresentaram maior sensibilidade à provocação de dor do que controles. Apesar das pressões mais baixas aplicadas em pacientes de EVA de 50 mm, a análise não revelou diferença na atividade em regiões do cérebro relacionadas com a atenção ou o afeto, nem em regiões com as projeções sensoriais da área estimulada. No córtex cingulado rostral, principal elo no sistema inibitório descendente de dor, os pacientes não responderam aos estímulos dolorosos. Essa foi a primeira demonstração de uma região específica do cérebro onde se expressa a deficiência de inibição da dor em pacientes com FM.

Estudo de Kim et al.[34] investigou a variabilidade na ativação cerebral de acordo com a intensidade da dor e sua associação a características clínicas em 19 pacientes com FM e 22 controles. Os pesquisadores identificaram como regiões de interesse o córtex insular e o giro temporal superior. A ativação cerebral no córtex insular bilateral em resposta a estímulos de alta pressão foi significativamente maior em pacientes com FM do que em controles, e não houve diferenças nas modificações do sinal dependente do nível de oxigênio sanguíneo (BOLD, do inglês *blood oxygenation level dependent*) nas regiões do giro temporal superior em ambos os grupos, independentemente do nível de dor. Concluiu-se que o córtex insular pode ser considerado uma região susceptível à percepção de dor em pacientes com FM.

Ichesco et al.[35] avaliaram o grau de conectividade do estado de repouso (rsFC, do inglês *resting-state functional connectivity*) para várias regiões do córtex insular por meio de fMRI em 18 indivíduos com FM e 18 controles saudáveis, além de estudar a relação entre conectividade, dor experimental e dor crônica clínica atual. Teoricamente, regiões do cérebro que mostram diferenças funcionais entre pacientes com FM e controles saudáveis podem ser utilizadas como biomarcadores para distinção entre os dois grupos, além de poderem ser alvo de monitoramento de gravidade e resposta ao tratamento de maneira objetiva. Utilizaram-se regiões predefinidas do córtex insular anterior, médio e posterior. Os resultados mostraram maior conectividade entre córtex insular médio-direito/córtex cingulado médio-direito-posterior/córtex insular médio-direito; córtex insular póstero-direito/córtex cingulado esquerdo e córtex insular ântero-direito/giro temporal superior esquerdo em FM. Os autores especulam que a conectividade alterada do córtex insular está associada à experiência de dor crônica em pacientes com FM. O mesmo grupo estudou as mudanças de estado na conectividade cerebral para o tálamo e o córtex insular desde o repouso inicial até o repouso após estímulo experimental com dor à pressão em 12 pacientes com FM e 15 controles saudáveis. Houve aumento da conectividade entre ínsula e giro cingulado anterior e hipocampo e do tálamo para o córtex cingulado posterior/pré-cúneo.[36] Estes resultados sugerem que estímulos dolorosos agudos podem contribuir para a alteração da assinatura neural da dor crônica.

Loggia et al.[37] investigaram, por meio de fMRI, a desregulação do circuito neural relacionado a aspectos cognitivos e hedônicos da experiência subjetiva da dor, como sua antecipação e alívio em 31 pacientes com FM e 14 controles sadios. Os pacientes apresentaram menor ativação, tanto durante a antecipação da dor quanto durante a antecipação de alívio dentro de regiões do cérebro relacionadas com processos modulatórios de dor. Em especial, houve diferença na ativação na área tegmental ventral, região modulada por dopamina e ácido gama-aminobutírico (Gaba, do inglês *gamma-aminobutyric acid*). Controles saudáveis ativaram essa área durante a expectativa de dor e a desativaram durante a expectativa de alívio da dor. Pacientes com FM não apresentaram ativação nessa área em nenhuma das experiências, sugerindo disfunção nas respostas de recompensa e punição. Essas alterações podem se relacionar ao processamento central aumentado de dor e à diminuição da eficácia de tratamentos opioides nessa população.

Kong et al.[38] também utilizaram a conectividade funcional em estado de repouso em sua pesquisa. Nesse estudo, investigou-se a conectividade funcional de hipotálamo medial e lateral em pacientes com FM e mudanças de conectividade após uma intervenção mente-corpo com tai chi chuan. Os autores identificaram que, em comparação a controles saudáveis, pacientes com FM tinham menos rsFC do hipotálamo medial com o tálamo e a amígdala, e que a rsFC do hipotálamo medial com o tálamo e a amígdala normalizaram após terapia com tai chi. Também houve aumento de rsFC de hipotálamo medial e lateral com o córtex cingulado anterior rostral após a intervenção. Isso sugere que a FM se associa à conectividade funcional alterada dentro do sistema límbico, e que algumas dessas alterações possam ser responsivas à intervenção mente-corpo.

Ichesco et al.[39] reavaliaram dados de estudos pivotais para pregabalina e milnaciprano em que pacientes com FM haviam sido submetidos à fMRI. Para tanto, utilizaram um *software* de inteligência artificial com modelo de aprendizado de máquinas para estudarem padrões de conectividade funcional cerebral nesses pacientes. Analisaram-se dados de 15 pacientes do grupo milnaciprano e 13 pacientes do grupo pregabalina. Padrões de conectividade envolvendo córtex cingulado posterior e córtex pré-frontal dorsolateral classificaram individualmente os respondedores à pregabalina em relação aos respondedores ao milnaciprano com 77% de precisão. O desempenho melhorou quando os padrões de conectividade foram combinados, com precisão de 92%. Entretanto, os padrões de conectividade não foram capazes de diferenciar os não respondedores a medicamentos em ambos os estudos.

Fanton et al.[40] avaliaram 83 pacientes com FM e 43 controles com o objetivo de examinar as associações do polimorfismo rs6971 da proteína translocadora (TSPO, do inglês *translocator protein*), um biomarcador de ativação glial com resultados de modulação da dor condicionada e processamento de dor modulada pela expectativa durante exame de fMRI. Em geral, classificam-se as pessoas em ligantes de alta afinidade (HAB, do inglês *high-affinity binders*) ou ligantes de baixa/mista afinidade (MLAB, do inglês *mixed/low affinity binders*) para a TSPO. Os autores também avaliaram a concentração e o equilíbrio de glutamato e Gaba no córtex cingulado anterior rostral e tálamo usando espectroscopia protônica. A influência da TSPO na modulação endógena da dor apresentada nas pessoas HAB, em oposição às MLAB, resultou em inibição descendente da dor menos eficiente e redução da dor modulada pela expectativa. Em ambos os grupos, indivíduos HAB apresentaram concentrações mais altas de glutamato talâmico e exibiram um padrão de correlações positivas entre glutamato e Gaba no córtex cingulado anterior rostral, não observado em MLAB. Estes achados apontam para a inespecificidade de achados para FM, porém indicam que, a depender da combinação genética, é possível que indivíduos HAB tenham mais dificuldade de modulação de dor.

Espectroscopia funcional de infravermelho próximo (fNIRS)

Donadel et al. compararam os achados de espectroscopia funcional de infravermelho próximo (fNIRS, do inglês *functional near-infrared spectrometry*) entre pacientes com FM e controles. O valor delta de oxiemoglobina (Δ-HbO), determinado por fNIRS no córtex pré-frontal e no córtex motor a partir de dois estímulos com temperaturas diferentes (25 °C e 5 °C), apresentou um pico de latência maior no córtex motor esquerdo em pacientes do que em controles. A diferença entre a concentração de HbO 15 segundos após o término do estímulo térmico e a concentração de HbO antes do início do estímulo térmico (Δ-HbO), no córtex pré-frontal esquerdo, aumentou 47,82% nos pacientes e 76,66% em controles. Isso diferenciou a ativação cortical em pacientes com FM e controles. Uma análise das características da curva ROC mostrou pontos de corte com sensibilidade e especificidade de ao menos 80% para triar pacientes com FM e, dentro desse conjunto de pessoas, discriminar os que apresentam maior incapacidade por dor e sensibilização central.[41]

Imagem ponderada de difusão/imagem por tensão difusional

Sundgren et al.[42] investigaram se imagem ponderada de difusão (DWI, do inglês *diffusion-weighted imaging*) e imagem por tensão difusional (DTI, do inglês *diffusion tension imaging*) poderiam descrever anormalidades cerebrais em pacientes com FM, avaliando 19 pacientes com FM e 25 controles saudáveis, encontrando evidências de que existem anormalidades sutis na função neuronal nas regiões de processamento da dor do cérebro na FM, no tálamo em particular.

Lutz et al.[43] combinaram o uso de DTI e RM de morfometria baseada em *voxel* em 30 pacientes com FM e 30 controles sadios, todos do sexo feminino, para determinar as mudanças microestruturais e dos volumes nas redes neuronais centrais envolvidas em características sensório-discriminativas e afetivo-

-motivacionais de dor, ansiedade, memória e regulação da resposta ao estresse. Ambas as técnicas demonstraram um padrão de mudanças na morfologia do cérebro em pacientes com FM. O tálamo bilateral, os tratos talamocorticais e as regiões insulares mostraram reduções significativas na anisotropia fracionada, ao passo que houve aumento da anisotropia fracionada e redução de volume de substância cinzenta nos giros pós-central, frontal superior e cingulado anterior, amígdala e hipocampo. O aumento da pontuação de intensidade de dor correlacionou-se com as mudanças nas medidas de DTI no giro frontal superior direito. O aumento da fadiga correlacionou-se com alterações nos giros frontal superior esquerdo e cingulado anterior esquerdo. A deficiência de autopercepção correlacionou-se com as mudanças no giro pós-central esquerdo. Maior pontuação para sintomas de estresse correlacionou-se negativamente com difusividade no tálamo e anisotropia fracionada no córtex insular esquerdo. Não foi encontrada relação entre as medidas da morfometria baseada em *voxel* (VBM, do inglês *voxel-based morphometry*) e pontuações de intensidade dos sintomas. Concluiu-se que a DTI permite a visualização de alterações microestruturais no cérebro de pacientes com FM.

Morfometria baseada em *voxel*

Schmidt-Wilcke et al.[44] avaliaram a morfologia cerebral por meio de VBM em pacientes com FM (n = 20) e compararam com controles saudáveis. A VBM revelou um padrão visível de morfologia alterada do cérebro, com diminuição da substância cinzenta no giro temporal superior direito e no tálamo posterior esquerdo e aumento da substância cinzenta no córtex orbitofrontal esquerdo, no cerebelo esquerdo e no estriado bilateralmente, sugerindo que a FM esteja associada a mudanças estruturais no SNC.

Luerding et al.[45] procuraram determinar se os déficits neuropsicológicos encontrados em pacientes com FM poderiam ser correlacionados com alterações locais na morfologia cerebral, especificamente nos córtices frontal, temporal ou cingulado. Pacientes com FM (n = 20) foram submetidos a testes neuropsicológicos que demonstraram uma redução significativa da memória de trabalho e um prejuízo na memória de longo prazo não verbal. A VBM foi utilizada para avaliar as potenciais correlações entre resultados de testes e morfologia do cérebro local. O desempenho em memória de trabalho não verbal correlacionou-se de maneira positiva com valores de substância cinzenta no córtex pré-frontal dorsolateral esquerdo, enquanto o desempenho em memória de trabalho verbal correlacionou-se positivamente com valores de massa cinzenta no córtex motor suplementar. Por outro lado, os escores de dor foram negativamente correlacionados com os valores de massa cinzenta no giro frontal medial. As análises da substância branca revelaram correlações comparáveis para memória de trabalho e dor verbal nos córtices frontal, pré-frontal medial e cingulado anterior. Estes resultados sugerem que pacientes com FM sofrem de déficits cognitivos que se correlacionam com morfologias locais do cérebro no lobo frontal e no giro cingulado anterior.

Burgmer et al.[46] estudaram VBM para determinar se as mudanças estruturais em áreas do sistema de dor são pré-requisitos adicionais para a sensibilização central na FM. Pacientes com FM (n = 14) e controles sadios (n = 14) foram avaliados com RM cerebral, tiveram determinados os volumes de substância cinzenta segmentadas e normalizadas em áreas do sistema de dor cerebral. Nas áreas em que os pacientes estruturalmente diferiam dos controles, analisou-se a correlação entre fatores intrínsecos à doença e volumes de substância cinzenta. Os pacientes apresentaram uma diminuição no volume de massa cinzenta no córtex pré-frontal, na amígdala e no córtex cingulado anterior. A duração da dor ou a disfunção relacionada à dor não se correlacionaram com volumes de substância cinzenta. Os resultados sugerem que mudanças estruturais no sistema de dor podem ser uma condição prévia para a sensibilização central na FM.

Hsu et al.[47] ampliaram o estudo de VBM em 29 pacientes com FM, 29 com FM e algum transtorno afetivo, e 29 controles sadios. A segmentação, a normalização espacial e a modulação volumétrica foram realizadas por um *software* e a análise do cérebro total não revelou quaisquer agrupamentos significativos. A análise baseada em região de interesse revelou uma diferença significativa na ínsula esquerda anterior. Pacientes com FM sem desordem afetiva não diferiram significativamente dos controles sadios. A correlação negativa significativa foi encontrada entre volume de substância cinzenta média e pontuações de traço de ansiedade. Concluiu-se que não há diferença consistente no volume de substância cinzenta entre indivíduos com FM e indivíduos saudáveis quando controlado para transtorno afetivo.

Kim et al.[48] utilizaram a VBM para comparar 42 pacientes com FM e 63 controles pareados por idade e sexo. Evidenciaram maior número de ligações dentro do cerebelo para pacientes com FM e mais conexões no lobo frontal em controles. Estes achados sugerem que alterações na substância branca e cinzenta dessas regiões podem contribuir ou resultar de disfunção relacionada à dor em pacientes com condições dolorosas crônicas.

Espectroscopia protônica por ressonância magnética

Harris et al.[49] investigaram a relação entre a alteração dos níveis de glutamato na ínsula e mudanças em vários domínios de dor em 10 pacientes com FM. Os pacientes foram submetidos a exames de espectroscopia protônica e fMRI antes e depois de uma intervenção não farmacológica. Os níveis de glutamato e outros metabólitos foram estimados em relação aos níveis de creatina. Mudanças de pré para pós-tratamento na relação glutamato/creatinina correlacionaram-se negativamente às alterações de limiares de dor experimentais e positivamente a alterações na dor clínica. Concluiu-se que alterações nos níveis de glutamato na ínsula estão associados a mudanças em vários domínios dor em pacientes com FM.

Fayed et al.[50] avaliaram se imagens de RM realizadas em áreas cerebrais sabidamente associadas ao processamento da dor por espectroscopia protônica por ressonância magnética (1H-ERM), imagem ponderada em difusão e por tensão difusional, e correlações desses achados com variáveis neuropsicológicas detectariam diferenças entre 10 pacientes com FM e 10 controles saudáveis. Comparados com os controles, pacientes com FM apresentaram níveis significativamente mais elevados de glutamato + glutamina e maior razão glutamato + glutamina/creatina no giro posterior. Níveis de mioinositol em hipocampo direito e esquerdo foram significativamente menores nos pacientes. Foram observadas correlações significativas entre depressão, dor e função global e níveis glutamato + glutamina e razão glutamato + glutamina/creatina no giro posterior. Concluiu-se que glutamato + glutamina dentro do giro posterior poderia ser um fator patológico em FM e que disfunção do hipocampo pode ser parcialmente responsável pelos sintomas depressivos e/ou cognitivos.

Outro estudo, de Valdés et al.,[51] também avaliou os padrões de metabólitos cerebrais em 28 pacientes do sexo feminino com FM por meio da técnica de espectroscopia protônica, e comparou com controles saudáveis. Estudaram-se metabólitos cerebrais em amígdala, tálamo e córtex pré-frontal. Os pacientes apresentaram níveis mais elevados de glutamato/glutamina e maior razão de glutamina/creatina na amígdala direita. Em pacientes com maiores níveis de intensidade da dor, maior fadiga e mais sintomas depressivos, encontraram-se maiores níveis de inositol na amígdala e tálamo direitos. Concluiu-se que as características metabólicas distintas encontradas na amígdala direita de pacientes com FM sugerem a existência de uma disfunção neural no processamento emocional.

Tomografia por emissão de pósitrons

Wik et al.[52] estudaram, por meio de tomografia por emissão de pósitrons (PET, do inglês *positron emission tomography*), o fluxo sanguíneo cerebral regional em oito pacientes com FM e oito controles em repouso. Identificou-se maior fluxo sanguíneo regional cerebral nos pacientes do que nos controles bilateralmente no córtex retroesplenial, podendo representar aumento da atenção para sinalização somatossensorial e menor fluxo sanguíneo regional cerebral em córtices frontal esquerdo, temporal, parietal e occipital. Concluiu-se que a FM pode refletir hiperalgesia secundária e que indivíduos com FM podem apresentar falhas no processamento cognitivo da dor.

Wood et al.[53] investigaram a função dopaminérgica pré-sináptica, por meio de PET com 6-[18F]-fluoro-L-Dopa, em seis mulheres com FM, comparadas com oito mulheres saudáveis. Foram evidenciadas reduções na absorção do radiotraçador em várias regiões do cérebro, indicando a interrupção da atividade de dopamina pré-sináptica, sugerindo que essa alteração participa da fisiopatologia da FM.

O mesmo grupo,[54] nesse sentido de investigação da disfunção da neurotransmissão dopaminérgica em pacientes com FM, avaliou, por meio de PET com radiotraçador [11C]-racloprida, a resposta de pacientes e controles diante da injeção intramuscular de solução salina hipertônica (dolorosa) ou normal (indolor) no músculo tibial anterior. Encontrou-se que pacientes com FM experimentaram a salina hipertônica como mais dolorosa do que os controles, e que estes liberaram dopamina nos gânglios da base durante o estímulo doloroso, ao passo que pacientes com FM não apresentaram essa liberação. Em controles, a quantidade de dopamina liberada correlacionou-se com a quantidade de dor. Isto não foi observado em pacientes com FM, corroborando a hipótese de que estes têm uma resposta anormal dopaminérgica à dor.

Harris et al.[55] compararam 17 pacientes com FM e 17 controles saudáveis pareados por idade e sexo, usando PET com receptor opioide μ e encontraram menor ligação potencial em regiões que sabidamente desempenham papel na modulação da dor, incluindo núcleo *accumbens*, amígdala e giro cingulado dorsal. Seus resultados indicam disfunção da atividade analgésica opioide endógena nos pacientes com FM, ressaltando e justificando a pobre resposta a opioides exógenos nesses pacientes.

Albrecht et al.[56] investigaram o sistema dopaminérgico por meio de PET com [18F]-faliprida durante um desafio de memória de trabalho em relação a uma tarefa da linha de base. Foram incluídas 12 mulheres com FM e 11 mulheres no grupo controle. Pacientes com dor espontânea autorreportada correlacionaram-se negativamente com o potencial de ligação da faliprida no córtex órbito-frontal esquerdo e no giro para-hipocampal. Houve também menor ligação inicial em várias regiões corticais nos pacientes, incluindo córtex cingulado anterior. Trata-se de mais uma evidência para a disfunção dopaminérgica associada ao processamento da percepção de dor em pacientes com FM.

Tomografia computadorizada por emissão de fóton único

Kwiatek et al.[57] procuraram avaliar o fluxo sanguíneo cerebral regional em 17 mulheres com FM e 22 mulheres saudáveis por meio de tomografia computadorizada por emissão de fóton único (SPECT, do inglês *single-photon emis-*

sion computed tomography) e RM ponderada em T1 (para correlação anatômica precisa). Evidenciaram redução significativa do fluxo sanguíneo cerebral regional no tálamo direito e no tegmento da ponte, porém não no tálamo esquerdo ou nos núcleos caudados. Esses achados corroboram estudos prévios que sugeriam disfunção talâmica em condições dolorosas crônicas e apresentam a ponte como novo local para averiguação da fisiopatologia da FM.

Guedj et al.[58] estudaram 18 mulheres com FM e 10 controles saudáveis por meio de SPECT com radiotraçador (99m)-Tc-dímero de etilcisteinato. Essa substância foi escolhida por proporcionar melhor avaliação das áreas de alto fluxo sanguíneo cerebral e taxa metabólica regional. Em comparação com controles, em pacientes com FM observaram-se anormalidades como hiperperfusão do córtex somatossensorial e hipoperfusão dos córtices frontais, cingulado, temporal e cerebelar medial, regiões envolvidas na dimensão sensorial de processamento da dor e áreas associadas com a dimensão afetivo-atencional.

O mesmo grupo[59] estudou correlações específicas entre achados de fluxo sanguíneo cerebral regional avaliado por SPECT em 20 pacientes com FM e 10 controles saudáveis, parâmetros clínicos e resultados de questionários de dor, Questionário sobre o Impacto da Fibromialgia (FIQ – do inglês *Fibromyalgia Impact Questionnaire*), ansiedade e depressão. A pontuação total do FIQ correlacionou-se positivamente com a perfusão parietal bilateral, incluindo o córtex pós-central, e correlacionou-se negativamente com a perfusão de um *cluster* temporal anterior esquerdo, incluído nas áreas de hipoperfusão significativa. Seus resultados sugerem que as alterações da perfusão cerebral em pacientes com FM correlacionam-se com a gravidade clínica da doença.

OUTRAS POSSIBILIDADES FISIOPATOLÓGICAS NA FIBROMIALGIA

Neuropatia de fibras finas

A neuropatia de fibras finas é causada pela disfunção e degeneração das fibras dos tipos C e Aδ, causadas principalmente por diabetes, neoplasias hematológicas, doenças autoimunes, toxinas e doenças genéticas. Muitas vezes o diagnóstico dessa condição não é realizado, pois o exame neurológico é normal e as provas eletrofisiológicas não mostram alterações. O exame objetivo mais aceito para o diagnóstico da neuropatia de fibras finas é a biópsia de pele de perna distal, com imuno-histoquímica, para a verificação da densidade das fibras nervosas na epiderme.[60]

Como algumas características clínicas da FM se assemelham à neuropatia de fibras finas, alguns estudos exploraram essa possibilidade,[60,61] como o que demonstrou alterações de fibras finas em 41% das biópsias em pacientes com FM, em comparação com 3% dos controles.[60] Embora alguns autores indiquem que a neuropatia de fibras finas possa ter um papel importante na fisiopatologia da FM,[61] outros se mostram mais céticos, considerando que esse possa ser um achado tardio de uma síndrome dolorosa crônica.[62]

Autoanticorpos

Um recente estudo europeu[63] demonstrou que, quando se transferem anticorpos do tipo IgG de pacientes com FM para camundongos, estes animais apresentam comportamentos compatíveis com sensibilização central, com hiperalgesia, menor densidade de fibras finas na biópsia de pele e localização dos anticorpos humanos nas células do gânglio dorsal da medula. Esses anticorpos ainda não foram caracterizados e o estudo ainda não foi reproduzido, mas o impacto foi suficiente para a criação de regras específicas para esse tipo de estudo ser realizado.[64]

Genética

O reconhecimento de que condições associadas a estados de dor crônica possam ser herdados e de que estudos de agregação familiar tenham mostrado maior prevalência de FM em familiares de pacientes refletem o interesse da comunidade científica nas pesquisas sobre o papel dos fatores genéticos na predisposição aos estados de dor crônica e na interferência com a modulação da resposta analgésica a estímulos ambientais.[65,66] Atualmente, estima-se que variantes genéticas e mecanismos de herança em genes relacionados à dor contribuam com cerca de 50% para o desenvolvimento de dor crônica. Centenas de genes potencialmente relevantes para sensibilidade à dor ou analgesia foram identificados, dentre os quais genes que codificam canais de sódio voltagem-dependentes, guanosina trifosfato ciclo-hidrolase 1 (*GTPCH1*), receptores μ-opioides, catecol-O-metiltransferase (*COMT*) e proteínas da via gabaérgica.[67]

A interação entre fatores ambientais e genéticos contribui para o aparecimento e o desenvolvimento de estados de dor crônica. A variação alélica está por trás das diferenças funcionais entre expressão e atividade dos produtos derivados de genes relacionados à dor e da ativação das vias biológicas implicadas. De maneira mais simples, algumas pessoas apresentam fenótipos relacionados à dor. Os fenótipos relacionados à dor são moldados pelos fatores ambientais. A exposição a traumas, infecções e estresse resulta em alteração dos padrões de metilação do DNA, que, por sua vez, também influenciará os genes relacionados à dor e suas vias biológicas. A exposição contínua a esses estímulos ambientais em uma pessoa geneticamente predisposta facilita a transição de estado de dor aguda para o estado de dor crônica. Esses processos biológicos, conhecidos como epigenética, promovem um círculo vicioso de dor, aumentando a sensibilidade a estímulos dolorosos e a estressores, perpetuando as modificações na expressão gênica.[65]

Há duas vias principais de neurotransmissores relacionadas à FM e à dor musculoesquelética crônica de forma geral. A via catecolaminérgica é representada pela ação dos neurotransmissores dopamina, adrenalina e noradrenalina. As enzimas de controle da via, ou seja, as responsáveis pelo catabolismo dessas substâncias, são a COMT e a monoamina oxidase (MAO). A via serotoninérgica é representada pela ação da serotonina. Polimorfismos genéticos que alterem a função de alguma dessas enzimas ou que modifiquem a afinidade de receptores de membrana dessas substâncias interferem nas vias biológicas e podem predispor ou modular os estados de dor crônica.[65] O Quadro 2 resume alguns dos genes implicados em condições dolorosas crônicas em humanos e as características fenotípicas relacionadas em pacientes com FM.

QUADRO 2 Características fenotípicas de pacientes com fibromialgia e associação genética

Gene/região genética	Fenótipo associado
ADRB2	Estresse psicológico; disfunção do sono; contagem reduzida de monócitos em sangue periférico
COMT	Catastrofização; aumento da dor em estados de atenção à dor; sensibilidade dolorosa térmica e à pressão; estresse psicológico; maior número de *tender points*; interação entre dor e afeto positivo; fadiga; rigidez matinal; maior correlação com dor no FIQ; perda da função física
HTR2A	Maior número de *tender points* e intensidade dolorosa; maior número de sintomas somáticos; menor percepção da qualidade do ambiente; maiores escores em escalas de ansiedade; psicose; obsessão e compulsão; hostilidade; depressão
SERPINA1 (α1-antitripsina)	Maior risco de intensa energia criativa; maior número de regiões do corpo dolorosas
SLC6A4 (transportador de serotonina sódio-dependente)	Maior escore em escalas de depressão e estresse psicológico; leucócitos elevados em sangue periférico

ADRB2: receptor β2 adrenérgico; COMT: catecol-O-metiltransferase; FIQ: Fibromyalgia Impact Questionnaire; HTR2A: receptor 2A de serotonina.
Fonte: adaptado de Diatchenko et al., 2013.[65]

A prevalência do diagnóstico de FM em familiares de pacientes previamente diagnosticados com a doença já foi estudada por diversos autores. Em 1996, Buskila et al.[68] estudaram 28 núcleos familiares, todos a partir de mulheres com FM. A avaliação familiar incluiu 58 filhos, dos quais 16 (28%) foram diagnosticados com FM. Na sequência, o mesmo grupo avaliou outro grupo com 30 mulheres com FM e 117 parentes. A prevalência de FM foi de 26% em parentes sanguíneos e 19% em cônjuges.[69] Estudo brasileiro de Roizenblatt et al. identificou FM em 71% das mães de 34 crianças em tratamento para FM infantojuvenil.[70] Arnold et al. avaliaram 533 parentes de 78 probandos com FM e compararam as informações obtidas com familiares de pacientes com AR. Encontraram maior prevalência de FM nos parentes de fibromiálgicos do que em parentes de pacientes com AR (18,5 *vs.* 4,2% para indivíduos entrevistados por um pesquisador). Uma das conclusões do estudo foi que a FM ocorre de modo agregado em famílias, o que sugere o envolvimento de fatores genéticos na sua etiologia.[66]

Mesmo que muitos polimorfismos de nucleotídeo único (SNP, do inglês *single-nucleotide polymorphism*) tenham sido identificados como potenciais candidatos, especificamente relacionando-os a suscetibilidade à FM, o baixo número de indivíduos avaliados prejudica a confirmação dos achados em estudos subsequentes. No entanto, um estudo de varredura de ligação de todo o genoma revelou um risco 13,6 vezes maior de desenvolver a síndrome em parentes de primeiro grau, reforçando a hipótese genética.[71] Lee et al.[72] conduziram uma metanálise sobre a predisposição genética da FM, destacando o potencial papel do polimorfismo 102T/C no receptor 5-HT2A. Entretanto, as associações significativas dos alelos 5-HTTLPR S/L e COMT Val158Met com FM não foram confirmadas (ver item "Polimorfismos genéticos na via catecolaminérgica").

Possíveis explicações para a dificuldade em reprodução de achados genéticos em outras populações são a especificidade de variantes genéticas para determinada população e a provável interação entre diferentes variantes, que influenciariam o risco de desenvolvimento de FM mais do que apenas uma variante.[67]

Polimorfismos genéticos na via catecolaminérgica

Gürsoy et al.[73] estudaram polimorfismos da enzima COMT em 61 pacientes com FM e comparam com 61 controles. Havia três polimorfismos do gene *COMT*: LL, LH e HH. Separadamente não houve diferença entre LL e LH. Entretanto, os genótipos LL e LH juntos foram encontrados mais frequentemente em pacientes do que em controles, ao passo que o genótipo HH foi menos presente em pacientes do que no grupo controle. Tander et al.[74] não encontraram relação entre o polimorfismo rs4680 da COMT em 80 mulheres com FM na Turquia.

Diatchenko et al.[75] estudaram genótipos da COMT e suas relações com estímulos evocadores de dor específicos (térmico, isquêmico e pressão) em pessoas saudáveis (n = 202). Os haplótipos foram baixa sensibilidade à dor (LPS, do inglês *low pain sensitivity*), sensibilidade intermediária à dor (APS, do inglês *average pain sensitivity*) e alta sensibilidade à dor (HPS, do inglês *high pain sensitivity*). Os haplótipos HPS e APS tinham menores níveis de COMT solúvel e maior risco de desenvolver estados de dor crônica (interferindo na via da adrenalina) e aqueles com polimorfismos rs4680 — Val158Met — tiveram mais processos mediados pelo SNC, em especial dor ao estímulo térmico. Esse é possivelmente mediado por COMT de membrana e interfere na via da dopamina e da noradrenalina.

Em 2009, Cohen et al.[76] pesquisaram a relação entre o polimorfismo rs4680 e FM. Observou-se uma associação entre o número de *tender points* relatados e o polimorfismo Val158Met. Observou-se também que os parentes não afetados dos pacientes com FM apresentavam uma percentagem reduzida do alelo Met da *COMT*, podendo atuar como efeito protetor contra a FM. Em conclusão, carreadores do genótipo Met/Met apresentam sensibilidade aumentada à dor e maior risco de desenvolvimento de FM. Potvin et al.[77] não encontraram relação entre o polimorfismo Val158Met e medidas de sensibilidade dolorosa por estímulo térmico em pacientes fibromiálgicos.

Estudo brasileiro de Matsuda et al.[78] avaliou o polimorfismo rs4680 da *COMT* em 51 pacientes com FM e comparou com controles. A análise do gene *COMT* mostrou frequências de 17,65, 45,10 e 37,25% para os genótipos H/H, L/H e L/L, respectivamente, nos pacientes com FM. Essa proporção foi de 29,42, 60,78 e 9,80% no grupo controle, sem diferenças significativas nos genótipos H/H e L/H entre ambos os grupos. Concluiu-se que portadores do genótipo L/L podem ser mais suscetíveis ao desenvolvimento dessa síndrome em pacientes brasileiros. O mesmo grupo objetivou caracterizar a influência dos polimorfismos rs4680 e rs4818 do gene *COMT* na sensibilidade à dor de 112 pacientes com FM e 110 controles saudáveis.[79] A frequência de genótipo AA de rs6860 foi de 77,67% em pacientes com FM e de 28,18% para controles. A frequência do genótipo CC de rs4818 foi de 73,21% em pacientes com FM e de 39,09% para controles. Ademais, a pontuação do questionário de impacto de FM foi maior nos pacientes com o genótipo mutante homozigoto para rs4680 (87,92 pontos) e rs4818 (86,14 pontos). Estes resultados sugerem que os polimorfismos rs4680 e rs4818 do gene *COMT* podem ser associados com FM e sensibilidade à dor em pacientes brasileiros.

Buskila et al.[80] estudaram polimorfismos no receptor dopaminérgico D4 em 81 mulheres com FM e 458 controles. Repetições no éxon III do gene *DRD4* foram associados a traços de personalidade ligados à busca por novidades. Como pacientes fibromiálgicos apresentam baixas avaliações no quesito busca por novidades em escores de traços de personalidade, a expectativa de encontrar baixa frequência desse genótipo nessa população foi confirmada, sugerindo o envolvimento comum das vias dopaminérgica e serotoninérgica. Potvin et al.[79] avaliaram 37 pacientes com FM e controles saudáveis e a relação entre o polimorfismo Ser9Gly do receptor D3 de dopamina (*DRD3*) e os limiares de sensibilidade a estímulo térmico. Concluiu-se que esse polimorfismo influencia o controle inibitório nocivo difuso e o limiar de sensibilidade a estímulo térmico em pacientes com FM.

Em virtude de potencial influência na função do receptor estimulador acoplado à proteína guanosina (proteína G), Xiao et al.[81] determinaram as frequências genotípicas de polimorfismos do gene receptor adrenérgico β2 (Gly16Arg e Glu27Gln) em 97 pacientes com FM, comparando com 59 controles saudáveis. A frequência do polimorfismo Gly16Arg, já descrita como relacionada a disfunções do sono, foi significativamente menor em pacientes com FM (42,5%) do que nos controles (63,2%), sugerindo que esse genótipo possa ter algum efeito sobre o risco de desenvolver a doença. Os pacientes com o polimorfismo Arg16Arg também apresentaram níveis significativamente mais baixos de adenosina monofosfato cíclico (cAMP, do inglês *cyclic adenosine monophosphate*) em monócitos de sangue periférico. Os resultados podem explicar algumas das diferenças na capacidade de resposta dos subgrupos de FM a medicamentos agonistas adrenérgicos.

Polimorfismos genéticos na via serotoninérgica

Offenbaecher et al.[82] avaliaram os genótipos da região promotora do gene transportador de serotonina em 62 pacientes com FM e compararam com controles saudáveis. Polimorfismos com inserção (alelo longo – L) apresentam maior atividade transcricional e polimorfismos com deleção (alelo curto – S), menor atividade transcricional. Os genótipos identificados no estudo foram 27% L/L *versus* 34% em controles, 42% L/S *versus* 50% em controles e 31% S/S *versus* 16% controles. Os pacientes S/S tinham maiores escores de depressão e de outros componentes de estresse psicológico. Na sequência, o grupo identificou o polimorfismo T102C no receptor do 5-HT2A como participante do processo de nocicepção, porém não o envolveu diretamente na etiologia da doença. De modo similar, Tander et al.[74] não encontraram relação entre dois polimorfismos do receptor do 5-HT2A – rs6313 (T102C) e rs6311 G1438A, em 80 mulheres turcas com FM.

Estudo brasileiro de Carvalho et al.[83] avaliou genotipagem de *5-HTTLPR* em 75 pacientes com FM e 27 controles saudáveis pareados por idade. Pacientes que conseguiram interromper, por pelo menos duas semanas, a medicação psicotrópica (n = 27), também tiveram avaliação de níveis de cortisol salivar e parâmetros imunológicos como número absoluto de subpopulações de leucócitos, incluindo células *natural killer* (NK) e linfócitos T e B ativados. Este subgrupo foi dividido em grupo L (homozigoto LL) ou grupo S (genótipos LS e SS). Ambos apresentaram diminuição dos níveis de cortisol, mais importante no grupo L, aumento de toda a população de linfócitos B e redução de linfócitos T $CD4^{+}CD25^{high}$. O grupo L teve um aumento de linfócitos T $CD4^{+}CD25^{low}$ ativados, enquanto o grupo S exibia linfócitos T ativados $CD4^{+}HLA\text{-}DR^{+}$ e diminuição das células NK.

Estudo brasileiro de 2010 de Matsuda et al.[78] também não encontrou relação entre polimorfismos do receptor 5-HT2A e FM. A análise demonstrou frequências de 25,49%, 49,02% e 25,49% para os genótipos C/C, T/C e T/T, respectivamente, em pacientes com FM, e de 17,65%, 62,74% e 19,61% no grupo controle, sem diferenças significativas nos três genótipos entre pacientes e grupo controle.

Potvin et al.[84] investigaram polimorfismos da região promotora do transportador da serotonina (*5-HTTPLR*) e a percepção de dor/inibição de dor em 58 pacientes com FM em comparação com controles sadios e não identificaram relação.

Gürsoy et al.[85] analisaram as distribuições genotípicas e frequências alélicas para polimorfismos do gene *MAO* (MAO-A e MAO-B) em 107 pacientes com FM e compararam com controles sadios. Os polimorfismos do gene *MAO* foram: 1-1, 1-3, 3-3 e 3-4. O alelo 3 tinha uma atividade de transcrição de 2,7 a 4,8 vezes maior do que a do alelo 1. As frequências dos genótipos foram equivalentes. Postulou-se, contudo, que o alelo 3 poderia ser um fator de maior risco para FM na população turca.

Outros polimorfismos genéticos

Xiao et al.[86] estudaram o polimorfismo G196A do fator neurotrófico derivado do cérebro (*BDNF*, do inglês *brain-derived neurotrophic factor*) — que resulta na troca Val66Met, associado a sobrevivência, diferenciação e crescimento de neurônios periféricos e centrais que modulam mecanismos de plasticidade neuronal e já foi descrito como associado à depressão. Entre 95 pacientes com FM e 58 controles, não houve diferença entre os grupos. Porém, um achado adicional mostrou que pacientes fibromiálgicos com *BDNF* Val66Val tinham índice de massa corporal maior e maiores níveis de proteína C reativa do que aqueles com o polimorfismo Val66Met.

Estudo espanhol[87] avaliou a frequência do gene da alfa 1-antitripsina (*A1AT*) em uma coorte de 250 pacientes com FM, comparados a controles. As frequências alélicas mais associadas à deficiência de A1AT mostraram uma razão de chances calculada entre FM contra controles de 2,06 (IC 95%: 1,16-3,63), sugerindo que essa alteração possa desempenhar papel no desenvolvimento e no fenótipo de pacientes com FM. A relação entre portadores silenciosos de polimorfismos de *A1AT* revelou a presença de um fenótipo comportamental definido como de intensa energia criativa, apresentando possivelmente diferenças fundamentais no desenvolvimento cerebral e da resposta inflamatória sistêmica. Schmechel e Edwards[88] também avaliaram a associação entre esses polimorfismos comuns e pacientes com FM. A prevalência dos polimorfismos em uma coorte de pacientes neurológicos em geral (n = 3.176) foi de 16% e a prevalência em pacientes com o fenótipo de intensa energia criativa foi de 42% contra 13% naqueles sem o fenótipo. A prevalência de dor crônica generalizada ou FM foi de 36% nessa coorte. Em relação aos pacientes com esses diagnósticos, a prevalência de polimorfismos *A1AT* foi de 38%. Esses resultados corroboram um fenótipo estendido para portadores da variante *A1AT* além do acometimento de fígado e pulmão.

Inanir et al.[89] estudaram o polimorfismo inserção/deleção (I/D) com 287 bases dentro do íntron 16 do gene da enzima conversora de angiotensina (ECA), que possui um papel na regulação do humor e no metabolismo da SP, encontrando relação significativa entre esse polimorfismo e suscetibilidade para FM.

Em busca de um gene candidato afetando vias inflamatórias em pacientes com FM, Feng et al.[90] encontraram variantes patogênicas no gene *MEFV*, tradicionalmente associado à febre familiar do Mediterrâneo. As variantes são consideradas pouco frequentes, mas tiveram presença significativa nos pacientes com FM, estando presentes em 15% destes. Esse subconjunto apresentava níveis plasmáticos mais altos de interleucina 1β em comparação aos pacientes sem a variante, a familiares não afetados e a controles não relacionados. Concluiu-se que pacientes heterozigotos para variantes raras do gene *MEFV* podem estar predispostos à FM, possivelmente desencadeada por fatores ambientais.

A associação de *GRIA4*, codificando uma subunidade do receptor de glutamato, sugere que o papel da sensibilização central na FM deve-se à hiperexcitabilidade de receptores glutamatérgicos.[91] Associações significativas recentes com *TAAR1*, *RGS4* e *CNR1* atraíram a atenção ao sistema endocanabinoide. Além disso, as associações com polimorfismos relacionados a interleucinas e ao sistema opioide endógeno sugerem o envolvimento de inflamação crônica na FM.[92]

Gerra et al.[93] examinaram genes possivelmente relacionados à FM ou às suas comorbidades. Incluíram-se pacientes com FM e familiares próximos com ou sem a mesma doença. Não houve associações significativas usando a análise baseada na família ou nos testes de combinação de SNP comparando-se pacientes e seus parentes saudáveis. Comparações de subgrupos clínicos de pacientes com FM com e sem depressão concomitante mostraram diferença significativa nas distribuições genotípicas relacionadas ao SNP rs6454674 no gene *CNR1* (receptor canabinoide 1), que ainda precisa ser identificado em estudos incluindo mais pacientes, e de outras regiões do mundo.

Estudos de varredura genômica

Smith et al.[94] utilizaram o *Pain Research Panel* (Painel de Pesquisa de Dor), um *chip* dedicado a genes relacionados à dor, contemplando mais de 350 genes, para buscar genes candidatos em pacientes com FM. O painel inclui genes que fazem mediação da transmissão de sinais dolorosos por fibras sensitivas e vias do SNC que atuam na percepção da dor, genes que fazem mediação de respostas inflamatórias periféricas e centrais a lesão tecidual ou estresse psicológico e genes que influenciam o humor e estados afetivos associados a condições de dor crônica. Foram estudadas 496 mulheres de raça branca, com e sem FM. Observaram-se diferenças significativas nas frequências alélicas entre casos e controles para três genes: *GABRB3* (rs4906902), *TAAR1* (rs8192619) e *GBP1* (rs7911). Estes genes e sete outros genes com evidências sugestivas de associação foram examinados em um grupo distinto. Observou-se evidência de associação para os genes *TAAR1* (modulação da biodisponibilidade da dopamina — já relacionado a transtornos obsessivo-compulsivo e de múltiplas personalidades), *RGS4* (modulação negativa na sinalização de proteína G interferindo na resposta inibitória de dor — já associado a transtorno afetivo bipolar e esquizofrenia), *CNR1* (receptor canabinoide CB-1 — associado a transtorno de abuso e dependência de *cannabis*) e *GRIA4* (mediação da resposta excitatória neuronal via glutamato — associado a transtorno do neurodesenvolvimento e esquizofrenia). Concluiu-se que variações nesses quatro genes replicados poderiam servir como base para o desenvolvimento de novas abordagens diagnósticas ou alvos terapêuticos em pacientes com FM.

Arnold et al.[71] genotiparam membros de 116 famílias do Estudo de Fibromialgia Familiar e realizaram análise de ligação do genoma com 341 marcadores microssatélites. Estimaram o risco de recorrência de FM em irmãos de 13,6 (IC 95%: 10,0-18,5), com base em uma prevalência na população de 2%, sugerindo um forte componente genético da FM. Evidências sugestivas de todo o genoma foram observadas em marcadores D17S2196 e D17S1294 no cromossomo 17p11.2-q11.2. Estes achados foram um grande passo para aprofundar o estudo familiar da FM.

Docampo et al.[95] conduziram estudos de associação genômica ampla e análises de variantes de número de cópias em 952 pacientes com FM e 644 controles. Identificaram-se duas variantes, rs11127292 e uma variante de número de cópia intrônica, pertencentes respectivamente ao *MYT1L* (gene fator de transcrição de mielina 1-símile), que possui papel na diferenciação neuronal e está envolvido em déficits cognitivos, e ao *NRXN3* (gene neurexina 3), que atua no sistema nervoso como receptor e molécula de adesão celular, cujas variantes genéticas foram encontradas envolvidas no transtorno do espectro do autismo.

Epigenética

Os componentes ambientais observados na patogênese da FM reforçam o papel da interação gene-ambiente no desenvolvimento dessa condição. Observou-se que mecanismos epigenéticos atuam como mediadores de mudanças de longo prazo no sistema nervoso periférico em situações de dor crônica. Os principais mecanismos epigenéticos são a metilação do DNA, as modificações de histonas e os RNA mensageiros não codificantes (microRNA).[67]

MicroRNA são moléculas curtas de RNA não codificantes de aproximadamente 20 a 22 nucleotídeos de comprimento. Seu papel consiste na regulação da expressão gênica em processos fisiológicos e de doença. Estão envolvidos no crescimento celular, na diferenciação, na resposta ao estresse e na remodelação tecidual. Regulam cerca de 30% dos genes humanos. A presença de microRNA em diferentes compartimentos celulares e sua estabilidade no ambiente extracelular pode torná-los candidatos a biomarcadores para melhor entendimento etiológico da doença. Em relação a dores crônicas, observou-se que os microRNA alteram e modulam a expressão de moléculas sinalizadoras, transmissoras, canais iônicos e proteínas estruturais, contribuindo para desenvolver hiperexcitabilidade em longo prazo em neurônios nociceptivos, tanto na periferia quanto no SNC.[66]

Bjersing et al.[96] estudaram microRNA em líquor de pacientes com FM e controles saudáveis. De um total de 742 microRNA, apenas nove se mostraram diferentes entre pacientes e controles. Aprofundou-se a investigação na tentativa de relacionar os achados com manifestações da doença e apenas um (miR-145-5p) mostrou correlação com dor e fadiga em pacientes com FM.

Em geral, os microRNA desregulados em pacientes com FM relacionam-se a atividade física, dor, estresse, transtornos do humor e sintomas depressivos.[75]

Metabolômica

Na busca de biomarcadores específicos e mensuráveis que possam auxiliar na identificação de indivíduos suscetíveis, o desenvolvimento de perfis metabólicos de alto rendimento e o estudo do metaboloma mostraram ser aplicáveis a pesquisas de doenças neurológicas em que pequenas moléculas são fundamentais para o metabolismo neuroquímico.[97]

Em relação à FM, Malatji et al.[97] procederam a uma análise metabolômica não direcionada de amostras de urina de um grupo de mulheres com FM sem comorbidade psiquiátrica comparando-o a controles saudáveis. Identificaram-se, nas pacientes, marcadores de perturbação do microbioma intestinal (ácidos lático, hipúrico e 2-hidroxi-isobutírico), reforçando que a regulação intestino-cérebro pode estar afetada em distúrbios como a FM. Outros três marcadores permitiram a diferenciação entre pacientes e controles, relacionando sintomas de dor e fadiga (taurina, creatina e ácido succínico). Estima-se que a análise de número maior de pacientes para fins de validação e o acompanhamento em longo prazo possam auxiliar na detecção e no manejo do quadro doloroso crônico.

O papel das citocinas

Níveis aumentados de citocinas têm sido associados a sintomas de dor, fadiga e distúrbios do humor, tornando plausível que alguns mediadores inflamatórios não específicos possam contribuir para a presença de sintomas de FM. O TNF-α promove o sono REM e a alodinia, induz aminoácidos excitatórios produtores de dor, regula a expressão de SP e está associado ao estresse. A interleucina-6 (IL-6) induz fadiga e dor em condições normais, diminui a função cognitiva, correlaciona-se com depressão e influencia a hiperalgesia da retirada de corticosteroide. Além disso, a liberação dessas interleucinas é estimulada pela SP, fortalecendo ainda mais a ligação entre essas moléculas e a FM. Em relação ao perfil de citocinas anti-inflamatórias, a interleucina-10 (IL-10) pode bloquear a dor.[98]

Uma recente metanálise (29 estudos transversais controlados) tentou decifrar uma assinatura de citocinas séricas para FM, partindo do princípio de que o ambiente de citocinas pró-inflamatórias pode levar à ativação nociceptiva na FM e supondo um potencial papel para a neuroinflamação na patogênese da doença. A neuroinflamação é caracterizada pela ativação de células inflamatórias, como macrófagos (e micróglia na medula), mastócitos, plaquetas, células endoteliais, fibroblastos e outras células imunes e a liberação de moléculas pró-inflamatórias, como citocinas, quimiocinas e outros mediadores. Interações desses mediadores com nociceptores específicos ou neurônios medulares podem levar a vários processos biológicos, conduzindo mudanças na excitabilidade, condutividade e transmissibilidade das vias de processamento da dor, levando à amplificação dolorosa. Esse estudo identificou aumento de citocinas pró-inflamatórias (TNF-α, IL-6 e IL-8) e anti-inflamatória (IL-10), além de aumento de quimiocinas (eotaxina).[99]

As principais citocinas estudadas em FM e suas associações são encontradas no Quadro 3.

QUADRO 3 Principais citocinas séricas alteradas em pacientes com fibromialgia[99]

Citocina	Alteração na fibromialgia	Associações
TNF-α	**Níveis elevados em 6/17 estudos*** Níveis mais baixos em 2/17 estudos Sem diferença em 9/17 estudos	Correlação positiva com a gravidade da dor[100]
IL-1	Níveis mais baixos em 2/10 estudos Sem diferença em 8/10 estudos	Redução dos níveis com crioterapia de corpo total[101]
IL-6	Níveis elevados em 4/20 estudos Sem diferença em 16/20 estudos	Redução de dor e IL-6 com exercícios aquáticos + infravermelho por 6 semanas[102] Redução dos níveis séricos com TCC[103] Redução dos níveis com crioterapia de corpo total[101] Relacionado com escores de dor e FIQ[104,105]
IL-8	**Níveis elevados em 9/16 estudos*** Sem diferença em 7/16 estudos	Correlação com a gravidade da dor[100,105-106] Redução dos níveis séricos com TCC[103] Níveis maiores em pacientes com mais de 2 anos de doença[98] Melhora dos níveis com o tratamento[107] e exercícios[108]
IL-10	**Níveis elevados em 3/9 estudos*** Sem diferença em 6/9 estudos	
IL-1ra	Níveis elevados em 1/4 estudos Sem diferença em 3/4 estudos	Redução dos níveis séricos com exercícios resistidos[109]
IFN-γ	Sem diferença em 3/4 estudos	
IL-2	Níveis elevados em 2/4 estudos Sem diferença em 2/4 estudos	
IL-4	Sem diferença em 2/3 estudos	
IL-17A	Níveis elevados em 3 estudos[110-112] Sem diferença em 2/3 estudos	Aumento relacionado com sono não reparador[110]
MCP-1	Níveis elevados em 1/4 estudos Sem diferença em 2/4 estudos	
Eotaxina	Níveis elevados em 3/4 estudos	

FIQ: Fibromyalgia Impact Questionnaire; IFN-γ: interferon gama; IL: interleucina; MCP-1: proteína quimiotática de monócitos; TNF-α: fator de necrose tumoral alfa.
* Achados mais robustos nas análises de sensibilidade.

Estudos com polimorfismos genéticos associados a citocinas também indicam que essas moléculas podem estar associadas a sintomas de FM. Polimorfismos de *TNF-α* estão associados a ansiedade, depressão, dor, sintomas cognitivos, fadiga e distúrbios do sono. Polimorfismos de *IL-6* se associam a fadiga, dor, ansiedade e sintomas depressivos.[113]

A eotaxina é uma potente citocina quimiotática (quimiocina) para células inflamatórias, que podem ter um papel na fisiologia do sistema nervoso, aumentando a sensibilidade à dor por ação direta em seus receptores presentes em toda a via nociceptiva. Um estudo demonstrou que pacientes com FM têm níveis significativamente mais altos, sem relação com a gravidade de doença ou depressão.[114]

A literatura ainda apresenta dados bastante heterogêneos e discordantes em relação aos níveis de citocinas em FM e desconhece-se se essas alterações são um epifenômeno ou têm papel fisiopatológico na dor. Ainda são poucos os estudos que sugerem que as citocinas possam ser biomarcadores de resposta terapêutica. No entanto, a pesquisa das citocinas e suas associações em FM tem perspectivas promissoras e deve ser feita de forma longitudinal e padronizada.

Neurotrofinas

Fatores neurotróficos ou neurotrofinas são proteínas que atuam na plasticidade sináptica, arborização dendrítica e conectividade neuronal no SNC. O NGF foi a primeira neurotrofina a ser identificada (1966), seguida por várias outras: BDNF, fator neurotrófico derivado das células da glia, neurotrofina-3 e neurotrofina.[115]

Em particular, o BDNF e o NGF desempenham papel significativo na nocicepção, no sistema nervoso tanto central quanto periférico.[116] O NGF é considerado mediador periférico da dor, particularmente em estados de dor inflamatória. Também tem papel na dor central, visto ser, em nível de nociceptores, um regulador da expressão de BDNF, que atua como um modulador central da dor. Além disso, moléculas neutralizadoras de NGF são analgésicos eficazes em muitos modelos de dor persistente.[115] Apesar de alguns estudos não terem demonstrado diferenças nos níveis de neurotrofinas em FM,[117] já foi demonstrado, em pacientes com FM, aumento dos níveis séricos de BDNF.[116,118,119] Revisão sistemática/metanálise recente demonstrou que pacientes com FM tinham níveis significativamente mais altos de BDNF séricos comparados a pessoas sem a doença.[120]

Um estudo não encontrou diferença nos níveis basais de BDNF quando comparou pacientes com FM e pacientes com dor nociceptiva não FM, indicando a baixa especificidade desse exame. No entanto, conseguiram demonstrar, em pacientes fibromiálgicos, redução significativa dos níveis de BDNF após tratamento (4 semanas) com duloxetina.[121] Avaliação de polimorfismo do gene do *BDNF* também foi feita em um estudo coreano com mais de 800 participantes, demonstrando diferença estatística entre pacientes com FM e controles saudáveis.[122] Um interessante estudo demonstrou que balneoterapia melhorou a dor e os resultados do FIQ e reduziu a concentração de BDNF em pacientes com FM.[123]

Após dano periférico, ocorre liberação de NGF, que, ao se ligar ao seu receptor nos nociceptores e mastócitos, leva à transmissão do sinal de dor da periferia para o SNC via gânglio dorsal.[124] Em pacientes com dor por osteoartrite (OA), o tratamento com anti-NGF (tanezumabe, fulranumabe e fasinumabe) produziu melhora significativa na dor musculoesquelética (joelhos e coluna), bem como na função física, quando comparado a placebo e anti-inflamatórios. No entanto, os eventos adversos reportados nos estudos foram sérios e incluíram osteonecrose e OA rapidamente progressiva em quadril, joelho e ombro, levando à interrupção dos estudos temporariamente.[125] Anticorpos anti-NGF seguem sendo estudados em outros estados de dor crônica (neuropatia diabética, lombalgia) e, junto com outros alvos (como o peptídio relacionado ao gene da calcitonina), representam uma terapia biológica promissora em estados de dor crônica como a FM.[126]

CONCLUSÕES

Muitas das evidências apresentadas apontam que, na FM, existe uma alteração no processamento do estímulo nociceptivo. A FM parece ser o extremo de um espectro de sensibilização central à dor, o que também acontece em outras condições reumatológicas. A amplificação dos estímulos nociceptivos acontece no corno posterior da medula e no encéfalo, especialmente nas áreas do circuito de dor e sistema límbico. Clinicamente, a sensibilização periférica manifesta-se com uma resposta aumentada a estímulos dolorosos (hiperalgesia), um quadro espontâneo de redução do limiar doloroso (alodinia), aumento da duração da dor após o estímulo (dor persistente) e um aumento da área da dor (expansão de campos receptivos). Muitas das manifestações típicas da FM, como as alterações do sono, a fadiga e a intolerância ao exercício, são uma consequência da cronicidade dolorosa, provavelmente pela ativação crônica do eixo hipotálamo-hipófise-adrenal (Figura 2). Mas essas alterações, por sua vez, aumentam a carga de dor e sofrimento do paciente com FM. Uma maior compreensão dos fenômenos geradores de dor e o que seriam epifenômenos ajudará esclarecer melhor a fisiopatologia da FM.

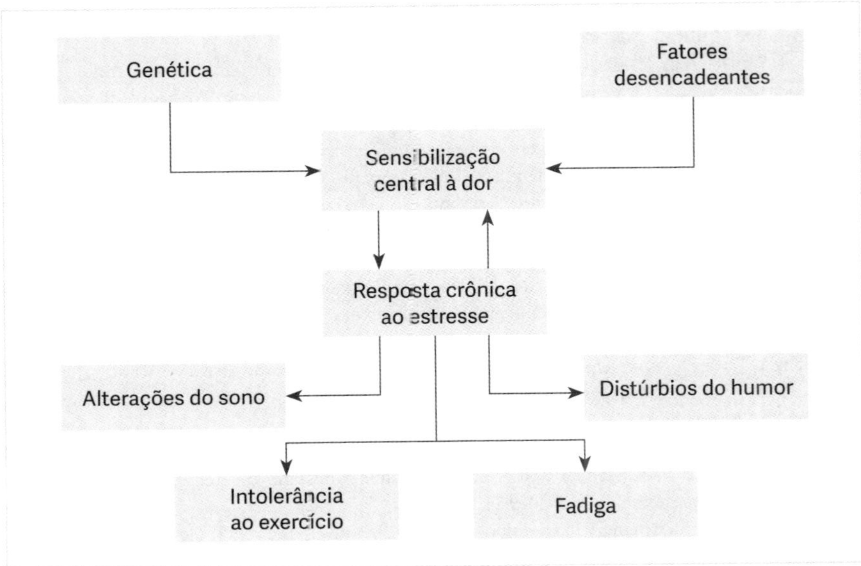

FIGURA 2 Fisiopatogenia da fibromialgia.

REFERÊNCIAS

1. Clauw D. Fibromyalgia and related conditions. Mayo Clin Proc. 2015;90(5):680-92.
2. Rao SG. The neuropharmacology of centrally acting analgesic medications in fibromyalgia. Rheum Dis Clin North Am. 2002;28(2):235-59.
3. Fitzcharles MA, Cohen SP, Clauw DJ, Littlejohn G, Usui C, Häuser W. Nociplastic pain: towards an understanding of prevalent pain conditions. Lancet. 2021;397(10289):2098-110.
4. Hackshaw KV. The search for biomarkers in fibromyalgia. Diagnostics (Basel). 2021;11(2):156.
5. Choy EH. The role of sleep in pain and fibromyalgia. Nat Rev Rheumatol. 2015;11(9):513-20.
6. McMahon SB, Wall PD. The distribution and central termination of single cutaneous and muscle unmyelinated fibres in rat spinal cord. Brain Res. 1985;359(1-2):39-48.
7. Graven-Nielsen T, Aspegren Kendall S, Henriksson KG, Bengtsson M, Sörensen J, Johnson A. Ketamine reduces muscle pain, temporal summation, and referred pain in fibromyalgia patients. Pain. 2000;85(3):483-91.
8. Sörensen J, Bengtsson A, Ahlner J, Henriksson KG, Ekselius L, Bengtsson M. Fibromyalgia-are there different mechanisms in the processing of pain? A double-blind crossover comparison of analgesic drugs. J Rheumatol. 1997;24(8):1615-21.
9. Russell IJ. Fibromyalgia. In: Simons M, editor. Muscle pain. Philadelphia: Lippincott; 2001.
10. Giovengo SL, Russell IJ, Larson AA. Increased concentrations of nerve growth factor in cerebrospinal fluid of patients with fibromyalgia. J Rheumatol. 1999;26(7):1564-9.
11. Berglund B, Harju EL, Kosek E, Lindblom U. Quantitative and qualitative perceptual analysis of cold dysesthesia and hyperalgesia in fibromyalgia. Pain.2002;96(1-2):177-87.
12. Sörensen J, Graven-Nielsen T, Henriksson KG, Bengtsson M, Arendt-Nielsen L. Hyperexcitability in fibromyalgia. J Rheumatol. 1998;25(1):152-5.
13. Desmeules JA, Cedraschi C, Rapiti E, Baumgartner E, Finckh A, Cohen P. Neurophysiologic evidence for a central sensitization in patients with fibromyalgia. Arthritis Rheum. 2003;48(5):1420-9.

14. Crofford LJ. The hypothalamic-pituitary-adrenal stress axis in fibromyalgia and chronic fatigue syndrome. Z Rheumatol 1998;57(Suppl 2):67-71.
15. Paiva ES, Deodhar A, Jones KD, Bennett R. Impaired growth hormone secretion in fibromyalgia patients: evidence for augmented hypothalamic somatostatin tone. Arthritis Rheum. 2002; 46(5):1344-50.
16. Bennett RM. Disordered growth hormone secretion in fibromyalgia: a review of recent findings and a hypothesized etiology. Z Rheumatol 1998;57(Suppl 2):72-6.
17. Cuatrecasas G, Gonzalez MJ, Alegre C, Sesmilo G, Fernandez-Solà J, Casanueva FF. High prevalence of growth hormone deficiency in severe fibromyalgia syndromes. J Clin Endocrinol Metab. 2010;95(9):4331-7.
18. Drewes AM, Andreasen A, Schrøder HD, Høgsaa B, Jennum P. Pathology of skeletal muscle in fibromyalgia: a histo-immuno-chemical and ultrastructural study. Br J Rheumatol. 1993;32(6):479-83.
19. Shang Y, Gurley K, Symons B, Long D, Srikuea R, Crofford LJ. Noninvasive optical characterization of muscle blood flow, oxygenation, and metabolism in women with fibromyalgia. Arthritis Res Ther. 2012;14(6):R236.
20. Ge HY, Wang Y, Danneskiold-Samsøe B, Graven-Nielsen T, Arendt-Nielsen L. The predetermined sites of examination for tender points in fibromyalgia syndrome are frequently associated with myofascial trigger points. J Pain. 2009;11(7):644-51.
21. Ge HY, Nie H, Madeleine P, Danneskiold-Samsøe B, Graven-Nielsen T. Contribution of the local and referred pain from active myofascial trigger points in fibromyalgia syndrome. Pain. 2009;147(1-3):233-40.
22. Price DD, Staud R, Robinson ME, Mauderli AP, Cannon R, Vierck CJ. Enhanced temporal summation of second pain and its central modulation in fibromyalgia patients. Pain. 2002;99(1-2):49-59.
23. Julien N, Goffaux P, Arsenault P, Marchand S. Widespread pain in fibromyalgia is related to a deficit of endogenous pain inhibition. Pain. 2005;114(1-2):295-302.
24. Staud R, Robinson ME, Price DD. Temporal summation of second pain and its maintenance are useful for characterizing widespread central sensitization of fibromyalgia patients. J Pain. 2007;8(11):893-901.
25. Jensen KB, Kosek E, Petzke F, Carville S, Fransson P, Marcus H. Evidence of dysfunctional pain inhibition in fibromyalgia reflected in rACC during provoked pain. Pain. 2009;144(1-2):95-100.
26. Gibson SJ, Littlejohn GO, Gorman MM, Helme RD, Granges G. Altered heat pain thresholds and cerebral event-related potentials following painful CO2 laser stimulation in subjects with fibromyalgia syndrome. Pain. 1994;58(2):185-93.
27. Lorenz J, Grasedyck K, Bromm B. Middle and long latency somatosensory evoked potentials after painful laser stimulation in patients with fibromyalgia syndrome. Electroencephalogr Clin Neurophysiol. 1996;100(2):165-8.
28. Gracely RH, Ambrose KR. Neuroimaging of fibromyalgia. Best Pract Res Clin Rheumatol. 2011;25(2):271-84.
29. Jorge LL, Amaro E Jr. Brain imaging in fibromyalgia. Curr Pain Headache Rep. 2012;16(5):388-98.
30. Gracely RH, Petzke F, Wolf JM, Clauw DJ. Functional magnetic resonance imaging evidence of augmented pain processing in fibromyalgia. Arthritis Rheum. 2002;46:1333-43.
31. Gracely RH, Geisser ME, Giesecke T, Grant MA, Petzke F, Williams DA, Clauw DJ. Pain catastrophizing and neural responses to pain among persons with fibromyalgia. Brain. 2004;127:835-43.
32. Giesecke T, Gracely RH, Williams DA, Geisser M, Petzke F, Clauw DJ. The relationship between depression, clinical pain, and experimental pain in a chronic pain cohort. Arthritis Rheum. 2005;52:1577-84.
33. Staud R, Craggs JG, Perlstein WM, Robinson ME, Price DD. Brain activity associated with slow temporal summation of C-fiber evoked pain in fibromyalgia patients and healthy controls. Eur J Pain. 2008;12:1078-89.

34. Kim SH, Chang Y, Kim JH, Song HJ, Seo J, Kim SH, et al. Insular cortex is a trait marker for pain processing in fibromyalgia syndrome – blood oxygenation level-dependent functional magnetic resonance imaging study in Korea. Clin Exp Rheumatol. 2011;29:S19-27.
35. Ichesco E, Schmidt-Wilcke T, Bhavsar R, Clauw DJ, Peltier SJ, Kim J, et al. Altered resting state connectivity of the insular cortex in individuals with fibromyalgia. Pain. 2014;15(8):815-26.e1
36. Ichesco E, Puiu T, Hampson JP, Kairys AE, Clauw DJ, Harte SE, et al. Altered fMRI resting-state connectivity in individuals with fibromyalgia on acute pain stimulation. Eur J Pain. Eur J Pain. 2016;20(7):1079-89.
37. Loggia ML, Berna C, Kim J, Cahalan CM, Gollub RL, Wasan AD, et al. Disrupted brain circuitry for pain-related reward/punishment in fibromyalgia. Arthritis Rheumatol. 2014;66(1):203-12.
38. Kong J, Huang Y, Liu J, Yu S, Ming C, Chen H, et al. Altered functional connectivity between hypothalamus and limbic system in fibromyalgia. Mol Brain. 2021;14(1):17.
39. Ichesco E, Peltier SJ, Mawla I, Harper DE, Pauer L, Harte SE, et al. Prediction of differential pharmacologic response in chronic pain using functional neuroimaging biomarkers and a support vector machine algorithm: an exploratory study. Arthritis Rheumatol. 2021;73(11):2127-37.
40. Fanton S, Sandström A, Tour J, Kadetoff D, Schalling M, Jensen KB, et al. The translocator protein gene is associated with endogenous pain modulation and the balance between glutamate and γ-aminobutyric acid in fibromyalgia and healthy subjects: a multimodal neuroimaging study. Pain. 2022;163(2):274-86.
41. Donadel DG, Zortea M, Torres ILS, Fregni F, Caumo W. The mapping of cortical activation by near-infrared spectroscopy might be a biomarker related to the severity of fibromyalgia symptoms. Sci Rep. 2021;11(1):15754. Erratum in: Sci Rep. 2021;11(1):21257.
42. Sundgren PC, Petrou M, Harris RE, Fan X, Foerster B, Mehrotra N, et al. Diffusion-weighted and diffusion tensor imaging in fibromyalgia patients: a prospective study of whole brain diffusivity, apparent diffusion coefficient, and fraction anisotropy in different regions of the brain and correlation with symptom severity. Acad Radiol. 2007;14(7):839-46.
43. Lutz J, Jäger L, de Quervain D, Krauseneck T, Padberg F, Wichnalek M, et al. White and gray matter abnormalities in the brain of patients with fibromyalgia: a diffusion-tensor and volumetric imaging study. Arthritis Rheum. 2008;58(12):3960-9.
44. Schmidt-Wilcke T, Luerding R, Weigand T, Jürgens T, Schuierer G, Leinisch E, Bogdahn U. Striatal grey matter increase in patients suffering from fibromyalgia – a voxel-based morphometry study. Pain. 2007;132:S109-16.
45. Luerding R, Weigand T, Bogdahn U, Schmidt-Wilke T. Working memory performance us correlated with local brain morphology in the medial frontal and anterior cingulate cortex in fibromyalgia patients: structural correlates of pain-cognition interaction. Brain. 2008;131:3222-31.
46. Burgmer M, Gaubiz M, Konrad C, Wrenger M, Hilgart S, Heuft G, Pfleiderer B. Decreased gray matter volumes in the cingulo-frontal cortex and the amygdala in patients with fibromyalgia. Psychosom Med. 2009;71:566-73.
47. Hsu MC, Harris RE, Sundgren PC, Welsh RC, Fernandes CR, Clauw DJ, Williams DA. No consistent difference in gray matter volume between individuals with fibromyalgia and age-matched healthy subjects when controlling for affective disorder. Pain. 2009;143:262-7.
48. Kim H, Kim J, Loggia ML, Cahalan C, Garcia RG, Vangel MG, et al. Fibromyalgia is characterized by altered frontal and cerebellar structural covariance brain networks. Neuroimage Clin. 2015;7:667-77.
49. Harris RE, Sundgren PC, Pang Y. Dynamic levels of glutamate within the insula are associated with improvements in multiple pain domains in fibromyalgia. Arthritis Rheum. 2008;58:903-7.
50. Fayed N, Garcia-Campayo J, Magallón R, Andrés-Bergareche H, Luciano JV, Andres E, Beltrán J. Localized 1H-NMR spectroscopy in patients with fibromyalgia: a controlled study of changes in cerebral glutamate/glutamine, inositol, choline, and N-acetylaspartate. Arthritis Res Ther. 2010;12:R134.

51. Valdés M, Collado A, Bargalló N, Vázquez M, Rami L, Gómez E, Salamero M. Increased glutamate/glutamine compounds in the brain of patients with fibromyalgia: a magnetic resonance spectroscopy study. Arthritis Rheum. 2010;62:1829-36.
52. Wik G, Fischer H, Bragée B, Kristianson M, Fredrikson M. Retrosplenial cortical activation in the fibromyalgia syndrome. Neuroreport. 2003;14(4):619-21.
53. Wood PB, Patterson JC II, Sunderland JJ, Tainter KH, Glabus MF, Lilien DL. Reduced presynaptic dopamine activity in fibromyalgia syndrome demonstrated with positron emission tomography: a pilot study. J Pain. 2007;8(1):51-8.
54. Wood PB, Schweinhardt P, Jaeger E, Dagher A, Hakyemez H, Rabiner EA, et al. Fibromyalgia patients show an abnormal dopamine response to pain. Eur J Neurosci. 2007;25(12):3576-82.
55. Harris RE, Clauw DJ, Scott DJ, McLean SA, Gracely RH, Zubieta JK. Decreased central mu-opioid receptor availability in fibromyalgia. J Neurosci. 2007;27(37):10000-6.
56. Albrecht DS, MacKie PJ, Kareken DA, Hutchins GD, Chumin EJ, Christian BT, Yoder KK. Differential dopamine function in fibromyalgia. Brain Imaging Behav. 2016;10(3):829-39.
57. Kwiatek R, Barnden L, Tedman R, Jarrett R, Chew J, Rowe C, Pile K. Regional cerebral blood flow in fibromyalgia: single-photon-emission computed tomography evidence of reduction in the pontine tegmentum and thalami. Arthritis Rheum. 2000;43(12):2823-33.
58. Guedj E, Taieb D, Cammilleri S, Lussato D, de Laforte C, Niboyet J, Mundler O. 99mTc-ECD brain perfusion SPECT in hyperalgesic fibromyalgia. Eur J Nucl Med Mol Imaging. 2007;34(1):130-4.
59. Guedj E, Cammilleri S, Niboyet J, Dupont P, Vidal E, Dropinski JP, Mundler O. Clinical correlate of brain SPECT perfusion abnormalities in fibromyalgia. J Nucl Med. 2008;49(11):1798-803.
60. Oaklander AL, Herzog ZD, Downs HM, Klein MM. Objective evidence that small-fiber polyneuropathy underlies some illnesses currently labeled as fibromyalgia. Pain. 2013;154(11):2310-6.
61. Martinez-Lavin M. Small fiber neuropathy, fibromyalgia and dorsal root ganglia sodium channels. Brain. 2013;136(Pt 9):e246.
62. Clauw DJ. What is the meaning of "small fiber neuropathy" in fibromyalgia? Pain. 2015;156(11):2115-6.
63. Goebel A, Krock E, Gentry C, Israel MR, Jurczak A, Urbina CM, et al. Passive transfer of fibromyalgia symptoms from patients to mice. J Clin Invest. 2021;131(13):e14420.
64. Goebel A, Andersson D, Barker C, Basu N, Bullock C, Bevan S, et al. Research recommendations following the discovery of pain sensitizing IgG autoantibodies in fibromyalgia syndrome. Pain Med. 2021:pnab3 38.
65. Diatchenko L, Fillingim RB, Smith SB, Maixner W. The phenotypic and genetic signatures of common musculoskeletal pain conditions. Nat Rev Rheumatol. 2013;9(6):340-50.
66. Arnold LM, Hudson JI, Hess EV, Ware AE, Fritz DA, Auchenbach MB, et al. Family study of fibromyalgia. Arthritis Rheum. 2004;50(3):944-52.
67. D'Agnelli S, Arendt-Nielsen L, Gerra MC, Zatorri K, Boggiani L, Baciarello M, Bignami E. Fibromyalgia: genetics and epigenetics insights may provide the basis for the development of diagnostic biomarkers. Mol Pain. 2019;15:1744806918819944.
68. Buskila D, Neumann L, Hazanov I, Carmi R. Familial aggregation in the fibromyalgia syndrome. Semin Arthritis 1996;26(3):605-11.
69. Buskila D, Neumann L. Fibromyalgia syndrome (FM) and nonarticular tenderness in relatives of patients with FM. J Rheumatol. 1997;24(5):941-4.
70. Roizenblatt S, Tufik S, Goldenberg J, Pinto LR, Hilario MO, Feldman D. Juvenile fibromyalgia: clinical and polysomnographic aspects. J Rheumatol. 1997;24(3):579-85.
71. Arnold LM, Fan J, Russell IJ, Yunus MB, Khan MA, Kushner I, et al. The fibromyalgia family study: a genome-wide linkage scan study. Arthritis Rheum. 2013;65(4):1122-8.
72. Lee YH, Choi SJ, Ji JD, Song GG. Candidate gene studies of fibromyalgia: a systematic review and metanalysis. Rheumatol Int. 2012;32:417-26.
73. Gürsoy S, Erdal E, Herken H, Madenci E, Alaşehirli B, Erdal N. Significance of catechol-O-methyltransferase gene polymorphism in fibromyalgia syndrome. Rheumatol Int. 2003;23(3):104-7.

74. Tander B, Gunes S, Boke O, Alayli G, Kara N, Bagci H, Canturk F. Polymorphisms of the serotonin-2A receptor and catechol-O-methyltransferase genes: a study on fibromyalgia susceptibility. Rheumatol Int. 2008;28(7):685-91.
75. Diatchenko L, Nackley AG, Slade GD, Bhalang K, Belfer I, Max MB, et al. Catechol-O-methyltransferase gene polymorphisms are associated with multiple pain-evoking stimuli. Pain. 2006;125(3):216-24.
76. Cohen H, Neumann L, Glazer Y, Ebstein RP, Buskila D. The relationship between a common catechol-O-methyltransferase (COMT) polymorphism val(158)met and fibromyalgia. Clin Exp Rheumatol. 2009;27(5 Suppl 56):S51-6.
77. Potvin S, Larouche A, Normand E, de Souza JB, Gaumond I, Grignon S, Marchand S. DRD3 Ser-9Gly polymorphism is related to thermal pain perception and modulation in chronic widespread pain patients and healthy controls. J Pain. 2009;10(9):969-75.
78. Matsuda JB, Barbosa FR, Morel LJ, França Sde C, Zingaretti SM, da Silva LM, et al. Serotonin receptor (5-HT 2A) and catechol-O-methyltransferase (COMT) gene polymorphisms: triggers of fibromyalgia? Rev Bras Reumatol. 2010;50(2):141-9.
79. Barbosa FR, Matsuda JB, Mazucato M, de Castro França S, Zingaretti SM, da Silva LM, et al. Influence of catechol-O-methyltransferase (COMT) gene polymorphisms in pain sensibility of Brazilian fibromyalgia patients. Rheumatol Int. 2012;32(2):427-30.
80. Buskila D, Cohen H, Neumann L, Ebstein RP. An association between fibromyalgia and the dopamine D4 receptor exon III repeat polymorphism and relationship to novelty seeking personality traits. Mol Psychiatry. 2004;9(8):730-1.
81. Xiao Y, He W, Russell IJ. Genetic polymorphisms of the beta2-adrenergic receptor relate to guanosine protein-coupled stimulator receptor dysfunction in fibromyalgia syndrome. J Rheumatol. 2011;38(6):1095-103.
82. Offenbaecher M, Bondy B, de Jonge S, Glatzeder K, Krüger M, Schoeps P, Ackenheil M. Possible association of fibromyalgia with a polymorphism in the serotonin transporter gene regulatory region. Arthritis Rheum. 1999;42(11):2482-8.
83. Carvalho LS, Correa H, Silva GC, Campos FS, Baião FR, Ribeiro LS, et al. May genetic factors in fibromyalgia help to identify patients with differentially altered frequencies of immune cells? Clin Exp Immunol. 2008;154(3):346-52.
84. Potvin S, Larouche A, Normand E, de Souza JB, Gaumond I, Marchand S, Grignon S. No relationship between the ins del polymorphism of the serotonin transporter promoter and pain perception in fibromyalgia patients and healthy controls. Eur J Pain. 2010;14(7):742-6.
85. Gürsoy S, Erdal E, Sezgin M, Barlas IO, Aydeniz A, Alaşehirli B, Sahin G. Which genotype of MAO gene that the patients have are likely to be most susceptible to the symptoms of fibromyalgia? Rheumatol Int. 2008;28(4):307-11.
86. Xiao Y, Russell IJ, Liu YG. A brain-derived neurotrophic factor polymorphism Val66Met identifies fibromyalgia syndrome subgroup with higher body mass index and C-reactive protein. Rheumatol Int. 2012;32(8):2479-85.
87. Blanco I, Arbesú D, Al Kassam D, Serres FJ, Fernández-Bustillo E, Rodríguez C. Alpha1-antitrypsin polymorphism in fibromyalgia syndrome patients from the Asturias province in northern Spain: a significantly higher prevalence of the PI*Z deficiency allele in patients than in the general population. J Musculoskelet Pain. 2006;14(3):5-12.
88. Schmechel DE, Edwards CL. Fibromyalgia, mood disorders, and intense creative energy: A1AT polymorphisms are not always silent. Neurotoxicology. 2012;33(6):1454-72.
89. Inanir A, Yigit S, Tekcan A, Pinarli FA, Inanir S, Karakus N. Angiotensin converting enzyme and methylenetetrahydrofolate reductase gene variations in fibromyalgia syndrome. Gene. 2015;564(2):188-92.
90. Feng J, Zhang Z, Li W, Shen X, Song W, Yang C, et al. Missense mutations in the MEFV gene are associated with fibromyalgia syndrome and correlate with elevated IL-1beta plasma levels. PLoS One. 2009;4(12):e8480.

91. Yunus MB. Fibromyalgia and overlapping disorders: the unifying concept of central sensitivity syndromes. Semin Arthritis Rheum. 2007;36(6):339-56.
92. Kaufmann I, Schelling G, Eisner C, Richter HP, Krausen eck T, Vogeser M, et al. Anandamide and neutrophil function in patients with fibromyalgia. Psychoneuroendocrinology. 2008;33(5):676-85.
93. Gerra MC, González-Villar A, Arendt-Nielsen L, Søkilde Pedersen I, Triñanes Y, Donnini C, et al. A family-based study to identify genetic biomarkers of fibromyalgia: consideration of patients' subgroups. Clin Exp Rheumatol. 2021;39 Suppl 130(3):144-152.
94. Smith SB, Maixner DW, Fillingim RB, Slade G, Gracely RH, Ambrose K, et al. Large candidate gene association study reveals genetic risk factors and therapeutic targets for fibromyalgia. Arthritis Rheum. 2012;64(2):584-93.
95. Docampo E, Escaramís G, Gratacòs M, Villatoro S, Puig A, Kogevinas M, et al. Genome-wide analysis of single nucleotide polymorphisms and copy number variants in fibromyalgia suggest a role for the central nervous system. Pain. 2014;155(6):1102-9.
96. Bjersing JL, Lundborg C, Bokarewa MI, Mannerkorpi K. Profile of cerebrospinal microRNAs in fibromyalgia. PLoS One. 2013;8(10):e78762.
97. Malatji BG, Meyer H, Mason S, Engelke UFH, Wevers RA, van Reenen M, Reinecke CJ. A diagnostic biomarker profile for fibromyalgia syndrome based on an NMR metabolomics study of selected patients and controls. BMC Neurol. 2017;17(1):88.
98. Wallace DJ, Linker-Israeli M, Hallegua D, Silverman S, Silver D, Weisman MH. Cytokines play an aetiopathogenetic role in fibromyalgia: a hypothesis and pilot study. Rheumatology (Oxford). 2001;40(7):743-9.
99. O'Mahony LF, Srivastava A, Mehta P, Ciurtin C. Is fibromyalgia associated with a unique cytokine profile? A systematic review and meta-analysis. Rheumatology (Oxford). 2021;60(6):2602-14.
100. Kutu FC, Özdolap Ş, Sarikaya S. Pro-inflammatory cytokines and oxidized low-density-lipoprotein in patients with fibromyalgia. Arch Rheumatol. 2018;34(2):123-9.
101. Klemm P, Becker J, Aykara I, Asendorf T, Dischereit G, Neumann E, et al. Serial whole-body cryotherapy in fibromyalgia is effective and alters cytokine profiles. Adv Rheumatol. 2021;61(1):3.
102. Salm DC, Belmonte LAO, Emer AA, Leonel LDS, de Brito RN, da Rocha CC, et al. Aquatic exercise and Far Infrared (FIR) modulates pain and blood cytokines in fibromyalgia patients: a double--blind, randomized, placebo-controlled pilot study. J Neuroimmunol. 2019;337:577077.
103. Zabihiyeganeh M, Vafaee Afshar S, Amini Kadijani A, Jafari D, Bagherifard A, Janbozorgi M et al. The effect of cognitive behavioral therapy on the circulating proinflammatory cytokines of fibromyalgia patients: A pilot controlled clinical trial. Gen Hosp Psychiatry. 2019;57:23-8.
104. Bazzichi L, Rossi A, Massimetti G, Giannaccini G, Giuliano T, De Feo F, et al. Cytokine patterns in fibromyalgia and their correlation with clinical manifestations. Clin Exp Rheumatol. 2007;25(2):225-30.
105. Mendieta D, De la Cruz-Aguilera DL, Barrera-Villalpando MI, Becerril-Villanueva E, Arreola R, Hernández-Ferreira E, et al. IL-8 and IL-6 primarily mediate the inflammatory response in fibromyalgia patients. J Neuroimmunol. 2016;290:22-5.
106. Ang DC, Moore MN, Hilligoss J, Tabbey R, MCP-1 and IL-8 as pain biomarkers in fibromyalgia: a pilot study. Pain Med. 2011;12(8):1154-61.
107. Wang H, Buchner M, Moser MT, Daniel V, Schiltenwolf M. The role of IL-8 in patients with fibromyalgia: a prospective longitudinal study of 6 months. Clin J Pain. 2009;25(1):1-4.
108. Bote ME, Garcia JJ, Hinchado MD, Ortega E. Fibromyalgia: anti-inflammatory and stress responses after acute moderate exercise. PLoS One. 2013;8(9):e74524.
109. Ernberg M, Christidis N, Ghafouri B, Bileviciute-Ljungar I, Löfgren M, Bjersing J, et al. Plasma cytokine levels in fibromyalgia and their response to 15 weeks of progressive resistance exercise or relaxation therapy. Mediators Inflamm. 2018;2018:3985154.
110. Ellergezen P, Alp A, Çavun S. Evaluation of the relationship between proinflammatory cytokine levels and clinical findings of fibromyalgia syndrome. Iran J Immunol. 2021;18(4):338-45.

111. Pernambuco AP, Schetino LPL, Alvim CC, Murad CM, Viana RS, Carvalho LS, Reis DÁ. Increased levels of IL-17A in patients with fibromyalgia. Clin Exp Rheumatol. 2013;31:S60-63.
112. Andrés-Rodríguez L, Borràs X, Feliu-Soler A, Pérez-Aranda A, Angarita-Osorio N, Moreno-Peral P et al. Peripheral immune aberrations in fibromyalgia: a systematic review, meta-analysis and meta-regression. Brain Behav Immun. 2020;87:881-9.
113. Peck MM, Maram R, Mohamed A, Ochoa Crespo D, Kaur G, Ashraf I, et al. The influence of pro-inflammatory cytokines and genetic variants in the development of fibromyalgia: a traditional review. Cureus. 2020;12(9):e10276.
114. Furer V, Hazan E, Mor A, Segal M, Katav A Aloush V, et al. Elevated levels of eotaxin-2 in serum of fibromyalgia patients. Pain Res Manag. 2018;2018:7257681.
115. Pezet S, McMahon SB. Neurotrophins: mediators and modulators of pain. Annu Rev Neurosci. 2006;29:507-38.
116. Nugraha B, Karst M, Engeli S, Gutenbrunner C. Brain-derived neurotrophic factor and exercise in fibromyalgia syndrome patients: a mini review. Rheumatol Int. 2012;32(9):2593-9.
117. Ranzolin A, Duarte AL, Bredemeier M, da Costa Neto CA, Ascoli BM, Wollenhaupt-Aguiar B, et al. Evaluation of cytokines, oxidative stress markers and brain-derived neurotrophic factor in patients with fibromyalgia – a controlled cross-sectional study. Cytokine. 2016;84:25-8.
118. Laske C, Stransky E, Eschweiler GW, Klein R, Wittorf A, Leyhe T, et al. Increased BDNF serum concentration in fibromyalgia with or without depression or antidepressants. J Psychiatr Res. 2007;41(7):600-5.
119. Haas L, Portela LV, Böhmer AE, Oses JP, Lara DR. Increased plasma levels of brain derived neurotrophic factor (BDNF) in patients with fibromyalgia. Neurochem Res. 2010;35(5):830-4.
120. Kumbhare D, Hassanw S, Diep D, Duarte FCK, Hung J, Damodara S, et al. Potential role of blood biomarkers in patients with fibromyalgia: a systematic review with meta-analysis. Pain. 2021.
121. Bidari A, Ghavidel-Parsa B, Gharibpoor F. Comparison of the serum brain-derived neurotrophic factor (BDNF) between fibromyalgia and nociceptive pain groups; and effect of duloxetine on the BDNF level. BMC Musculoskelet Disord. 2022;23(1):411.
122. Park DJ, Kim SH, Nah SS, Lee JH, Kim SK, Lee YA, et al. Association between brain-derived neurotrophic factor gene polymorphisms and fibromyalgia in a Korean population: a multicenter study. Arthritis Res Ther. 2018;20(1):220.
123. Bazzichi L, Da Valle Y, Rossi A, Giacomelli C, Sernissi F, Giannaccini G, et al. A multidisciplinary approach to study the effects of balneotherapy and mud-bath therapy treatments on fibromyalgia. Clin Exp Rheumatol. 2013;31(6 Suppl 79):S111-20.
124. Lane NE, Corr M. Osteoarthritis in 2016: anti-NGF treatments for pain – two steps forward, one step back? Nat Rev Rheumatol. 2017;13(2):76-8.
125. Schnitzer TJ, Marks JA. A systematic review of the efficacy and general safety of antibodies to NGF in the treatment of OA of the hip or knee. Osteoarthritis Cartilage. 2015;23(Suppl 1):S8-17.
126. Sánchez-Robles EM, Girón R, Paniagua N, Rodríguez-Rivera C, Pascual D, Goicoechea C. Monoclonal antibodies for chronic pain treatment: present and future. Int J Mol Sci. 2021;22(19):10325.

CAPÍTULO 5

Instrumentos de avaliação e acompanhamento na fibromialgia

José Eduardo Martinez
Ana Paula Monteiro Gomides Reis

INTRODUÇÃO

O fenômeno doloroso é altamente subjetivo e sujeito a influências biopsicossociais que aumentam sua complexidade.[1] Na síndrome da fibromialgia (FM), uma avaliação completa dos parâmetros torna-se ainda mais desafiadora pois, além da dor o paciente geralmente apresenta outros sintomas de difícil mensuração, como fadiga, distúrbios do sono e sofrimento psíquico, além do impacto nos diversos aspectos da vida diária.[2-5]

A despeito da ausência atual de parâmetros objetivos e biomarcadores na mensuração da doença, são extremamente valiosas as tentativas de quantificar tais sintomas e suas consequências, para avaliação da gravidade do quadro e principalmente para determinar a eficácia das medidas terapêuticas propostas.[2-5]

A necessidade de uniformizar o acompanhamento clínico da FM vem sendo estudada por um grupo de pesquisadores do *Outcome Measures in Rheumatology Clinical Trials* (Omeract), que definiram que os seguintes domínios devem ser levados em conta: dor, fadiga, distúrbios do sono, disfunção cognitiva, distúrbios do humor, sensibilidade à dor, rigidez e incapacidade funcional.[6] Ainda não há instrumentos simples e fidedignos que permitam essa avalição completa do paciente com FM. Além disso, não há consenso entre os estudiosos em relação a quais instrumentos são os mais adequados.[7] Entretanto, são sugeridas associações de escalas e questionários padronizados, os quais serão apresentados a seguir.

Idealmente, deve-se obter o máximo possível dessas informações, tanto no momento do diagnóstico quanto ao longo do acompanhamento, para aumentar as chances de sucesso no tratamento.[3]

INSTRUMENTOS DE AVALIAÇÃO DA DOR E DA INTENSIDADE DOS SINTOMAS, E AVALIAÇÃO DO TRATAMENTO

Em relação à intensidade da dor, Ferraz et al. mostraram a confiabilidade da utilização de escalas analógicas, na avaliação tanto inicial como da evolução.[8] Da mesma forma, essa metodologia tem sido utilizada no acompanhamento dos demais sintomas. Podem-se utilizar escalas analógicas visuais e numéricas, bem como as do tipo Likert.

Em relação às escalas analógicas, a mais frequentemente citada é a Escala Visual Analógica (EVA), composta por uma linha de 10 cm. Uma das extremidades representa ausência do sintoma e a outra, a presença do sintoma intenso. Da mesma forma, pode-se utilizar uma escala numérica, dando-se uma nota de 0 a 10 aos sintomas, em que 0 é ausência do sintoma e 10 é a presença do sintoma de forma muito grave. Esse método é particularmente útil no cotidiano da prática médica (Figura 1).

Quanto às escalas tipo Likert, atribui-se um valor de 0 a 5 às seguintes categorias de intensidade: ausência do sintoma (0); muito leve (1); leve (2); moderado (3); intenso (4); ou muito intenso (5). Esse mesmo tipo de instrumento pode ser usado para avaliação de mudança no estado de saúde, como na Escala Verbal de Avaliação de Melhora (EVAM). Essa escala consta de uma única pergunta por meio da qual o paciente avalia seu estado geral de mudança em relação à última avaliação (1 – melhorou muito; 2 – melhorou moderadamente; 3 – melhorou levemente; 4 – não melhorou; e 5 – piorou).[8]

Alves et al., em estudo extenso com o objetivo de avaliar os instrumentos de medida usados em pacientes com FM, constataram que, na prática clínica e levando-se em conta os dados obtidos, a EVAM seria suficiente para o controle desses pacientes. Nesse estudo, os autores compararam a EVAM com o *Fibromyalgia Impact Questionnaire* (FIQ), com o *Medical Outcomes Study 36-Item Short Form Survey* (SF-36), Inventário de Depressão de Beck e Escala Visual Analógica de Dor.[9]

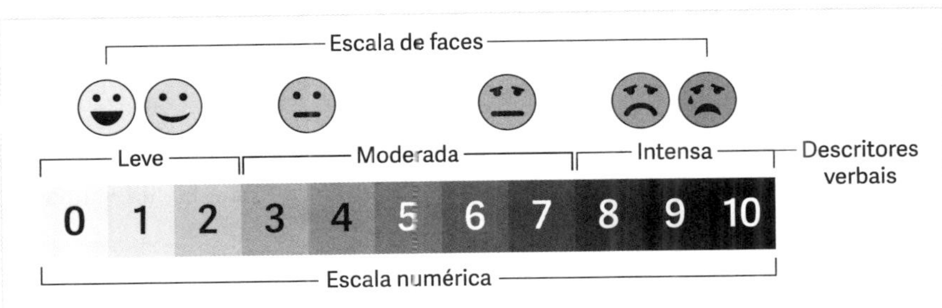

FIGURA 1 Escalas analógicas para avaliação de sintomas.

Fonte: arquivo pessoal do autor.

Em 2015, Rampakakis et al. publicaram estudo do uso da escala *Patients Global Impression of Change*, que tem as mesmas características da EVAM, e concluíram que esse instrumento permanece relevante para avaliar o impacto do tratamento da FM.[10]

Outra forma de avaliação são questionários padronizados sobre os vários aspectos da dor, denominados instrumentos multidimensionais, sendo o questionário de McGill o mais conhecido deles. Estes instrumentos avaliam duas ou mais dimensões da dor, sendo elas: sensitivo-discriminativa, que diz respeito a características espaciais, de pressão, de tensão, térmicas e de vivacidade da dor; afetivo-motivacional (sentimentos de cansaço, de medo, de punição e reações autonômicas); e avaliativa, a qual se refere à situação global vivenciada pelo indivíduo; no entanto, é importante considerar que fatores sensoriais, emocionais e culturais podem influenciar sua interpretação e resposta.[11-15]

MEDIDAS DE CAPACIDADE FUNCIONAL E IMPACTO DA FIBROMIALGIA

Em 1991, Burckhardt et al. publicaram estudo sobre o desenvolvimento de um questionário específico para avaliar o impacto da FM com o objetivo de utilizá-lo para estadiamento e mesmo acompanhamento clínico: o FIQ.[16] Além das propriedades de validade e reprodutibilidade, esse instrumento se mostrou sensível às variações clínicas ao longo do tempo.

O FIQ é composto de questões relacionadas à influência da FM nas atividades do dia a dia, nas atividades profissionais e questões relacionadas à intensidade dos principais sintomas. Seu escore pode variar de 0 a 100, em que 0 é ausência de impacto e 100, o maior impacto possível. Esses mesmos autores utilizaram o FIQ para comparar a qualidade de vida na FM com outras doenças crônicas e concluíram que o índice dos pacientes com FM foi tão baixo quanto o de pacientes diabéticos e com doença pulmonar obstrutiva crônica.[17]

O FIQ tem uma boa confiabilidade e, em comparação com as escalas relevantes das *Arthritis Impact Measurement Scales* (AIMS), mostra validade de construção e conteúdo.[18] O FIQ vinha sendo utilizado desde 1993 com resultados confiáveis em nossa população, tanto em estudos clínicos como na prática diária, apesar de não ter sido submetido a uma avaliação formal com vistas à validação para a população brasileira. Em 2006, foi publicada sua validação para o Brasil.[19]

Em 2009, Bennet et al. publicaram uma revisão do FIQ para aperfeiçoar sua aplicabilidade.[20] Essa versão foi validada no Brasil por membros da Comissão de Dor, Fibromialgia e Reumatismos de Partes Moles da Sociedade Brasileira de Reumatologia (Figura 2).[21]

Parte 1: marque quanto a sua fibromialgia dificultou para executar as atividades abaixo relacionadas, nos últimos 7 dias:

	0	1	2	3	4	5	6	7	8	9	10
Escovar ou pentear os cabelos											
Caminhar por 20 minutos sem parar											
Preparar uma refeição caseira											
Passar aspirador de pó ou esfregar ou varrer o chão											
Levantar e carregar uma sacola de mercado cheia											
Subir um lance de escada											
Trocar a roupa de cama											
Ficar sentado(a) continuamente por 45 minutos											
Sair para compras de comida ou de roupas											

Parte 2: marque como a sua fibromialgia afetou sua capacidade funcional nos últimos 7 dias:

	0 Nunca	1	2	3	4	5	6	7	8	9	10 Sempre
Fui impedido(a) de finalizar a maioria de minhas tarefas/objetivos da semana											

Parte 3: marque como a sua fibromialgia afetou seu bem-estar nos últimos 7 dias:

	0 Nunca	1	2	3	4	5	6	7	8	9	10 Sempre
Sentiu-se totalmente dominado(a) pelos sintomas de fibromialgia											

Parte 4: para cada uma das 10 questões a seguir, marque o grau de intensidade dos seus sintomas de fibromialgia, nos últimos 7 dias:

Intensidade da dor: Por favor, avalie de 0 a 10 o seu nível de dor	0 Sem dor	1	2	3	4	5	6	7	8	9	10 Muita dor

Grau de disposição: Por favor, avalie de 0 a 10 o seu grau de disposição	0 Disposto	1	2	3	4	5	6	7	8	9	10 Indisposto

Rigidez: Por favor, avalie de 0 a 10 a rigidez do seu corpo	0 Nenhuma	1	2	3	4	5	6	7	8	9	10 Intensa

Qualidade do sono: Por favor, avalie de 0 a 10 o seu sono	0 Nunca	1	2	3	4	5	6	7	8	9	10 Sempre

Grau de depressão (tristeza): Por favor, avalie de 0 a 10 o seu nível de depressão	0 Nenhuma	1	2	3	4	5	6	7	8	9	10 Muito triste

Problemas de memória: Por favor, avalie de 0 a 10 o seu nível de memória	0 Boa	1	2	3	4	5	6	7	8	9	10 Fraca

Grau de ansiedade: Por favor, avalie de 0 a 10 o seu nível de ansiedade	0 Nenhuma	1	2	3	4	5	6	7	8	9	10 Ansioso

Grau de dolorimento à palpação: Por favor, avalie de 0 a 10 o seu nível de sensibilidade à dor	0 Nenhuma	1	2	3	4	5	6	7	8	9	10 Muito dolorido

Problemas de equilíbrio: Por favor, avalie de 0 a 10 o seu nível de equilíbrio	0 Com equilíbrio	1	2	3	4	5	6	7	8	9	10 Sem equilíbrio

Sensibilidade ao ambiente externo: Por favor, avalie de 0 a 10 o seu nível de sensibilidade, levando em consideração ruídos altos, luzes fortes, cheiros ou frio	0 Nada	1	2	3	4	5	6	7	8	9	10 Sensível

FIGURA 2 Questionário de impacto da fibromialgia revisado.[21]

Cálculo do escore total (0-100): parte 1/3 + parte 2 + parte 3 + parte 4/2.

Fonte: Paiva et al., 2013.[21]

Outro aspecto importante nesse instrumento é sua sensibilidade em relação à mudança percebida pelo paciente a respeito de seu estado de saúde. Dunkl et al. concluíram que o FIQ é o instrumento mais sensível nesse aspecto quando comparado com escalas de avaliação da intensidade da dor e com o número de pontos dolorosos.[18]

Outros instrumentos específicos foram criados para o acompanhamento dos pacientes com FM, entre eles *Combined Index of Severity of Fibromyalgia* (ICAF) e *Fibromyalgia Assessment Status* (FAS).[22,23]

AVALIAÇÃO DA QUALIDADE DE VIDA

O impacto das doenças crônicas na qualidade de vida (QV) passou a chamar atenção dos pesquisadores em saúde a partir do estabelecimento do conceito de saúde da Organização Mundial da Saúde (OMS) em 1948, que ampliava os limites desse termo para além da ausência de doença.[24]

O conceito "qualidade de vida relacionada à saúde" envolve os domínios biológicos, psicológicos e sociais da saúde que são influenciados pelas percepções, experiências, crenças e expectativas das pessoas.[24] Dessa forma, quando se analisam dados obtidos em pesquisas, qualitativas ou quantitativas, sobre o impacto das doenças na QV, pode-se obter informações úteis tanto para o estadiamento como para a identificação de fatores de gravidade.[4,9]

A avaliação da QV ou do impacto das doenças, com fins de monitoramento, é feita por meio de questionários genéricos ou específicos, nos quais são designados escores para as várias questões envolvidas.[25]

A construção desses instrumentos leva em conta, além da intensidade dos componentes da síndrome, as percepções do paciente sobre sua doença, obtidas em estudos qualitativos. As questões centrais são: dificuldade para a execução de tarefas, impacto na situação profissional, lazer, controle pessoal, flutuação dos sintomas, vida conjugal, entre outras.[25]

Nas últimas décadas, tem sido observado um número crescente de estudos sobre QV com a utilização desses instrumentos. Todos eles indicam um impacto negativo significativo da FM, quando comparados com pessoas normais ou com pacientes com outras doenças reumáticas como a artrite reumatoide.[4,26] Vários questionários genéricos têm sido utilizados nesses estudos, entre os quais podem-se citar: SF-36; *Quality of Life Scale* (QoLS); *Health Assessment Questionnaire* (HAQ); *Nottingham Health Profile* (NHP); *European Quality of Life Survey* (EQLS) e o *Quality of Well-being Scale* (QWB).[9]

AVALIAÇÃO DOS SINTOMAS CONCOMITANTES

Da mesma forma que a dor, os demais sintomas da FM também podem ser avaliados do ponto de vista de intensidade ou ainda com instrumentos específicos e multidimensionais, como a fadiga, por meio das seguintes escalas: *Multidimensional Fatigue Inventory* (MFI-20), *Fatigue Severity Scale* (FSS), *Fatigue Impact Scale* (FIS), *Brief Fatigue Inventory* (BFI), *Fatigue Symptom Inventory* (FSI), *Multidimensional Assessment of Fatigue* (MAF).[27] Além da dor e da fadiga, outra manifestação central da FM é o sono. Embora, em casos específicos, como na apneia do sono, a polissonografia possa ser indicada, esse exame não é considerado fundamental nem útil no acompanhamento dos pacientes. As escalas mais citadas são a *Medical Outcomes Study Sleep Scale* (MOS-Sleep) e a *Epworth Sleepinness Scale*, que avalia a sonolência diurna.[28]

Escalas específicas para ansiedade e depressão usadas para a população em geral podem ser aplicadas em pacientes com FM para melhorar a avaliação de comorbidades psiquiátricas.[5]

MISCELÂNEA

Tender points

No exame físico, a única alteração evidente é a pesquisa da alodinia, por meio da avaliação das áreas hipersensíveis à palpação, conhecidas na literatura internacional como *tender points* (TP).[29] Várias formas de avaliação estão disponíveis: a contagem simples dos TP, o Escore Miálgico Total ou o Índice Miálgico Total.

A palpação digital é a técnica mais utilizada. Nesse método, a força necessária para tornar pálido o leito ungueal do primeiro dedo é a pressão apropriada nos locais dos TP para estabelecer o que constitui um estímulo doloroso. Sua avaliação pode ser realizada com uma contagem simples do número de pontos hipersensíveis ou ainda compondo um índice de acordo com a intensidade da dor referida (0 – sem dor; 1 – dor leve; 2 – expressão de dor; e 3 – retirada) nos vários locais testados.[30,31] O escore miálgico total é obtido com a utilização da dolorimetria, medindo-se o limiar de dor em kg/cm^2 em cada ponto doloroso e obtendo-se posteriormente um escore total. Assim, não há uma uniformização em relação à utilização dos TP no acompanhamento clínico.[30-32]

Os locais mais frequentemente citados como pesquisados são os dos Critérios de Classificação do Colégio Americano de Reumatologia, mostrados na Figura 3. A utilização de pontos-controle, como região média do braço (bíceps) ou região frontal, é útil para estabelecer a positividade ou não dos pontos dolorosos.

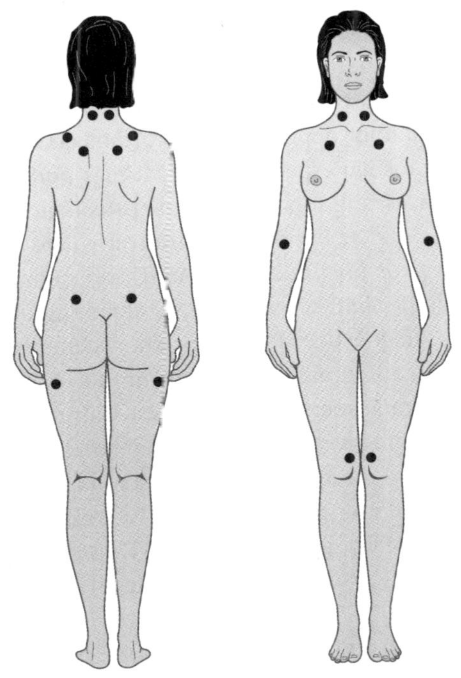

FIGURA 3 *Tender points* da Fibromialgia.
Fonte: arquivo pessoal do autor.

O Índice Miálgico Total pode ser composto por várias combinações de formas de avaliação do limiar de dor pela pressão sobre os TP. Utilizando-se a palpação digital, pode-se obter escore de acordo com a seguinte escala: 0 – ausência de dor; 1 – dor leve; 2 – exclamações verbais de dor; e 3 – movimento de retirada ou expressão facial de dor. Nessa escala, os TP estabelecidos pelo ACR são avaliados e o escore máximo a ser obtido é 54 (3 x 18).[29-32]

Tastekin et al. estudaram vários métodos de avaliação dos pontos dolorosos e observaram que todos eles se correlacionam. Concluem, portanto, que a contagem dos TP palpados por meio digital é suficiente para essa avaliação e que não há necessidade de instrumentos adicionais.[32]

Controvérsias sobre os pontos dolorosos

O papel da avaliação dos TP é motivo de controvérsia no que diz respeito a sua utilidade na prática clínica. Ela acrescenta valor ao ser acrescentada à constatação da dor difusa no que concerne ao diagnóstico? Ela poderia ser utilizada como um método de acompanhamento?

Vários autores, em estudos epidemiológicos, concluem que a contagem de TP não é capaz de definir uma doença distinta (FM), mas seria apenas uma medida de resposta alterada ao estresse.[29-32] Wolfe chamou a contagem de TP de "velocidade de hemossedimentação do estresse alterado".[29] Incluem-se na resposta alterada ao estresse alguns sintomas que são altamente prevalentes na FM, como fadiga, humor deprimido e distúrbios do sono.[32] Assim, ele não seria útil para o diagnóstico específico da FM, mas poderia ser avaliado em outras condições clínicas com um componente psicológico importante.

Uma das questões que se impõem é a arbitrariedade do estabelecimento, pelo *American College of Rheumatology* (ACR), do número 11 como limite para um determinado paciente ter ou não FM. Alguns autores discutem o bom senso em excluir do diagnóstico de FM pacientes com quadro clínico semelhante apenas por não atingirem a contagem limite. A complexidade da FM não consegue ser capturada apenas pela presença da dor e dos TP.[29-33] Por outro lado, Harth e Nielson consideram que sugestões para ignorar ou abandonar a contagem de TP seriam o mesmo que retornar a um estado de confusão anterior ao estabelecimento dos critérios do ACR.[34] Na prática diária de alguns colegas, observa-se a realização da avaliação dos TP com o objetivo de constatar alodinia, porém sem a preocupação com a contagem dos pontos.

Fibromyalgianess e a Escala de Estresse Polissintomático

Wolfe, em editorial publicado em 2009, utiliza o termo *fibromyalgianess* como o conjunto de sintomas relacionados ao estresse psicológico que ele chama de *polysymptomatic distress*, de difícil tradução para o português. O autor comenta a presença da *fibromyalgianess* em pacientes com outras doenças reumáticas. Citam-se entre esses sintomas a presença de fadiga, sintomas somáticos, problemas cognitivos e de sono e redução do limiar de dor a estímulos. No mesmo artigo, ele cita uma escala chamada *Symptom Intensity* (SI), que combina um número de locais dolorosos não articulares e uma escala visual analógica de fadiga.[35]

Em 2010, o ACR publicou os critérios preliminares para o diagnóstico de FM. Nesses critérios, eliminou-se a contagem dos TP e criaram-se dois índices: o Índice de Dor Generalizada (IDG) e o Índice de Gravidade dos Sintomas (IGS).[36] O IDG é composto por 19 áreas corpóreas e o paciente aponta espontaneamente quais áreas são doloridas. Assim, o IDG varia de 0 a 19. O IGS é um índice composto pela soma de escores obtidos em perguntas sobre a intensidade e a frequência de fadiga, distúrbios do sono, distúrbios cognitivos e sintomas somáticos. O IGS varia de 0 a 12.[36] Em 2011, o mesmo grupo publicou uma modificação nesses critérios com o objetivo de facilitar seu uso em estudos epidemiológicos e no acompanhamento dos pacientes. Essa nova versão reduziu o número dos sintomas somáticos a serem pesquisados e propôs um questionário autoaplicável. Os autores ainda propuseram que a soma dos dois índices que compõem os novos critérios se tornasse um Índice de Sintomas de FM, que mais recentemente vem sendo denominado na literatura *Polysymptomatic Distress Scale* (PDS).[37]

Esse novo índice ainda está passando por um processo de validação, mas parece ser uma alternativa promissora como instrumento de acompanhamento. A Comissão de Dor, Fibromialgia e Reumatismos de Partes Moles da Sociedade Brasileira de Reumatologia apresentou, no Congresso do ACR, um estudo com dados do Registro Brasileiro de FM (Epifibro) que mostra que a PDS e o FIQ mostram boa correlação na avaliação longitudinal da FM (Figura 4).[38]

Em 2016, foi publicada uma nova revisão dos critérios de 2010/2011, e os critérios passaram a ser: 1) Presença de dor generalizada, definida como a dor em pelo menos 4 de 5 regiões preestabelecidas; 2) Os sintomas estão presentes em um nível similar durante pelo menos 3 meses; 3) Pontuações do IDG > 7 e da EGS > 5; OU IDG de 4-6 e EGS > 9; e 4) O diagnóstico de FM é válido independentemente de outros diagnósticos (Figura 5).[39]

Critério

Um paciente satisfaz os critérios diagnósticos para fibromialgia se as 3 condições a seguir forem atendidas:

1. Índice de dor generalizada ≥ 7 e pontuação da escala de gravidade dos sintomas ≥ 5 ou Índice de dor generalizada 3-6 e pontuação da escala de gravidade dos sintomas ≥ 9.
2. Os sintomas estão presentes em um nível semelhante há pelo menos 3 meses.
3. O paciente não tem um distúrbio que de outra forma explicaria a dor.

Verificação

1. Índice de dor generalizada: anote o número de áreas em que o paciente teve dor na última semana. Em quantas áreas o paciente teve dor? A pontuação ficará entre 0 e 19.

Cintura escapular esquerda	Quadril (nádega, trocanter) esquerdo	Mandíbula esquerda	Parte superior das costas
Cintura escapular direita	Quadril (nádega, trocanter) direito	Mandíbula direita	Parte inferior das costas
Braço esquerdo	Coxa esquerda	Tórax	
Braço direito	Coxa direita	Abdome	
Antebraço esquerdo	Perna esquerda		
Antebraço direito	Perna direita		

2. Pontuação da escala de gravidade dos sintomas:

Fadiga

Sono não reparador

Sintomas cognitivos

Para cada um dos 3 sintomas acima, indique o nível de gravidade na última semana usando a seguinte escala:

0 = sem problemas

1 = problemas leves ou moderados, geralmente intermitentes

2 = problemas moderados, consideráveis, frequentemente presentes e/ou em nível moderado

3 = graves: problemas generalizados, contínuos e perturbadores da vida

Considerando os sintomas somáticos em geral, indique se o paciente apresenta*:

0 = sem sintomas

1 = poucos sintomas

2 = um número moderado de sintomas

3 = muitos sintomas

A pontuação da escala de gravidade dos sintomas é a soma da gravidade dos 3 sintomas (fadiga, sono não reparador, sintomas cognitivos) mais a extensão (gravidade) dos sintomas somáticos em geral. A pontuação final fica entre 0 e 12.

* Sintomas somáticos que podem ser considerados: dor muscular, síndrome do intestino irritável, fadiga/cansaço, alterações de pensamento ou memória, fraqueza muscular, dor de cabeça, dor/cãibras no abdome, dormência/formigamento, tontura, insônia, depressão, constipação, dor no abdome superior, náuseas, nervosismo, dor no peito, visão turva, febre, diarreia, boca seca, prurido, fenômeno de Raynaud, urticária, zumbido nos ouvidos, vômitos, azia, úlceras orais, perda/alteração do paladar, convulsões, olhos secos, falta de ar, perda de apetite, erupção cutânea, sensibilidade ao sol, dificuldades auditivas, hematomas fáceis, perda de cabelo, micção frequente, micção dolorosa e espasmos da bexiga.

FIGURA 4 Índice composto pela escala do ACR 2010.[36] (tradução livre para o português)

Fonte: Wolfe et al., 2010.[36]

IDG					
Área	Sim	Não	Área	Sim	Não
Mandíbula E			Mandíbula D		
Ombro E			Ombro D		
Braço E			Braço D		
Antebraço E			Antebraço D		
Quadril E			Quadril D		
Coxa E			Coxa D		
Perna E			Perna D		
Cervical			Dorso		
Tórax			Lombar		
Abdome					

EGS				
Fadiga (cansaço ao executar atividades)	0	1	2	3
Sono não reparador (acordar cansado)	0	1	2	3
Sintomas cognitivos (dificuldade de memória, concentração etc.)	0	1	2	3
Sintomas somáticos (cefaleia, dor abdominal, depressão)	0	1		

IF = IDG + EGS
IDG: Índice de Dor Generalizada.
EGS: Escala de Gravidade dos Sintomas.
IF: Índice Fibromiálgico ou Escala do Estresse Polissintomático.
Para cada um dos três primeiros sintomas acima, indique o grau de intensidade nos últimos 7 dias, de acordo com a Escala:
0 = sem alteração
1 = alterações brandas ou leves, geralmente brandas e intermitentes
2 = moderado, alterações consideráveis, frequentemente presentes e/ou em nível moderado
3 = severo: difuso, contínuo, problemas que atrapalham a vida diária
Para cada um dos três últimos itens acima, marque a intensidade dos sintomas, conforme o paciente tem se sentido nos últimos 6 meses:
0 = ausente
1 = presente

FIGURA 5 Revisão dos critérios diagnósticos de fibromialgia ACR 2010/2011, publicada em 2016.[39]

Fonte: Wolfe et al., 2016.[39]

CONCLUSÃO

A FM é uma síndrome clínica com impacto negativo importante na qualidade de vida, cujo acompanhamento clínico pode ser realizado por escalas para avaliar a intensidade dos principais sintomas, escala visual analógica de melhora e instrumentos específicos para a avaliação de pacientes com FM. Entre eles, destacam-se o FIQ revisado (FIQR) e a *Polysymptomatic Distress Scale.*

REFERÊNCIAS

1. Salaffi F, Sarzi-Puttini P, Ciapetti A, Atzeni F. Clinimetric evaluations of patients with chronic widespread pain. Best Pract Res Clin Rheumatol. 2011;25(2):249-70.
2. Mease P, Arnold LM, Bennett R, Boonen L, Buskila D, Carville S, et al. Fibromyalgia syndrome. J Rheumatol. 2007;34:1415-25.
3. Lee M. Clinimetrics: the Revised Fibromyalgia Impact Questionnaire. J Physiother. 2021;67(3):220-1.
4. Martinez JE, Cruz GC, Aranta C, Lagoa LA, Boulos FC. Estudo qualitativo da percepção das pacientes sobre a FM. Rev Bras Reumatol. 2002;42:30-7.
5. Salaffi F, Sarzi-Puttini P, Ciapetti A, Atzeni F. Clinimetric evaluations of patients with chronic widespread pain. Best Pract Res Clin Rheumatol. 2011;25:249-70.
6. Mease PJ, Clauw DJ, Christensen R, Crofford LJ, Gendreau RM, Martin SA, et al.; Omeract Fibromyalgia Working Group. Toward development of a fibromyalgia responder index and disease activity score: OMERACT module update. J Rheumat. 2011;38:7.
7. Martinez JE, Cruz CG, Aranda C, Boulos FC, Lagoa LA. Diseases perceptions of Brazilian fibromyalgia patients: do they resemble other countries patients perceptions. Int J Rehabil Res. 2003;26:223-7.
8. Ferraz MB, Quaresma MR, Aquino RL. Reliability of pain scales in the assessment of literate and illiterate patients with rheumatoid arthritis. J. Rheumatol. 1990;7:1022-4.
9. Alves AMB. Avaliação de instrumentos de medida usados em pacientes com FM [tese de mestrado]. São Paulo: Universidade Federal de São Paulo; 2003. 47 p.
10. Rampakakis E, Ste-Marie P, Sampalis JS, Karellis A, Shir Y, Fitzcharles M-A. Real-life assessment of the validity of patient global impression of change in fibromyalgia. RMD Open. 2015;1:e000146.
11. Hawker GA, Mian S, Kendzerska T, French M. Measures of adult pain: Visual Analog Scale for Pain (VAS Pain), Numeric Rating Scale for Pain (NRS Pain), McGill Pain Questionnaire (MPQ), Short-Form McGill Pain Questionnaire (SF-MPQ), Chronic Pain Grade Scale (CPGS), Short Form-36 Bodily Pain Scale (SF-36 BPS), and Measure of Intermittent and Constant Osteoarthritis Pain (ICOAP). Arthritis Care Res (Hoboken). 2011;63 Suppl 11:S240-52.
12. Granges G, Littlejohn GO. A comparative study of clinical signs in fibromyalgia/fibrositis syndrome, healthy and exercising controls. J Rheumatol. 1993;20:344-51.
13. Pimenta CAM. Escalas de avaliação de dor. In: Teixeira MD, editor. Dor: conceitos gerais. São Paulo: Limay; 1994. p.46-56.
14. Jensen MP, Karoly P, Braver S. The measurement of clinical pain intensity: a comparison of six methods. Pain. 1986;27:117-26.
15. Jensen MP, Turner JA, Romano JM. What is the maximum number of levels needed in pain intensity measurement? Pain. 1994;58(3):387-92.
16. Burckhardt CS, Clark SR, Bennett RM. The fibromyalgia impact questionnaire: Development and validation. J. Rheumatol. 1991;18:728-33.
17. Burckhardt CS, Bennett RM. Fibromyalgia and quality of life: a comparative analisys. J Rheumatol. 1993;20:474-9.
18. Dunkl PR, Taylor AG, McConnell GG, Alfano AP, Conaway MR. Responsiveness of fibromyalgia clinical outcomes measures. J Rheumatol. 2000;27:2683-91.
19. Marques AP, Santos AMB, Assumpção A, Matsutani LA, Lage LV, Pereira CB. Validação da versão brasileira do Fibromyalgia Impact Questionnaire (FIQ). Rev Bras Reumatol. 2006;46(1):24-31.
20. Bennet RM, Friend R, Jones KD, Ward R, Han B, Ross RL. The revised Fibromyalgia Impact Questionnaire (FIQR): validation and psychometric properties. Arthritis Res Ther. 2009;11:R120.
21. Paiva ES, Heymann RE, Rezende MC, Helfestein Jr. M, Martinez JE, Provenza JR et al. A Brazilian Portuguese version of the Revised Fibromyalgia Impact Questionnaire (FIQR): a validation study. Clin Rheumatol. 2013;32(8):1199-206.

22. Vallejo MA, Rivera J, Esteve-Vives J; Group ICAF. Development of a self-reporting tool to obtain a Combined Index of Severity of Fibromyalgia (ICAF*). Health Qual Life Outcomes 2010;8:2-7.
23. Salaffi F, Sarzi Puttini P, Girolimetti E, Gasparini S, Fabiola Atzeni F, Grassi W. Development and validation of the self-administered Fibromyalgia Assessment Status: a disease-specific composite measure for evaluating treatment effect. Arthritis Res Ther. 2009;11:R125.
24. Testa MA, Simonson DC. Assessment of quality of life outcomes. N Engl J Med. 1996;334(13):835-49.
25. Ciconelli RM. Medidas de avaliação de qualidade de vida. Rev Bras Reumatol. 2003;42:IX.
26. Martinez JE, Barauna Filho IS, Kubokawa K, Pedreira IS, Machado LAM, Velasco G. Evaluation of quality of life of Brazilian women with fibromyalgia through the medical outcome survey 36 item short-form study. Disabil Rehabil. 2001;23:64-8.
27. Whitehead L The measurement of fatigue in chronic illness: a systematic review of unidimensional and multidimensional fatigue measures. J Pain Symptom Manage. 2009;37(1):107-28.
28. Cappelleri JC, Buschmakin AG, McDermott AM, Dukes E, Sadosky A, Petrie CD, Martin S. Measurement properties of the Medical Outcomes Study Sleep Scale in patients with fibromyalgia. Sleep Med. 2009;10:766-70.
29. Wolfe F. The relation between tender points and fibromyalgia symptom variables: evidence that fibromyalgia is not a discrete disorder in the clinic. Ann Rheum Dis. 1997;56:267-71.
30. Granges G, Littlejohn G. Pressure pain threshold in pain-free subjects, in patients with chronic regional pain syndromes, and in patients with fibromyalgia syndrome. Arthritis Rheum. 1993;36:642-40.
31. Tastekin N, Birtane M, Uzunca K. Which of the three different tender points assessment methods is more useful for predicting the severity of fibromyalgia syndrome? Rheumatol Int. 2007;27(5):447-51.
32. Croft P, Schollum J, Silman A. Population study of tender point counts and pain as evidence of fibromyalgia. BMJ. 1994;309:696-9.
33. Clauw DJ, Crofford LJ. Chronic widespread pain and fibromyalgia: what we know, and what we need to know. Best Pract Res Clin Rheumatol. 2003;17:685-701.
34. Harth M, Nielson WR. The fibromyalgia tender points: use them or lose them? A brief review of the controversy. J Rheumatol. 2007;35:915-21.
35. Wolfe F. Fibromyalginess. Arthritis Rheum. 2009;61(6):715-6.
36. Wolfe F, Clauw DJ, Fitzcharles MA, Goldenberg DL, Katz RS, Mease P, et al. The American College of Rheumatology Preliminary Diagnostic Criteria for Fibromyalgia and Measurement of Symptom Severity. Arthritis Care Res. 2010;62(5):600-10.
37. Wolfe F, Clauw DJ, Fitzcharles MA, Goldenberg DL, Hauser W, Katz RS, et al. Fibromyalgia criteria and severity scales for clinical and epidemiological studies: a modification of the ACR preliminary diagnostic criteria for fibromyalgia. J Rheumatol. 2011;38:1113-22.
38. Martinez JE, Rezende MC, Paiva E, Pollak D, Helfenstein Jr M, Provenza JR, et al. Data from Brazilian Fibromyalgia Patients Registry (EPIFIBRO) in 2014. 2015 ACR/ARHP Annual Meeting. Abstract 70.
39. Wolfe F, Clauw DJ, Fitzcharles MA, Goldenberg DL, Häuser W, Katz RL, et al. 2016 Revisions to the 2010/2011 fibromyalgia diagnostic criteria. Semin Arthritis Rheum. 2016;46(3):319-29.

CAPÍTULO 6

Aspectos médico-legais na síndrome da fibromialgia

Marco Aurélio Goldenfum
Milton Helfenstein Jr.

Ao abordar temas relacionados aos aspectos médico-legais envolvendo o universo laboral, deve-se sempre destacar que o trabalho desempenha um papel relevante na manutenção da qualidade de vida do indivíduo, sendo essencial para a independência, autossuficiência, autoestima e integração na sociedade em que este vive.[1]

Esses importantes fatores psicossociais, dentre outros, quando comprometidos, participam de forma significativa da complexa fisiopatologia da síndrome da fibromialgia (FM).[2]

Prevalente na população em geral, a FM é encontrada na mesma prevalência no ambiente laboral. Não há na literatura evidência científica de que a FM possa ser causada pelo trabalho.[3]

Mesmo sabedores de que a FM não causa deformidades ou insuficiência de qualquer órgão vital, precisa-se estar ciente de que pacientes com FM podem experimentar dificuldades em cumprir algumas das exigências presentes no universo do trabalho. Tais exigências podem se relacionar tanto às demandas laborais quanto às condições físicas, psicológicas e cognitivas apresentadas pelo trabalhador em um determinado período de seu adoecimento. Cabe destacar que, quando presente, a perda da capacidade funcional nos pacientes com FM não é progressiva e irrecuperável. Estudos longitudinais mostram que, quando bem gerenciada, há melhora do quadro clínico da FM acompanhada da diminuição dos sintomas com o passar do tempo.[4]

Estudo mostrou que mulheres com FM que se mantiveram no trabalho relataram melhor saúde do as que foram afastadas do trabalho em termos de dor, fadiga, rigidez, depressão, estado de saúde específico da doença e aspectos físicos da qualidade de vida que representam funções corporais e estado geral de saúde. No entanto, elas foram igualmente prejudicadas nos testes de capacidade física. Os níveis moderados de dor foram compatíveis com a manutenção do trabalho, enquanto que a dor intensa pareceu comprometer o trabalho. A fadiga foi melhor tolerada nas mulheres que permaneceram trabalhando.[5]

É necessário atentar-se para o fato de que, como em qualquer outra síndrome dolorosa crônica, a sensação de incapacidade na FM pode ser influenciada por diferentes fatores psicossociais que podem piorar a sintomatologia dos pacientes nesses contextos.[6]

No que se refere às demandas laborais, os pacientes com FM costumam ter maiores dificuldades de executar tarefas que exijam a realização de esforço físico, movimentos repetitivos e a manutenção de postura por longos períodos.[7,8]

A gravidade dos sintomas influencia a capacidade para o trabalho em pacientes com FM.[8] Dentre os principais sintomas que podem limitar o bom desempenho laboral dos trabalhadores com FM destacam-se dor, fadiga, depressão, ansiedade, distúrbios do sono e déficit cognitivo.[9]

A FM não costuma levar à incapacidade laborativa prolongada. Em casos de sintomatologia de intensidade significativa, o afastamento do trabalho por curto período de tempo pode ser considerado. Deve-se sempre alertar o trabalhador adoecido para o fato de que este, na vigência do afastamento do trabalho, deve manter a adesão a um tratamento adequado, preceito comum a todas as doenças. A acomodação, com consequente abandono do tratamento prescrito, leva a um círculo vicioso de não melhora do quadro, muito comum nesses casos. O afastamento prolongado, assim como a busca litigiosa por compensação financeira tendem a ser fatores de mau prognóstico da FM.[3,9-11]

A permanência no trabalho tem um impacto positivo na saúde do trabalhador pela manutenção da atividade física e pela prevenção de distúrbios psicológicos como depressão e ansiedade. As avaliações de dor e fadiga, bem como as limitações de atividades, foram consideradas menos graves em mulheres com FM que trabalham do que nas que não trabalham. Uma das principais diferenças identificadas foi que as mulheres com FM que haviam parado de trabalhar tinham menos apoio social em comparação com as mulheres que ainda trabalhavam. Parece razoável supor que o emprego seja um importante fator de proteção à saúde em pacientes com FM. Dessa forma, os trabalhadores com FM devem sempre ser estimulados a continuar trabalhando.[5,12,13]

São considerados fatores de mau prognóstico da FM e predisponentes de incapacidade laborativa: elevada carga horária de trabalho; elevada carga física de trabalho; baixa autonomia no trabalho, assim como outros fatores relacionados ao trabalhador como, por exemplo, baixo nível educacional; baixa qualificação profissional; desmotivação no trabalho; idade mais avançada; gravidade da doença; baixa remuneração; e baixa capacidade funcional.[14]

O trabalhador com FM pode vir a apresentar uma perda de produtividade no trabalho. Embora comparecendo ao trabalho (presenteísmo), pela intensidade de sua sintomatologia, pode não conseguir manter sua capacidade laborativa plena, tendo dificuldade de desempenhar adequadamente as funções que vinha realizando.[15]

A capacidade de um trabalhador realizar suas atividades laborais está relacionada com exigências ocupacionais, treinamento adequado, aptidões para a função a ser exercida e com suas condições físicas e mentais de saúde. Um trabalhador com FM talvez possa continuar exercendo seu trabalho eventualmente de forma mais lenta, devendo os critérios ou exigências de produtividade serem repensados pelo empregador. Quando os pacientes com FM têm sua sintomatologia piorada ao desempenharem funções nas quais há critérios rígidos de produtividade e pressão por tempo, como em linhas de montagem, o trabalhador deve ser realocado, com o devido treinamento, para outra função.[3,16]

A caracterização da incapacidade laborativa de pacientes com FM é uma questão complexa, de difícil avaliação e muito debatida na literatura médica. A incapacidade laborativa é um conceito multidimensional com consequências negativas, como o uso mais frequente de licenças médicas, redução de horas trabalhadas, perda de promoções por desempenho, aumento de mudanças de emprego, entre outros. Sabe-se que a presença de uma doença por si só não é sinônimo de incapacidade laborativa. Na avaliação da incapacidade laborativa devem-se levar em conta: a intensidade da atividade da doença do trabalhador no momento da avaliação; as alterações psicofisiológicas produzidas pela doença; as atividades laborais exercidas pelo trabalhador; o risco de agravamento da doença com a continuidade do trabalho; o risco de ocorrer um acidente de trabalho, tanto para o trabalhador adoecido quanto para os colegas de trabalho; e as condições ergonômicas físicas, organizacionais e cognitivas disponibilizadas pela empresa.[3,9]

O conceito de incapacidade laborativa deve ser analisado quanto ao grau, à duração e ao tipo de atividade laboral a ser desempenhada.

Quanto ao grau, a incapacidade laborativa pode ser:

- Parcial: quando a incapacidade ainda permite o desempenho de atividades que não agravem sua doença.
- Total: quando não há mais possibilidade de permanecer no trabalho.

Quanto à duração, a incapacidade laborativa pode ser:

- Temporária: quando é possível esperar uma recuperação dentro de um prazo previsível.

- Permanente: quando não há possibilidade de melhora do quadro que levou à incapacidade, assim como quando não há possibilidade de reabilitação.

Quanto à profissão, a incapacidade laborativa pode ser:

- Uniprofissional: quando a incapacidade se dá apenas para uma atividade específica.
- Multiprofissional: quando a incapacidade se dá para diversas atividades profissionais.
- Omniprofissional: quando a incapacidade se dá para o desempenho de toda e qualquer atividade laborativa.

A determinação da incapacidade laborativa depende de uma anamnese rigorosa e cuidadosa, exame físico detalhado, análise crítica dos resultados dos exames complementares realizados e conhecimentos de dados profissiográficos, epidemiológicos e da legislação vigente.[9,17]

São exemplos de estratégias recomendadas quando da existência de trabalhadores com FM nas empresas: implementar programas de gerenciamento do estresse nos ambientes de trabalho; e não alocar trabalhadores com FM no trabalho noturno, no trabalho em turnos, em jornadas de trabalho prolongadas (horas extras), e em setores que exijam a realização de esforço físico, movimentos repetitivos ou a manutenção de posturas estáticas.[18]

Entre as estratégias indicadas para melhorar a capacidade laborativa dos pacientes portadores de FM, destacam-se: estimular a volta ao trabalho o mais rapidamente possível; evitar afastamentos prolongados do trabalho; oferecer programas de reforço das capacidades físicas e laborais; flexibilizar as atividades laborais; incorporar aspectos ergonômicos no ambiente de trabalho; promover ambientes de trabalho psicologicamente saudáveis; oferecer oportunidade de realização de outra gama de tarefas com retreinamento; permitir que o trabalhador compareça às sessões de fisioterapia e psicoterapia, entre outras. São necessárias soluções mais individualizadas para permitir que os pacientes com FM mantenham as funções de trabalho.[3,19]

O apoio do gestor da empresa e dos colegas de trabalho permite que os pacientes com FM gerenciem melhor o risco de sobrecarga no trabalho.[8] Nenhum programa a ser implementado para melhorar a capacidade laborativa do paciente com FM alcançará os resultados esperados sem uma boa comunicação entre o médico reumatologista, o médico do trabalho e os demais profissionais que atuam no universo do trabalho. É fundamental também que o paciente com FM aprenda a gerenciar o estresse, a ter resiliência e a lidar da melhor forma possível com a sua sintomatologia.[9]

REFERÊNCIAS

1. Akkaya N, Akkaya S, Atalay NS, Balci CS, Sahin F. Relationship between the body image and level of pain, functional status, severity of depression, and quality of life in patients with fibromyalgia syndrome. Clin Rheumatol. 2012;31(6):983-8.
2. Paiva ES. Fisiopatologia da fibromialgia. In: Ranzolin A, Chiuchetta FA, Heymann RE. Dores musculoesqueléticas localizadas e difusas. 2. ed. São Paulo: Planmar; 2017. p.56-66.
3. Helfenstein M Jr, Goldenfum MA, Siena CA. Fibromyalgia: clinical and occupational aspects. Rev Assoc Med Bras. 2012;58(3):358-65.
4. Aguilar-del Río J. Fibromialgia. Valoración de la discapacidad en enfermedades reumáticas. España: Aljibe; 2005.
5. Palstam A, Bjersing JL, Mannerkorpi K. Which aspects of health differ between working and nonworking women with fibromyalgia? A cross-sectional study of work status and health. BMC Public Health. 2012;14(12):1076.
6. Wolfe F, Potter J. Fibromylagia and work disability: is fibromyalgia a disabling disorder? Rheum Dis Clin North Am. 1996;22:369-91.
7. Marrero-Centeno J, Moreno-Velázquez I, Sánchez-Cardona I. Fibromialgia en trabajo: explorando su impacto en el desempeño laboral. Rev Interam Psicol Ocup. 2017;36(1):9-22.
8. Palstam A, Mannerkorpi K. Work ability in fibromyalgia: an update in the 21st century. Curr Rheumatol Rev. 2017;13(3):180-7.
9. Rezende MC, Goldenfum MA, Techy A, Provenza JR, Machado MAF, Heymann RE. Comissão Mista: Comissão de Dor, Fibromialgia e Reumatismos de Partes Moles e Comissão de Reumatologia Ocupacional [Internet]. Posicionamento SBR sobre Síndrome da Fibromialgia e Incapacidade. Sociedade Brasileira de Reumatologia [acesso em 17 jun. 2022]. Disponível em: https://www.reumatologia.org.br/noticias/posicionamento-sbr-sobre-sindrome-da-fibromialgia-e-incapacidade/
10. Rainville JR, Sobel JB, Hartigan C. The effect of compensation involvement on the reporting of pain and disability by patients referred for rehabilitation of chronic low back pain. Spine. 1997;22:2016-24.
11. Rohling ML, Binder LM, Langhinrichsen-Rohling JL. Money matters: a meta-analytic review of the association between financial compensation and the experience and treatment of chronic pain. Health Psychol. 1995;14:537-47.
12. Rakovski C, Zettel-Watson L, Rutledge D. Association of employment and working conditions with physical and mental health symptoms for people with fibromyalgia. Disabil Rehabil. 2012;34(15):1277-83.
13. Liedberg GM, Björk M. Symptoms of subordinated importance in fibromyalgia when differentiating working from non-working women. Work. 2014;48(2):155-64.
14. Vicente-Herrero MT, Terradillos-García MJ, Capdevila-García LM, Luisa M, Ramírez-Iñiguez de la Torre MV, López-González AA. Fibromialgia y trabajo. Valoración en la legislación española. Rev Med Inst Mex Seg Soc. 2011;49(5):511-6.
15. Kleinman N, Harnett J, Melkonian A, Lynch W, Kaplan-Machlis B, Silverman SL. Burden of fibromyalgia and comparisons with osteoarthritis in the workforce. J Occup Environ Med. 2009;51(12):1384-93.
16. Mannerkorpi K, Gard G. Hinders for continued work among persons with fibromyalgia. BMC Musculoskelet Disord. 2012;13(1):96-103.
17. Helfenstein M, Maia ABA, Techy A, Goldenfum MA. Comissão de Reumatologia Ocupacional da Sociedade Brasileira de Reumatologia (SBR). Manual de Perícias Médicas em Reumatologia. Critérios de incapacidade para as Doenças Osteomusculares.
18. Bruce DF. Fibromyalgia: work and disability [Internet]. WebMD [acesso 17 jun. 2022]. Disponível em: https://www.webmd.com/fibromyalgia/guide/fibromyalgia-work-and-disability
19. Ben-Yosef M, Tanai G, Buskila D, Amital D, Amital H. Fibromyalgia and its consequent disability. Isr Med Assoc J. 2020;22(7):446-50.

CAPÍTULO 7

Tratamento não medicamentoso da fibromialgia

Marco Antonio Gonçalves Pontes Filho
Marcos Renato de Assis

INTRODUÇÃO

A fibromialgia (FM) é uma síndrome de sensibilização central caracterizada por dor generalizada, frequentemente associada a distúrbios funcionais e do humor, cujo tratamento envolve uma combinação de terapêuticas farmacológicas e não farmacológicas. O tratamento da FM deve visar à redução dos sintomas e à melhora da função e da qualidade de vida (QV) do paciente. Para isso, devem ser abordados os fatores precipitantes, agravantes ou perpetuadores do quadro particulares a cada paciente.[1-7]

A FM é um distúrbio complexo, que requer uma abordagem multidisciplinar com ênfase nos tratamentos não farmacológicos — principalmente educação do paciente, exercícios físicos e psicoterapia — combinados aos tratamentos medicamentosos.[1-7] Os dados da prática clínica refletem a importante limitação dos tratamentos farmacológicos da FM. Os medicamentos analgésicos reduzem apenas a intensidade dos sintomas de dor, mas não tratam as questões psicológicas associadas que podem agravá-la, diminuir a tolerância ao estresse ou interferir nas atividades do dia a dia. O uso de medicamentos promove um alívio apenas modesto dos sintomas, com doses geralmente menores do que as sugeridas, por intolerância dos pacientes. Por isso, existe a necessidade de revisão contínua do risco-benefício durante o tratamento medicamentoso. De acordo com um estudo realizado nos Estados Unidos da América (EUA), após um ano do início do tratamento farmacológico, apenas 25% dos pacientes continuam com a opção inicial. Consistente com esse achado, foi relatado que menos da metade dos pacientes com FM estão satisfeitos com a medicação que estão recebendo.[1-3,7]

O tratamento não medicamentoso, associado ou não a medicações, está recomendado em vários consensos, havendo maior destaque para os exercícios físicos, que contam com o maior nível de evidência no tratamento da FM.[1-7]

TRATAMENTO NÃO FARMACOLÓGICO

O tratamento não farmacológico pode ser subclassificado em abordagens físicas e psicológicas.[2] Essa classificação e exemplos são mostrados no Quadro 1.

EDUCAÇÃO E INFORMAÇÃO

A educação do paciente é definida como qualquer conjunto de atividades educativas planejadas por profissionais qualificados para informar e reestruturar as percepções de um paciente sobre a doença, promovendo o aprendizado de autocuidado e tratamentos prescritos, visando a melhorar os comportamentos relativos ao estado de saúde e adquirir e manter habilidades para melhor gerenciamento da vida com a doença. O aconselhamento ao paciente envolve orientação e resolução colaborativa de problemas para ajudá-lo a gerenciar melhor o problema de saúde e costuma ser realizado no ambiente de consulta médica. Para reduzir a disparidade entre a percepção da dor que o paciente e o profissional de saúde têm durante o tratamento, é fundamental mudar a percepção mal adaptativa que os pacientes têm da doença, reconceituando a

QUADRO 1 Classificação do tratamento não farmacológico da FM

Físicas
Terapias passivas: ultrassonografia, TENS, massagem, quiropraxia, laserterapia, balneoterapia, ondas curtas, terapia com oxigenação hiperbárica, crioterapia, acupuntura/eletroacupuntura/*acupressure*
Terapias ativas: exercícios e reabilitação, hidroterapia, dança
Psicológicas
Educação e informação ao paciente
Terapia cognitivo-comportamental
Estratégias e intervenção corpo-mente
Meditação, hipnose e relaxamento
Biofeedback
Neuromodulação, EMDR

FM: fibromialgia; TENS: neuroestimulação elétrica transcutânea (do inglês *transcutaneous electrical nerve stimulation*); EMDR: dessensibilização e reprocessamento por meio dos movimentos oculares (do inglês *eye movement desensitization and reprocessing*).
Fonte: Posso et al., 2017.[2]

dor, a própria doença e os sintomas apresentados. Pacientes com dor musculoesquelética crônica difusa, mal-informados sobre essa dor, a consideram mais ameaçadora e demonstram menor tolerância a ela; além disso, apresentam mais pensamentos catastróficos e estratégias de adaptação mais fracas. Isso justifica a educação do paciente, especialmente sobre a neurofisiologia da dor e estratégias de enfrentamento, quando o quadro clínico é dominado pela sensibilização central e cognições mal adaptativas da doença. É importante reafirmar a benignidade diante da cronicidade da doença, reforçar a importância da adesão do paciente ao tratamento e entender o conceito de abordagem multidisciplinar (Quadro 2).[2,8-12]

Todas as diretrizes recentes recomendam que o diagnóstico de FM seja comunicado ao paciente logo após sua realização. Esta abordagem visa diminuir a ansiedade e reduzir procedimentos diagnósticos desnecessários repetidos e tratamentos medicamentosos inadequados. As seguintes informações são úteis a todos os pacientes:[2,3,8-12]

- Reconhecer a legitimidade da doença.
- Os sintomas não são causados por uma doença orgânica, mas baseados em um distúrbio funcional.
- Os sintomas não levam à incapacidade e não diminuem a expectativa de vida.
- A maioria dos pacientes aprende a se adaptar aos sintomas ao longo do tempo.

Além disso, deve-se ressaltar a capacidade do paciente em controlar os sintomas com estratégias próprias (autogestão).

Exercícios físicos

Os exercícios físicos são atividades físicas planejadas, estruturadas e repetitivas. Seu uso terapêutico é capaz de atuar no maior número de domínios da FM — dor,

QUADRO 2 Objetivos para os pacientes com FM

Objetivos gerais
Foco no ganho de função
Desenvolver estratégias para autonomia funcional
Evitar a cinesiofobia
Ergonomia
Equipe multidisciplinar

FM: fibromialgia.
Fonte: Posso et al., 2017.[2]

fadiga, humor (ansiedade e depressão), sono e QV. Entretanto, a baixa adesão é o principal motivo para o insucesso. Há relatos de piora da dor de forma aguda causada pelo exercício. Isso se relaciona à maior suscetibilidade a microlesões, à inflamação e ao aumento da sensibilidade dolorosa apresentada por músculos destreinados e pode ser contornada com prescrição adequada e incrementos suaves.[1-3,5,6,13] Ainda não há uma definição precisa para melhores intensidade, frequência, duração e modalidade dos exercícios na FM. À semelhança de uma estratégia na prescrição medicamentosa, usa-se o lema *start low, go slow*, que significa uma progressão lenta do treino, com sessões mais curtas e menos intensas no início.[1-3,13]

Vinte revisões incluíram até 34 ensaios e pelo menos 2.494 pacientes com FM. A maior, uma revisão da Cochrane, considerou 47 intervenções de exercícios diferentes, sendo o exercício aeróbio associado à melhora na dor e na função física. Já Busch et al. revisaram cinco ensaios com 219 participantes e concluíram que o treinamento de resistência resultou em uma melhora significativa na dor e na função. Nesses estudos, os programas de exercícios tinham duração de 2 a 24 semanas, sendo o exercício aeróbio ≥ 20 minutos uma vez por dia (ou 2x por ≥ 10 minutos), 2 a 3 dias por semana; e o treinamento de força com ≥ 8 repetições por exercício, também 2 a 3 vezes por semana.[1-3,13-19]

De forma geral, há uma melhora importante dos sintomas na FM com os exercícios aeróbios e de fortalecimento, embora não haja evidências suficientes para sugerir superioridade de um sobre o outro; exercícios no solo e aquáticos parecem igualmente eficazes.[1-3,5,6,13-19] Um esquema de orientações para prescrição de exercícios físicos na FM pode ser encontrado nos Quadros 3 e 4.

QUADRO 3 Orientações para programas de exercícios físicos na FM

Antes de iniciar um programa de exercício físico
Avaliar risco cardiovascular — teste ergométrico
Avaliar e tratar comorbidades musculoesqueléticas
Verificar medicações em uso
Perguntar sobre história pregressa de atividade física
Quando o uso de medicamentos estiver indicado, iniciá-los 4 semanas antes de começar a atividade física para melhorar a dor e tolerância ao exercício
Explicar a importância do exercício no tratamento
Explicar que deverá ser "para sempre"
Preparar o paciente para uma possível piora da dor nas primeiras 8 semanas do exercício e prever ajustes no treino
Explicar aos pacientes que os benefícios ocorrem após 8-10 semanas e continuam aumentando até 20 semanas ou mais

(continua)

QUADRO 3 Orientações para programas de exercícios físicos na FM (*continuação*)

Prescrição do programa de exercício
Individualizar a prescrição
O condicionamento aeróbio deve ser prescrito para todos os pacientes, exceto se houver uma contraindicação
Treino de força e alongamentos são seguros e podem ser prescritos
A associação de exercícios aeróbios e treinos de força melhora os resultados
A preferência do paciente deve ser considerada na escolha da modalidade
Iniciar com carga baixa e aumentar progressivamente, de acordo com a tolerância do paciente (periodização e ajuste com intervalo recomendado de 4 semanas)
Diminuir a carga quando houver piora dos sintomas
Evitar treino excessivo (*overtraining*)
Minimizar as contrações excêntricas no início da atividade física
Se possível, oferecer programa supervisionado ou atividades em grupo, conforme disponibilidade e preferência do paciente
Ser otimista sobre o quanto o exercício poderá ajudar o paciente e buscar soluções conjuntas para dificuldades e limitações — ser um facilitador
Orientação da prescrição do exercício feita por escrito pelo médico (contraindicações e limitações do paciente) e a prescrição do treino realizada por profissional capacitado para isso (profissional de educação física ou fisioterapeuta)

FM: fibromialgia.
Fonte: Ranzolin et al., 2017.[1]

QUADRO 4 Orientações para a prescrição de exercícios físicos na FM

Exercícios de flexibilidade (recomendação A, evidência grau 3)
20 minutos de duração
2x/semana
30 segundos por exercício
Exercícios aeróbios (recomendação A, evidência grau 1)
2-3x/semana
40-60% da FC máxima
Caminhadas, corridas e bicicleta estacionária
Exercícios na água são mais tolerados
Exercícios de força (recomendação A, evidência grau 2)
2-3x/semana
Intensidade 40-80% de 1RM
1-3 séries
Priorizar posições confortáveis (sentado, deitado ou com algum apoio)
Priorizar membros inferiores (por maior fraqueza)

1RM: uma repetição máxima; FC: frequência cardíaca; FM: fibromialgia.
Fonte: Lancha Junior et al., 2016;[13] Lima e Peçanha, 2019.[19]

Hidroterapia e balneoterapia

Os exercícios aquáticos também têm sido recomendados para o tratamento da FM. As propriedades hidrodinâmicas da água, como flutuabilidade, densidade e pressão hidrostática, proporcionam resistência ao movimento, levando ao fortalecimento muscular e causando relaxamento muscular, baixo impacto articular e melhora do retorno venoso. Quatro revisões avaliaram até 21 ensaios e 1.306 participantes com FM. Uma revisão de alta qualidade incluiu 10 ensaios com 446 participantes, e a maioria consistia em banhos de água ou lama à temperatura corporal de 36 a 37 °C, ou ligeiramente acima (40 a 45 °C). Houve uma melhora significativa na dor, mantida em longo prazo. Em indivíduos com FM, a terapia aquática mostrou evidência de pequena redução da dor e pequena melhora na QV. Nenhum efeito significativo foi encontrado para sintomas depressivos e contagem de *tender points*.[1-3,5-7,20,21]

Como a FM está fortemente ligada às dores reumáticas, a aplicação de calor por terapia termal (balneoterapia) surge como uma escolha natural para o tratamento da FM. A terapia de *spa* é um tratamento popular em muitos países europeus, bem como no Japão e em Israel. Um estudo prospectivo randomizado de um tratamento de 10 dias foi feito em 48 pacientes com FM, melhorando sua QV. Em outro estudo, os pacientes com FM que responderam mal às terapias farmacológicas foram submetidos ao tratamento com banho de lama. Um ciclo de aplicações de banho de lama mostrou efeitos benéficos em pacientes com FM cujos parâmetros de avaliação permaneceram estáveis após 16 semanas.[21]

No geral, houve benefícios com a utilização de hidroterapia e balneoterapia, embora poucas evidências sugiram superioridade de uma sobre a outra. Seu grau de recomendação é fraco.[1-3,5-7,20]

Terapias psicológicas

Fatores psicossociais contribuem para o desenvolvimento e a manutenção da FM, e os pacientes percebem fatores como "sofrimento emocional" e "estresse mental" como mais relevantes para o agravamento dos sintomas. Alguns estudos sugerem o conceito de resiliência, que pode ser amplamente definido como um fator de proteção que torna as pessoas menos vulneráveis a eventos adversos futuros da vida, e que pode ser aplicado a pacientes com qualquer condição de dor crônica. Em pacientes com FM, o genótipo e os fatores ambientais podem desempenhar um papel importante no desenvolvimento de uma personalidade mais ou menos resiliente.[3,22]

A depressão é uma comorbidade comum na FM e um dos principais contribuintes para a má QV e incapacidade funcional. No entanto, a depressão pode ser difícil de avaliar em pacientes com FM em virtude da sobreposição dos sintomas somáticos. Além da depressão, estudos também sugerem que a FM está associada a uma alta prevalência de suicídio. Em um estudo com 383 pacientes com FM, os pesquisadores descobriram que 48% dos pacientes relataram ideação suicida; 39,7% relataram ideação suicida passiva e 8,3% relataram ideação suicida ativa. A ideação suicida foi correlacionada com depressão, ansiedade, qualidade do sono e saúde mental global.[23]

Em geral, terapias de intervenções psicológicas podem ser eficazes na melhora da funcionalidade, dor e humor em comparação com controles, mas a qualidade da evidência ainda é baixa. São necessárias mais pesquisas sobre os resultados das terapias para determinar se os efeitos positivos identificados após a intervenção são sustentados. Já a eficácia de *biofeedback*, terapias de movimento e terapias baseadas em relaxamento permanece incerta, pois a qualidade da evidência existente é baixa ou muito baixa.[3,22]

Terapia cognitivo-comportamental

A terapia cognitivo-comportamental (TCC) consiste na aplicação de uma variedade de técnicas concebidas para modificar as crenças disfuncionais e as informações defeituosas, dentro de um modelo cognitivo. Destina-se a ajudar os pacientes a lidar melhor com seus sintomas e melhorar a QV relacionada à saúde. Cinco revisões sistemáticas avaliadas incluíram 30 ensaios e pelo menos 2.031 participantes e mostraram a eficácia da TCC. Apesar de seu grau fraco de recomendação, a TCC é considerada segura e eficaz na redução da dor e da incapacidade, com resultados mantidos em longo prazo.

Muitos pacientes com FM possuem traços de personalidade dominada pela luta na conquista de elevados padrões pessoais e sociais, o que os induz a terem como objetivo principal a busca do perfeccionismo em todas suas ações. Um ensaio clínico randomizado (ECR) de terapia psicodinâmica em pacientes com FM e depressão maior se propôs a testar a "cura" da FM. A terapia psicodinâmica breve (25 sessões, 1 sessão/semana) não foi superior à terapia de suporte, incluindo medicação antidepressiva e analgésica (4 sessões em 6 meses), no que diz respeito aos sintomas somáticos e psicológicos, e à QV relacionada à saúde.[1-3,5,7,11,24-27]

Estratégias de intervenção corpo e mente

Também chamadas de terapias de atenção plena, terapia corpo-mente ou *mindfulness*, consistem na prática de se estar no momento presente da maneira mais consciente possível. Ou seja, foca sua atenção em cada movimento, situação e respiração. As intervenções corpo-mente são baseadas no princípio holístico de que a mente, o corpo e o comportamento estão todos interligados. As intervenções corpo-mente incorporam estratégias que melhoram o bem-estar psicológico e físico, visam permitir que os pacientes assumam um papel ativo em seu tratamento e promovem a capacidade de enfrentamento dos pacientes. Essas intervenções são amplamente utilizadas em pacientes com FM para ajudar a controlar seus sintomas e melhorar seu bem-estar. Seis revisões incluíram 13 ensaios e 1.209 participantes. Elas mostraram que houve redução do estresse e melhora na dor, e 4 de 6 programas também incluíram a prática diária em casa mais um retiro único em um dia inteiro. Contudo, elas apresentam grau de recomendação fraco.[1-3,5-7,28-31]

Meditação, relaxamento e hipnose

As terapias de relaxamento usam técnicas para regular o equilíbrio entre os sistemas simpático e parassimpático, e reduzir os sintomas de excitação simpática presentes na dor crônica, incluindo o estresse situacional, a tensão muscular e a respiração superficial. Seis revisões, incluindo até oito ensaios e 559 participantes, focados em *qigong*, ioga, *tai chi chuan* ou uma combinação dessas terapias, não mostrou evidências suficientes para sugerir recomendações sobre essas terapias individualmente. Entretanto, uma revisão que incluiu sete ensaios (362 participantes) randomizados para *tai chi*, ioga, *qigong* ou terapia de consciência corporal observaram melhora no sono e na fadiga, as quais foram mantidas em longo prazo. Algumas evidências de baixa qualidade revelaram que as terapias baseadas em relaxamento, em comparação com os controles em cuidados usuais, mostraram uma vantagem para a funcionalidade e para a dor. Para o *status* do quadro de humor pós-intervenção, houve pouca ou nenhuma diferença, assim como na retirada do tratamento. Não houve diferença entre os grupos quanto ao número de retiradas e nenhum evento adverso foi relatado. Com as evidências disponíveis, a meditação e terapias de relaxamento possuem grau de recomendação moderado.[1-3,5,30,31]

Biofeedback

O *biofeedback* (BFB) é um procedimento no qual as respostas corporais dos pacientes, como a tensão muscular, a frequência cardíaca ou a temperatura da pele, são monitoradas e relatadas ao paciente por meio de uma modalidade auditiva ou visual. Várias modalidades de BFB são utilizadas, sendo o *feedback* eletromiográfico (FB-EMG) o mais comum para o tratamento da FM. No FB-EMG, os pacientes aprendem a controlar e aliviar sua tensão muscular. O BFB é frequentemente chamado de "intervenção psicofisiológica", embora seus mecanismos de mudança sejam mais psicológicos do que fisiológicos. Tem sido demonstrado que a eficácia do FB-EMG é mediada por mudanças cognitivas, como aumento da autoeficácia e estratégias de enfrentamento induzidas pelo treinamento de BFB, em vez do controle fisiológico aprendido. O *feedback* eletroencefalográfico (FB-EEG) é muitas vezes referido como *neurofeedback* ou *biofeedback* EEG. O FB-EEG registra e relata as ondas de EEG. Os pacientes são capazes de aprender a influenciar potenciais evocados, potenciais relacionados a eventos, potenciais corticais lentos e componentes de frequência de EEG.[32]

Uma metanálise sobre a eficácia do BFB na FM descobriu que o FB-EMG foi eficaz para uma redução na intensidade da dor com um grande tamanho de efeito, embora em curto prazo. Com base nos resultados, os efeitos pré e pós não controlados foram grandes para intensidade da dor, fadiga e qualidade de vida relacionada a saúde (QVRS). Em comparação aos grupos-controle, o BFB também reduziu significativamente a intensidade da dor, com um grande tamanho de efeito. O BFB não reduziu problemas de sono, depressão, fadiga ou QVRS no curto prazo em comparação com grupos-controle. Também não reduziu a intensidade da dor, problemas de sono, depressão, fadiga ou QVRS em longo prazo. Análises de subgrupos revelaram que apenas o FB-EMG, e não o FB-EEG, reduziu significativamente a intensidade da dor em comparação aos grupos-controle.[32] O BFB da variabilidade da frequência cardíaca (FB-HRV, do inglês *heart rate variability biofeedback*) pode ser eficaz na melhora da oscilação da frequência cardíaca, aumentando assim a resistência ao estresse e a adaptabilidade emocional e reduzindo a dor. Os estudos revisados apresentaram falhas metodológicas. No entanto, o FB-HRV é um tratamento promissor para a dor crônica.[33] Concluindo, houve pouca ou nenhuma diferença na funcionalidade, na dor, no humor e no número de retiradas entre as pessoas que receberam terapia de atenção plena e cuidados habituais. Nenhum estudo relatou quaisquer eventos adversos.

Dessensibilização e reprocessamento por meio dos movimentos oculares

A dessensibilização e reprocessamento por meio dos movimentos oculares (EMDR, do inglês *eye movement desensitization and reprocessing*) é uma abordagem psicoterapêutica integrativa desenvolvida por Francine Shapiro na década de 1980. Ela surgiu como um tratamento para o transtorno de estresse pós-traumático, por sua eficácia na redução dos sintomas clínicos, evidenciada em diversas metanálises, tanto em adultos quanto em crianças e em adolescentes. É uma psicoterapia estruturada que combina a utilização de métodos psicoterapêuticos bem estabelecidos (incluindo exposição imaginária, cognitiva e técnicas de autocontrole) com a utilização de elementos específicos, como estimulação sensorial bilateral (p. ex., os movimentos dos olhos ou batida das mãos, induzidos pelo estalar dos dedos do terapeuta), e o princípio do duplo foco de atenção. Também envolve o movimento para frente e para trás dos olhos, e de um lado para o outro, enquanto direciona a mente a questões problemáticas na vida (p. ex., dor, estresse, trauma).[34,35]

De acordo com esse princípio, concentrando-se em memórias que causam distúrbios emocionais, ao mesmo tempo que atende a um estímulo de atenção sensorial dupla, a EMDR facilita o processamento da informação do assunto angustiante emocional.[34,36] Além disso, a EMDR mostrou sua aplicabilidade clínica no tratamento de outras patologias, como vícios, depressão, ansiedade e dor crônica. Nesse último caso, até o momento sete ECR investigaram a eficácia da EMDR em diferentes condições de dor crônica: enxaqueca, lombalgia, artrite reumatoide, dor aguda após cirurgia abdominal, dor por FM e dor crônica difusa. Essa técnica foi estudada em dois estudos controlados e 10 estudos observacionais, incluindo 196 pacientes, com significativa melhora da dor. Outros cinco estudos avaliaram incapacidade, oito estudos avaliaram a depressão e cinco estudos avaliaram a ansiedade. Todos mostraram melhora significativa. O seguimento dos pacientes mostrou melhora sustentada e nenhum efeito adverso foi relatado.[37]

Acupuntura, eletroacupuntura e acupressura

A acupuntura possui bases filosóficas da Medicina Tradicional Chinesa e com fundamentos contemporâneos amparados na neurofisiologia. Ela consiste na aplicação de agulhas finas, introduzidas na superfície do corpo. Já os praticantes de acupressura usam os dedos, palmas das mãos, cotovelos, pés ou dispositivos especiais para aplicar pressão a pontos de acupuntura nos meridianos do corpo. Às vezes, a acupressura também envolve alongamento ou massagem de acupressura.[1-3,6,7,38,39]

Oito revisões incluíram 16 ensaios e 1.081 participantes. Uma revisão de alta qualidade incluiu nove ensaios (395 pacientes) e, adicionada à terapia padrão, a acupuntura resultou em melhora na dor. A eletroacupuntura também foi associada à melhora da dor, do sono, do bem-estar global e da fadiga, além da rigidez.[1-3,6,7,38,39]

Em alguns casos, a acupuntura não difere da acupuntura placebo (simulada ou estimulação de não pontos) na melhora do sono ou bem-estar global, ou na redução da dor ou da fadiga. Os mecanismos de ação da acupuntura no tratamento da FM parecem estar correlacionados a alterações nos níveis séricos de serotonina. A acupuntura mostra nível baixo a moderado na melhora da dor e da rigidez em pacientes com FM. É um tratamento seguro, mas seu efeito não se mantém por mais de seis meses de acompanhamento.[21]

Outros tratamentos: técnicas manipulativas (quiropraxia, massagem, quiropatia), dança, laserterapia, terapias térmicas

A incessante busca por recursos terapêuticos para o alívio dos sintomas na FM tem levado à proposição de numerosos e diversificados tratamentos. No entanto, a avaliação de sua eficácia frequentemente sofre grande limitação por falhas de delineamento dos estudos, amostragem insuficiente e falta de padronização na aferição dos resultados, entre outros problemas metodológicos que geram observações conflitantes e dificuldade na elaboração de diretrizes. De fato, existe grande variedade de sintomas em pacientes com FM e maior dificuldade na mensuração de manifestações subjetivas, mas é bastante importante promover estudos de boa qualidade metodológica sobre as chamadas terapias alternativas e complementares, visto que acabam alcançando grande popularidade entre os pacientes.[40]

Técnicas manipulativas (quiropraxia, massagem, quiropatia)

A terapia manual tem sido definida de diferentes maneiras: manipulação de tecidos moles e articulações usando as mãos e mapeamento sistemático de tecidos moles com pressão rítmica para prevenir, desenvolver, manter, reabilitar ou aumentar a função física ou aliviar a dor. Na prática, a terapia manual desempenha um papel importante no tratamento de pacientes com distúrbios musculoesqueléticos mais comuns no ambiente da fisioterapia. Lombalgia crônica, enxaqueca, ansiedade, hipertensão, depressão e muitas outras condições físicas e psicológicas demonstraram responder positivamente à terapia manual. No entanto, a maior parte da literatura relata os efeitos benéficos da terapia manual em pessoas saudáveis e são poucos os estudos que relatam esses efeitos em pacientes com FM.[41]

A intensidade da massagem deve ser moderada para evitar dores excessivas e ser benéfica. A aplicação de diferentes tipos de massagem em pacientes com FM, incluindo massagem do tecido conjuntivo, traz benefícios em termos de melhora dos sintomas da FM, principalmente dor, ansiedade e depressão. Recomendações também apoiam a aplicação da massagem do tecido conjuntivo, entre outras terapias manuais, e concluem que melhoram a dor, o estado de saúde e a QV, podendo ser utilizadas no tratamento de pacientes com FM.[41]

No que diz respeito especificamente à dor, a massagem pode ser um fator de analgesia imediata por várias razões. Kalkigi e Watanabe[42] constataram que, entre outros estímulos aplicados à pele, a vibração cutânea alterava, nos sujeitos avaliados, tanto os valores de escalas visuais analógicas para a dor quanto os potenciais somatossensoriais cerebrais evocados relacionados à dor. A explicação mais plausível por eles postulada é a teoria de controle de comporta, segundo a qual estímulos sensoriais como coçar e pressionar, veiculados por fibras grossas, podem inibir a transmissão de impulsos nervosos pelas fibras finas, relacionadas à dor. Essa inibição da dor, contudo, é temporária. Algumas publicações mostraram que a massagem é um recurso eficaz em reduzir significativamente os níveis de dor e de depressão, além de uma redução no uso de analgésicos pelos pacientes, em estudos não controlados. Entretanto, a conclusão de uma revisão sistemática[43] foi de que ainda há baixo nível de evidência quando comparada a outras formas de tratamento. A terapia manual com pressão digital moderada por 15 minutos na musculatura cervical posterior parece diminuir a percepção de dor em mulheres com FM.[41]

A quiropraxia, outra técnica manipulativa muito popular nos EUA, foi alvo de um estudo de revisão que mostrou que quase 50% dos pacientes com FM realizaram tratamento quiroprático, e 46% deles informaram um grau de melhora de moderado a grande em suas condições.[44] Outra revisão sistemática de 2015[45] sobre massagens e quiropraxia concluiu que há evidência limitada[46] ou nenhuma evidência[47] para a quiropraxia. Em relação à massagem, a conclusão foi de que os trabalhos tinham baixa qualidade, fornecendo um modesto apoio para o uso da massagem terapêutica no tratamento da FM.[47-49]

Além das técnicas manipulativas citadas, e de grande utilização por parte dos pacientes, outras terapias não convencionais também podem ser encontradas na literatura, como dança, moxabustão, terapia com oxigenação hiperbárica (TOH), musicoterapia, terapia a laser de baixa intensidade, banhos medicinais, terapia com correntes elétricas, homeopatia e fitoterapia; no entanto, os estudos não fornecem base científica para a indicação da maioria delas,[47-50] as quais serão discutidas a seguir.

Dança

A dança, um gênero de atividade física, pode ser uma experiência social, uma expressão artística e uma atividade de lazer, além de um estímulo rigoroso para a aptidão física. A dança pode incluir música e, embora os movimentos de dança possam ser chamados de "funcionais", o objetivo da dança é a expressão deliberada e intencional do próprio corpo através do movimento. Benefícios da dança para condições crônicas podem ser encontrados na literatura, por exemplo, melhora da funcionalidade e aptidão cardiovascular, motivação para participação e QV, bem como redução da mortalidade cardiovascular, quando comparada ao treinamento físico tradicional. Benefícios emocionais foram observados após a participação em exercícios baseados em dança entre indivíduos mais velhos. Uma abordagem específica, baseada em dança, comum na literatura é a terapia de movimento de dança (TMD), definida como o uso psicoterapêutico do movimento que promove a integração emocional, social, cognitiva e física do indivíduo. A TMD tem sido usada para doenças como câncer, esquizofrenia, depressão, demência e doença de Parkinson.[51,52]

A dança contribui para o treinamento físico de equilíbrio, coordenação, força, flexibilidade, capacidade aeróbica, saúde óssea e propriocepção. Além disso, promove maior motivação para o exercício, atenção e capacidade cognitiva, vitalidade e efeitos positivos no humor, nas competências cotidianas e na vida social. A dança também pode oferecer estimulação auditiva, visual e sensorial, aprendizagem motora, percepção emocional, expressão e interação. Todas essas características tornam a dança um "ambiente enriquecido" e que pode valer como um componente dentro do planejamento terapêutico da FM. Uma revisão com 13 estudos demonstrou discreta evidência usando intervenções como dança do ventre, TMD, dança aeróbica, biodança e zumba, realizadas principalmente em mulheres de meia-idade. A dança pode ser uma intervenção eficaz, levando a uma redução do nível de dor com um tamanho de efeito que pode ser considerado grande. Além disso, ela também pode melhorar a QV e a funcionalidade, além de reduzir a ansiedade e a depressão. A falta de abordagens comuns na intervenção e avaliação dos resultados, bem como de padronização no relato desses resultados, ainda representa uma barreira para um agrupamento mais homogêneo dos dados e melhor análise dos estudos disponíveis.[51,52]

Moxabustão

Estudos sugerem que 60 a 90% dos pacientes com FM utilizam algum método terapêutico complementar ou alternativo; desses, 22% tentam acupuntura e terapia de moxabustão. Como método terapêutico, a moxabustão (ou moxaterapia, que consiste no uso de um bastão aceso com fogo, contendo as ervas *Artemisia sinensis* e *Artemisia vulgaris*, colocado a distância da pele) tem sido usada para tratar síndromes dolorosas há mais de 2 mil anos. Diretrizes terapêuticas recomendam moderadamente a moxabustão, pois pode melhorar os sintomas da FM. A moxabustão em pontos dolorosos é segura e eficaz, e apresenta um melhor efeito persistente em comparação com a combinação de tramadol de liberação retardada e amitriptilina. Nenhum evento adverso grave foi relatado nesse tipo de intervenção.[53]

Terapia com oxigenação hiperbárica

A TOH é definida pela *Undersea and Hyperbaric Medical Society* como um tratamento no qual o paciente respira 100% de oxigênio intermitentemente, enquanto a câmara de tratamento é pressurizada para pressão acima do nível do mar (1 atmosfera absoluta [ATA] = 760 mmHg). É realizado em uma câmara *monoplace* (para uma única pessoa) ou *multiplace* (normalmente para 2 a 14 pacientes). Sessões de tratamento geralmente duram de 30 a 120 minutos, dependendo da indicação, mas a frequência e o número total de sessões ainda não foram padronizados. Recentemente, a TOH mostrou efeitos benéficos no manejo de condições de dor crônica. Ela foi considerada útil em pacientes com síndrome de dor regional complexa, neuralgia do trigêmeo, FM e enxaqueca. Além disso, efeitos anti-inflamatórios exibidos podem levar a alterações na função glial e retificação da atividade cerebral anormal associada à FM.[54,55]

Dois estudos aumentaram o interesse em seu uso potencial como tratamento para FM. Em 2004, um ECR testou essa hipótese em 50 pacientes com FM: 26 foram submetidos a 15 sessões de TOH de 90 minutos a 2,4 ATA ao longo de três semanas, e 24 receberam tratamento simulado na forma de 15 sessões de 90 minutos de ar respirável a 1 ATA. O número de *tender points*, os limiares de dor medidos pelo algômetro e os escores de dor pela EVA mostraram uma diminuição significativa, que persistiu até após a 15ª sessão. Mais recentemente, um ECR de controle ativo e cruzado avaliou o efeito da TOH nos pontos dolorosos e nos limiares de dor, na QV e na tomografia computadorizada por emissão de fóton único (SPECT, do inglês *single-photon emission computed tomography*) da atividade cerebral em 60 pacientes do sexo feminino com FM. Após 40 sessões de 90 minutos com 100% de oxigênio a 2 ATA, a TOH melhorou significativamente todos os sintomas da FM e a QV. A SPECT revelou uma retificação da atividade cerebral anormal: atividade reduzida no córtex somatossensorial e atividade aumentada nos córtices frontal, cingulado, temporal medial e cerebelar. Esses dados mostram que a TOH não apenas pode melhorar os sintomas da FM, mas também pode induzir a neuroplasticidade e corrigir significativamente a atividade anormal em áreas do cérebro relacionadas à dor.[54,55]

Embora esses resultados sejam animadores, mais estudos são necessários para encontrar a curva dose-resposta ideal e o tempo de tratamento. Um ensaio clínico prospectivo e observacional envolveu 32 pacientes com FM submetidos à TOH (100% de oxigênio a 2,5 ATA com intervalos de ar) administrada três vezes por semana em um total de 20 sessões de 90 minutos. O estudo mostrou que 28 pacientes pontuaram melhor nos sintomas de ansiedade (mas não nos de depressão) após 10 e 20 sessões, enquanto os sintomas de fadiga melhoraram apenas após 20 sessões. Não houve alteração significativa na qualidade do sono e os efeitos adversos foram limitados. Além disso, na mesma população Casale et al.[7] realizaram um estudo longitudinal observacional focado em mudanças na eficiência neuromuscular, que está prejudicada na FM e pode estar associada à fadiga muscular, usando eletromiografia. Os autores demonstraram, em 22 pacientes com FM, que a TOH não melhorou a força muscular nem alterou o conteúdo de fibras musculares, mas melhorou a capacidade do comando motor central em gerar o mesmo esforço com menos fibras recrutadas.[55] Mais estudos são necessários para melhorar essa compreensão dos mecanismos subjacentes aos efeitos da TOH e esclarecer seu papel no tratamento da FM.

Musicoterapia

Em relação à musicoterapia, uma metanálise avaliou seus efeitos na dor, na depressão e na QV em pacientes com FM. A musicoterapia foi superior em todos os domínios. No entanto, em virtude da baixa quantidade e qualidade dos estudos incluídos, é necessário que haja ECR em maior quantidade e de alta qualidade para confirmar seus efeitos benéficos.[56,57]

Laserterapia

Descobriu-se que o uso de diferentes comprimentos de onda de luz é uma terapia alternativa para a FM. Sabe-se que a terapia com laser de baixa potência é terapêutica, sendo capaz não só de direcionar um evento na recepção dolorosa, mas também de estender sua eficácia sobre toda a hierarquia de mecanismos de sua origem e regulação. A terapia de fotobiomodulação a laser tem sido relatada como eficaz no tratamento de uma variedade de distúrbios musculoesqueléticos miofasciais, incluindo FM. A combinação de laserterapia e administração de cloridrato de amitriptilina mostrou-se eficaz nos sintomas clínicos e na QV na FM; além disso, a terapia com laser de arseneto de gálio também se mostrou um tratamento seguro e eficaz, que pode ser utilizado como monoterapia ou tratamento complementar a outros procedimentos terapêuticos. Algumas evidências também apoiam o uso da terapia a laser em mulheres com FM para melhorar a dor e a amplitude de movimento da parte superior do tronco.[21]

Terapias térmicas

Terapias térmicas têm sido usadas para tratar a FM. Atualmente são utilizadas duas terapias principais: aquecimento corporal e crioterapia. A balneoterapia já foi discutida na seção "Hidroterapia e balneoterapia". Uma estratégia amplamente utilizada em traumas relacionados ao esporte é a aplicação do frio como agente terapêutico para alívio da dor. A crioterapia se refere ao uso de baixas temperaturas para diminuir a reação inflamatória, incluindo o edema. A crioterapia induz várias reações fisiológicas do organismo, como aumento de citocinas anti-inflamatórias, betaendorfinas, hormônio adrenocorticotrófico, leucócitos, catecolaminas e cortisol, imunoestimulação pela resposta da noradrenalina ao frio, aumento do nível de antioxidantes totais plasmáticos e redução da dor pela alteração da condução nervosa. Quando comparados a controles com FM, os pacientes com FM tratados com crioterapia relataram melhora mais pronunciada da QV. A crioterapia de corpo inteiro também foi considerada uma terapia adjuvante útil para FM.[21]

Terapias com correntes elétricas

Terapias com correntes analgésicas elétricas têm sido utilizadas no tratamento da FM. Uma revisão da literatura distingue dois tipos de eletroestimulação: não invasiva (estimulação elétrica nervosa transcutânea, ou TENS, cuja aplicação ocorre por eletrodos na pele) e invasiva (eletroacupuntura, que é a combinação de corrente e acupuntura). A eletroacupuntura já foi discutida neste capítulo. Os estudos avaliando a utilização da TENS observaram que há uma baixa qualidade de evidência, sugerindo sua eficácia no alívio da dor em pacientes com FM. No entanto, apenas nove artigos foram incluídos: quatro com TENS, dois com TENS associada ao exercício físico e três com eletroacupuntura. Além de incluir um número baixo de estudos, eles apresentaram alto risco de viés, e não houve ocultação da alocação dos sujeitos nem cegamento do paciente e dos investigadores e nenhuma análise por intenção de tratamento. No protocolo de tratamento, as correntes foram aplicadas por pelo menos 20 a 40 minutos com diferentes frequências de estimulação (4, 80, 100 e 150 Hz). A corrente interferencial (IFC, do inglês *interferential current*) é uma corrente elétrica de média frequência, aplicada na pele para promover o alívio da dor. Uma revisão sistemática recente mostrou que essa corrente é uma terapia eficaz para reduzir a dor e melhorar a qualidade do sono em pacientes com FM. No entanto, apenas um artigo foi incluído na revisão, no qual o IFC não foi aplicado como estratégia única, mas em combinação. Assim, não é possível neste momento verificar a real eficácia da IFC em pacientes com FM.[19-21]

Homeopatia e Fitoterapia

Duas revisões sobre o efeito da homeopatia na FM incluíram quatro ensaios e 163 participantes. Ambos continham uma revisão incluindo apenas quatro ensaios randomizados e cada um mostrou algum benefício da homeopatia, em alguns resultados. No entanto, todos os ensaios tinham falhas graves. Três revisões sobre o relaxamento com imagens guiadas incluíram até seis ensaios e 357 participantes. A revisão de mais alta qualidade forneceu algumas evidências de que pode ser eficaz na dor. Revisões também examinaram as terapias eletrotérmica e fototerapêutica, a fitotermoterapia e o diário/contação de história, e não houve evidência suficiente em cada uma para permitir uma recomendação.[3]

Embora a maioria das terapias alternativas ou complementares utilizadas no alívio dos sintomas da FM não apresente evidências científicas de eficácia, elas podem ser consideradas, desde que se tomem os cuidados para não agravar os sintomas ou desviar recursos e engajamentos em tratamentos baseados em evidência, pois em algumas situações também podem oferecer uma forma de integração e socialização. Pacientes com FM estão vivendo, e não morrendo por causa de sua doença, e uma visão positiva, assim como o apoio familiar, são elementos-chave na abordagem desses pacientes.[1,50]

Neuromodulação

A modulação efetiva de áreas cerebrais tem sido obtida através de estimulação cerebral não invasiva por correntes magnéticas ou elétricas aplicadas no couro cabeludo como estimulação magnética e elétrica transcraniana. A estimulação transcraniana por corrente contínua (ETCC) é uma técnica de estimulação cerebral não invasiva que pode modular a excitabilidade cortical, segura e fácil de administrar. A ETCC anódica despolariza o soma ou os neurônios corticais piramidais e isso é tipicamente associado a um aumento na excitabilidade medida pela estimulação magnética transcraniana (EMT). A ETCC também pode interferir na conectividade funcional, sincronização e atividades oscilatórias nas redes corticais e subcorticais do sistema nervoso central (SNC), demonstrado no córtex motor primário (M1). Se a FM é uma disfunção do SNC, a ETCC pode ser útil no alívio da dor.[21,58]

Uma revisão sistemática incluiu 14 estudos, dos quais 10 eram ECR, a maior coorte de estudos clínicos sobre os efeitos da ETCC na dor da FM. Os resultados da metanálise mostraram que a ETCC ativa *versus* simulada ("placebo") tem um efeito pequeno a moderado nas classificações subjetivas da intensidade da dor. Levando em consideração apenas os resultados dos seis ECR, também foram encontrados benefícios com a ETCC. A avaliação final dessa revisão sistemática e metanálise sugere que a ETCC ativa aplicada na intensidade de 2 mA no córtex motor M1 esquerdo, por 20 min/dia em 10 sessões, parece ser capaz de diminuir a intensidade da dor. As técnicas de neuromodulação podem ser um novo tratamento eficaz para condições de dor crônica que se acredita serem causadas por disfunção do SNC.[58]

As funções cognitivas, como a memória, foram melhoradas em pacientes com FM por ETCC anódica sobre o córtex pré-frontal dorsolateral. Em pacientes com FM, a modulação das respostas hemodinâmicas por TENS durante a aplicação da estimulação nociceptiva também foi investigada e se mostrou eficaz no tratamento da FM, embora o mecanismo subjacente a esses achados ainda precise ser esclarecido.[21]

Apesar dessas evidências, há a necessidade de se realizarem mais estudos experimentais para entender e conhecer exatamente os mecanismos cerebrais de ação e, assim, determinar os alvos neurais mais eficazes e os parâmetros de estimulação e protocolos de tratamento ideais antes de realizar novos ensaios clínicos.[58]

Dieta

Intervenções dietéticas podem permitir que indivíduos com FM tenham um papel ativo no manejo de sua condição. A ingestão alimentar como um todo influencia muitos sistemas e processos fisiológicos; portanto, médicos e pacientes devem estar cientes dos perigos de seguir evidências anedóticas em relação às intervenções dietéticas. Mesmo que tais mudanças influenciem positivamente a FM e seus mecanismos subjacentes, podem influenciar negativamente outra fisiologia. Independentemente disso, a capacidade de certos elementos da nutrição de afetar direta ou indiretamente a fisiopatologia ou os sintomas da FM não deve ser ignorada. Existem vários mecanismos potenciais pelos quais a nutrição pode ser benéfica, incluindo: estado oxidativo ou dano; disfunção da modulação pró-inflamatória ou anti-inflamatória; disfunção da produção de energia; ou disfunção da neuromodulação nos sistemas nervosos periféricos ou centrais. Atualmente, faltam dados conclusivos definitivos sobre quaisquer intervenções nutricionais.[59]

Algumas evidências sugerem que a suplementação de vitamina D deve ser considerada no manejo da FM, tendo em vista que cerca de 40% dos indivíduos com FM foram relatados com deficiência dessa vitamina. Além disso, vários estudos sugeriram uma associação entre baixos níveis séricos de vitamina D e dor crônica, depressão e ansiedade em pacientes com FM. O primeiro estudo investigando o efeito da suplementação de vitamina D em indivíduos com FM foi conduzido por Arvold et al. em 2008.[60] Noventa pacientes com FM e deficiência leve a moderada de vitamina D foram aleatoriamente randomizados para receber 50.000 UI de colecalciferol por semana em comparação com placebo. Após oito semanas de intervenção, o grupo tratado apresentou melhora significativa nos escores da FM. Posteriormente, outros estudos foram realizados para avaliar o efeito da suplementação da vitamina D. Embora em uma amostra limitada de participantes, todos esses estudos relataram um efeito benéfico dessa suplementação. Apenas o estudo de Warner et al.[61] relatou resultados inconclusivos sobre os benefícios nos sintomas da FM. No entanto, todos os autores ressaltaram a importância de testar os níveis séricos de vitamina D e recomendar a suplementação quando houver fatores de risco para deficiência dessa vitamina.[62,63]

Vitaminas antioxidantes, como C e E, podem desempenhar um papel benéfico no manejo de certos sintomas típicos da FM, pois são úteis para preservar as funções cerebelares, memória, respostas emotivas e função muscular. No entanto, atualmente não existem estudos consistentes na literatura. Uma metanálise recente relatou níveis mais baixos de vitamina E em pacientes com FM do que em controles saudáveis, embora essa diferença tenha desaparecido quando estudos de baixa qualidade foram excluídos da análise. Além disso, o tratamento com vitaminas C e E combinado, com ou sem exercício, em comparação com o exercício apenas em 32 mulheres com FM, durante um período de 12 semanas, não mostrou melhora estatisticamente significativa nos sintomas, embora ambas as intervenções tenham resultado em níveis séricos significativamente mais elevados de vitaminas A, C e E.[62,63]

Evidências crescentes sugerem que pacientes com FM podem apresentar microbiota alterada. Isso levou alguns pesquisadores a levantar a hipótese de um benefício no uso de probióticos para o tratamento da FM. Um estudo-piloto para investigar o efeito de suplementação por sete semanas com um probiótico multiespécies mostrou melhora da cognição, particularmente na escolha impulsiva e tomada de decisão, em 40 indivíduos diagnosticados com FM. Por outro lado, não foram observados outros efeitos benéficos no autorrelato de dor, QV, depressão ou ansiedade.[62,63]

Os pacientes com FM geralmente apresentam sintomas gastrointestinais que se sobrepõem significativamente a vários distúrbios relacionados ao glúten, como náusea, dor abdominal, fadiga, dor crônica e distúrbios do humor, sugerindo uma possível coexistência de sensibilidade ao glúten não celíaca nesses pacientes. Isso levou muitos pesquisadores a levantar a hipótese de que uma dieta sem glúten poderia ser benéfica. Um estudo-piloto que investigou o impacto clínico de uma dieta sem glúten por um ano em uma pequena amostra de sete pacientes com doença celíaca, síndrome do intestino irritável (SII) e FM, revelou uma melhora geral dos sintomas de dor, QV e função cognitiva, bem como dos níveis séricos do anticorpo antitransglutaminase tecidual. Posteriormente, o mesmo grupo de pesquisa investigou o efeito de uma dieta sem glúten por um ano em 97 mulheres com FM e SII (com ou sem enterite linfocítica), mostrando uma melhora leve, mas significativa, em ambos os sintomas relacionados à SII (dor abdominal crônica, alterações no hábito intestinal, distensão abdominal) e sintomas relacionados à FM (dor crônica generalizada, *tender points*, fadiga e sono agitado) no subgrupo de enterite linfocítica. Resultados semelhantes foram obtidos em uma intervenção sem glúten por 16 meses em 20 pacientes com FM sem doença celíaca. Além disso, Slim et al.[64] realizaram um estudo piloto aberto de seis meses para estudar o efeito de uma dieta sem glúten contra uma dieta de baixa caloria em 75 pacientes com FM apresentando sintomas semelhantes aos da sensibilidade ao glúten. Os autores descobriram que ambas as intervenções dietéticas resultaram em efeitos benéficos sobre os sintomas, concluindo que a dieta isenta de glúten não foi superior à dieta hipocalórica em indivíduos com FM com sintomas semelhantes aos da sensibilidade ao glúten.[62,63]

Os *fermentable oligosaccharides, disaccharides, monosaccharides and polyols* (FODMAP) são carboidratos de cadeia curta mal absorvidos, incluindo lactose, frutose livre, polióis, frutanos e galacto-oligossacarídeos. A dieta baixa em FODMAP mostrou benefícios significativos no tratamento da SII. Como uma boa parte dos pacientes com FM sofre de queixas relacionadas à SII, foi levantada hipótese de que uma dieta com baixo teor de FODMAP poderia ser benéfica para indivíduos com FM. Um estudo de intervenção de quatro semanas com 38 mulheres com FM mostrou redução significativa nos distúrbios gastrointestinais e nos sintomas da FM, incluindo escores de dor, bem como uma redução no peso corporal e na circunferência da cintura.[62,63]

As dietas vegetarianas são caracterizadas por grandes quantidades de alimentos vegetais ricos em fibras, vitaminas, minerais e elementos antioxidantes, levando à hipótese de que esse padrão alimentar pode exercer efeitos analgésicos em pacientes com FM, em razão de suas propriedades anti-inflamatórias e ausência ou redução de proteínas animais. O primeiro estudo testando o efeito de uma dieta vegetariana em pacientes com FM foi realizado em 1993, em uma pequena amostra de 10 indivíduos. Após um período de três semanas de dieta vegetariana, os participantes relataram melhora geral no bem-estar subjetivo. Alguns anos depois, Kaartinen et al.[65] testaram uma dieta vegana crua rigorosa por três meses em 18 pacientes com FM, destacando uma melhora significativa nos escores de dor, na rigidez articular e na qualidade do sono. Curiosamente, esses efeitos benéficos tendiam a desaparecer imediatamente após o retorno à dieta onívora. Resultados semelhantes com uma dieta vegana crua foram obtidos por outros dois estudos, um com um grupo de 33 pacientes com FM após um período de intervenção de três meses e o outro, uma amostra de 30 indivíduos com FM acompanhados por sete meses. Por outro lado, após seis semanas de intervenção dietética com dieta vegetariana, 37 pacientes com FM relataram melhora significativa nos sintomas de dor, mas isso acabou sendo menor do que em um grupo controle de pacientes que receberam tratamento farmacológico com cloridrato de amitriptilina. Finalmente, um programa de intervenção de quatro semanas combinando exercícios de estabilização do *core* mais uma dieta lactovegetariana em 21 pacientes com FM que apresentavam dor lombar levou à redução da dor e melhora na composição corporal.[62,63]

Uma recente metanálise avaliou, em 22 estudos, a influência da dieta nos sintomas da FM. Nesses estudos, houve 17 intervenções dietéticas diferentes: uso da coenzima Q10; uso de probióticos; uso da *Chlorella*; dieta vegana; suco de cereja azeda; dieta pobre em FODMAP; suplementação com soja; uso de azeite extravirgem; suplementação com cafeína; eliminação do glutamato monossódico e do aspartame; suplementação de vitaminas C e E e sementes de *Nigella sativa* (cominho preto) 15%; e suplementação de vitaminas C e E, creatina e acetil-l-carnitina. Outros dois estudos incluídos nessa metanálise investigaram suplementos à base de fitoterápicos, com uma infinidade de diferentes extratos de plantas, e um estudo investigou um suplemento à base de fitoterápicos com uma dieta de eliminação. Uma série de controles foram implementados: controle de placebo, dieta padrão, controle de lista de espera, controles saudáveis para comparar os exames de sangue dos participantes e tratamento convencional. Na análise final, houve um total de 80 medidas de resultados diferentes. Essas medidas de resultados foram categorizadas nas seguintes áreas: gravidade da doença, saúde geral, dor, saúde mental; sono, fadiga e cansaço; força, rigidez e tolerância ao exercício; sintomas ou condições gastrointestinais, função cognitiva e diversos. As três medidas mais comuns de resultados relatados com melhora foram, em ordem decrescente: escala visual analógica (63,64%), Questionário de Impacto da Fibromialgia (50%) e avaliação dos *tender points* (36,36%). Apesar das limitações substanciais, uma redução na dor e na gravidade geral da FM foi observada nos estudos que suplementaram com *Chlorella*, coenzima Q10, acetil-l-carnitina, dieta vegana, azeite extravirgem, dieta com baixo teor de FODMAP e a combinação de vitaminas C e E e sementes de *Nigella sativa*. Cada uma dessas intervenções demonstrou estar envolvida na melhora do estado oxidativo, produção de energia e marcadores inflamatórios. A coenzima Q10, em particular, parece promissora, pois tem sido associada a benefícios sobre o estresse oxidativo e metabolismo energético e na regulação da inflamação. Mais pesquisas são necessárias em cada uma das intervenções, com metodologias de amostragem estatisticamente sólidas e medições de estresse oxidativo e biomarcadores inflamatórios para reforçar ainda mais a compreensão fisiopatológica. Outras pesquisas também podem se beneficiar da investigação de certas combinações de modalidades nutricionais.[59]

CONCLUSÃO

O diagnóstico da FM requer experiência clínica, uma boa anamnese e a adequada exclusão de doenças que apresentam sinais e sintomas semelhantes e que requerem abordagens terapêuticas diferenciadas. O intuito deste capítulo foi tentar agrupar as principais possibilidades de tratamentos não farmacológicos, com ênfase nas terapias amparadas por evidência científica, para auxiliar os profissionais da saúde em suas tomadas de decisão clínica (Quadro 5). Ressalta-se ainda que as características individuais devem ser levadas em consideração para a escolha do tratamento em virtude da heterogeneidade dos sintomas presentes na FM. Por fim, sugere-se que o acompanhamento seja multiprofissional, composto por médico, fisioterapeuta, educador físico e psicólogo, em razão do quadro clínico multifatorial dessa condição.

QUADRO 5 Recomendações não medicamentosas sugeridas para o tratamento da FM

Recomendação	Nível de evidência	Grau	Força da recomendação	Concordância (%)
Exercícios aeróbios e de fortalecimento	Ia	A	Forte	100
TCC	Ia	A	Fraca	100
Acupuntura	Ia	A	Fraca	93
Hidroterapia	Ia	A	Fraca	93
Terapias meditativas	Ia	A	Fraca	71-73
Mindfulness	Ia	A	Fraca	71-73

FM: fibromialgia; TCC: terapia cognitivo-comportamental.
Fonte: Macfarlane et al., 2017.[3]

REFERÊNCIAS

1. Ranzolin A, Chiuchetta FA, Heymann RE. Dores musculoesqueléticas localizadas e difusas. 2. ed. São Paulo: Planmark; 2017.
2. Posso IP, Grossmann E, Fonseca PRB, Perissinotti DMN, Oliveira Júnior JO, Souza JB, et al. Tratado de dor: publicação da Sociedade Brasileira para o Estudo da Dor. São Paulo: Atheneu; 2017. V. I e II.
3. Macfarlane GJ, Kronisch C, Dean LE, Atzeni F, Häuser W, Fluß E, et al. EULAR revised recommendations for the management of fibromyalgia. Ann Rheum Dis. 2017;76:318-28. doi: 10.1136/annrheumdis-2016-209724
4. Siracusa R, Di Paola R, Cuzzocrea S, Impellizzeri. Fibromyalgia: pathogenesis, mechanisms, diagnosis and treatment options update. Int. J. Mol. Sci. 2021;22:3891. doi: 10.3390/ijms22083891
5. Bazzichi L, Giacomelli C, Consensi A, Giogi V, Batticciotto A, Di Franco M, Sarzi-Puttini P. One year in review 2020: fibromyalgia. Clin Exp Rheumatol. 2020;38 Suppl 123(1):3-8.
6. Alciati A, Nucera V, Masala IF, Giallanza M, La Corte L, Giogi V, et al. One year in review 2021: fibromyalgia. Clin Exp Rheumatol. 2021;39 Suppl 130(3):3-12.
7. Casale R, Cazzola M, Arioli G, Gracely RH, Cecchrelli F, Atzeni F, et al. Non pharmacological treatments in fibromyalgia. Reumatism. 2008;60 Suppl 1:59-69.
8. García-Ríos MC, Navarro-Ledesma S, Tapia-Haro RM, Toledano-Moreno S, Casas-Barragán A, Correa-Rodríguez M, et al. Effectiveness of health education in patients with fibromyalgia: a systematic review. Eur J Phys Rehabil Med. 2019;55(2):301-13.
9. Cedraschi C, Desmeules J, Rapiti E, Baumgartner E, Cohen P, Finckh A, et al. Fibromyalgia: a randomised, controlled trial of a treatment programme based on self management. Ann Rheum Dis. 2004;63:290-6. doi: 10.1136/ard.2002.004945
10. Geragthy AWA, Maund E, Newell D, Santer M, Everitt H, Price, C et al. Self-management for chronic widespread pain including fibromyalgia: a systematic review and meta-analysis. PloS One. 2021. doi: 10.1371/journal.pone.0254642
11. Seto A, Xan X, Price LL, Harvey WF, Bannuru RR, Wang C. The role of personality in patients with fibromyalgia. Clin Rheumatol. 2019;38(1):149-57. doi: 10.1007/s10067-018-4316-7
12. Häuser W, Ablin J, Perrot S, Fitzcharles MA. Management of fibromyalgia: practical guides from recent evidence-based guidelines. Pol Arch Intern Med. 2017;127:47-56.

13. Lancha Junior AH, Lancha LOP. Avaliação e prescrição de exercícios físicos: normas e diretrizes. Barueri: Manole; 2016.
14. Araújo FM, De Santana JM. Physical therapy modalities for treating fibromyalgia. F1000Res. 2019;8:2030. doi.org/10.12688/f1000research.17176.1
15. Busch AJ, Webber SC, Brachaniec M, Bidonde J, Dal Bello-Haas V, Danyliw AD, et al. Exercise therapy for fibromyalgia. Curr Pain Headache Rep. 2011;15:358-67.
16. Sosa-Reina MD, Nunez-Nagy S, Gallego-Izquierdo T, Pecos-Martín D, Monserrat J, Álvarez--Mon M. Effectiveness of therapeutic exercise in fibromyalgia syndrome: a systematic review and meta-analysis of randomized clinical trials. Biomed Res Int. 2017;2017:2356346. doi: 10.1155/2017/2356346
17. Llàdser NA, Montesó-Curto P, López C, Rosselló L, Lear S, Toussaint L, Casadó-Martín LC. Multidisciplinary rehabilitation treatments for patients with fibromyalgia: a systematic review. Eur J Phys Rehabil Med. 2022;58(1):76-84.
18. Bidonde J, Busch AJ, Schachter CL, Overend TJ, Kim SY, Góes SM, et al. Aerobic exercise training for adults with fibromyalgia. Cochrane Database Syst Rev. 2017;6(6):CD012700. doi: 10.1002/14651858.CD012700
19. Lima FR, Peçanha T. Prescrição de atividade física em pacientes com doenças reumáticas. Rev Paul Reumatol. 2019;18(4):17-24. doi: 10.46833/reumatologiasp.2019.18.4.17-24
20. Naumann J, Sadaghiani C. Therapeutic benefit of balneotherapy and hydrotherapy in the management of fibromyalgia syndrome: a qualitative systematic review and meta-analysis of randomized controlled trials. Arthritis Res Ther. 2014,16:R141.
21. Maffei ME. Fibromyalgia: recent advances in diagnosis, classification, pharmacotherapy and alternative remedies. Int J Mol Sci. 2020;21(21):7877. doi: 10.3390/ijms21217877
22. Theadom A, Cropley M, Smith HE, Feigin VL, McPherson K. Mind and body therapy for fibromyalgia. Cochrane Database Syst Rev. 2015;4:CD001980. doi: 10.1002/14651858.CD001980.pub3
23. Duque L, Fricchione G. Fibromyalgia and its new lessons for neuropsychiatry. Med Sci Monit Basic Res. 2019;25:169-78.
24. Alda M, Luciano JV, Andrés E, Serrano-Blanco A, Rodero B, Del Hoyo YL, et al. Effectiveness of cognitive behaviour therapy for the treatment of catastrophisation in patients with fibromyalgia: a randomised controlled trial. Arthritis Res Ther. 2011;13:R173.
25. Van Koulil S, Kraaimaat FW, Van Lankveld W, Van Helmond T, Vedder A, Van Hoorn H, et al. Cognitive-behavioral mechanisms in a pain-avoidance and a pain-persistence treatment for high-risk fibromyalgia patients. Arthritis Care Res. 2011;63(6):800-7. doi: 10.1002/acr.20445
26. Thieme K, Flor H, Turk DC. Psychological pain treatment in fibromyalgia syndrome: efficacy of operant behavioural and cognitive behavioural treatments. Arthritis Res Ther. 2006,8:R121. doi: 10.1186/ar2010
27. Häuser W, Fitzcharles MA. Facts and myths pertaining to fibromyalgia. Dialogues Clin Neurosci. 2018;20(1).
28. Cash E, Salmon P, Weissbecker I, Rebholz WN, Bayley-Veloso R, Zimmaro L, at al. Mindfulness meditation alleviates fibromyalgia symptoms in women: results of a randomized clinical trial. Ann Behav Med. 2015;49(3):319-30. doi: 10.1007/s12160-014-9665-0
29. Theadom A, Cropley M, Smith HE, Feigin VL, McPherson K. Mind and body therapy for fibromyalgia. Cochrane Database Syst Rev. 2015;4:CD001980. doi: 10.1002/14651858.CD001980.pub3
30. Adler-Neal A, Zeidan F. Mindfulness meditation for fibromyalgia: mechanistic and clinical considerations. Curr Rheumatol Rep. 2017;19(9):59. doi: 10.1007/s11926-017-0686-0
31. Bravo C, Skjaerven LH, Sein-Echaliuce LG, Catalan-Matamoros D. Effectiveness of movement and body awareness therapies in patients with fibromyalgia: a systematic review and meta-analysis. Eur J Phys Rehabil Med. 2019;55(5):646-57. doi: 10.23736/S1973-9087.19.05291-2
32. Glombiewski JA, Bernardy K, Häuser W. Efficacy of EMG- and EEG-Biofeedback in fibromyalgia syndrome: a meta-analysis and a systematic review of randomized controlled trials. Evid Based Complement Alternat Med. 2013;2013:962741. doi: 10.1155/2013/962741. Epub 2013 Sep 3.

33. Reneau M. Heart rate variability biofeedback to treat fibromyalgia: an integrative literature review. Pain Manag Nurs. 2020;21(3):225-32. doi: 10.1016/j.pmn.2019.08.001
34. Grant M, Threlfo C. EMDR in the treatment of chronic pain. J Clin Psychol. 2002;58(12):1505-20. PubMed PMID: 12455018.
35. Benor D, Rossiter-Thornton J, Toussaint L. A randomized, controlled trial of wholistic hybrid derived from eye movement desensitization and reprocessing and emotional freedom technique (WHEE) for self-treatment of pain, depression, and anxiety in chronic pain patients. J Evid Based Complementary Altern Med. 2017;22(2):268-77. doi: 10.1177/2156587216659400
36. Burckhardt CS. Arthritis and musculoskeletal patient education standards. Arthritis Care Res. 1994;7:1-4.
37. Sturgeon JA. Psychological therapies for the management of chronic pain. Psychol Res Behav Manag. 2014;7:115-24.
38. Uğurlu FG, Sezer N, Aktekin L, Fidan F, Tok F, Akkuş S. The effects of acupuncture versus sham acupuncture in the treatment of fibromyalgia: a randomized controlled clinical trial. Act Reumatol Port. 2017;42:32-7.
39. Deare JC, Zheng Z, Xue CCL, Liu JP, Shang J, Scott SW, Littlejohn G. Acupuncture for treating fibromyalgia. Cochrane Database Syst Rev. 2013;5:CD007070. doi: 10.1002/14651858.CD007070.pub2
40. Borchers AT, Gershwin. Fibromyalgia: a critical and comprehensive review. Clinic Rev Allerg Immunol. 2015;49:100-51.
41. Nadal-Nicolás Y, Rubio-Arias JÁ, Martínez-Olcina M, Reche-García C, Hernández-García M, Martínez-Rodrigues A. Effects of manual therapy on fatigue, pain, and psychological aspects in women with fibromyalgia. Int J Environ Res Public Health. 2020;17:4611. doi: 10.3390/ijerph17124611
42. Kakigi R, Watanabe S. Pain relief by various kinds of interference stimulation applied to the peripheral skin in humans: pain-related brain potentials following CO2 laser stimulation. Journal of the Peripheral Nervous System: JPNS. 1996;1(3):189-198. PMID: 10970109.
43. Bervoets DC, Luijsterburg PA, Alessie JJ, Buijs MJ, Verhagen AP. Massage therapy has short-term benefits for people with common musculoskeletal disorders compared to no treatment: a systematic review. J Physiother. 2015;61(3):106-16. doi: 10.1016/j.jphys.2015.05.018. Epub 2015 Jun 17.
44. Ablin JN, Buskila D. "Real-life" treatment of chronic pain: targets and goals. Best Pract Res Clin Rheumatol. 2015;29:111-9.
45. Lauche R, Cramer H, Häuser W, Dobos G, Langhorst. J. A systematic overview of reviews for complementary and alternative therapies in the treatment of the fibromyalgia syndrome. Evid Based Complement Alternat Med. 2015;610615. doi: 10.1155/2015/610615. Epub 2015 Jul 13.
46. Ernst E. Review chiropractic treatment for fibromyalgia: a systematic review. Clin Rheumatol. 2009;28(10):1175-8.
47. Holdcraft LC, Assefi N, Buchwald D. Review complementary and alternative medicine in fibromyalgia and related syndromes. Best Pract Res Clin Rheumatol. 2003;17(4):667-83.
48. Terhorst L, Schneider MJ, Kim KH, Goozdich LM, Stilley CS. Review complementary and alternative medicine in the treatment of pain in fibromyalgia: a systematic review of randomized controlled trials. J Manipulative Physiol Ther. 2011;34(7):483-96.
49. Schneider M, Vernon H, Ko G, Lawson G, Perera JJ. Review chiropractic management of fibromyalgia syndrome: a systematic review of the literature. Manipulative Physiol Ther. 2009;32(1):25-40.
50. Dias PA, Guimarães AB, Albuquerque A de O, de Oliveira KL, Cavalcante ML, Guimarães SB. Short-term complementary and alternative medicine on quality of life in women with fibromyalgia. J Integr Med. 2016;14(1):29-35. doi: 10.1016/S2095-4964(16)60235-2.
51. Murillo-García A, Villafaina S, Adsuar JC, Gusi N, Collado-Mateo D. Effects of dance on pain in patients with fibromyalgia: a systematic review and meta-analysis. Evid Based Complement Alterna Med. 2018;2018:8709748. doi: 10.1155/2018/8709748

52. Bidonde J, Boden C, Kim S, Busch AJ, Suelen M, Goes SM, Knight E. Scoping review of dance for adults with fibromyalgia: what do we know about it? JMIR Rehabil Assist Technol. 2018;5(1):e10033). doi: 10.2196/10033
53. Bai Y, Guo Y, Wang H, Chen B, Wang Z, Liu Y, et al. Efficacy of acupuncture on fibromyalgia syndrome: a meta-analysis. J Tradit Chin Med. 2014;15;34(4):381-91.
54. El-Shewy KM, Kunbaz A, Gad MM, Al-Husseini MJ, Saad AM, Sammour YM, Abdel-Daim MM. Hyperbaric oxygen and aerobic exercise in the long-term treatment of fibromyalgia: a narrative review. Biomed Pharmacother. 2019;109:629-38. doi: 10.1016/j.biopha.2018.10.157. Epub 2018 Nov 3.
55. Atzeni F, Masala IF, Cirillo M, Boccassini L, Sorbara S, Alciati A. Hyperbaric oxygen therapy in fibromyalgia and the diseases involving the central nervous system. Clin Exp Rheumatol. 2020;38 Suppl 123(1):94-8. Epub 2020 Feb 4.
56. Wang M, Yi G, Gao H, Wu B, Zhou Y. Music-based interventions to improve fibromyalgia syndrome: A meta-analysis. Explore (NY). 2020;16(6):357-62. doi: 10.1016/j.explore.2020.05.012. Epub 2020 May 25.
57. Alparslan GB, Babadağ B, Özkaraman A, Yıldız P, Musmul A, Korkmaz C. Effects of music on pain in patients with fibromyalgia. Clin Rheumatol. 2016;35(5):1317-21. doi: 10.1007/s10067-015-3046-3. Epub 2015 Aug 6.
58. Lloyd DM, Wittkopf PG, Arendsen LJ, Jones AKP. Is transcranial direct current stimulation (tDCS) effective for the treatment of pain in fibromyalgia? A systematic review and meta-analysis. J Pain. 2020;21(11-12):1085-100. doi: 10.1016/j.jpain.2020.01.003
59. Lowry E, Marley J, McVeigh JG, McSorley E, Allsopp P, Kerr D. Dietary interventions in the management of fibromyalgia: a systematic review and best-evidence synthesis. Nutrients. 2020;12:2664. doi: 10.3390/nu12092664
60. Arvold, DS; Odean, MJ; Dornfeld, MP; Regal, RR; Arvold, JG; Karwoski, GC; Mast, DJ; Sanford, PB; Sjoberg, RJ. Correlation of symptoms with vitamin D deficiency and symptom response to cholecalciferol treatment: A randomized controlled trial. Endocr. Pract. 2009, 15, 203–212.
61. Warner AE, Arnspiger SA. Diffuse musculoskeletal pain is not associated with low vitamin D levels or improved by treatment with vitamin D. J Clin Rheumatol. 2008 Feb;14(1):12-6. doi: 10.1097/RHU.0b013e31816356a9. PMID: 18431091.
62. Pagliai G, Giangrandi I, Dinu M, Sofi F, Colombini B. Nutritional interventions in the management of fibromyalgia syndrome. Nutrients. 2020;12:2525. doi: 10.3390/nu12092525
63. Nadal-Nicolás Y, Miralles-Amorós L, Martínez-Olcina M, Sánchez-Ortega M, Mora J, Martínez-Rodríguez A. Vegetarian and vegan diet in fibromyalgia: a systematic review. Int J Environ Res Public Health. 2021;18:4955. doi: 10.3390/ijerph18094955
64. Slim M, Calandre EP, Garcia-Leiva JM, Rico-Villademoros F, Molina-Barea R, Rodriguez-Lopez CM, Morillas-Arques P. The Effects of a Gluten-free Diet Versus a Hypocaloric Diet Among Patients With Fibromyalgia Experiencing Gluten Sensitivity-like Symptoms: A Pilot, Open-Label Randomized Clinical Trial. J Clin Gastroenterol. 2017 Jul;51(6):500-507. doi: 10.1097/MCG.0000000000000651. PMID: 27548732.
65. Kaartinen K, Lammi K, Hypen M, Nenonen M, Hanninen O, Rauma AL. Vegan diet alleviates fibromyalgia symptoms. Scand J Rheumatol. 2000;29(5):308-13. doi: 10.1080/030097400447697. PMID: 11093597.

CAPÍTULO 8

Tratamento medicamentoso da fibromialgia

Roberto Ezequiel Heymann
Alessandra de Sousa Braz

INTRODUÇÃO

O tratamento medicamentoso da fibromialgia (FM) deve ser sempre um complemento às medidas terapêuticas não medicamentosas. Deve-se deixar claro ao paciente que o objetivo do tratamento não é suprimir sua dor e demais sintomas, mas sim reduzi-los o máximo possível, para que melhore seu sono, humor, sua condição cognitiva e, sobretudo, sua qualidade de vida. Os pacientes com FM apresentam importante efeito nocebo, de forma que se observa uma incidência de eventos adversos medicamentosos acima da média populacional sem FM. Em geral, iniciam-se as medicações com doses pequenas e incrementos gradativos.

ANTIDEPRESSIVOS

Os antidepressivos têm sido extensivamente estudados e empregados no tratamento da FM. Os principais grupos são os tricíclicos e os bloqueadores de recaptação de serotonina e noradrenalina (duais), pois inibem a recaptação de noradrenalina e serotonina, resultando no acúmulo desses neurotransmissores na fenda pré-sináptica. O aumento da disponibilidade desses neurotransmissores no sistema nervoso central (SNC) promove a analgesia central por meio da via descendente, que inibe a transmissão de sinais de dor na medula espinhal, além de possíveis outros mecanismos.

Os antidepressivos tricíclicos têm uso limitado nos pacientes com FM por apresentarem eventos adversos frequentes pois, além de bloquearem receptores de serotonina e noradrenalina, também bloqueiam, de modo inespecífico, receptores pós-sinápticos de histamina, alfa-adrenérgicos e muscarínicos da acetilcolina, causando uma variedade de efeitos, incluindo boca seca, confusão mental, comprometimento cognitivo, hipotensão ortostática, visão turva, retenção urinária, sonolência e sedação. São absorvidos no intestino delgado e têm metabolização hepática. Ligam-se extensivamente a proteínas, levando a interações com outras drogas ligadas a proteínas. Por apresentarem forte afinidade com os lipídeos, são amplamente distribuídos por toda a circulação, resultando em efeitos sistêmicos, incluindo manifestações no SNC. A concentração plasmática máxima ocorre em cerca de 2 a 6 horas, e a meia-vida de eliminação é de cerca de 24 horas para a maioria dos agentes, proporcionando uma ação de longa duração. A depuração depende das enzimas oxidativas do citocromo P450.[1]

Dessa classe de antidepressivos, a amitriptilina é um dos agentes mais estudados, demonstrando eficácia no tratamento da dor e dos distúrbios do sono em pacientes com FM. Estudos randomizados demonstraram melhora clinicamente importante em 25 a 45% dos pacientes tratados, em comparação com 0 a 20% do grupo placebo. Esses estudos têm várias limitações, como número reduzido de pacientes, falta de homogeneidade na escolha dos critérios de avaliação clínica e curta duração de tratamento (até 3 meses). Observou-se também que o emprego da amitriptilina é limitado pela falta de eficácia uniforme e perda de eficácia ao longo do tempo, além da frequência elevada de efeitos colaterais. As doses de amitriptilina estudadas foram de 25 a 50 mg, geralmente administradas em dose única ao se deitar. Essas doses são geralmente menores do que as necessárias para tratar a depressão.[2-5]

Na prática clínica, inicia-se com doses em torno de 10 a 12,5 mg, 2 a 3 horas antes de o paciente se deitar. Doses iniciais em torno de 5 a 6,25 mg podem ser prescritas para pacientes que apresentam histórico de eventos adversos frequentes a medicamentos. Raramente ultrapassa-se 50 a 75 mg, pois a maioria dos pacientes não tolera doses maiores, de forma que a amitriptilina não é empregada para o tratamento da depressão em pacientes com FM. Dentre os efeitos colaterais/adversos mais frequentes, mesmo em doses baixas, observam-se boca seca, constipação, retenção de líquidos, ganho de peso, sonolência e dificuldade de concentração.

Os estudos com os antidepressivos inibidores seletivos da recaptação da serotonina (ISRS) apresentaram resultados desapontadores, provavelmente pela necessidade de bloqueio não só dos receptores de serotonina, mas também dos de noradrenalina, para o alívio dos sintomas da FM. Dessa classe de medicamentos, somente a fluoxetina demonstrou eficácia isoladamente quando utilizada em doses de 40 a 80 mg uma vez ao dia. A associação da fluoxetina com amitriptilina ou ciclobenzaprina amplia a efetividade desses dois componentes tricíclicos. Isso ocorre pelo aumento das concentrações séricas de ambos quando associados à fluoxetina. Os estudos com citalopram, fluvoxamina e paroxetina obtiveram resultados mistos e foram de baixa qualidade.[2,3]

Dentre os antidepressivos inibidores duais, a duloxetina e o milnaciprano foram amplamente estudados para o tratamento da FM. Além de sua eficácia no tratamento da dor, podem trazer benefícios em outros sintomas proeminentes, como fadiga, depressão, cognição e qualidade de vida. Farmacologicamente, têm ação semelhante à dos tricíclicos, pela sua capacidade de inibir a recaptação de serotonina e noradrenalina, mas diferem por serem geralmente desprovidos de atividade significativa em outros sistemas receptores. Essa seletividade resulta em redução de efeitos colaterais e maior tolerabilidade. Apenas a duloxetina e o milnaciprano receberam reconhecimento pela *Food and Drug Administration* (FDA) para o tratamento da FM. Em uma revisão sistemática, observou-se que o emprego de duloxetina ou milnaciprano proporcionava alívio da dor, pelo menos 30% clinicamente relevante, em comparação com placebo. A melhora na impressão global do paciente em estar melhor ou muito melhor foi observada em 52% dos pacientes do grupo ativo em relação ao placebo (29%). Melhora da qualidade de vida e da fadiga também foram observadas. Ambas as drogas não apresentaram benefício clinicamente relevante na redução dos problemas de sono. Observaram-se efeitos adversos em 19% do grupo ativo em relação ao placebo (10%).[6]

A duloxetina, além do tratamento da FM, pode ser empregada em pacientes afetados por transtorno depressivo maior ou de ansiedade generalizada, dor neuropática e na síndrome de incontinência urinária de esforço. Seus benefícios no tratamento da FM foram demonstrados em vários estudos randomizados, duplo-cego com placebo envolvendo 2.249 pacientes. Doses de 60 mg, 1 ou 2 vezes ao dia, demonstraram eficácia na redução da dor, da fadiga e da qualidade de vida, independentemente de sua ação antidepressiva. A melhora dos sintomas surge logo após a primeira semana de tratamento. Seus benefícios terapêuticos e sua segurança são observados mesmo após um ano do início do tratamento.[7-9] A duloxetina é um inibidor de recaptação de serotonina e noradrenalina potente. É também um inibidor moderado do CYP2D6, devendo-se ter cautela ao prescrevê-la em combinação com medicamentos que são preferencialmente metabolizados por essa enzima. Os efeitos adversos mais comuns identificados em ensaios clínicos foram cefaleia, sonolência, fadiga, náusea, xerostomia, dor abdominal, perda ou ganho de peso, fraqueza, insônia, tontura, queda na libido, diaforese, constipação, diminuição do apetite, tremor, diarreia e disfunção erétil. Alterações na função hepática também foram descritas.[10] Na prática clínica, inicia-se com doses de 30 mg, aumentando para 60 mg a partir da segunda semana de tratamento. Doses superiores a 60 mg para o tratamento da FM resultam em incidência maior de eventos adversos do que em benefícios terapêuticos, de forma que, em geral, não são empregadas. A duloxetina deve ser usada após o café da manhã e com o estômago cheio, o que reduz bastante as náuseas.

O milnaciprano é uma alternativa à duloxetina em pacientes com fadiga severa além da dor. Diferencia-se dos outros antidepressivos duais ao apresentar maior afinidade no bloqueio de receptor de noradrenalina em relação ao de serotonina, em uma razão de 3:1. Possui poucas interações farmacocinéticas e farmacodinâmicas com outras drogas e sua meia-vida é de cerca de 10 horas, precisando ser administrado duas vezes ao dia. É metabolizado pelo CYP3A4, mas as principais vias de depuração são a conjugação direta e a eliminação renal.[10] Sua dose inicial é de 25 mg, duas vezes ao dia, com aumentos gradativos até atingir 100 mg, duas vezes ao dia. No Brasil, essa droga não é comercializada. Seus efeitos adversos são semelhantes aos da duloxetina.

A especificidade do bloqueio de receptores pela venlafaxina depende das doses utilizadas. Em baixas doses, é um inibidor da captação somente de serotonina e, à medida que a aumentamos, ocorre também bloqueio dos receptores noradrenérgicos. Em doses acima de 150 mg, tem ação no bloqueio de ambos os receptores. Os dados de eficácia da venlafaxina no tratamento da FM são limitados, quando comparados ao da duloxetina ou do milnaciprano. Um estudo sugere que a venlafaxina somente é eficaz no tratamento da FM em doses acima de 150 mg, quando passa a apresentar uma ação dual. Outros estudos são necessários para avaliar melhor sua eficácia.[11] A venlafaxina é metabolizada em desvenlafaxina, seu metabólito ativo, pelo CYP2D6 e, portanto, está sujeita a variações interindividuais do metabolismo do CYP2D6. A meia-vida da venlafaxina é curta, cerca de 5 horas, com seu metabólito sendo de 12 horas, e ambas têm baixa ligação às proteínas e nenhum dos dois inibe as enzimas CYP. Portanto, tanto a venlafaxina quanto a desvenlafaxina são opções potenciais se as interações medicamentosas forem uma preocupação, embora a venlafaxina possa estar sujeita a interações medicamentosas com inibidores do CYP2D6. Na prática clínica, inicia-se a venlafaxina com doses de 37,5 mg, 1 ou 2 vezes ao dia, e sua dose máxima é de 300 mg, divididas em duas tomadas diárias. Embora possa ser utilizada na prática diária no tratamento da FM, estudos com doses de até 400 mg de desvenlafaxina não mostraram sua eficácia no tratamento da FM.[12] Inicia-se com doses de 25 mg duas vezes ao dia, atingido uma dose total de 200 mg.

Apesar de existirem poucas evidências, os antidepressivos atípicos mirtazapina e trazodona são utilizados na prática diária e seus estudos sugerem que possam ter algum papel na terapêutica da FM. A mirtazapina na dose de 15 a 30 mg por dia pode ser eficaz e segura para melhorar a dor e o sono desses pacientes. Seu uso é limitado pela sonolência e aumento de apetite, associado a ganho de peso importante.[13,14] Ainda não existem estudos suficientes que possam comprovar a eficácia da trazodona no tratamento da FM. Na prática clínica, é muito utilizada para melhora dos distúrbios do sono. A literatura sugere que, além de melhorar o sono, pode apresentar eficácia na redução da dor e da depressão. A dose preconizada é de 50 a 150 mg à noite.[15]

NEUROMODULADORES, ANTICONVULSIVANTES

A pregabalina e a gabapentina, coletivamente gabapentinoides, são recomendados para dor neuropática em adultos e comumente usados *off-label* para outros distúrbios, como dor lombar, dor ciática e enxaqueca. São fármacos alfa-2-delta ligantes ($\alpha 2\delta$-ligantes), primariamente utilizados como anticonvulsivantes, que se ligam à subunidade $\alpha 2\delta$ dos canais de Ca^{2+} dependentes de voltagem localizados em neurônios sensoriais, modulando sua ação, diminuindo o influxo de Ca^{2+} nas terminações nervosas e, consequentemente, reduzindo a liberação dos neurotransmissores excitatórios como glutamato e substância P, reduzindo a dor. O exato mecanismo de ação é desconhecido. São rapidamente absorvidos, e a falta de metabolização hepática e de interação com o citocromo P450 explicam a pouca frequência de efeitos colaterais em seu uso. Os eventos adversos mais observados são ocorrência de tonturas, sonolência e distúrbios da marcha. São prescritos em receituário especial pelo risco potencial de uso indevido, abuso e dependência.[16]

Estudos controlados revelaram eficácia da gabapentina na neuralgia pós-herpética e na neuropatia diabética dolorosa. No tratamento da FM, a gabapentina foi estudada por 12 semanas, de forma duplo-cega e randomizada, comparando a dose de 1.200 a 2.400 mg/dia (n = 75) com placebo (n = 75). A gabapentina melhorou significativamente vários escores de avaliação da dor e de qualidade de vida, como o *Brief Pain Inventory* (BPI) e o *Fibromyalgia Impact Questionnaire* (FIQ), e foi bem tolerada pelos pacientes, além de demonstrar resposta em distúrbios do sono, embora não tenha sido observada melhora nos *tender points* nem nos distúrbios do humor.[17]

Apesar de sua dose analgésica ser descrita a partir de 1.200 mg, costuma-se iniciar com doses de 600 mg a 900 mg, divididas a cada 8 ou 12 horas, visando avaliar tolerabilidade, até atingir a dose de 2.400, que costuma ser bem tolerada. Como a gabapentina pode ser sedativa, pode ser administrada de forma assimétrica com uma dose maior à noite para facilitar o sono. A dose máxima descrita é de 3.600 mg; sua excreção ocorre inteiramente na urina. A vantagem para seu uso no tratamento da FM não está clara em razão do pequeno número de ensaios e da qualidade muito baixa de evidência disponível, no entanto, tem sido utilizada com muita frequência por ser o neuromodulador dispensado para dores crônicas pelo Sistema Único de Saúde (SUS).[17] É uma alternativa aceitável para pacientes cujos custos ou restrições regulatórias limitam a disponibilidade de pregabalina.

A pregabalina é outro α2δ-ligante que apresenta ação analgésica, ansiolítica e anticonvulsivante. Revisão sistemática de 19 *trials* randomizados em pacientes com neuralgia pós-herpética, neuropatia diabética dolorosa, dor neuropática central ou FM mostrou que a pregabalina, nas doses de 300 mg a 600 mg/dia, foi mais efetiva que placebo, além de se mostrar eficaz na terapia da dor aguda e nos distúrbios de ansiedade e fobia social.[16] O pico plasmático ocorre aproximadamente uma hora após a administração oral e sua biodisponibilidade é próxima de 90%. Não se encontra ligada às proteínas plasmáticas e exibe uma meia-vida aproximada de seis horas. Um em cada 10 pacientes com FM moderada a acentuada tomando pregabalina (300 a 600 mg/dia) apresenta uma redução de 30 a 50% da dor ao longo de 12 a 26 semanas, com base em evidências de alta qualidade de uma revisão Cochrane.[15,18]

Arnold et al. realizaram um estudo duplo-cego randomizado, com doses de pregabalina de 300 mg, 450 mg e 600 mg/dia em monoterapia, controlado com placebo, visando avaliar eficácia e segurança de pregabalina no tratamento de 750 pacientes com FM, administrado duas vezes ao dia por 14 semanas. Comparado com placebo, houve melhora significativa no escore da dor nos pacientes tratados com a pregabalina e melhora do FIQ total para as doses de 450 mg/dia e 600 mg/dia. Em relação ao placebo, todas as três doses foram associadas com melhora significativa na qualidade do sono.[19] Estudo semelhante feito por Mease et al. demonstrou resultados concordantes com os de Arnold et al. No entanto, no estudo de Mease, a melhora do FIQ total no grupo da pregabalina foi numericamente, mas não estatisticamente melhor que a do grupo placebo.[20] Em ambos os estudos, os autores concluíram que a pregabalina em monoterapia é benéfica para pacientes com FM.

Assim como descrito para a gabapentina, inicia-se, em geral, com doses menores, como 75 mg a cada 12 horas, e pode ser aumentada de acordo com a necessidade sintomatológica e o objetivo terapêutico. Quando a dor é o sintoma mais importante e o paciente não apresenta sonolência, deve-se procurar usar a cada 8 horas, em razão de seu mecanismo de ação e meia-vida farmacológica de seis horas. Quando o sono é o sintoma principal, priorizar o uso à noite, duas horas antes de dormir, ou utilizar doses maiores no período da noite. Como pode sedar, às vezes administra-se de forma assimétrica com uma dose maior à noite para facilitar o sono. Um dos limitantes de seu uso é o custo, muitas vezes não podendo ser utilizada em doses terapêuticas testadas nos estudos pivotais, o que limita seu uso e faz com que possa ser considerada não efetiva, posto que não é utilizada de modo otimizado.

Na prática, esses medicamentos devem ser testados por 6 a 8 semanas para descobrir se os benefícios justificam os danos potenciais. Interações medicamentosas são incomuns, mas a prescrição concomitante com opioides pode aumentar o risco de danos. Deve-se ter cuidado ao prescrever gabapentinoides para pacientes com histórico conhecido ou potencial de uso indevido de drogas ou dependência. As contraindicações incluem hipersensibilidade conhecida a essas drogas e redução da depuração renal. As recomendações do fabricante para gabapentinoides sugerem titulação para cima por 3 a 7 dias em doses divididas, até alívio da dor ou um máximo de 600 mg/dia para pregabalina em duas doses e até 3.600 mg/dia para gabapentina em três doses. A droga deve ser gradualmente diminuída. A descontinuação abrupta pode levar a efeitos de abstinência, como agitação, disforia e fadiga. Orienta-se a redução semanal de 50 a 100 mg/dia para a pregabalina e de 300 mg/dia para a gabapentina.[18]

ANALGÉSICOS OPIOIDES

Analgésicos de ação central, como a codeína e o tramadol, são considerados analgésicos opioides fracos, agonistas dos receptores opioides mu (μ). Os três principais tipos de receptores opioides são mu, delta e kappa (μ, δ e κ), expressos nos pequenos neurônios dos gânglios da raiz dorsal medular e em neurônios intrínsecos no corno posterior da medula espinhal. O receptor μ-opioide pertence à família das sete proteínas-transmembrana unidas à proteína G (GPCRs), acoplam-se à proteína Gi/o (que faz parte do grupo de proteínas G inibitórias para a adenilato ciclase), e a estimulação desses receptores foi associada com ativação pós-sináptica de canais retificadores de potássio e inibição pré-sináptica dos canais de Ca^{2+} ativados por voltagem, que atuam suprimindo a liberação de neurotransmissores nas sinapses. Com isso, ocorre uma hiperpolarização e os neurônios entram em repouso, resultando em analgesia.[21]

O tramadol possui fraca atividade agonista no receptor μ-opioide e atua inibindo, de forma dual, a recaptação de serotonina e norepinefrina. Dessa forma, seu efeito positivo na FM, diferentemente dos demais opioides, pode advir tanto de atuação nas vias ascendentes quanto nas vias descendentes nociceptivas, especialmente quando utilizado no início do tratamento. É administrado em doses de 50 mg a cada 6 a 8 horas, longe das refeições, e considerado de baixo nível de evidência segundo as recomendações revistas da Liga Europeia contra o Reumatismo (EULAR, *European Alliance of Associations for Rheumatology*), porém indicado no tratamento das dores severas, isolado ou em associação com paracetamol, ao individualizar o manejo.[22] Na prática clínica, costuma-se utilizar o tramadol como droga de resgate na FM, para crises mais intensas de dor, e não de forma contínua. Pode ser administrada por via endovenosa em urgências, assim como administrada por via oral, com boa tolerabilidade em doses escalonadas até 400 mg/dia.

Rocha et al. publicaram uma revisão sistemática (RS) que avaliou eficácia e segurança do tramadol no manejo dos sintomas da FM, seja como agente único, seja em combinação com um antidepressivo ou analgésico, e demonstrou efeito positivo na dor. Foram incluídos quatro ensaios clínicos controlados randomizados (RCT), compreendendo 459 pacientes. Essa revisão constatou uma escassez de ensaios clínicos sobre tramadol nesse grupo de pacientes e, embora a combinação de mecanismo de ação desse opioide tenha mostrado efeitos positivos para a dor na FM, nenhuma melhora na depressão ou na qualidade do sono foi observada, e a RS concluiu que as evidências não são suficientes para apoiar ou refutar o uso de tramadol na prática clínica.[23]

A ocorrência de convulsões é um risco potencial adicional do uso de tramadol, particularmente em pacientes que fazem uso de antidepressivos, neurolépticos ou outras drogas que diminuam o limiar para ocorrência de convulsões. Pode ocorrer síndrome serotoninérgica, manifestada por confusão mental, hiperatividade autonômica e anormalidades neuromusculares, mais frequentemente quando o tramadol é usado associado com antidepressivos ISRS e antidepressivos tricíclicos. Há evidências recentes de que os opioides induzam hiperalgesia, o que limitaria seu uso nas dores crônicas, possivelmente por alterações neuroadaptativas, mediadas, em parte, pelo receptor da substância P, que realçaria o estímulo nociceptivo.[24]

CANNABIS MEDICINAL

As primeiras evidências do uso medicinal da *cannabis* como analgésico datam de 4.000 a.C. Na medicina moderna, a *cannabis* foi mencionada em 1924, no *Sajous's Analytic Cyclopedia of Practical Medicine*. Na última década, ressurgiu como uma possibilidade terapêutica e seu uso nesse contexto tem sido gradativamente legalizado em todo o mundo. Muitas das aplicações médicas atuais dos canabinoides incluem dores crônicas e FM, o que motivou inúmeros estudos visando avaliar as evidências para uso terapêutico nessas condições.[25]

Há cada vez mais evidências gerais apoiando os efeitos benéficos de canabinoides derivados de plantas, sintéticos ou endógenos, para fornecer alívio da dor. Supõe-se que a planta *Cannabis sativa* exerça seus efeitos na fisiologia humana através de seus fitocanabinoides (mais de 100 deles já foram isolados até agora). Os fitocanabinoides se ligam aos receptores canabinoides em todo o corpo humano, aos quais os endocanabinoides (canabinoides produzidos pelo tecido humano) também se ligam. Dos fitocanabinoides, o tetra-hidrocanabinol (THC) e o canabidiol (CBD) são os mais estudados e utilizados como medicamentos. O THC é considerado seu componente psicoativo, enquanto o CBD é considerado o principal componente não psicoativo. Os receptores canabinoides (CB1 e CB2) são encontrados em uma variedade de tecidos por todo o corpo — desde neurônios no córtex frontal até o trato gastrointestinal e em células do sistema imunológico. Teoricamente, a combinação de THC e CBD parece ter efeito sinérgico em que outros fitocanabinoides possivelmente também participem. Além desses dois, as cepas de plantas variam na composição de terpenos, flavonoides e outros metabólitos secundários. É provável que esses diferentes efeitos surjam da variação nas proporções de canabinoides maiores e menores, terpenos e outros fitoquímicos, sugerindo que pode haver um benefício no uso dos fitocanabinoides em vez de canabinoides sintéticos como agentes analgésicos ou terapêuticos.[26]

Uma revisão sistemática publicada em 2021 avaliou o uso de *cannabis* na FM, utilizando as bases de dados MEDLINE, Embase, Scopus, *Cochrane Central*, entre outras, com busca limitada a estudos realizados de 2000 a 2020, sugerindo que a CM pode ser benéfica para algumas pessoas com FM.[27] Entre 181 citações identificadas, 10 estudos preencheram critérios de inclusão, sendo avaliados 1.136 pacientes. Desses estudos, três foram ensaios controlados randomizados, seis estudos eram observacionais e um estudo comparou o manejo de doenças crônicas de pacientes com dor com pacientes com FM. Entre os três RCT, dois usaram nabilona oral e um estudou o uso de *cannabis* inalada. Um utilizou nabilona *versus* placebo em 40 pacientes, demonstrando, após quatro semanas, benefícios significativos no alívio da dor e melhoria funcional. Outro utilizou esse canabinoide sintético em 32 pacientes, comparando com amitriptilina, e não encontrou efeitos na dor, no humor ou na qualidade de vida. O terceiro *trial* controlado com placebo utilizou quatro variedades de *cannabis* por via inalatória, por pelo menos quatro semanas. Nenhum dos tratamentos teve efeito maior do que o placebo em escores de dor.

Nessa mesma revisão, foi descrito um estudo observacional prospectivo realizado por Sagy et al., no qual 367 pacientes com FM foram tratados com *cannabis* medicinal e acompanhados em seis meses. Um total de 81,1% dos pacientes relatou melhora pelo menos moderada, e a intensidade geral da dor foi reduzida de uma mediana de 9 (8-10), no início do estudo, a 5, após seis meses ($p < 0{,}001$). Como se trata de estudo observacional, não é possível recomendar dosagem específica ou produto específico. Aliado a isso, o diagnóstico foi realizado por reumatologistas de referência, e não usando os critérios do *American College of Rheumatology* (ACR) 2010/2016. Não havendo grupo de comparação nesse estudo, o efeito placebo não pode ser medido, bem como sua eficácia e segurança.[28]

Com relação à segurança e à ocorrência de eventos adversos/efeitos colaterais relatados nos ensaios relacionados à FM, sonolência, tontura, sedação, torpor/desorientação, fadiga/cansaço, náusea, má coordenação, concentração diminuída, dor de cabeça, estado de hiperalerta, edema, insônia e aumento do apetite são os mais descritos. Os principais efeitos colaterais são associados ao THC, e esses efeitos são amplificados quando consumido através de métodos com absorção mais rápida, como fumo ou *vaping*, em comparação com a administração oral. Além disso, a farmacocinética e a farmacodinâmica diferem entre inalação e ingestão oral, influenciando o início e a duração dos eventos adversos desejados para cada método de administração.[29]

Embora exista um racional para uso de *cannabis* medicinal para FM, e seu uso pareça seguro, em especial com o predomínio de CBD, mais estudos são necessários para confirmar sua eficácia, que tipo e posologia são mais eficazes e quais ferramentas de avaliação precisam ser utilizadas para entender como quantificar os resultados clínicos.

HIPNÓTICOS/SEDATIVOS E OUTRAS DROGAS

Poucos estudos controlados têm examinado os efeitos dos hipnóticos e sedativos no tratamento da FM. Benzodiazepínicos e outras drogas hipnóticas, como zolpidem, podem ser usadas por curto prazo para melhorar o sono, mas tendem a não ser eficazes para a dor desses pacientes.[30] Não são ansiolíticos de primeira linha, e as desvantagens do uso dos benzodiazepínicos incluem abuso e potencial de dependência, além da potencialização da depressão respiratória e um aumento na mortalidade por todas as causas com o uso concomitante de opioides.[31]

Assim como descrito para os benzodiazepínicos, não há evidências para o uso de corticosteroides, anti-inflamatórios, codeína, inibidores da monoaminoxidase e oxibato de sódio no tratamento da FM e, portanto, esses medicamentos não devem ser utilizados.[22,31]

Dentre as classes de antipsicóticos, a quetiapina apresenta poucos estudos na FM. Ela pode ser empregada por um período limitado para melhorar o sono e a depressão na FM, considerando o potencial para ganho de peso.[32] Em geral, inicia-se com doses de 12,5 a 25 mg à noite, com aumentos gradativos de 25 até 100 mg.

O pramipexol, droga utilizada no tratamento da doença parkinsoniana, apresenta fracas evidências de eficácia no controle da dor. Deve ser empregado sobretudo quando o paciente apresenta distúrbios do sono associados à síndrome de movimentos involuntários dos membros inferiores/síndrome das pernas inquietas. A dose preconizada é de até 4,5 mg.[33]

A ciclobenzaprina, relaxante muscular de ação central, apresenta mecanismo de ação semelhante ao dos agentes tricíclicos, pois sua formulação química é muito parecida com a da amitriptilina. Estudos randomizados demonstraram benefícios, principalmente no sono e, em menor grau, na dor, fadiga e no número de pontos dolorosos. As doses utilizadas nesses estudos foram de 10 a 20 mg.[34] Na prática médica, é iniciada com doses de 2,5 a 5 mg, 2 a 3 horas antes de o paciente se deitar. Raramente são utilizadas doses maiores que 20 mg, pois aumentam a toxicidade sem melhorar sua eficácia. Seus efeitos adversos são semelhantes aos da amitriptilina.

O Quadro 1 sintetiza a eficácia das medicações utilizadas no tratamento da FM.

COMBINAÇÕES E SEQUÊNCIAS DE MEDICAMENTOS

Não há tratamento farmacológico padrão-ouro para a fibromialgia. Doses máximas de um único medicamento raramente são usadas por questões de segurança e tolerância. Além disso, drogas isoladas tendem a ter um efeito clinicamente relevante em menos da metade dos pacientes tratados. Portanto, a combinação de drogas é geralmente preferida usando uma abordagem centrada no paciente.[30]

Tendo como base a patogênese da FM e os mecanismos de ação dos medicamentos prescritos com bom nível de evidência, alguns autores advogam que o tratamento deve ser iniciado com um antidepressivo, seguido por um dos neuromoduladores para pacientes que respondem inadequadamente ou não toleram antidepressivos. A eficácia e a segurança dessas combinações têm sido investigadas e demonstradas em vários estudos.[35,36] Essa associação pode ser benéfica para pacientes com fadiga, depressão ou distúrbios importantes do sono.

A depender de como o paciente pontue sua dor e demais sintomas, o tratamento combinado visa atuar da forma mais ampla possível. Na prática, observam-se melhores respostas na associação de doses otimizadas de medicações com mais de um mecanismo de ação, a depender de inúmeros contextos. Alguns exemplos de prescrição incluem 300 mg/dia de pregabalina com 60 mg/dia de duloxetina ou 25 a 50 mg/dia de amitriptilina com 300 mg/dia de pregabalina ou 1.200 mg/dia de gabapentina. Desse modo, a terapia medicamentosa associada visa reduzir os múltiplos sintomas nos pacientes com FM, reduzindo seu impacto negativo, facilitando a realização de exercícios e o retorno mais precoce às suas atividades diárias, resultando em melhor qualidade de vida.

QUADRO 1 Eficácia das drogas empregadas no tratamento da fibromialgia

Medicamentos e principais estudos	Classe terapêutica	Dor	Fadiga	Sono	Depressão	Ansiedade
Amitriptilina[1-4]	Tricíclico	+	-	+	-	-
Duloxetina[4,6-10]	Dual	+	+	-	+	+
Milnaciprano[4,6,10]	Dual	+	+	-	+	+
Venlafaxina[11]	Dual	?	?	-	+	+
Fluoxetina com doses > 20 mg[2,3]	Inibidor específico de serotonina	+	-	-	+	+
Pregabalina[16,18-20,35,36]	Neuromodulador	+	-	+	-	+
Gabapentina[17]	Neuromodulador	+	-	+	-	+
Trazodona[15]	Antidepressivo atípico	?	?	+	+	+
Mirtazapina[13,14]	Antidepressivo atípico	?	?	+	+	+
Tramadol[23]	Opioide	+	-	-	-	-
Quetiapina[32]	Antipsicótico	?	?	+	+	+
Ciclobenzaprina[34]	Tricíclico	+	-	+	-	-

(+): efeito positivo, (-): sem efeito, (?): possível, porém sem evidências claras.

REFERÊNCIAS

1. Schneider J, Patterson M, Jimenez XF. Beyond depression: other uses for tricyclic antidepressants. Cleve Clin J Med. 2019; 86(12):807-14.
2. Häuser W, Wolfe F, Tölle T, Uçeyler N, Sommer C. The role of antidepressants in the management of fibromyalgia syndrome: a systematic review and meta-analysis. CNS Drugs. 2012;26:297-307.
3. Uçeyler N, Häuser W, Sommer C. A systematic review on the effectiveness of treatment with antidepressants in fibromyalgia syndrome. Arthritis Rheum. 2008;59:1279.
4. Häuser W, Petzke F, Üçeyler N, Sommer C. Comparative efficacy and acceptability of amitriptyline, duloxetine and milnacipran in fibromyalgia syndrome: a systematic review with meta-analysis. Rheumatology (Oxford). 2011;50:532.
5. Häuser W, Bernardy K, Uçeyler N, Sommer C. Treatment of fibromyalgia syndrome with antidepressants: a meta-analysis. JAMA. 2009;301:198.
6. Welsch P, Üçeyler N, Klose P, Walitt B, Häuser W. Serotonin and noradrenaline reuptake inhibitors (SNRIs) for fibromyalgia. Cochrane Database Syst Rev. 2018, 28;2(2):CD010292.
7. Lunn MP, Hughes RA, Wiffen PJ. Duloxetine for treating painful neuropathy, chronic pain or fibromyalgia. Cochrane Database Syst Rev. 2014;3(1):CD007115.
8. Russell IJ, Mease PJ, Smith TR, Kajdasz DK, Wohlreich MM, Detke MJ, et al. Efficacy and safety of duloxetine for treatment of fibromyalgia in patients with or without major depressive disorder: results from a 6-month, randomized, double-blind, placebo-controlled, fixed-dose trial. Pain. 2008;136(3):432-44.
9. Murakami M, Osada K, Ichibayashi H, Mizuno H, Ochiai T, Ishida M, et al. An open-label, long--term, phase III extension trial of duloxetine in Japanese patients with fibromyalgia. Mod Rheumatol. 2017;27(4):688-95.
10. Shelton RC. Serotonin and norepinephrine reuptake inhibitors. Handb Exp Pharmacol. 2019;250:145-80.
11. VanderWeide LA, Smith SM, Trinkley KE. A systematic review of the efficacy of venlafaxine for the treatment of fibromyalgia. J Clin Pharm Ther. 2015;40(1):1-6.
12. Allen R, Sharma U, Barlas S. Clinical experience with desvenlafaxine in treatment of patients with fibromyalgia syndrome. Clin Pharmacol Drug Dev. 2017;6(3):224-33.
13. Welsch P, Bernardy K, Derry S, Moore RA, Häuser W. Mirtazapine for fibromyalgia in adults. Cochrane Database Syst Rev. 2018;8(8):CD012708.
14. Ottman AA, Warner CB, Brown JN. The role of mirtazapine in patients with fibromyalgia: a systematic review. Rheumatol Int. 2018;38(12):2217-24.
15. Morillas-Arques P, Rodriguez-Lopez CM, Molina-Barea R, Rico-Villademoros F, Calandre EP. Trazodone for the treatment of fibromyalgia: an open-label, 12-week study. BMC Musculoskelet Disord. 2010;10;11:204.
16. Derry S, Cording M, Wiffen PJ, Law S, Phillips T, Moore RA. Pregabalin for pain in fibromyalgia in adults. Cochrane Database Syst Rev. 2016;9:CD011790.
17. Arnold LM, Goldenberg DL, Stanford SB, Lalonde JK, Sandhu HS, Keck PE, et al. Gabapentin in the treatment of fibromyalgia: a randomized, double-blind, placebo-controlled, multicenter trial. Arthritis Rheum. 2007;56(4):1336-44.
18. Mathieson S, Lin CC, Underwood M, Eldabe S. Pregabalin and gabapentin for pain. BMJ. 2020;369:m1315.
19. Arnold LM, Russell IJ, Diri EW, Duan WR, Young JPJR, Sharma U, et al. A 14-week, randomized, double-blind, placebo-controlled monotherapy trial of pregabalin in patients with fibromyalgia. J Pain. 2008;9(9):792-805.

20. Mease PJ, Russell IJ, Arnold LM, Florian H, Young JPJR, Martin AS, et al. A randomized, double-blind, placebo-controlled, phase III trial of pregabalin in the treatment of patient s with fibromyalgia. J Rheumatol. 2008;35(3):502-14.
21. Bohn LM, Raehal KM. Opioid receptor signaling: relevance for gastrointestinal therapy. Curr Opin Pharmacol. 2006;6:559-63.
22. Macfarlane GJ, Kronisch C, Dean LE, Atzeni F, Häuser W, Fluß E, et al. EULAR revised recommendations for the management of fibromyalgia. Ann Rheum Dis. 2017;76(2):318-28.
23. Rocha AP, Mizzaci CC, Pinto ACPN, Vieira AGS, Civile V, Trevisani VFM. Tramadol for management of fibromyalgia pain and symptoms: systematic review. Int J Clin Pract. 2020;74:e13455.
24. Goldenberg DL. Pharmacological treatment of fibromyalgia and other chronic musculoskeletal pain. Best Pract Res Clin Rheumatol. 2007;21(3):499-511.
25. Katz-Talmor D, Katz I, Katz BSP, Shoenfeld Y Cannabinoids for the treatment of rheumatic diseases — where do we stand? Nat Rev Rheumatol. 2018;14:488-98.
26. Gonen T, Amital H. Cannabis e canabinoides no tratamento de doenças reumáticas. Rambam Maimonides Med J. 2020;11(1):e0007.
27. Kurlyandchik I, Tiralongo E, Schloss J. Safety and efficacy of medicinal cannabis in the treatment of fibromyalgia: a systematic review. J Altern Complement Med. 2021;27(3):198-213.
28. Sagy I, Schleider LBL, Abu-Shakra M, Novack V. Safety and efficacy of medical cannabis in fibromyalgia. J Clin Med. 2019;8:807.
29. Kurlyandchik I, Tiralongo E, Schloss J. Safety and efficacy of medicinal cannabis in the treatment of fibromyalgia: a systematic review. J Altern Complement Med. 2021;27(3):198-213.
30. Sarzi-Puttini P, Giorgi V, Marotto D, Atzeni F. Fibromyalgia: an update on clinical characteristics, aetiopathogenesis and treatment. Nat Rev Rheumatol. 2020;16(11):645-60.
31. Nielsen S, Lintzeris N, Bruno R, Campbell G, Larance B, Hall W, et al. Benzodiazepine use among chronic pain patients prescribed opioids: associations with pain, physical and mental health, and health service utilization. Pain Med. 2015;16:356.
32. Walitt B, Klose P, Üçeyler N, Phillips T, Häuser W. Antipsychotics for fibromyalgia in adults. Cochrane Database Syst Rev. 2016(6):CD011804.
33. Holman AJ, Myers RR. A randomized, double-blind, placebo-controlled trial of pramipexole, a dopamine agonist, in patients with fibromyalgia receiving concomitant medications. Arthritis Rheum. 2005;52(8):2495-505.
34. Tofferi JK, Jackson JL, O'Malley PG. Treatment of fibromyalgia with cyclobenzaprine: a meta-analysis. Arthritis Rheum. 2004;51(1):9-13.
35. Arnold L M, Sarzi-Puttini P, Arsenault P, Khan T, Brown PB, Clair A, et al. Efficacy and safety of pregabalin in patients with fibromyalgia and comorbid depression taking concurrent antidepressant medication: a randomized, placebo-controlled study. J Rheumatol. 2015;42:1237-44.
36. Gilron I, Chaparro LE, Dongsheng DE, Holden, Ronald RF, Roumen M, et al. Combination of pregabalin with duloxetine for fibromyalgia. Pain 2016;157:1532-40.

CAPÍTULO 9

Síndrome miofascial – tratamento e outros aspectos

Fernando Augusto Chiuchetta
Eduardo dos Santos Paiva
Milton Helfenstein Jr.
Roberto Ezequiel Heymann

INTRODUÇÃO

A síndrome da dor miofascial é uma condição de dor crônica muito frequente, que abrange muitas das dores regionais usuais da rotina clínica, como as dorsalgias, cefaleias tensionais, síndromes temporomandibulares, cervicobraquialgias e lombalgias. Pode coexistir com diversos distúrbios, sendo geralmente caracterizada como um quadro de dor regional perpetuada por vários fatores e possui as seguintes características: dor muscular crônica; presença de "ponto-gatilho" (*trigger point*) em um ou mais músculos; faixa muscular tensa; zona de dor referida e resposta de contração muscular local. Pode ser acompanhada de fraqueza, dificuldade de movimentação e disfunções autonômicas.[1-3]

PONTOS-GATILHO

O ponto-gatilho é determinante para o diagnóstico. Trata-se de um ponto hiperirritável, geralmente situado dentro de uma faixa muscular tensa, com as seguintes características: dor importante à palpação de uma área não superior a 5 milímetros de diâmetro no músculo; pode provocar contração ou fasciculação à distância quando palpado (*twitch response*); a palpação altera a sensibilidade na zona de dor referida, seja por seu aumento ou diminuição, podendo provocar uma reação quase que estereotipada, de retirada, defesa ou reconhecimento da dor, chamada de sinal do pulo (*jump sign*).[4-6]

A dor na zona referida caracteristicamente é distal ao ponto-gatilho (embora nem sempre) e sua intensidade é modulada diretamente pelo estímulo (digitopressão, dolorímetro ou eletroestimulação) do ponto-gatilho. Embora a área de dor não tenha distribuição metamérica nem radicular, ela se mantém constante, de tal forma que, conhecendo a zona de referência, pode-se chegar ao ponto-gatilho.[7] Quando alongados, os músculos costumam causar dor, podendo o paciente assumir posições viciosas e desenvolver contraturas prolongadas, as quais podem originar novos pontos-gatilho no mesmo músculo ou nos adjacentes.

Os pontos-gatilho podem ser encontrados em um músculo estriado ou mais, sendo os mais frequentes: músculos das regiões occipital e cervical posterior, esternocleidomastoideo, escaleno, trapézio, infraespinhal, supraespinhal, elevador da escápula, romboide, extensores e flexores no antebraço, peitorais, paravertebrais, quadrado lombar, glúteos, tensor da fáscia lata, piriforme, reto femoral, vasto medial e interósseos do pé. Alguns exemplos de pontos-gatilho e seus padrões de dor referida nessa síndrome são vistos nas Figuras 1 A-C.

O diagnóstico da síndrome miofascial é eminentemente clínico, podendo ser dificultado quando sinais e sintomas outros, que não a dor, são proeminentes, como dormência, formigamento e vertigem. Além disso, no decurso de outras condições dolorosas, como a artrite reumatoide e a osteoartrite, bandas de contratura muscular podem ser detectadas sem correlação com a dor sentida pelos pacientes.[8-10]

É importante reconhecer alguns fatores que contribuem para o quadro da dor miofascial, entre eles: vícios posturais inadequados; presença de pé plano; mamas volumosas (com a alça do sutiã causando efeito compressivo ao nível dos ombros, que podem permanecer curvados para diante, além de uma inclinação anterior do pescoço); tensão emocional; distúrbios do sono; e distúrbios psicogênicos (ansiedade, depressão e estado de estresse pós-traumático).

DIAGNÓSTICO DIFERENCIAL

O diagnóstico diferencial é muito amplo, envolvendo inúmeras possibilidades, dependendo do sítio anatômico afetado. Didaticamente, há dois grupos de moléstias que devem ser diferenciadas:

1. Lesões inflamatórias e/ou traumáticas articulares ou periarticulares. Essas situações causam dor e impotência funcional e, por contiguidade, inflamação neurogênica de nervos periféricos, que, por sua vez, pode provocar contratura muscular. A história clínica cuidadosa e um exame físico muitas vezes são suficientes para elucidar o diagnóstico; no entanto, não é infrequente a necessidade de exames complementares.
2. Neuropatias periféricas/radiculopatias. São situações que podem se tornar muito difíceis de diferenciar clinicamente, entretanto, os exames eletrofisiológicos costumam elucidar o diagnóstico.

Muitas características da dor miofascial também se fazem presentes em outras síndromes dolorosas, como nos distúrbios psicogênicos e especialmente na fibromialgia (FM); é possível que essa e a síndrome miofascial representem dois polos de um mesmo espectro de doenças, em que as influências dos mecanismos periféricos e centrais de controle da dor manifestam-se de maneira superposta e, muitas vezes, concomitantes. Os sinais e sintomas inespecíficos (parestesia, fadiga, tontura, zumbido, constipação, dermografismo, ansiedade, depressão, distúrbio do sono, entre outros) costumam ser mais frequentes e mais intensos nos pacientes com fibromialgia.[11-13]

Em determinadas situações, algumas doenças sistêmicas podem ser consideradas no diagnóstico diferencial, como o *diabetes mellitus*, a neoplasia oculta e a disfunção tireoidiana. Portanto, em certos casos, os exames laboratoriais podem se fazer necessários.

Entre as síndromes miofasciais mais comumente confundidas com outras condições, destacam-se a síndrome miofascial do supraespinhal e do trapézio.[14,15] A dor está situada na região periescapular e geralmente irradia pelo membro superior. A confusão diagnóstica é ressaltada quando exames de imagem sugerem alterações na bursa subacromial/subdeltoidea e/ou no manguito rotador (tendinopatia, tendinose, tendinite ou ruptura), pois podem corresponder a achados que não têm relação com a sintomatologia do paciente.

Outra situação de difícil interpretação pode ocorrer quando há dor cervical com irradiação para a região do trapézio e membro superior com um exame de imagem sugerindo a presença de protrusão discal ou mesmo de hérnia de

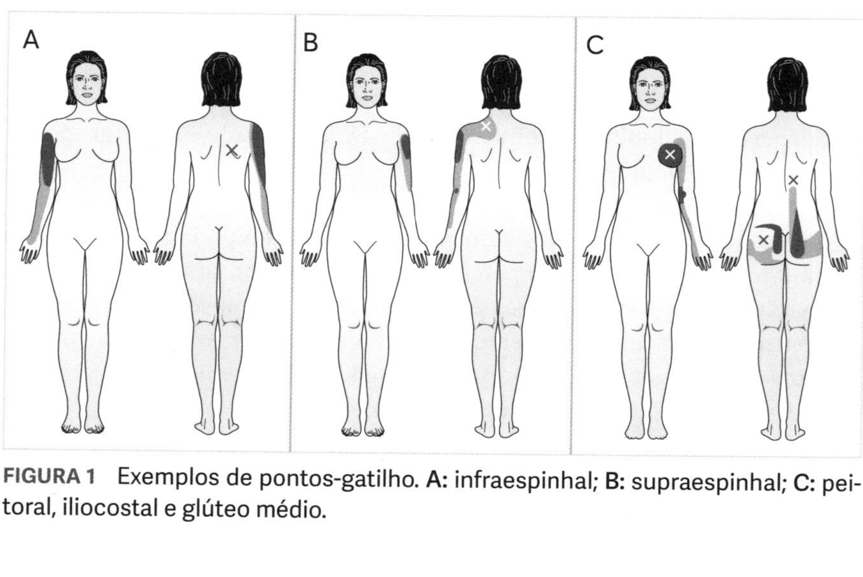

FIGURA 1 Exemplos de pontos-gatilho. **A:** infraespinhal; **B:** supraespinhal; **C:** peitoral, iliocostal e glúteo médio.

disco, pois uma proporção dos pacientes com síndrome miofascial com dor referida no membro superior pode experimentar parestesias. A dificuldade diagnóstica pode ser ainda maior com a presença de uma eletroneuromiografia sugerindo radiculopatia, uma vez que esse resultado pode ser falso-positivo, sem correlação clínica, e interferir na decisão diagnóstica.

Situação semelhante tem sido constatada nos casos de lombalgia crônica, particularmente quando existe irradiação para a face posterior da coxa. Muitos são os indivíduos que apresentam tomografias computadorizadas ou ressonâncias magnéticas da região lombar constatando protrusões ou hérnias discais, erroneamente consideradas causadoras de sintomas de compressão radicular. Muitas vezes, junta-se o fato de uma eletroneuromiografia sugerir radiculopatia. Esses casos podem ser decorrentes de uma síndrome miofascial do quadrado lombar, do piriforme ou do glúteo médio.

Os exames de fluxometria com Doppler também podem apresentar resultados falso-positivos, compatíveis com síndrome do desfiladeiro torácico, outra causa comum de confusão diagnóstica com síndrome miofascial em indivíduos com dor na região do cervical e/ou no trapézio com irradiação para membro superior. No diagnóstico diferencial de dor iniciada em região do trapézio e/ou pescoço com irradiação pelo membro superior, deve ser considerado tumor de Pancoast (que pode comprimir as raízes inferiores do plexo braquial, gânglio estrelado e a cadeia nervosa simpática), radiculopatia cervical, siringomielia, tumor de medula cervical, lesões do plexo braquial, síndrome do túnel do carpo com sintomas retrógrados, distrofia simpático-reflexa e trombose subclávia.

Diversas causas devem ser consideradas no diagnóstico diferencial da dor miofascial no ombro: artropatias inflamatórias, artrite infecciosa, osteoartrite, hemartrose, depósito de cristal, tendinites, bursites, capsulite, doença de Paget, polimialgia reumática, metástases para a cabeça umeral (mama, pulmão, estômago, rim, entre outros), mieloma múltiplo (com infiltração da cabeça umeral) e osteomielite.[16]

Há síndromes miofasciais que causam dor na cabeça e no pescoço.[17-19] Dor miofascial cervical posterior pode envolver o esplênio da cabeça (pode ser confundida com cefaleia occipital idiopática), o elevador da escápula e o multífido da espinha, entre outros músculos. A dor nessas regiões pode ser originada de muitas estruturas (faringe, laringe, traqueia, tireoide, linfonodos, artérias carótidas, aorta, coração, pericárdio e diafragma) e possuir várias etiologias. Doenças orgânicas da articulação temporomandibular (subluxação, traumatismo, infecção, neoplasia, doença inflamatória, como a artrite reumatoide e a espondilite anquilosante – EA) também podem ser confundidas com uma síndrome miofascial.

A síndrome de Costen, caracterizada por dor na articulação temporomandibular, limitação da amplitude de movimento da articulação, deficiência auditiva e cefaleia, também pode ser confundida com um quadro álgico miofascial. A contratura mandibular, que pode ser consequência de um quadro de ansiedade, pode desencadear uma síndrome miofascial, com presença de *trigger point* no músculo pterigoide. Uma síndrome miofascial do esternocleidomastóideo pode ser difícil de distinguir de uma disfunção da articulação temporomandibular e da enxaqueca.[20-25] Pode haver dificuldade para diferenciar uma neuralgia do trigêmeo da dor miofascial facial.[26]

As infecções de vias aéreas superiores, do conduto auditivo ou da cavidade oral devem ser sempre excluídas dos casos de síndrome miofascial envolvendo a cabeça e o pescoço. A síndrome de Eagle, causada por um processo estiloide alongado, que pode comprimir os vasos carotídeos e provocar dor na região faríngea e otalgia referida, também pode lançar desafio diagnóstico. As distensões do ligamento estilo-hióideo e dos músculos que o ligam ao osso hioide podem provocar dor similar. A neuralgia glossofaríngea, que pode provocar dor do tipo queimação na região das amígdalas e se irradiar para o ouvido, pescoço ou mandíbula, também deve ser considerada no diagnóstico diferencial. A neuralgia laríngea superior, causadora de quadros paroxísticos similares e dor lateral acima da cartilagem tireoidiana, causando irradiação de dor para o ângulo da mandíbula e para o ouvido, pode simular dor miofascial.

Uma lesão "em chicote" pode desencadear dor miofascial, no entanto, também pode causar lesões na coluna vertebral (fraturas e luxações de vértebras) ou lesão do ligamento da nuca. O espasmo muscular do pescoço e o torcicolo são as consequências imediatas. Uma causa comum de dor miofascial é a chamada síndrome tensional do pescoço, na qual o paciente se queixa de dor na região posterior do pescoço, com ou sem irradiação para o membro superior. Outra causa comum é a síndrome miofascial com pontos-gatilho no músculo elevador do trapézio e nos músculos elevadores do pescoço. Deve ser pesquisado o esternocleidomastóideo à procura de um ponto-gatilho, principalmente quando o quadro doloroso se acompanha de tontura postural e muita dor à movimentação da coluna cervical. Podem existir vários pontos-gatilho, que terminam por promover uma zona de dor mais ampla. O diagnóstico pode ser confundido com espondilodiscoartrose, dependendo da faixa etária do paciente, principalmente se um exame de imagem mostrar alterações degenerativas dos discos intervertebrais e osteófitos.

No diagnóstico diferencial de dor e rigidez do pescoço, deve ser sempre excluída a dor referida da articulação temporomandibular, do diafragma, de uma lesão esofágica (envolvendo hérnia de hiato) e, particularmente, doenças neurológicas ou cardiovasculares. As entesopatias da coluna cervical também devem ser consideradas no diagnóstico diferencial, em particular a doença de Forrestier e a EA. A ossificação do ligamento longitudinal posterior, que pode provocar mielopatia, também deve ser considerada no diagnóstico diferencial, particularmente nos indivíduos orientais. Quando o quadro de dor é acompanhado de intensa fraqueza do pescoço e fadiga associada, sugere fortemente a possibilidade de polimiosite ou hipotireoidismo.

Outros distúrbios que devem ser considerados no diagnóstico diferencial de uma síndrome miofascial causadora de dor em cabeça e pescoço são a neuralgia pós-herpética, a neuralgia do trigêmeo e a arterite de células gigantes.

A compressão de raízes nervosas cervicais inferiores pode causar dor na cintura escapular e simular uma síndrome miofascial. As causas mais comuns são espondilodiscoartrose com formação osteofitária causando obliteração de forames laterais, traumatismo com luxação (listese) e hérnia de disco. Um exame clínico cuidadoso, juntamente com uma interpretação correta de exames complementares bem conduzidos (exame de imagem e estudo eletrofisiológico), costuma elucidar o diagnóstico.

Alguns pacientes podem experimentar cefaleia por contratura muscular, caracterizada por uma dor surda, contínua ou, às vezes, latejante nas regiões da órbita, na região frontal, temporal e/ou do couro cabeludo, percebida por sensação de aperto na musculatura do pescoço. Diferentemente da enxaqueca, os pacientes queixam-se de cefaleia que dura dias ou semanas. Na investigação, devem ser avaliadas as posturas do indivíduo durante o trabalho e outras atividades, assim como a posição durante o sono, pois frequentemente esses pacientes dormem em decúbito ventral, hiperestendendo a região cervical, particularmente se utilizam travesseiros. Durante algumas atividades pode haver estiramento dos músculos da nuca por hiperextensão do pescoço, quando a cabeça fica inclinada para trás por períodos prolongados.

A dor originada por irritação da raiz sensorial no segundo nervo cervical (nervo occipital maior) pode causar quadro doloroso e parestésico na região occipital e, ocasionalmente, no couro cabeludo, simulando uma dor miofascial. Essa neuralgia pode ser resultado de um traumatismo ou estar associada à doença degenerativa da articulação atlantoaxial.

Deve-se ter em mente que um ponto-gatilho no músculo escaleno anterior pode provocar dor na região epicondileana lateral e conduzir ao diagnóstico equivocado de síndrome do supinador (compressão do nervo interósseo posterior) ou de epicondilite lateral.[27] Em direção mais distal no membro superior, uma dor miofascial no antebraço pode ser confundida com tenossinovite ou tendinite. Isso tem sido extremamente frequente.

As síndromes miofasciais mais comumente evidenciadas na parede torácica são a síndrome esternal, a síndrome costoesternal, a xifoidalgia e a síndrome da ponta da costela. Na síndrome costoesternal, a dor, que costuma ser intermitente, pode irradiar-se por todo o tórax, piorando com a respiração profunda.

A síndrome esternal é o único distúrbio miofascial no qual um ponto-gatilho pode provocar dor bilateral, pois se localiza na sincondrose esternal ou na musculatura esternal, que recobre o corpo do esterno. Inicialmente, a dor é experimentada no centro da parede torácica. Na xifoidalgia, como o próprio nome indica, o dolorimento é experimentado no processo xifoide do esterno; a dor à digitopressão do apêndice xifoide reproduz a dor, a qual geralmente é intermitente e costuma piorar com alimentação volumosa, com levantamento de excesso de peso, inclinação, curvatura ou movimentos de rotação da coluna dorsolombar.

Na síndrome da ponta da costela (também chamada de costela deslizante, síndrome da cartilagem costal ou costela estalante), o paciente experimenta dor de forte intensidade associada à hipermobilidade da extremidade anterior de um arco costal (geralmente da 10ª e, menos comumente, da 8ª ou 9ª costela). A digitopressão da costela afetada pode reproduzir um estalido doloroso. Essa síndrome é consequente à subluxação recidivante de um arco costal e causa dor do tipo pontada ou facada, que pode ser facilmente confundida com dor visceral. O quadro doloroso pode ser agravado pela abdução do membro superior e aliviado com o decúbito.

Os seguintes distúrbios devem ser incluídos no diagnóstico diferencial dos quadros dolorosos da parede torácica anterior: síndrome de Tietze, angina, infarto agudo do miocárdio, síndrome de Dressler, pleurite, pericardite, costocondrite, aneurisma dissecante da aorta, pneumotórax, enfermidades do esôfago, embolia pulmonar, irritação diafragmática e neoplasias mediastinais ou pulmonares.

As síndromes miofasciais também são causas de dorsalgia, cervicodorsalgia e dorsobraquialgia. Os músculos trapézio e subescapular são sedes frequentes dos pontos-gatilho. As principais doenças consideradas no diagnóstico diferencial incluem: cifose juvenil (doença de Scheuermann), artrites, hérnia de disco, espondilite piogênica, osteomielite vertebral, mal de Pott, herpes-zóster, mielite e enfermidades viscerais.

Uma importante causa de dor miofascial na região dorsal é a síndrome escapulocostal, em que o ponto-gatilho se localiza na parte superior do músculo serrátil posterior. A dor se origina de maneira insidiosa nas faces superior e posterior da cintura escapular, irradiando-se para o pescoço, terço proximal do tríceps, deltoide e parede torácica. O quadro pode ser acompanhado de parestesia na mão.[28]

Causas frequentes de dor miofascial na região lombar envolvem os músculos iliocostal, multífido, piriforme e glúteo médio. Diversas são as possibilidades no diagnóstico diferencial, entre elas, osteíte condensante do íleo, EA, coccidínea, bursite isquiática, hérnia de disco, espondilodiscoartrose, espondilolistese, espondilólise, doença de Paget, entre outras menos frequentes.

A síndrome miofascial também pode ser responsável por dor crônica na região pélvica.[29] Entre as síndromes miofasciais que podem causar dores no quadril e na coxa, destaca-se o "quadril estalante", que resulta de uma faixa iliotibial tensa deslizando sobre a grande tuberosidade. Tal condição deve ser diferenciada da luxação do quadril. A síndrome da fáscia lata é outra condição relativamente comum. O paciente queixa-se de desconforto na face lateral do quadril e da coxa, que se irradia distalmente até a face lateral do joelho. As condições que devem ser consideradas no diagnóstico diferencial são bursite trocantérica e meralgia parestésica.

Conforme demonstrado, muitas enfermidades devem ser consideradas no diagnóstico diferencial da síndrome miofascial. Faz-se imperativo, portanto, que o médico saiba interpretar de maneira correta os exames complementares e conhecer o grande leque de diagnóstico diferencial topográfico de cada região anatômica envolvida.

FISIOPATOLOGIA

A fisiopatologia da dor miofascial (DMF) ainda não é totalmente esclarecida. Vários aspectos da síndrome têm sido repetidos ao longo dos anos pelos mesmos autores, muitas vezes sem uma extensa validação científica. Há autores que referem que o conceito de dor miofascial carece de consolidação científica como um todo.[30] A fisiopatologia dos pontos-gatilho tem sido mais bem compreendida em razão de estudos recentes, focados especialmente em aspectos eletromiográficos e histológicos.[31]

O ponto-gatilho da dor miofascial tem sido definido como um ponto hiperirritável e bem localizado, dentro de uma banda tensa (*taut band*) de fibras musculares esqueléticas, acompanhados de dor referida típica (Figura 2).[32]

O entendimento da estrutura muscular e do mecanismo de contração do músculo é de fundamental importância para a compreensão do mecanismo de formação de pontos-gatilho.

Estrutura muscular básica e mecanismo de contração

Um músculo esquelético é um conjunto de fascículos, cada um dos quais um agrupamento de aproximadamente 100 fibras musculares. Cada fibra muscular é uma célula, contendo cerca de 2 mil miofibrilas. Uma miofibrila consiste em uma cadeia de sarcômeros conectados nas suas extremidades por

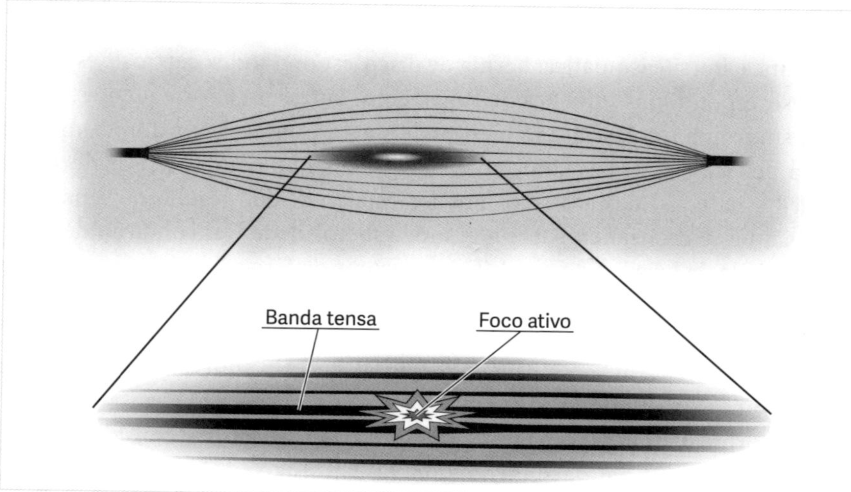

FIGURA 2 Complexo do ponto-gatilho (*trigger point*).

suas linhas z. O sarcômero é a unidade funcional do músculo, contendo as moléculas contráteis actina e miosina, que interagem para produzir a força de contração. Para essa interação, é necessária a presença de cálcio livre e adenosina trifosfato (ATP, do inglês *adenosine triphosphate*). O cálcio fica armazenado em uma rede tubular de retículo endoplasmático (RE) que cerca cada miofibrila e é liberado quando um potencial atinge a superfície da fibra muscular. Depois disso, ele é rapidamente reconduzido para o RE, cessando a contração sarcomérica.

Unidade motora e placa motora

A unidade motora consiste na via final do movimento voluntário: um neurônio alfa motor do corno anterior da medula espinhal, seu axônio e as placas motoras, onde cada ramificação desse axônio termina em uma fibra muscular (Figura 3). Quanto maior o número de fibras controladas por uma unidade motora, menos delicado o movimento; por exemplo, na musculatura de membros inferiores, uma unidade controla cerca de 300 a 1.500 fibras musculares, enquanto essa relação é muito menor quando se trata das mãos.

A placa motora consiste em uma estrutura que liga o ramo do neurônio à fibra muscular. Nesse local se encontra a sinapse na qual o estímulo elétrico do nervo será transformado em um mensageiro químico — a acetilcolina — que iniciará um novo sinal elétrico, desta vez na membrana plasmática (sarcolema) da fibra muscular. A localização das placas motoras segue um padrão que

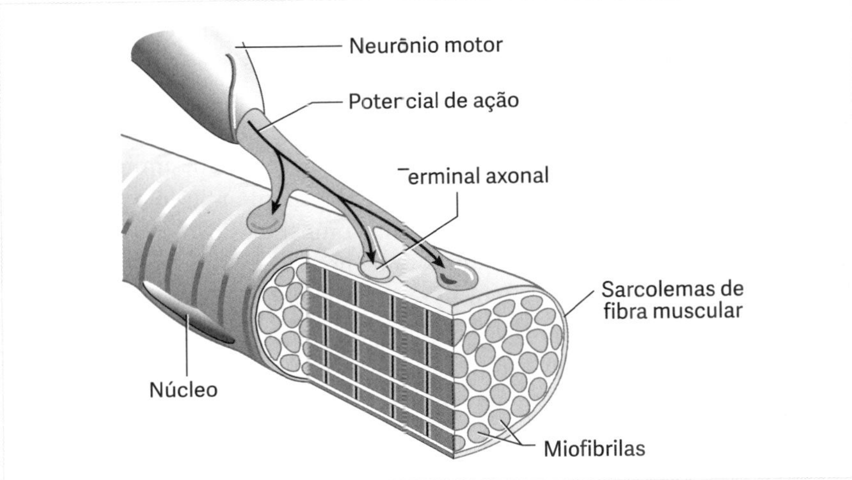

FIGURA 3 Unidade motora muscular.

depende da disposição das fibras de um determinado músculo. Geralmente elas se dispõem no meio das fibras musculares, equidistantes de suas inserções. Essa disposição é essencial para compreender a localização dos pontos-gatilho, como se verá a seguir.

Natureza dos pontos-gatilho

Atividade eletromiográfica

Em 1957, Weeks e Travell demonstraram que um ponto-gatilho no músculo trapézio exibia atividade elétrica com descargas de alta frequência, enquanto áreas adjacentes do músculo estavam eletricamente silenciosas. Somente em 1995 é que Simons e Hong detectaram que, além dessa atividade de alta frequência, havia um componente de menor amplitude, tão relacionado com a DMF quanto o primeiro.[33] Esse componente, semelhante a um "ruído", foi denominado atividade elétrica espontânea e aponta uma atividade elétrica basal e constante na área de placas motoras. Isso contribui para a evidência de que placas motoras disfuncionais são participantes importantes na fisiopatologia da DMF.

Histopatologia e bioquímica dos pontos-gatilho

Em 1951, autores alemães relataram fibras musculares edemaciadas em forma de bastão em músculos acometidos por "miogelose", como eram definidos os pontos-gatilho na época. Em 1976, Simons e Stolov[34] descreveram que foram encontrados nós de contração em músculos com bandas tensas em cães (Figura 4). Esses nós apresentavam-se com um aumento importante e localizado no diâmetro das fibras musculares, ladeado por uma diminuição importante do diâmetro total da fibra. Esses achados foram confirmados em um interessante estudo realizado por Jin et al.[35] Nesse estudo, biópsias do músculo trapézio de 29 pacientes com DMF e 24 controles foram comparadas. No grupo da DMF, sarcômeros anormalmente contraídos foram encontrados, com miofibrilas arredondadas e aumentadas, mas sem a presença de inflamação ou fibrose.

No mesmo estudo, uma análise bioquímica do músculo mostrou maior atividade dos receptores transmembrana EphB1/EphB2 e das proteínas RhoA e Rac1 — todas envolvidas na manutenção da contratura muscular pela sensibilização das fibrilas ao cálcio intracelular. Outros estudos analisaram biópsias musculares em pacientes com DFM para avalição da função mitocondrial, mas não observaram alterações.[36]

Hipótese integrada para a formação de pontos-gatilho e de dor miofascial

Várias hipóteses foram aventadas na tentativa de unificar a fisiopatologia da DMF, e por muito tempo a hipótese do fuso muscular foi a mais explorada. Segundo essa hipótese, a origem da contração muscular isolada seriam os fusos musculares, que consistem em fibras especializadas em manter o tônus muscular.

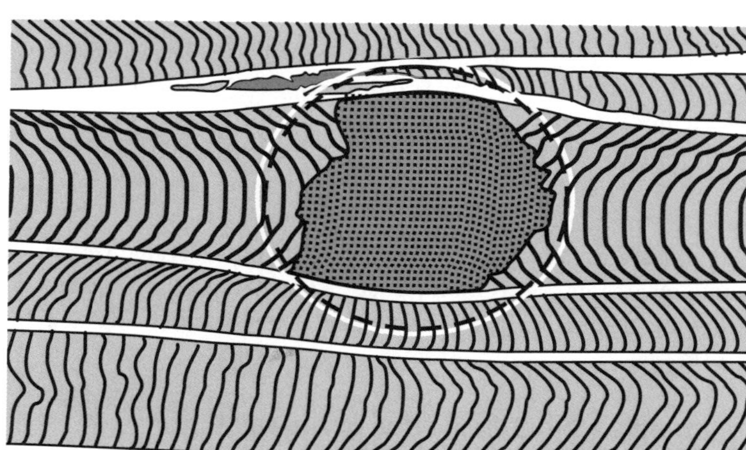

FIGURA 4 Nó de contração em musculatura canina.
Fonte: Simons e Stolov, 1976.[34]

Existem fortes evidências contra e a favor dessa hipótese, mas o fato de os pontos-gatilho serem mais localizados no centro do músculo (onde estão as placas motoras) e apresentarem melhora com toxina botulínica não ajuda a suportar a hipótese de que o fuso muscular é a principal fonte da DMF. A atribuição da DMF como um ciclo (dor–espasmo–dor), embora bastante didática quando apresentada para o paciente, carece de comprovação clínica. Alguns estudos mostram que a dor muscular inibe, em vez de estimular a contração muscular.

Outra hipótese descartada foi a neuropática, em que a dor seria causada por uma neuropatia do nervo muscular, e a cicatricial, em que um foco de fibrose seria o indutor da contração muscular sustentada. Esse último evento pode acontecer mais tardiamente como uma sequela, mas não como evento inicial.

Achados mais recentes apoiam a hipótese da crise energética muscular, levando a uma despolarização contínua da placa motora (Figuras 5 e 6).[37]

Habitualmente a DMF inicia-se com um trauma muscular. Esse pode ser direto ou até mesmo por um simples estiramento muscular. Essa injúria inicial envolve certo grau de lesão da membrana da fibra muscular (sarcolema), o que permite uma entrada maciça de cálcio no interior dos sarcômeros. Isso levaria a uma contração intensa e sustentada das fibras musculares.

Nessa contração muscular sustentada está a base da "crise energética" no interior do músculo. A atividade muscular contínua leva a um aumento da necessidade de ATP pelos sarcômeros. Porém, demonstra-se que essa mesma contração muscular leva a uma diminuição do aporte sanguíneo, por uma compressão nos vasos musculares. A crise de energia então se instala por um aumento na demanda e diminuição na oferta de energia para o músculo.

Esses são fatores que explicam em parte a dor muscular que advém dos pontos-gatilho. Porém, a sustentabilidade do processo provavelmente acontece

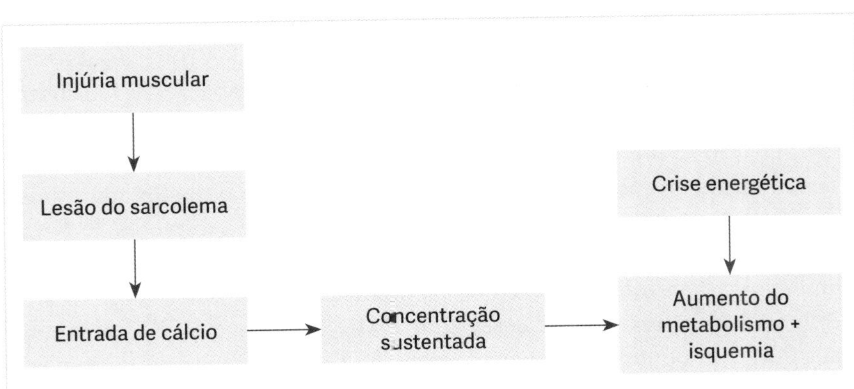

FIGURA 5 Fisiopatologia da dor miofascial – fase inicial.

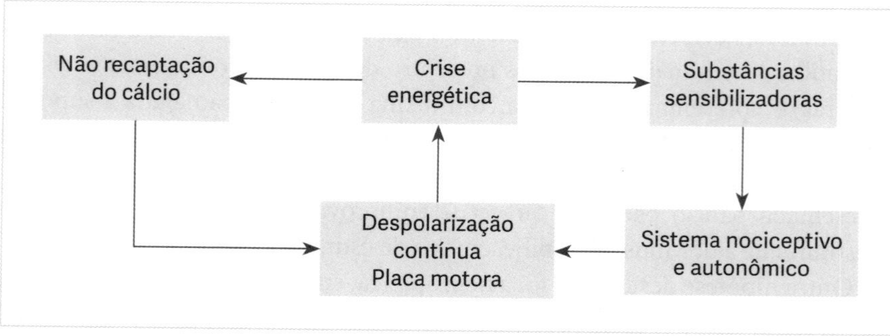

FIGURA 6 Fisiopatologia da dor miofascial – fase crônica.

pela atividade contínua da placa motora. O déficit de ATP no músculo leva a uma deficiência de recaptação de cálcio pelo retículo endoplasmático, que é feito de maneira ativa e dependente de ATP. A presença contínua do cálcio leva à permanente despolarização da placa motora. Além disso, estudos de microdiálise muscular[38] demonstraram que, nos pontos-gatilho, a constante atividade muscular sem o devido aporte de energia leva à liberação de substâncias sensibilizadoras dos nociceptores, como substância P, serotonina, noradrenalina, prostaglandinas, bradicininas, fator de necrose tumoral e interleucina-6. A liberação dessas substâncias inibe a acetilcolinesterase, que resulta em um aumento de acetilcolina, maior contração local e maior hiperalgesia.

Embora não totalmente provada, a hipótese da crise energética foi elegantemente reforçada pelo estudo em modelo animal de DMF por Li et al.[39] utilizando proteômica e demonstrando maior atividade nas vias da glicólise/gliconeogênese, de sinalização pelo glucagon e de sinalização pelo fator induzível por hipóxia-1 (HIF-1, do inglês *hypoxia inducible factor*). As três vias induzem uma maior concentração de lactato no músculo e são compatíveis com a hipótese de crise energética.

Há também um maior interesse na análise da participação da sensibilização do sistema nervoso central (SNC) à dor na DMF, levando à amplificação e disseminação da dor muscular.[40] Como na fibromialgia, há evidências em animais de que neurônios no corno dorsal tornam-se hiperexcitados em resposta à estimulação nociceptiva dos tecidos profundos e que receptores de N-metil-D-aspartato (NMDA) provavelmente são envolvidos nesse mecanismo.[41] Também existem evidências de que há modulação anormal da dor em áreas cerebrais superiores em pacientes com DMF. Niddam et al.[42] compararam pacientes com pontos-gatilho em trapézio esquerdo com controles, com estimulação elétrica no ponto-gatilho em duas sessões. Na primeira, os pacientes e controles recebiam o mesmo estímulo doloroso e a intensidade da dor era marcada por uma escala visual de dor. Na segunda sessão, o estímulo doloroso era aplicado até os dois grupos atingirem o mesmo nível de dor. Pacientes com DMF apresentavam maior nível de dor com o mesmo estímulo (hiperalgesia). Nessa etapa, havia também maior ativação do córtex neurossensorial (áreas somatossensoriais I e II, parietal inferior, ínsula média) e do sistema límbico (ínsula anterior) e uma queda na atividade do hipocampo do córtex contralateral. Nos mesmos níveis de dor, houve maior atividade do córtex neurossensorial, mas não no sistema límbico.

Apesar de fazer parte da denominação da síndrome, o papel da fáscia muscular propriamente dita ainda não está definido.[43] Autores sugerem alterações na composição das fibras colágenas, dos fibroblastos e no conteúdo de ácido hialurônico na matriz extracelular da fáscia, no entanto ainda são necessários mais estudos com seres humanos.

Outros avanços recentes em imagens de ultrassom, outros biomarcadores sistêmicos, biomarcadores específicos de DMF e avaliação da disfunção no sistema somatossensitivo podem contribuir para o melhor entendimento da DMF.[44]

TRATAMENTO

Em vista da ampla diversidade clínica da DMF, a comparação de efetividade entre as diversas modalidades terapêuticas é complicada. A terapia deve se sustentar no incremento da atividade central inibitória da dor, com o uso de medicamentos e técnicas comportamentais; e na diminuição do estímulo nociceptivo periférico, com o uso de técnicas de relaxamento, reabilitação e inativação dos pontos-gatilho. De maneira semelhante ao que ocorre em outros quadros de dor crônica, a terapêutica da DMF frequentemente requer uma equipe multidisciplinar. A abordagem terapêutica deve se orientar pelos seguintes passos:

1. Esclarecimento ao paciente quanto à natureza da doença, suas causas, evolução e terapêutica, para que compreenda a origem dos seus sintomas e conheça as várias opções terapêuticas. Metas devem ser estabelecidas com o objetivo de aliviar os sintomas, deixando claro que, na maioria das vezes, não ocorre a cura total.
2. Identificação de fatores geradores ou perpetuadores do quadro miofascial. Esses podem incluir fatores mecânicos, desordens sistêmicas e de comportamento.

Os fatores mecânicos, na maioria das vezes, são óbvios e têm importância fundamental no resultado positivo em longo prazo. A postura e a mecânica corporal, bem como suas relações com o ambiente de trabalho, devem ser consideradas. Embora a postura inadequada seja extremamente frequente, sua presença associada à atividade nociceptiva muscular pode ocasionar ativação nociceptiva adicional, contribuindo para a perpetuação do quadro doloroso local. Portanto, deve-se proceder a uma avaliação postural do paciente, se possível em diversas posições (sentado, deitado, em pé), e em ambientes variados, como no trabalho, durante leitura ou até durante o sono. O paciente deve ser instruído a dormir em posições que mantenham sua coluna neutra, se sentar com apoio adequado da região lombar, evitar a anteriorização da cabeça por períodos prolongados enquanto na posição sentada. Modificações do ambiente de trabalho são úteis em prevenir posturas inadequadas e diminuir a fadiga muscular. Bruxismo e apertamento dentário, se detectados, devem ser corrigidos com exercícios, uso de placa dentária ou até correções de oclusões dentárias, reduzindo, assim, a contração contínua da musculação mastigatória.

Os distúrbios metabólicos e endócrinos podem influenciar o estado metabólico muscular. Anemia, hipoglicemia, hipotireoidismo e infecções sistêmicas, quando presentes, devem ser pesquisados e tratados.[45,46]

A presença de distúrbios comportamentais deve ser identificada e tratada com o devido suporte. Na presença de distúrbios do sono, devem ser feitas orientações quanto à higiene do sono.

3. A eliminação dos pontos-gatilho é um dos principais objetivos no tratamento da síndrome miofascial. Sua eliminação é essencial para o alívio da dor e o restabelecimento da normalidade funcional local. Os pontos-gatilho são inativados manualmente, por meio de procedimentos físicos, invasivos ou não, e devem ser associados a sessões de alongamento da musculatura retraída em questão.
4. Reabilitação física e ocupacional, restabelecendo a capacidade funcional da região afetada e reinserindo, quando necessário, o paciente no mercado de trabalho.

Métodos físicos

Diversas modalidades de métodos físicos, como massagem, calor superficial (bolsas térmicas) e profundo (ultrassom, ondas curtas, micro-ondas), crioterapia (compressas de gelo, aerossol congelante), hidroterapia (turbilhão, tanque de Hubbard com hidromassagem), eletroterapia (estimulação elétrica transcutânea, corrente farádica, iontoforese de agentes analgésicos e anti-inflamatórios) têm sido utilizadas para reduzir a tensão muscular e inativar os pontos-gatilho. A maioria desses meios empregados não apresenta efetividade comprovada.

O emprego do ultrassom ocorre desde os anos 1980. Embora seu mecanismo de ação seja desconhecido, a teoria predominante é que a energia acústica de alta frequência produz efeitos térmicos e não térmicos que beneficiam o processo de reabilitação. Essa melhora pode ser o resultado de múltiplos fatores, como incremento do fluxo sanguíneo local, alterações na condução nervosa e diminuição da inflamação. Essa modalidade terapêutica não apresenta nenhum benefício adicional em relação aos exercícios, massagem ou agulhamento de pontos-gatilho, e a duração dos efeitos benéficos é pequena.[47-50]

A grande diversidade de aparelhos de laser existentes com doses variadas, e a inexistência de protocolos uniformes para sua aplicação, fazem com que as comparações entre os diversos estudos sejam impossíveis. Uma revisão sistemática de 36 estudos considerados de média qualidade sugere que o laser seja mais efetivo que o placebo.[51]

Considerada terapia física não invasiva segura e tolerável, a terapia por ondas de choque extracorpóreas tem sido aplicada em casos de DMF. Revisão com metanálise de 10 artigos realizada por Zhang et al. revelou que a terapia por ondas de choque extracorpórea no musculo trapézio apresentou melhora significativa na redução da dor em comparação ao placebo ou tratamento com ultrassom, mas nenhum efeito significativo quando comparada com tratamentos convencionais como agulhamento seco, injeção de ponto-gatilho e terapia a laser tanto à intensidade da dor quanto ao índice de incapacidade na coluna cervical.[52]

Acupuntura

Os estudos avaliando a eficácia da acupuntura na síndrome miofascial apresentam dificuldades técnicas, pela dificuldade de se realizar estudos duplo-cegos controlados com placebo.[53] Uma revisão sistemática de Wang et al. examinou 16 estudos sobre a eficácia da acupuntura na DMF e encontrou melhora significativa na dor e redução da irritabilidade, observadas já nas primeiras sessões de tratamento. Os autores observaram que esses efeitos analgésicos foram significativos apenas quando a acupuntura foi direcionada para os pontos-gatilho da DMF, mas nenhum efeito analgésico foi observado com o uso de pontos tradicionais da acupuntura.[54]

Liberação miofascial manual

Os dados em relação à eficácia da liberação miofascial são escassos. Uma revisão sistemática de Kalichman e Ben David observou que, embora todos os oito estudos incluídos tenham encontrado redução da dor e melhora da função, apenas três deles tiveram efeito suficiente para serem considerados clinicamente significativos no seguimento de curto prazo (até 2 meses).[55]

Agentes tópicos

A aplicação de anti-inflamatórios em creme ou o uso de anestésicos tópicos na forma de *patchs* tem sido feita com algumas evidências positivas.[56] A utilização de *spray* tópico de ação congelante (fluorometano ou cloro etílico) na área dolorosa deve ser associada a posterior estiramento do músculo afetado. A queda abrupta da temperatura local, proporcionada pelo *spray*, provoca uma sensação de alívio momentâneo, possibilitando a liberação e o estiramento do músculo retraído. Essa técnica foi demonstrada como efetiva na diminuição da sensibilidade de pontos-gatilho.[56]

Agulhamento dos pontos-gatilho

O agulhamento dos pontos-gatilho é extensivamente usado para o tratamento da síndrome miofascial. Nesse procedimento, utiliza-se uma agulha hipodérmica, que deve ser inserida nos pontos-gatilho com a intenção de desativá-lo. Apesar de a efetividade ser semelhante quando realizado a seco ou associado ao anestésico, deve-se, para melhorar a tolerabilidade e o conforto do paciente, adicionar anestésico, de preferência a lidocaína a 1,0% sem vasoconstritor. Não se deve utilizar corticosteroides, pois, além de não se obter vantagem adicional, há descrição de casos com atrofia de grupos musculares após múltiplas infiltrações com esses agentes. O agulhamento pode ocasionar dor e desconforto imediato após sua aplicação, especialmente se múltiplos pontos são manipulados. Embora muitos estudos sugiram resultados positivos com o agulhamento, a ausência de grupos-controle e a má qualidade da maioria deles dificultam uma análise adequada sobre sua eficácia na síndrome miofascial.[56-61]

Os riscos do agulhamento dos pontos-gatilho incluem sangramentos, aplicação venosa por engano dos anestésicos, formação de hematomas locais, infecções cutâneas, lesão de nervos periféricos, pneumotórax, quebra da agulha, reações alérgicas e síncope vasovagal. O médico, ao utilizar-se dessa técnica invasiva, terá de estar familiarizado com a anatomia local.[56-61]

Deve-se contraindicar o agulhamento nas seguintes condições: desordens hemorrágicas, uso de anticoagulantes, infecção local ou sistêmica, alergia ao agente anestésico, trauma muscular agudo, medo intenso de agulha.[56-61]

Seja qual for o método utilizado para inativar os pontos-gatilho, ele deverá estar sempre associado a manobras de alongamento muscular da referida região.

Toxina botulínica

A aplicação de toxina botulínica baseia-se na inativação da placa neuromotora através do bloqueio da liberação de acetilcolina local, diminuindo o espasmo muscular e, consequentemente, a dor. Outros estudos sugerem uma ação nociceptiva central, diminuindo a liberação de substância P e glutamato.

Apesar de existirem vários subtipos de toxina botulínica, as que têm sido estudadas são o Botox (BTX-A) e a Myobloc (BTX-B). Revisões sistemáticas e metanálises têm demonstrado que os resultados das aplicações da BTX-A foram inconsistentes na redução da dor e, em alguns casos, foram inferiores às injeções de anestésico local.[62-65]

Tratamento medicamentoso

O uso de medicamentos muitas vezes é essencial. Dependendo da classe, eles atuam diminuindo os estímulos nociceptivos periféricos ou atuam no controle somatossensorial central, estimulando a ação das vias inibitórias do sistema nervoso central. Há cinco classes de medicamentos que podem ser úteis: antidepressivos (especialmente os tricíclicos e os duais), anti-inflamatórios não hormonais (AINH), analgésicos, relaxantes musculares e anticonvulsivantes. A escolha de um deles deve se basear no quadro clínico doloroso e na apresentação de comorbidades. De modo geral, devem-se utilizar os princípios do tratamento das dores crônicas não malignas.[46]

Durante os períodos de exacerbação da dor, a utilização de analgésicos simples ou opioides pode ser recomendada para aliviar a sintomatologia. O mesmo princípio é aplicado para o uso de AINH, que podem contribuir com a analgesia momentânea local. Essa classe de medicamentos também é útil durante o período inicial de reabilitação, proporcionando alívio sintomático após sessões de exercícios.[56,60]

Os antidepressivos oferecem o mesmo potencial de alívio sintomático ao observado em outras condições dolorosas crônicas. Essa classe de medicamentos aumenta a disponibilidade de serotonina e noradrenalina no SNC, estimulando assim as vias descendentes inibitórias de dor. Apesar de bastante utilizados na prática diária, estudos comprovando sua eficácia de forma definitiva só foram observados em quadros de cefaleia tensional, dor facial e disfunção de articulação temporomandibular (ATM). Em geral, utiliza-se a amitriptilina, em doses que variam de 12,5 a 50 mg, ou a duloxetina, nas doses de 60 a 120 mg, pela manhã.[56,60]

Os anticonvulsivantes têm eficácia comprovada na dor neuropática. Entretanto, as evidências para a utilização nos quadros de DMF são extremamente limitadas, pois a maioria dos estudos foi realizada sem grupos-controle. A gabapentina apresenta ação analgésica entre doses que variam de 600 mg a 1.800 mg, e a pregabalina, de 150 mg a 600 mg.[56,60]

Os relaxantes musculares podem ser empregados em quadros de espasmos musculares importantes. Sua ação foi comprovada em quadros de dores cervical, lombar e de ATM. A ciclobenzaprina, que apresenta ação central semelhante à da amitriptilina, tem sido empregada em doses que variam entre 5 mg e 20 mg, com bons resultados. A tizanidina é outra opção, em doses de 8 mg a 16 mg ao dia.[56,60]

Reabilitação

A reabilitação do paciente é alcançada por meio da correção das disfunções mecânicas e sistêmicas que interferem na capacidade de recuperação do músculo. O músculo relaxado e resistente produz força com menor fadiga e traciona menos as junções miotendíneas e osteotendíneas. A cinesioterapia, em casos de síndrome miofascial, visa aprimorar e otimizar a atividade mecânica muscular e proporcionar analgesia, recuperação da expansibilidade, força, resistência à fadiga e restabelecimento do condicionamento fisiológico. Inicialmente, a reabilitação deve concentrar-se no alongamento muscular, recuperando o comprimento normal da musculatura afetada. Esse alongamento deve ser realizado sempre no sentido contrário à ação do músculo. Com a progressiva recuperação do comprimento muscular, pode-se dar início aos exercícios de fortalecimento muscular, visando à recuperação da força e do trofismo muscular local.[56,60]

Suporte psicológico

Distúrbios de comportamento, como depressão, ansiedade e irritabilidade, são fatores perpetuadores da dor e eventualmente sua causa. Manobras de relaxamento e psicoterapia de apoio podem ser indicadas na presença desses distúrbios psicológicos. Técnicas como o *biofeedback* (BF), manobras de relaxamento e procedimentos cognitivo-comportamentais, entre outros, são empregados como auxiliares na reabilitação dos doentes com DMF.

O BF associado a técnicas de relaxamento é realizado com o emprego de aparelhos com sensores aplicados aos grupamentos musculares, que, ao gerarem estímulos auditivos ou visuais, permitem aos doentes controlar e se conscientizar da ocorrência de contrações musculares. Esses pacientes são então condicionados a utilizar métodos de relaxamento, para controlar a atividade muscular anteriormente feita de modo inconsciente, de forma a reduzir a tensão muscular e diminuir a dor. Em uma revisão sistemática dos últimos 21 anos, Florjanski et al.[66] avaliaram o emprego do BF na redução da atividade da musculatura mastigatória. A maioria dos estudos selecionados mostrou uma correlação significativa entre o uso de BF e redução da atividade muscular mastigatória, podendo-se concluir que o BF pode ser uma ferramenta eficaz no manejo da atividade muscular mastigatória.

A terapia cognitivo-comportamental (TCC) é um procedimento educativo para melhora da capacidade de enfrentamento do paciente em situações de estresse, depressão, ansiedade e outros estressores diários. Numerosos estudos confirmaram a eficácia da TCC para a dor crônica, em especial dor lombar crônica e cefaleia primaria. Na dor orofacial miofascial, os resultados indicam que a TCC, sozinha ou em combinação com outros tratamentos, como aparelho intraoral ou BF, é eficaz no controle da dor. No entanto, a TCC pode não ser eficaz para outros sítios de dor e a duração do seu efeito pode ser limitada. Outra dificuldade de avaliar os estudos com TCC e a ausência de grupos de comparação.[67]

REFERÊNCIAS

1. Weller JL, Comeau D, Otis JAD. Myofascial pain. Semin Neurol. 2018;38(6):640-3.
2. Saxena A, Chansoria M, Tomar G, Kumar A. Myofascial pain syndrome: an overview. J Pain Palliat Care Pharmacother. 2015;29(1):16-21.
3. Cummings M, Baldry P. Regional myofascial pain: diagnosis and management. Best Pract Res Clin Rheumatol. 2007;21(2):367-87.
4. Lavelle ED, Lavelle W, Smith HS. Myofascial trigger points. Med Clin North Am. 2007;91(2):229-39.
5. Shah JP, Thaker N, Heimur J, Aredo JV, Sikdar S, Gerber L. Myofascial trigger points then and now: a historical and scientific perspective. PM&R. 2015;7(7):746-61.
6. Lavelle ED, Lavelle W, Smith HS. Myofascial trigger points. Anesthesiol Clin. 2007;25(4):841-5.
7. Lucas N, Macaskill P, Irwig L, Moran R, Bogduk N. Reliability of physical examination for diagnosis of myofascial trigger points: a systematic review of the literature. Clin J Pain. 2009;25(1):80-9.
8. Giamberardino MA, Affaitati G, Fabrizio A, Costantini R. Myofascial pain syndromes and their evaluation. Best Pract Res Clin Rheumatol 2011;25:185-98.
9. Gerwin RD. Diagnosis of myofascial pain syndrome. Phys Med Rehabil Clin N Am. 2014;25(2):341-55.
10. Giamberardino MA, Affaitati G, Fabrizio A, Costantini R. Myofascial pain syndromes and their evaluation. Best Pract Res Clin Rheumatol. 2011;25(2):185-98.
11. Wolfe F, Simons DG, Fricton J, Bennett RM, Goldenberg DL, Gerwin R, et al. The fibromyalgia and myofascial pain syndromes: a preliminary study of tender points and trigger points in persons with fibromyalgia, myofascial pain syndrome and no diseases. J Rheumatol. 1992;19:944-51.
12. Bourgaize S, Newton G, Kumbhare D, Srbely J. A comparison of the clinical manifestation and pathophysiology of myofascial pain syndrome and fibromyalgia: implications for differential diagnosis and management. J Can Chir Assoc. 2018;62(1):26-41.
13. Bourgaize S, Janjua I, Murnaghan K, Mior S, Srbely J, Newton G. Fibromyalgia and myofascial pain syndrome: two sides of the same coin? A scoping review to determine the lexicon of the current diagnostic criteria. Musculoskeletal Care. 2019;17(1):3-12.
14. Sciotti VM, Mittak VL, DiMarco L, Ford LM, Plezbert J, Santipadri E, et al. Clinical precision of myofascial trigger point location in the trapezius muscle. Pain. 2001;93(3):259-66.
15. Barbero M, Cescon C, Tettamanti A, Leggero V, Macmillan F, Coutts F, et al. Myofascial trigger points and innervations zone location in upper trapezius muscles. BMC Musculoskelet Disord. 2013;14(1):179. doi: 10.1186/1471-2474-14-179
16. Bron C, Dommerholt J, Stegenga B, Wensing M, Oostendorp RA. High prevalence of shoulder girdle muscles with myofascial trigger points in patients with shoulder pain. BMC Musculoskelet Disord. 2011;12:139. doi: 10.1186/1471-2474-12-139

17. Vidaković B, Uljanić I, Perić B, Grgurević J, Sonicki Z. Myofascial pain of the head and neck among Croatian war veterans treated for depression and posttraumatic stress disorder. Psychiatr Danub. 2016;28(1):73-6.
18. Costa YM, Porporatti AL, Stuginski-Barbosa J, Bonjardim LR, Speciali JG, Conti PC. Headache attributed to masticatory myofascial pain: impact on facial pain and pressure pain threshold. J Oral Rehabil. 2016;43(3):161-8.
19. Fernández-de-las-Peñas C, Simons DG, Cuadrado ML, Pareja JA. The role of myofascial trigger points in musculoskeletal pain syndromes of the head and neck. Curr Pain Headache Rep. 2007;11(5):365-72.
20. da Costa DR, de Lima Ferreira AP, Pereira TA, Porporatti AL, Conti PC, Costa YM, Bonjardim LR. Neck disability is associated with masticatory myofascial pain and regional muscle sensitivity. Arch Oral Biol. 2015;60(5):745-52.
21. Fernandez-de-Las-Penas C, Svensson P. Myofascial temporomandibular disorder. Curr Rheumatol Rev. 2016;12(1):40-54.
22. Jo KB, Lee YJ, Lee IG, Lee SC, Park JY, Ahn RS. Association of pain intensity, pain-related disability, and depression with hypothalamus-pituitary-adrenal axis function in female patients with chronic temporomandibular disorders. Psychoneuroendocrinology. 2016;69:106-15.
23. Do TP, Heldarskard GF, Kolding LT, Hvedstrup J, Schytz HW. Myofascial trigger points in migraine and tension-type headache. J Headache Pain. 2018;19(1):84. doi: 10.1186/s10194-018-0913-8
24. Golanska P, Saczuk K, Domarecka M, Kuć J, Lukomska-Szymanska M. Temporomandibular myofascial pain syndrome-aetiology and biopsychosocial modulation. A narrative review. Int J Environ Res Public Health. 2021;18(15):7807. doi: 10.3390/ijerph18157807
25. Elbarbary M, Oren A, Goldberg M, Freeman BV, Mock D, Tenenbaum HC, Azarpazhooh A. Masticatory myofascial pain syndrome: implications for endodontists. J Endod. 2022;48(1):55-69.
26. Gerwin R. Chronic facial pain: trigeminal neuralgia, persistent idiopathic facial pain, and myofascial pain syndrome-an evidence-based narrative review and etiological hypothesis. Int J Environ Res Public Health. 2020;17(19):7012. doi: 10.3390/ijerph17197012
27. Fernández-Carnero J, Fernández-De-Las-Peñas C, de La Llave-Rincón AI, Ge H-Y, Arendt-Nielsen L. Prevalence of and referred pain from myofascial trigger points in the forearm muscles in patients with lateral epicondylalgia. Clin J Pain. 2007;3(4):353-60.
28. Fourie LJ. The scapulocostal syndrome. S Afr Med J. 1991;79:721-4.
29. Kotarinos R. Myofascial pelvic pain. Curr Pain Headache Rep. 2012;16(5):433-8.
30. Quintner JL, Bove GM, Cohen ML. A critical evaluation of the trigger point phenomenon. Rheumatology (Oxford). 2015;54(3):392-9. doi: 10.1093/rheumatology/keu471
31. Duarte FCK, West DWD, Linde LD, Hassan S, Kumbhare DA. Re-examining myofascial pain syndrome: toward biomarker development and mechanism-based diagnostic criteria. Curr Rheumatol Rep. 2021;23(8):69. doi: 10.1007/s11926-021-01024-8
32. Fernández-de-Las-Peñas C, Dommerholt J. International Consensus on Diagnostic Criteria and Clinical Considerations of Myofascial Trigger Points: A Delphi Study. Pain Med. 2018;19(1):142-50. doi: 10.1093/pm/pnx207
33. Hong CZ, Simons DG. Pathophysiologic and electrophysiologic mechanisms of myofascial trigger points. Arch Phys Med Rehabil. 1998;79(7):863-72.
34. Simons DG, Stolov WC. Microscopic features and transient contraction of palpable bands in canine muscle. Am J Phys Med. 1976;55(2):65-88.
35. Jin F, Guo Y, Wang Z, Badughaish A, Pan X, Zhang L, Qi F. The pathophysiological nature of sarcomeres in trigger points in patients with myofascial pain syndrome: a preliminary study. Eur J Pain. 2020;24(10):1968-78.
36. Fischer MJ, Horvath G, Krismer M, Gnaiger E, Goebel G, Pesta DH. Evaluation of mitochondrial function in chronic myofascial trigger points - a prospective cohort pilot study using high-resolution respirometry. BMC Musculoskeletal Disorders. 2018;30;19(1):388.

37. Bron C, Dommerholt JD. Etiology of myofascial trigger points. Curr Pain Headache Rep. 2012;16(5):439-44. doi: 10.1007/s11916-012-0289-4
38. Shah JP, Danoff JV, Desai MJ, Parikh S, Nakamura LY, Phillips TM, et al. Biochemicals associated with pain and inflammation are elevated in sites near to and remote from active myofascial trigger points. Arch Phys Med Rehabil. 2008;89(1):16-23. doi: 10.1016/j.apmr.2007.10.018
39. Li LH, Huang QM, Barbero M, Liu L, Nguyen TT, Beretta-Piccoli M, et al. Quantitative proteomics analysis to identify biomarkers of chronic myofascial pain and therapeutic targets of dry needling in a rat model of myofascial trigger points. J Pain Res. 2019;12:283-98.
40. Clark J, Nijs J, Yeowell G, Goodwin PC. What are the predictors of altered central pain modulation in chronic musculoskeletal pain populations? A systematic review. Pain Physician. 2017;20(6):487-500.
41. Giamberardino MA, Affaitati G, Fabrizio A, Costantini R. Myofascial pain syndromes and their evaluation. Best Pract Res Clin Rheumatol. 2011;25(2):185-98. doi: 10.1016/j.berh.2011.01.002
42. Niddam DM, Chan RC, Lee SH, Yeh TC, Hsieh JC. Central representation of hyperalgesia from myofascial trigger point. Neuroimage. 2008;39(3):1299-306.
43. Stecco A, Gesi M, Stecco C, Stern R. Fascial components of the myofascial pain syndrome. Curr Pain Headache Rep. 2013;17(8):352.
44. Duarte FCK, West DWD, Linde LD, Hassan S, Kumbhare DA. Re-examining myofascial pain syndrome: toward biomarker development and mechanism-based diagnostic criteria. Curr Rheumatol Rep. 2021;23(8):69.
45. Graff-Radford SB, Reeves JL, Jaeger B. Management of headache: the effectiveness of altering factors perpetuating myofascial pain. Headache. 1987;27:186-90.
46. Graff-Radford SB. Myofascial pain: diagnosis and management. Curr Pain Head Rep. 2004;8:463-7.
47. Weber DC, Brown AW. Physical medicine and rehabilitation. Philadelphia: WB Saunders; 1996.
48. Harris RE, Clauw DJ. The use of complementary medical therapies in the management of myofascial pain disorders. Curr Pain Head Rep. 2002;6:370-4.
49. Falconer J, Hayes KW, Chang RW. Therapeutic ultrasound in the treatment of musculoskeletal conditions. Arthritis Care Res. 1990;3:85-91.
50. Gam A, Warming S, Larsen L, Jensen B, Høydalsmo O, Allon I, et al. Treatment of myofascial trigger-points with ultrasound combined with massage and exercise--a randomized controlled trial. Pain. 1998;77:73-9.
51. Beckerman H, de Bie RA, Bouter LM, de Cuyper HJ, Oostendorp RA. The efficacy of laser therapy for musculoskeletal and skin disorders: a criteria-based meta-analysis of randomized clinical trials. Phys Ther. 1992;72:483-91.
52. Zhang Q, Fu C, Huang L, Xiong F, Peng L, Liang Z, et al. Efficacy of extracorporeal shockwave therapy on pain and function in myofascial pain syndrome of the trapezius: a systematic review and meta-analysis. Arch Phys Med Rehabil. 2020;101(8):1437-46.
53. Vincent C, Lewith G. Placebo controls for acupuncture studies. J Royal Soc of Med. 1995;88:199-202.
54. Wang R, Li X, Zhou S, Zhang X, Yang K, Li X. Manual acupuncture for myofascial pain syndrome: a systematic review and meta-analysis. Acupunct Med. 2017;35:241-50.
55. Kalichman L, Ben DC. Effect of self-myofascial release on myofascial pain, muscle flexibility, and strength: a narrative review. J Bodyw Mov Ther. 2017;21:446-51.
56. Galasso A, Urits I, An D, Nguyen D, Borchart M, Yazdi C, et al. A comprehensive review of the treatment and management of myofascial pain syndrome. Curr Pain Headache Rep. 2020;24(8):43.
57. Hong CZ. Lidocaine injection versus dry needling to myofascial trigger point. The importance of the local twitch response. Am J Phys Med Rehabil. 1994;73:256-63.
58. Kietrys DM, Palombaro KM, Mannheimer JS. Dry needling for management of pain in the upper quarter and craniofacial region. Curr Pain Headache Rep. 2014;18(8):437.
59. Dunning J, Butts R, Mourad F, Young I, Flannagan S, Perreault T. Dry needling: a literature review with implications for clinical practice guidelines. Phys Ther Rev. 2014;19(4):252-65.

60. Barbero M, Schneebeli A, Koetsier E, Maino P. Myofascial pain syndrome and trigger points: evaluation and treatment in patients with musculoskeletal pain. Curr Opin Support Palliat Care. 2019;13(3):270-6.
61. Ong J, Claydon LS. The effect of dry needling for myofascial trigger points in the neck and shoulders: a systematic review and meta-analysis. J Bodyw Mov Ther. 2014;18(3):390-8.
62. Sheean G. Botulinum toxin for the treatment of musculoskeletal pain and spasm. Curr Pain Headache Rep. 2002;6:460-9.
63. Khalifeh M, Mehta K, Varguise N, Suarez-Durall P, Enciso R. Botulinum toxin type A for the treatment of head and neck chronic myofascial pain syndrome: a systematic review and meta-analysis. J Am Dent Assoc. 2016;147:959-73.
64. Ahmed S, Subramaniam S, Sidhu K, Khattab S, Singh D, Babineau J, Kumbhare DA. Effect of local anesthetic versus botulinum toxin-a injections on subjective for myofascial pain disorders: a systematic review and meta-analysis. Clin J Pain. 2018;35:353-67.
65. Soares A, Andriolo RB, Atallah AN, da Silva EM. Botulinum toxin for myofascial pain syndromes in adults. Cochrane Database Syst Rev. 2014;7:CD007533.
66. Florjanski W, Malysa A, Orzeszek S, Smardz J, Olchowy A, Paradowska-Stolarz A, Wieckiewicz M. Evaluation of biofeedback usefulness in masticatory muscle activity management-a systematic review. J Clin Med. 2019;30;8(6):766.
67. Noma N, Watanabe Y, Shimada A, Usuda S, Iida T, Shimada A, et al. Effects of cognitive behavioral therapy on orofacial pain conditions. J Oral Sci. 2020;63(1):4-7.

CAPÍTULO 10

Reumatismos extra-articulares dos membros superiores

Milton Helfenstein Jr.
Alessandra de Sousa Braz
Thyago Talles de Almeida Santana

INTRODUÇÃO

Os reumatismos extra-articulares (REA) dos membros superiores são muito frequentes na rotina médica. Compreendem inúmeros distúrbios em tendões, bainhas sinoviais tendíneas, ênteses, bursas, ligamentos, cápsulas articulares, músculos, fáscias, vasos sanguíneos, raízes nervosas e nervos periféricos. Apesar de frequentes, esses distúrbios permanecem mal diagnosticados e, consequentemente, o tratamento é malconduzido em uma substancial proporção dos casos. Na maior parte, os exames laboratoriais não são elucidativos e os métodos de imagem comumente fornecem dados que não têm relação com a sintomatologia. Assim sendo, faz-se necessário o conhecimento apurado da anatomia, a obtenção de história clínica detalhada e a execução de uma semiologia apurada, além de cuidados ao interpretar os exames complementares.

Os REA podem decorrer de doenças metabólicas, autoimunes, genéticas, processos traumáticos, infecciosos e/ou hormonais. Pacientes com síndrome da hipermobilidade são mais propensos a desenvolver tais distúrbios, particularmente dores musculares, lesões ligamentares e tendinosas. Muitos, ainda, não possuem uma causa identificada. As condições reumáticas que podem afetar os membros superiores, como vasculites, doenças do colágeno, radiculopatias, neuropatias, miopatias, lesões ligamentares e processos infecciosos, entre outras, não serão abordadas neste capítulo.

TENDINITES

As tendinites possuem muitas causas. As sobrecargas biomecânicas (de tensão ou de atrito tecidual), os traumas, os distúrbios endócrino-metabólicos, hereditários, infecciosos e autoimunes respondem pelas mais frequentes (Quadro 1).[1,2] Algumas vezes, a tendinite não tem uma causa definida, sendo considerada idiopática. Sua incidência vem aumentando ao longo do tempo, sendo

QUADRO 1 Doenças sistêmicas que mais comumente afetam os tendões e os respectivos mecanismos fisiopatológicos

Distúrbios hereditários	
Ocronose (homocistinúria)	Rede de colágeno e de elastina deficiente
Aspartilglicosaminúria	Colágeno anormal/rede deficiente?
Hemocromatose	Acúmulo de ferro na matriz
Síndrome do cabelo enroscado de Menkes	Defeito na rede de colágeno e elastina
Mucopolissacaridoses	Fibras de colágeno anormais, aumento de GAG
Síndrome de Marfan	Estrutura fibrilar anormal
Ehlers-Danlos	Vários defeitos no processo e estrutura do colágeno
Osteogênese imperfeita	Defeitos genéticos no colágeno tipo I
Doenças de depósitos de lipídios	Xantomas: depósitos lipídicos de crescimento lento
Miopatias e distrofias	Estrutura fibrilar anormal
Doenças endócrinas e metabólicas	
Diabetes mellitus	Glicação e rede de colágeno aumentadas
Distúrbios adrenais	Metabolismo alterado do colágeno
Tireoidopatias	Calcificação e acúmulo de depósitos
Amiloidose	Acúmulo de depósitos entre fibrilas
Doença renal	Elastose, destruição de fibras de colágeno
Doenças reumáticas	
Artrite reumatoide	Destruição de colágeno: infiltrado inflamatório
Espondiloartropatias	Inflamação na inserção, fibrose e calcificação
Artrite reativa	Inflamação na inserção
Síndrome de Reiter	Inflamação na inserção
Gota	Depósitos de cristais de urato e inflamação
Pseudogota	Depósitos de pirofosfato de cálcio e inflamação

GAG: glicosaminoglicanos.

relacionada principalmente à sobrecarga tendínea e ao esforço repetitivo presentes no lazer, nas atividades físicas e no trabalho. A sobrecarga de tensão ocorre quando o nível de microtrauma repetitivo excede a capacidade de adaptação do tecido. Em nível molecular, a falência do tendão ocorre pelo estiramento do colágeno, seu principal componente estrutural. As lesões por excesso de atrito tecidual ocorrem em regiões onde os tendões deslizam em íntima proximidade a estruturas fixas, como em proeminências ósseas. As bainhas sinoviais cercam esses tendões nesses pontos, lubrificando-os e protegendo-os dessas estruturas, podendo sofrer processos inflamatórios. A frouxidão ligamentar, a hipermobilidade e a instabilidade articular são fatores predisponentes importantes para o desenvolvimento de tendinite, principalmente do manguito rotador. A utilização de alguns medicamentos, particularmente os derivados da fluoroquinolona e as estatinas, pode estar envolvida na gênese da tendinite. Essa classe de antibióticos teve demonstrada, inclusive em estudos com animais, associação causal com inflamação peritendínea, desorganização da matriz extracelular e alterações degenerativas nos tenócitos. A estrutura e a função mitocondrial podem ser afetadas e pode haver a redução de proliferação das células tendíneas. Os derivados da fluoroquinolona também podem modular a expressão de citocinas inflamatórias; pode haver alterações na expressão de proteínas da matriz extracelular e, ainda, modulação na expressão de proteinases. Há casos bem documentados de ruptura tendínea com o uso desses medicamentos.[3-5]

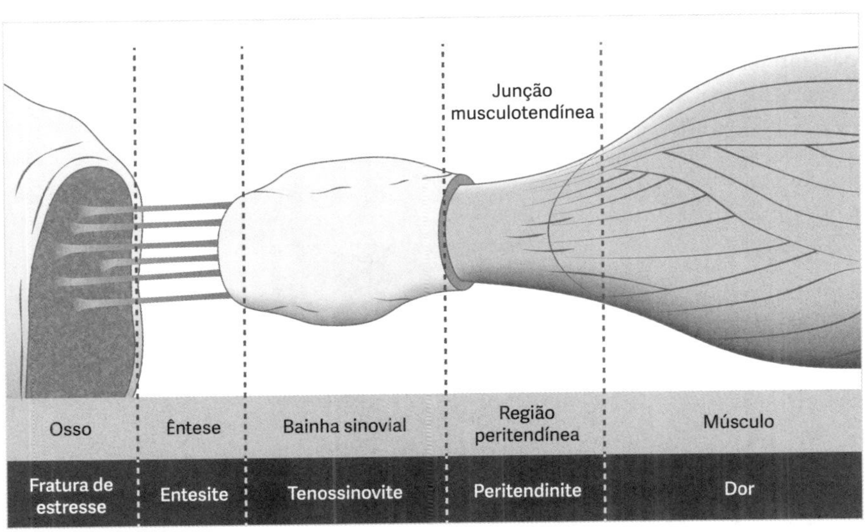

FIGURA 1 Subtipos de tendinites.

As tendinites podem ser classificadas em diferentes subtipos (Figura 1):

- Entesite (tendinite de inserção).
- Tenossinovite (inflamação da bainha sinovial tendínea).
- Peritendinite (inflamação da junção musculotendínea).
- Tendinite calcificante (geralmente por depósitos de hidroxiapatita).

BURSITES DO OMBRO

A bursite subacromial/subdeltóidea é a mais comum do ombro. Apesar desse duplo nome, corresponde a uma única bursa, acometida em 70% dos casos. Sua incidência está relacionada, na maioria das vezes, a um distúrbio secundário, como osteoartrite, instabilidade articular ou tendinopatia. O processo inflamatório da bursa é, geralmente, consequente à tendinopatia do manguito rotador (principalmente na síndrome do impacto). Uma causa relativamente comum é relacionada a depósitos de cristais de cálcio (particularmente hidroxiapatita), que podem migrar do tendão (geralmente supraespinhal) para dentro da bursa, após ruptura de sua parede. A bursite também pode ser decorrente de um trauma único de forte intensidade. O paciente refere dor e costuma esfregar a mão na face lateral do ombro, na região deltóidea, quando questionado sobre o local da dor. O teste de aperto do botão subacromial — digitopressão do ponto subacromial anterior (Figura 2) e a manobra de Dawbarn (Figura 3) podem auxiliar no diagnóstico clínico.

Caso o teste do aperto do botão subacromial seja positivo, dá-se procedência à manobra de Dawbarn: efetua-se a digitopressão anterior à bursa subacromial/subdeltóidea e faz-se a abdução passiva do ombro. A manobra será considerada positiva caso haja alívio da dor, em virtude da interposição do músculo deltoide.

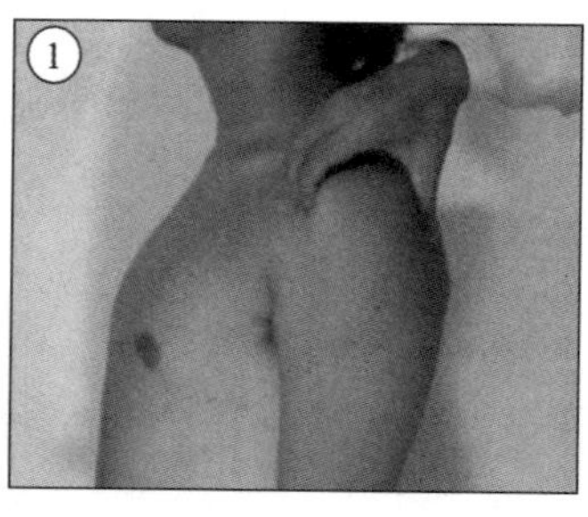

FIGURA 2. Teste do aperto do botão.

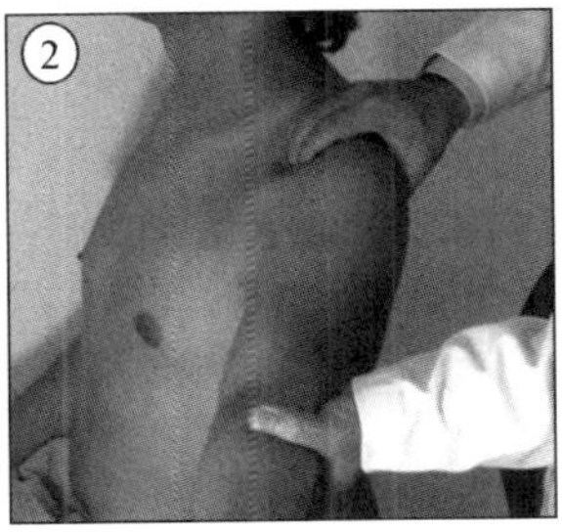

FIGURA 3 Manobra de Dawbarn subacromial.

Ainda no ombro, menos comuns são as bursites subcoracoide e subescapular, que somente podem ser diagnosticadas por meio de exames de imagem (Figura 4).

As bursites, quando isoladas (exceto a bursite séptica), tendem a ser autolimitadas, pois as bursas possuem capacidade de se regenerar. O tratamento é voltado para o alívio dos sintomas; a imobilização articular é feita com cautela para evitar o desenvolvimento de capsulite adesiva. Já quando associada à outra doença, tende a melhorar concomitantemente ao tratamento dessa.[6]

SÍNDROME DO MANGUITO ROTADOR

A tendinite do manguito é a principal causa de dor no ombro. Sua prevalência, sintomática ou não, detectada por cirurgia ou exames de imagem, aumenta com a idade, indo de 9,7% abaixo dos 20 anos para 62% acima dos 80 anos. O tendão mais frequentemente afetado é o supraespinhal (Figura 5A e 5B). A teoria tradicional da origem das lesões do manguito rotador é que sejam consequentes a uma compressão primária extrínseca subacromial. Muitas vezes, existem variações anatômicas locais (alterações da morfologia da articulação acromio-

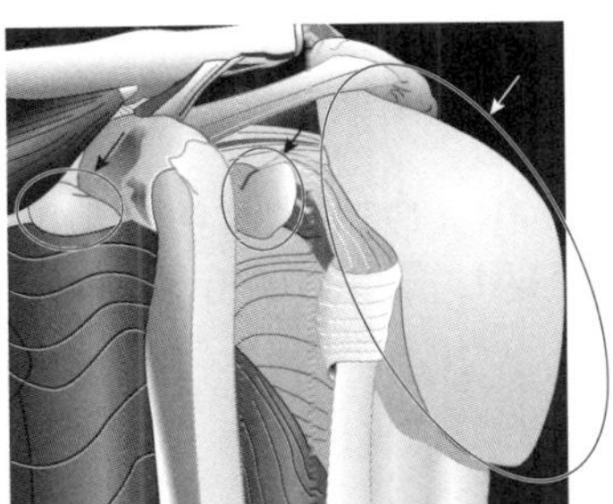

FIGURA 4 Da esquerda para direita (setas): bursas subcoracoide, subescapular e subacromial/subdeltóidea.

clavicular, frouxidão ligamentar, hipermobilidade, osteoartrite, *os acromiale*, esporão de clavícula, esporão de acrômio, hipoplasia/aplasia de ligamentos glenoumerais, protuberâncias ósseas, acrômios tipo II e III de Bigliani, entre outras) que determinam uma predisposição constitucional para o desenvolvimento dessa síndrome. Com a elevação repetitiva do braço, o acrômio curvo ou uma protuberância óssea subacromial pode se chocar contra o manguito rotador, levando a uma lesão tendínea progressiva. Assim, a doença do manguito rotador é frequentemente chamada de síndrome do impacto. Entretanto, estudos clínicos e em cadáveres têm mostrado que a doença primária do manguito rotador é decorrente de uma degeneração intrínseca do tendão. Isso ajuda a explicar o fato de que a maioria das alterações patológicas do manguito rotador tem sido encontrada sobre o lado articular, fora do acrômio, provavelmente em virtude do pobre suprimento vascular nessa área. Isso parece explicar o possível sucesso do tratamento não cirúrgico da maioria das rupturas do manguito rotador. Como a terapia de reabilitação não modifica as estruturas ósseas, outra causa, além da compressão extrínseca, pode estar implicada.[7]

O diagnóstico realizado somente com base nos exames de imagem é controverso, uma vez que as lesões assintomáticas têm alta prevalência na população e aumentam substancialmente com a idade.

Estudo feito em 186 ombros evidenciou que a dor na região teve associação estatisticamente significativa com os testes de Neer, Hawkins, Jobe, Appley e Yocum, quando comparados aos ombros assintomáticos, o que não ocorreu para o tendão do bíceps. Encontrou falsa positividade significativa de achados ultrassonográficos em ombros assintomáticos.[8]

Em outro estudo, com 100 voluntários assintomáticos entre 19 e 88 anos de idade, foi utilizada a ressonância magnética para investigar a incidência de rupturas do supraespinhal (SE) e encontraram-se rupturas completas em 15% dos indivíduos. A frequência de lesões variou de acordo com a idade e mais de 90% dos indivíduos com lesão tinha mais de 60 anos. Não houve abordagem clínica nesse estudo. Foram encontrados 34% de ruptura (parcial ou completa) em todas as idades e 54% de ruptura nas pessoas acima de 60 anos.[9]

PRINCIPAIS TESTES SEMIOLÓGICOS PARA A ANÁLISE DO TENDÃO SUPRAESPINHAL (FIGURA 6)

Manobra de Neer

Realizada com o cotovelo em extensão e o antebraço pronado. A prevenção da rotação da escápula é feita com uma das mãos. Realiza-se a elevação passiva do membro superior, que pode provocar o impacto da região de inserção do SE

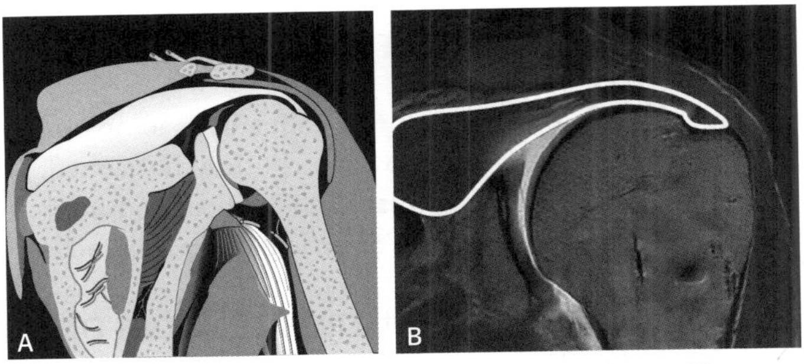

FIGURA 5 A: plano coronal, B: ressonância magnética do tendão supraespinhal (demarcado), com sua inserção no tubérculo maior do úmero.

com a borda inferior do acrômio. A manobra é considerada positiva quando ocorre dor na região de topografia do manguito rotador.

Manobra de Hawkins

O examinador sustenta o ombro em flexão de 90° e com o cotovelo também fletido a 90°. Com a outra mão, segura o punho do membro examinado e faz uma rápida rotação interna, provocando impacto do tendão SE contra a borda anteroinferior do acrômio e contra o ligamento coracoacromial. Se houver dor em região de topografia do manguito rotador, a manobra é considerada positiva.

Teste de Jobe

Posicionar os braços abduzidos a 90°, flexionados a 30° em relação ao plano frontal, e internamente rodados, com os polegares apontados para o chão. Os cotovelos devem permanecer estendidos. A seguir, o examinador faz o abaixamento comparativo dos membros superiores contra a resistência do paciente. O teste será considerado positivo quando houver dor, fraqueza ou insuficiência do SE secundário a uma ruptura, impacto ou tendinite.

Teste de Apley

Em primeiro lugar, avalia-se a adução, pedindo ao paciente tocar o ombro contralateral passando o braço pela região anterior do tórax; em seguida, solicita-se ao paciente que coloque a mão do ombro afetado por trás da cabeça e toque o ângulo superior da escápula oposta. A seguir, solicita-se ao paciente que coloque a mão para trás das costas e tente tocar o ângulo inferior da escápula oposta. Dor no ombro será referida caso haja tendinite, usualmente do SE.

Manobra de Yocum

Dor referida quando o paciente coloca a palma da mão no ombro oposto, enquanto o examinador eleva o cotovelo para a posição horizontal, provocando atrito do SE sob o arco coracoacromial e sob a articulação acromioclavicular. Este teste também pode acusar lesão da articulação acromioclavicular.

PRINCIPAIS MANOBRAS PARA OUTROS TENDÕES DO MANGUITO ROTADOR

Teste de Patte

Exclusivo para o tendão infraespinhoso. Posiciona-se o braço a 90° de abdução e o cotovelo a 90° de flexão. Solicita-se que o paciente resista à força de rotação interna feita pela mão do examinador posicionada no dorso da mão do paciente. O teste é positivo na presença de dor no ombro ou resistência diminuída durante o teste, podendo indicar ruptura tendínea e/ou tendinite.

Teste de Gerber (*lift-off test*)

Coloca-se o ombro a ser examinado em extensão e rotação interna com a mão no dorso (cotovelo a 90°). A seguir, solicita-se ao paciente que abra distância entre mão e dorso. A incapacidade de realizar a manobra ou a sensação de dor no ombro durante sua realização indica que o teste é positivo, por provável inflamação/ruptura do tendão subescapular. Se negativo, o teste pode ser sensibilizado pela realização do mesmo movimento contrarresistência.

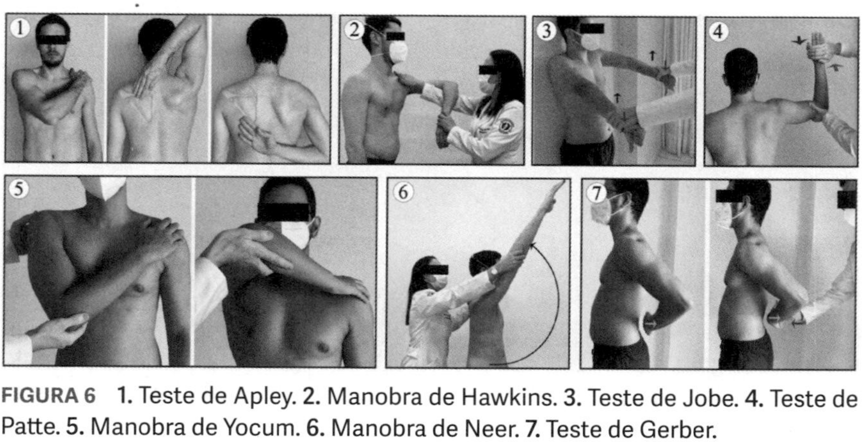

FIGURA 6 1. Teste de Apley. 2. Manobra de Hawkins. 3. Teste de Jobe. 4. Teste de Patte. 5. Manobra de Yocum. 6. Manobra de Neer. 7. Teste de Gerber.

O tratamento das tendinites depende da eliminação dos agentes causais e da adequada estratégia terapêutica medicamentosa, fisioterápica e, em raros casos, cirúrgica. As tendinites requerem repouso do membro afetado, geralmente por período de 7 a 10 dias. A terapia medicamentosa de escolha é o uso de anti-inflamatório não hormonal (AINH), eficiente no combate à inflamação e com bom efeito analgésico. Na maioria das tendinites, esses medicamentos devem ser utilizados por períodos que variam entre 1 e 3 semanas, dependendo da gravidade do caso. Os corticosteroides também podem ser empregados, com resultados satisfatórios. Muitos fazem uso dessas medicações, particularmente na forma de injeção local (infiltração), obtendo bons resultados. Para os tecidos moles, dá-se preferência à hidrocortisona, betametasona ou metilprednisolona, porém a triancinolona também pode ser utilizada. Em alguns casos, os analgésicos podem ser utilizados como coadjuvantes, com o intuito de obter melhor alívio da dor. À medida que os sintomas dolorosos vão desaparecendo, a instituição da cinesioterapia faz-se primordial. Os relaxantes musculares podem ser utilizados como coadjuvantes, uma vez que pode haver contratura muscular associada. Existem situações específicas que podem necessitar de procedimento cirúrgico, como a acromioplastia para determinados casos de síndrome do impacto.

TENDINOPATIA CALCÁREA

A tendinopatia calcárea tem uma alta prevalência na população em geral, podendo ocorrer em indivíduos sedentários. A característica é o depósito de cálcio (principalmente na forma de hidroxiapatita) em um tendão íntegro. O tendão mais comumente afetado é o supraespinhal (Figura 7).

A calcificação tendínea tem várias causas reconhecidas: uremia, hipervitaminose D, hiperparatiroidismo, diabetes, hemodiálise e trauma. No entanto, a

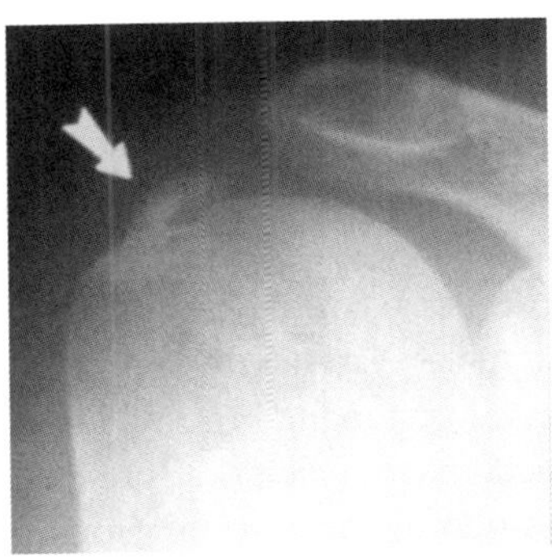

FIGURA 7 Radiografia com calcificação do tendão supraespinhal.

maioria dos casos é idiopática. Os fatores causais relacionados mais comumente citados são hipóxia tecidual circunscrita e pressão mecânica local (ou seja, nada relacionado com o trabalho do reclamante). Alguns autores mencionam que pode existir uma predisposição genética que leva à deposição primária de depósitos de cristal de hidroxiapatita.[10]

A incidência da tendinopatia calcárea varia de 2,7 a 20%. A literatura científica nacional registrou incidência de 10%, ocorrendo principalmente na faixa etária de 30 a 50 anos.[1] A menor proporção dos casos pode causar dor no ombro, que geralmente é autolimitada. Em algumas situações, ocorre cura espontânea, com a drenagem natural da calcificação para o espaço subacromial e regeneração do tendão. Entretanto, existe uma forma clínica na qual o quadro doloroso é prolongado, com períodos de melhora e piora, sem a reabsorção da calcificação, por um bloqueio desse ciclo natural.

O tratamento não cirúrgico resolve até 90% dos casos e baseia-se no uso de AINH, glicocorticoides injetáveis, terapia com ondas de choque extracorpóreas e agulhamento das calcificações. Nos 10% que apresentam falha ao tratamento conservador, uma cirurgia pode ser necessária para remoção da calcificação, geralmente por artroscopia.[12,13]

CAPSULITE ADESIVA

A capsulite adesiva, também conhecida como ombro congelado, está relacionada a fatores genéticos e a reações autoimunes. Causa dor e sensibilidade generalizada no ombro, sendo acompanhada por importante perda da movimentação ativa e passiva em todos os níveis.

Raramente ocorre antes dos 40 anos e pode ser secundária a qualquer tipo de distúrbio do ombro. As artropatias inflamatórias, o *diabetes mellitus* e as doenças da tireoide são causas comuns de capsulite adesiva. No entanto, outros fatores, como imobilidade, baixo limiar de dor, depressão e tratamento inapropriado para um ombro doloroso, também favorecem o desenvolvimento dessa moléstia. Muitos casos, entretanto, são idiopáticos. A cápsula articular se torna espessada e contraída, com importante restrição de movimentos. A atrofia muscular ocorre precocemente. Os achados ultrassonográficos de uma capsulite adesiva correspondem ao apagamento da gordura subcoracóidea e da gordura situada atrás do processo coracoide, juntamente com espessamento do ligamento coracoumeral. Os espessamentos do ligamento coracoumeral e da cápsula articular no intervalo do manguito rotador são achados mais característicos de artrorresonância magnética na capsulite adesiva.[14]

Muitos tipos de tratamentos foram publicados para a capsulite adesiva; no entanto, aqueles com maior evidência englobam um programa com anti-

-inflamatórios, injeções de corticosteroide na articulação glenoumeral e na bursa subacromial, além de fisioterapia. Deve ser salientado o papel primordial da cinesioterapia, visando manter uma amplitude de movimentos, por meio de movimentação passiva, exercícios pendulares, reforço de musculatura e exercícios isométricos, entre outros. Em certos casos, a manipulação deve ser feita sob efeito de anestesia. A recuperação pode demorar alguns meses. A recuperação espontânea para níveis normais de função é possível e programas de tratamento não cirúrgico são alternativas eficazes na maioria dos casos. No entanto, pacientes com fatores de alto risco, como *diabetes mellitus*, e aqueles que sofrem sintomas crônicos ou bilaterais, podem se beneficiar da cirurgia.[15,16]

TENDINITE BICIPITAL

A tendinite bicipital se manifesta por dor na região anterior do ombro (corredeira bicipital). Ocasionalmente, pode haver dor em todo o ombro. Pode ocorrer em associação com a síndrome do impacto ou com a instabilidade glenoumeral.

A tendinopatia degenerativa e a ruptura do tendão do bíceps geralmente são observadas em pacientes mais velhos, enquanto a tendinite isolada é mais vista nos jovens ou pessoas de meia-idade.[17] O tendão da cabeça longa do bíceps é o único tendão no ombro que possui bainha sinovial; portanto, o único do ombro no qual pode ocorrer tenossinovite, com constatação de acúmulo de líquido peritendíneo nos exames de imagem. A subluxação do tendão bicipital se manifesta com dor e deslocamento do tendão, o qual pode ser notado por meio de manobras de rotação interna e externa com o braço elevado passivamente em abdução a 90°.

Principais manobras para o tendão da cabeça longa do bíceps

Teste de Speed (*palm-up test*)

Realizado com o paciente flexionando o braço anteriormente contrarresistência com o cotovelo estendido e o antebraço supinado. O teste é positivo quando a dor é localizada na corredeira bicipital (Figura 8A).

Manobra de Yergason

Posiciona-se o paciente com o braço junto ao tronco, o cotovelo flexionado a 90° e o ombro em posição neutra. Solicita-se ao paciente que faça supinação contrarresistência. O teste é positivo quando há surgimento de dor na região do sulco bicipital (Figura 8B).

Teste de Lipmann

Inicia-se o teste com o cotovelo do paciente flexionado a 90° e o braço junto ao tronco. Caso o paciente refira dor na corredeira bicipital durante a flexão do cotovelo contrarresistência, o teste será considerado positivo. Este teste também pode detectar luxação ou subluxação do tendão do bíceps para fora do sulco bicipital (Figura 8C).

EPICONDILITE LATERAL

A epicondilite lateral é a causa mais comum de dor no cotovelo. Afeta a parte lateral (externa) onde se originam seis tendões (Figura 9). Sua prevalência varia de 1 a 3% na população e, dependendo do tipo da atividade de trabalho, atinge até 29,3%, em especial aquela que envolve trabalho braçal intensivo.[18]

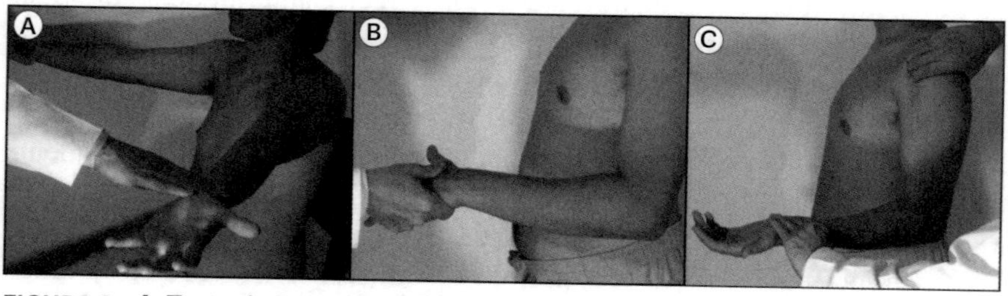

FIGURA 8 **A:** Teste de Speed (*palm-up*). **B:** Teste de Yergason. **C:** Teste de Lipmann.

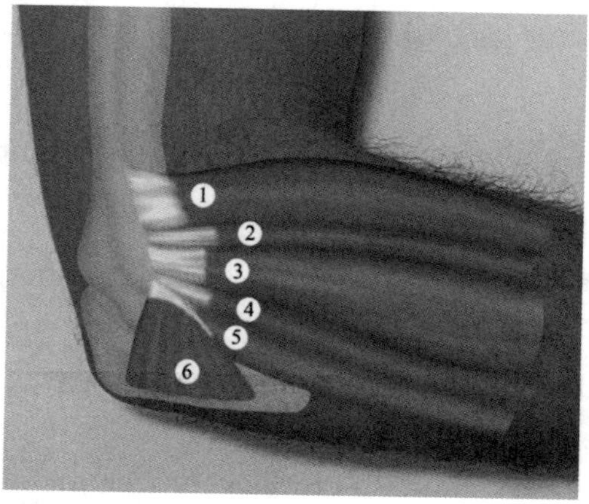

FIGURA 9 Epicôndilo lateral e seus seis tendões: **1.** Extensor radial longo do carpo. **2.** Extensor radial curto do carpo. **3.** Extensor comum dos dedos. **4.** Extensor do dedo mínimo. **5.** Extensor ulnar do carpo. **6.** Ancôneo.

Vários autores atribuem maior associação entre epicondilite lateral e o jogo de tênis de grama, condição denominada e conhecida desde então como *tennis elbow* (cotovelo do tenista). Apesar de ter se tornado um termo clássico, a epicondilite é uma designação que não reflete a realidade fisiopatológica da doença, uma vez que não foi encontrada, nos diversos estudos realizados, qualquer evidência de processo inflamatório. Do mesmo modo, o termo "cotovelo do tenista" não reflete a incidência clínica da entidade, que não acomete somente tenistas, mas principalmente pessoas entre a quarta e quinta décadas de vida, além de indivíduos sedentários.

Há quem acredite haver dois grupos distintos de pacientes com essa afecção. Um grupo formado por pacientes jovens, atletas que praticam intensamente atividades como tênis, *squash* e *paddle*, nas quais a sobrecarga (movimentos excessivamente repetitivos de extensão do punho e de supinação do antebraço) é o fator preponderante. Esse grupo corresponde a apenas cerca de 5% dos pacientes. O outro grupo corresponde a 95% dos pacientes e é representado por pessoas entre 35 e 55 anos, nas quais o início dos sintomas é relativamente insidioso. Geralmente são trabalhadores que exercem atividades de repetição ou esforços intensos isolados, envolvendo os movimentos anteriormente citados. Ocorre igualmente entre os sexos. O apertar inconsciente da mão (durante sono, direção ou leitura) é uma situação que deve ser averiguada, assim como o uso de medicamentos, principalmente estatinas e derivados da fluoroquinolona.

Um amplo espectro de teorias quanto à fisiopatologia da epicondilite lateral do cotovelo foi proposto:

- Inflamação da bursa radioumeral como causa primária.
- Consequência de sinovite do cotovelo.
- Lesão do tendão do extensor radial curto do carpo, na sua origem no epicôndilo lateral.
- Inflamação do ligamento anular, decorrente de trauma.
- Compressão dos ramos pericapsulares do nervo radial.
- Periostite traumática na origem do extensor radial curto do carpo, ocasionada por repetidas extensões do punho e supinação do antebraço.

A lesão é resultado da aplicação de tração contínua por repetição, resultando em microrrupturas da origem do extensor radial curto do carpo, seguidas de fibrose e formação de tecido de granulação. Macroscopicamente, o tecido se apresenta com aspecto friável, brilhante e edematoso. A análise microscópica mostra interrupção do tendão normal com invasão local de fibroblastos e tecido vascular anormal em desenvolvimento, dando origem ao termo "hiperplasia angiofibroblástica".

Desse modo, recomenda-se o termo "tendinose" em substituição a "tendinite" ou "epicondilite". Essa terminologia é descritiva e reflete vascularização precária (infarto tecidual), seguida de tecido imaturo em tendão de reparação (preponderância de fibroblastos), em degeneração por sobreuso. Vários estudos posteriores confirmaram esses achados. Patologicamente, áreas de ruptura do colágeno, presença de miofibroblastos e elementos vasculares anormais nos tendões avaliados sugerem inadequado suprimento sanguíneo para a região. Tais eventos parecem contribuir para a degeneração tecidual e a falha no processo de reparação, e não necessariamente um processo inflamatório, responsáveis pelos sintomas. Portanto, o conhecimento acumulado aponta que a epicondilite lateral corresponde a um processo patológico tendíneo degenerativo e não inflamatório.

Testes semiológicos para o diagnóstico de epicondilite lateral, que estressam a origem do supinador do antebraço, extensores do punho e dos dedos

Teste de Cozen

Reproduz a dor experimentada pelo paciente no epicôndilo lateral ao realizar a extensão do punho contrarresistência, com o cotovelo em 90° de flexão e o antebraço em pronação.

Teste de Mill

É realizado com o paciente com a mão fechada, o punho em dorsiflexão e o cotovelo em extensão. O examinador, então, forçará o punho em flexão e o paciente é orientado para resistir ao movimento, provocando dor no epicôndilo lateral.

"Teste da cadeira"

O paciente é instruído a erguer uma cadeira com uma mão com o antebraço em pronação e o punho em flexão palmar. A presença de dor no epicôndilo lateral indicaria epicondilite. Nos casos mais graves, pode haver dor no epicôndilo lateral ao levantar uma xícara cheia de café.

Teste de Maudsley

A dor pode ser reproduzida pela extensão do dedo médio contrarresistência.

Diagnóstico diferencial

O principal diagnóstico diferencial é com a síndrome do supinador, que se deve à compressão do nervo interósseo posterior, que é um ramo motor do nervo radial na entrada do canal supinador, parte proximal do antebraço, sob um espesso arco fibroso conhecido como arcada de Frohse. Outras possibilidades são a osteocondrite dissecante do capítulo, a osteoartrite do cotovelo, a lesão do ligamento colateral radial e a instabilidade em varo do cotovelo.

Tratamento

Há opiniões controversas relativas ao tratamento da epicondilite lateral. Em face dos resultados, a abordagem mais correta será uma combinação de terapias, em vez de uma modalidade terapêutica isolada. Deve-se começar pelos tratamentos menos invasivos e cessar as atividades que exacerbem os sintomas. O tratamento deve ser ajustado às características clínicas do paciente, ou seja, deve ser individualizado. Os resultados mais favoráveis (melhora dos sintomas superior a 50%) são com cirurgia, toxina botulínica, administração de sangue autólogo, corrente elétrica de baixa intensidade e estimulação elétrica nervosa transcutânea (TENS, do inglês *transcutaneous electrical nerve stimulation*). Corticosteroides, órteses, conduta expectante e laser apresentaram resultados menos favoráveis (melhora dos sintomas inferior a 50%). A fisioterapia e os exercícios programados apresentam efeitos mais tardios.

EPICONDILITE MEDIAL

A epicondilite medial, também chamada de cotovelo do golfista (*golfer's elbow*) ou epitrocleíte, é sete vezes menos frequente que a epicondilite lateral. A epicondilite medial acomete de 0,3 a 1,1 % da população geral, principalmente entre 40 e 60 anos, e é mais comum do lado dominante. As mulheres são mais suscetíveis a essas afecções que os homens. O paciente experimenta dor e sensibilidade localizada na face medial (interna) do cotovelo.

Alguns acreditam que os trabalhadores que desenvolvem epicondilite medial são aqueles que aplicam excesso de força nos tendões de ação flexora e pronadora ao nível do cotovelo para a execução de suas tarefas laborativas. Por outro lado, um estudo realizado na França, envolvendo 1.757 trabalhadores, constatou o que o trabalho repetitivo não aumenta o risco para o desenvolvimento de epicondilite medial.[19] O exame físico para este distúrbio deve estressar as unidades tendíneas opostas às examinadas na epicondilite lateral, ou seja, devem ser realizadas manobras de contrarresistência de pronação do antebraço e flexão do punho e dos dedos, quando o paciente referirá dor na face medial do cotovelo. O paciente também refere dor à digitopressão do epicôndilo medial. Assim como na epicondilite lateral, o diagnóstico pode ser confirmado, principalmente, por ultrassonografia e ressonância magnética. O diagnóstico diferencial deve ser feito com neuropatia do nervo ulnar, avulsão do epicôndilo medial e com a instabilidade do cotovelo. Quanto ao tratamento, assemelha-se ao da epicondilite lateral.

BURSITE OLECRANIANA

A bursite olecraniana é um motivo frequente de dor e inchaço no cotovelo (Figura 10). As principais causas são: trauma, artrite reumatoide, gota, condrocalcinose e infecção (em cerca de 20% dos casos). Acomete mais homens que mulheres, principalmente entre 30 e 60 anos. Dados de incidência são limitados, pois muitos dos casos são assintomáticos ou pouco sintomáticos, o que leva o paciente a não buscar atendimento médico.[20] O diagnóstico geralmente é fácil. O paciente pode referir dor na região posterior, bem próximo à ponta do cotovelo, acompanhada de inchaço. Pode haver calor e eritema quando ocorre celulite parabursal, sendo acompanhada de dor com a flexoextensão do cotovelo. Pode ser indolor, particularmente nos casos de artrite reumatoide. Os exames de imagem mostram acúmulo variável de líquido na topografia da bursa.[21]

TENOSSINOVITE DE DE QUERVAIN

O punho é uma sede comum de processo inflamatório tendíneo. Os processos inflamatórios mais frequentes correspondem à tenossinovite do extensor comum dos dígitos, extensor próprio do indicador, extensor radial curto e longo e flexor superficial e profundo dos dígitos. Os achados clínicos dependem de qual tendão está envolvido, com dor localizada e sensibilidade local e, em algumas vezes, inchaço ou crepitação tendínea.

A tenossinovite de De Quervain provoca dor e crepitação, na região da tabaqueira anatômica, por afecção das bainhas dos tendões abdutor longo e extensor curto do polegar (Figura 11).

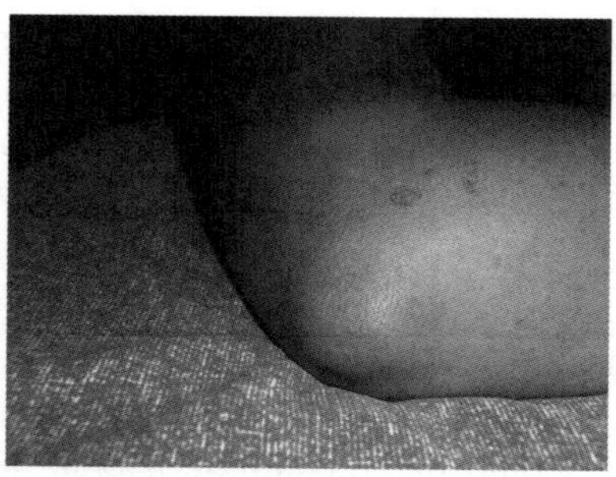

FIGURA 10 Bursite olecraniana.

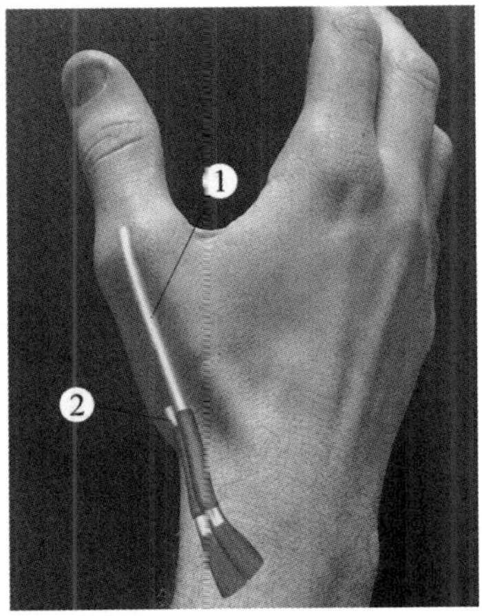

FIGURA 11 Tendões e seus trajetos: **1.** Extensor curto do polegar. **2.** Abdutor longo do polegar.

É cerca de oito vezes mais comum em mulheres do que em homens e a média de idade de início é de 55 anos. Essa tenossinovite do primeiro compartimento extensor pode decorrer de variações congênitas (tendões acessórios — principalmente do abdutor longo do polegar; túnel acessório para a passagem exclusiva do tendão extensor curto do polegar; septo criando separação de bainha sinovial tendínea), atividades manuais repetitivas de pinça ou garra com desvio cubital, artrite reumatoide, artrite psoriásica (e outras doenças inflamatórias sinoviais), trauma agudo, gravidez, período puerperal e, muitas vezes, ocorre sem uma causa identificada.

Trabalhos importantes mostraram que no pós-parto imediato ou no puerpério a tenossinovite de De Quervain se deve à deposição de mucopolissacarídeos na bainha e no tecido subsinovial, não se encontrando processo inflamatório agudo ou crônico no local. Esses mesmos achados de deposição de mucopolissacarídeos foram encontrados em pacientes operados, sem relação com parto ou puerpério.[22,23]

O teste de Finkelstein é o mais popular para o diagnóstico dessa tenossinovite, porém confere alta incidência de resultados falso-positivos. Pode deflagrar dor em pessoas assintomáticas, nos casos de distensão do ligamento radial colateral ou do ligamento escafotrapezoidal e na rizartrose. Há outros testes semiológicos para avaliar essa condição, entre eles o teste de Brunelli,[24] que induz ao atrito e à dor pedindo ao paciente que abduza firmemente o polegar e o punho em desvio radial; o *wrist hyperflexion and abduction of the thumb* (WHAT),[25] no qual é executada a flexão do punho e a abdução do polegar contrarresistência; e o teste de Eichhoff,[26] no qual o polegar do paciente é colocado dentro da mão, apertando firmemente com os outros dedos; é realizado, então, desvio ulnar da mão, passivamente, pelo examinador (Figuras 12 e 13).

Além das condições citadas, o diagnóstico diferencial engloba também a síndrome da intersecção, que é o processo inflamatório dos tendões do segundo compartimento extensor do punho (extensor radial curto do carpo e extensor radial longo do carpo), geralmente provocado por trauma local direto ou atividades que exigem a flexoextensão repetida do punho. Caracteriza-se por dor na face dorsal do punho e antebraço, podendo haver edema proximalmente ao tubérculo de Lister (proeminência óssea localizada na extremidade distal do rádio, no dorso do punho).

CISTO SINOVIAL

O cisto sinovial pode se originar de uma bainha sinovial tendínea ou do próprio tecido sinovial articular (Figura 14). Contém um líquido claro, muito espesso,

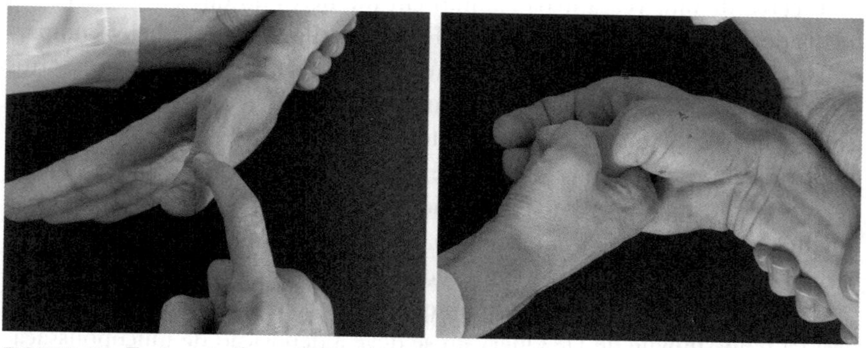

FIGURA 12 Testes de Brunelli (à esquerda) e de Finkelstein (à direita).

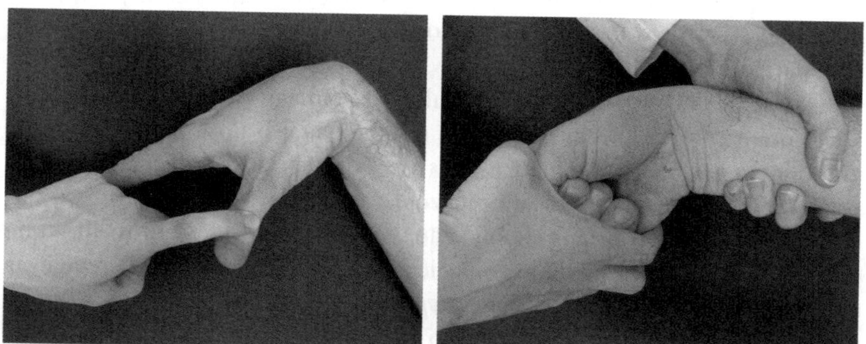

FIGURA 13. Testes WHAT (à esquerda) e de Eichhoff (à direita).

lembrando gelatina. Pode ocorrer em qualquer articulação, porém o punho é um sítio anatômico comum para a formação de cisto sinovial, principalmente na sua face extensora. Pode ocorrer em qualquer idade, sendo mais frequente entre os 20 e 40 anos, com predominância discretamente maior para o sexo feminino. Sua etiologia permanece desconhecida, mas sabe-se que não guarda relação com atividades físicas. Várias teorias têm sido sugeridas, como instabilidade entre os ossos do carpo, traumatismos do punho, herniação sinovial associada ao aumento de pressão hidrostática intra-articular com fluxo unidirecional do líquido sinovial e degeneração mixoide do tecido conjuntivo periarticular.[27,28]

O cisto sinovial não causa sintoma na maioria dos casos. Nas poucas situações em que causa algum tipo de desconforto, está recomendado o repouso do membro envolvido e a utilização de AINH. Quando não há resposta satisfatória, pode ser realizada aspiração do cisto, seguida de injeção de corticosteroide dentro dele. Como o conteúdo do cisto possui um líquido muito viscoso, deve ser utilizada agulha de grosso calibre para a aspiração. Se o líquido encontrado não for translúcido e muito viscoso, indica que outro diagnóstico deve ser suspeitado e, portanto, o líquido deve ser submetido à cultura e inspeção para a pesquisa de cristais.[29]

Raros são os cistos que necessitam de ressecção cirúrgica. Pode haver recidiva após sua retirada.

DEDO EM GATILHO

A tenossinovite digital estenosante, conhecida como "dedo em gatilho", corresponde à lesão de esforço repetitivo mais comum da mão. A prevalência é de

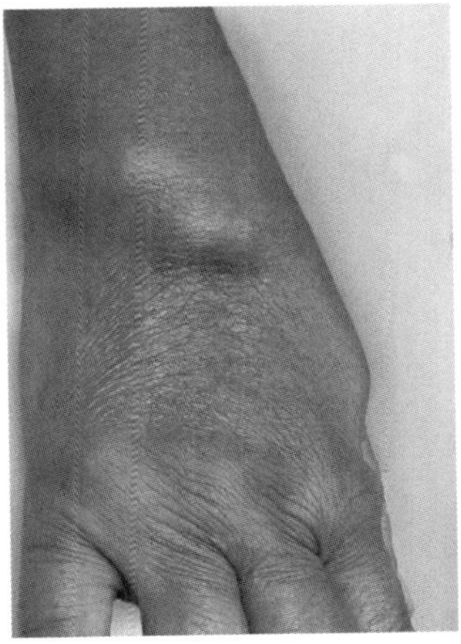

FIGURA 14 Cisto sinovial na face extensora do punho.

aproximadamente 2% na população geral e é mais comum entre as mulheres na quinta ou sexta década de vida. Caracteriza-se por inflamação de bainha tendínea de um tendão flexor dos dedos, particularmente do polegar, terceiro e quarto dígitos. O processo inflamatório pode resultar em fibrose e consequente constrição localizada na primeira polia, próximo à articulação metacarpofalangeana. Pode haver formação de nódulo tendíneo no local da estenose (Figura 15). Outras causas envolvem *diabetes mellitus*, hipotireoidismo, artrite reumatoide, artrite psoriásica, sarcoidose, amiloidose e tenossinovite vilonodular. Existe também o dedo em gatilho congênito, que afeta principalmente o polegar.[30]

CONTRATURA DE DUPUYTREN

Um quadro clássico da fascite palmar é conhecido como contratura de Dupuytren, que é caracterizada por espessamento nodular e posterior contração da fáscia palmar, ocasionando flexão do dedo ao nível da articulação metacarpofalangeana (Figura 16). Os dígitos mais afetados são, em ordem decrescente, quarto, quinto, terceiro e segundo quirodáctilos. Nódulos fibróticos na fáscia palmar são as anormalidades mais precoces. A doença de Dupuytren tem predisposição familiar, sugerindo dominância autossômica, e tem sido observada em associação com epilepsia, etilismo, tabagismo, diabetes, algoneurodistrofia, doença pulmonar crônica, fascite nodular poplítea, fibromatose plantar, atividades repetitivas de manuseio ou vibração e doença de Peyronie.[31]

A contratura de Dupuytren não deve ser confundida com o "dedo em gatilho", que corresponde a uma tenossinovite estenosante.

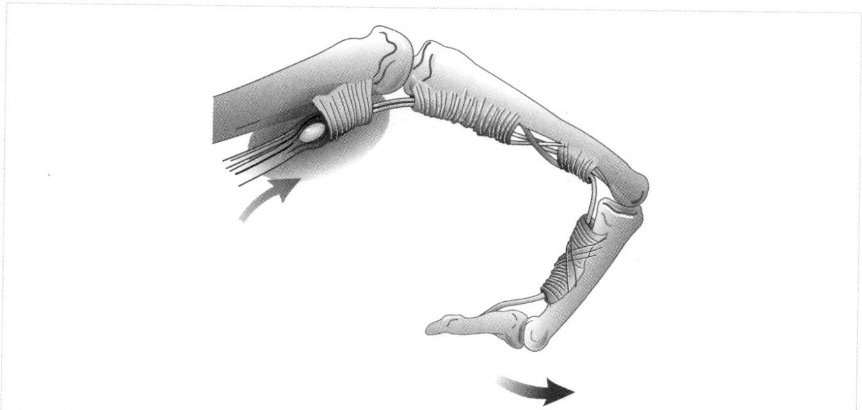

FIGURA 15 Formação de nódulo tendíneo junto à primeira polia, que impede a extensão adequada e indolor do quirodáctilo.

Particularmente na presença de artrite, a fascite palmar pode estar associada a doença maligna, destacando-se o carcinoma de ovário. Uma das características clínicas da fascite palmar com artrite é o comprometimento inflamatório simétrico articular importante e, histologicamente, a presença de fibrose extensa com infiltração de fibroblastos e células mononucleares; podem ser vistos depósitos de imunoglobulina G na fáscia palmar e baixos títulos de anticorpo antinuclear em alguns pacientes, sugerindo um mecanismo imunopatológico. A presença de fascite palmar com artrite sugere um prognóstico ruim, uma vez que, tipicamente, se manifesta após metástase tumoral. A remoção do tumor subjacente, quando efetuada com sucesso, pode resultar em uma significativa melhora clínica das extremidades.

TRATAMENTO

A terapia medicamentosa desses distúrbios de partes moles, de forma geral, inclui, principalmente, o uso de anti-inflamatórios hormonais e não hormonais, analgésicos e relaxantes musculares. A fisioterapia, envolvendo eletroterapia (ultrassom, ondas curtas, ondas de choque, eletroestimulação, laser, magnetoterapia, corrente galvânica, corrente dinâmica), a crioterapia e a cinesioterapia, desempenha uma função primordial. Acupuntura, massoterapia e agulhamento são opções importantes, assim como infiltração de ponto-gatilho quando uma dor miofascial se faz concomitante.

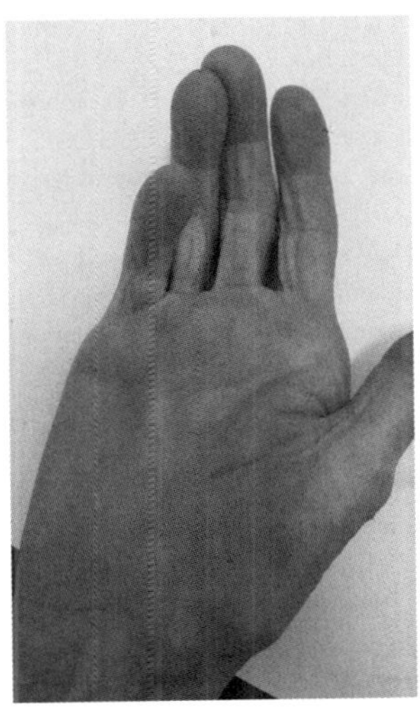

FIGURA 16 Contratura de Dupuytren do quarto quirodáctilo, caracterizada pelo espessamento da fáscia palmar e pela flexão fixa do dedo afetado.

O plano fisioterápico inicialmente deve abranger medidas para ajudar no controle da dor, e ao mesmo tempo, ou logo em seguida, exercícios para aumentar a flexibilidade; melhora da força e da resistência muscular, por meio de exercícios específicos de resistência; evitar e/ou combater retrações, aderências e atrofias, por meio de movimentação passiva, ativa e com carga. A ortótica pode exercer papel importante na reabilitação de alguns pacientes. Não pode ser deixado de lado um programa educacional com ensinamento de técnicas e posturas corretas para a execução de tarefas laborais, atividades recreativas ou esportivas; ensinar o paciente a reconhecer e evitar fatores contributórios/agravantes; explicações sobre os respectivos distúrbios e as barreiras que se opõem ao progresso terapêutico.

REFERÊNCIAS

1. Riley G. The pathogenesis of tendinopathy. A molecular perspective. Rheumatology. 2004;43:131-42.
2. Riley G. Tendinopathy – from basic science to treatment. Nat Clin Pract Rheum. 2008;4:82-9.
3. Teichtahl AJ, Brady SR, Urquhart DM, Wluka AE, Wang Y, Shaw JE, et al. Statins and tendinopathy: a systematic review. Med J Aust. 2016;204(3):115-21.
4. Arabyat RM, Raisch DW, McKoy JM, Bennett CL. Fluoroquinolone-associated tendon-rupture: a summary of reports in the Food and Drug Administration's adverse event reporting system. Expert Opin Drug Saf. 2015;14(11):1653-60.
5. Kim GK. The risk of fluoroquinolone-induced tendinopathy and tendon rupture - What does the clinician need to know? J Clin Aesthet Dermatol. 2010;3(4):49-54.
6. Lanham NS, Swindell HW, Levine WN. The subacromial bursa: current concepts review. JBJS Rev. 2021;9(11). doi: 10.2106/JBJS.RVW.21.00110. PMID: 34757977.
7. McFarland EG, Garzon-Muvdi J, Dai Z, Desai P. Advances in the understanding and treatment of rotator cuff disease. Eur Musculosk Rev. 2009;4(2):78-81.
8. Maeda EY, Helfenstein M, Ascencio JEB, Feldman D. O ombro em uma linha de produção: estudo clínico e ultrassonográfico. Rev Bras Reum. 2009;49:375-86.
9. O'Kane JW, Toresdahl BG. The evidenced-based shoulder evaluation. Curr Sports Med Rep. 2014;13(5):307-13.
10. Peach CA, Zhang Y, Dunford JE, Brown MA, Carr AJ. Cuff tear arthropathy: evidence of functional variation in pyrophosphate metabolism genes. Clin Orthop Relat Res. 2007;462:67-72.
11. Goes PCK, Pathria MN. Radiographic/MR imaging correlation of the shoulder. Magn Reson Imaging Clin N Am.2019;27(4):575-85.
12. Uhthoff HK, Loehr JW. Calcifying tendinitis of the rotator cuff: pathogenesis, diagnosis, and management. J Am Acad Orthop Surg. 1997;5(4):183-91.
13. Merolla G, Singh S, Paladini P, Porcellini G. Calcific tendinitis of the rotator cuff: state of the art in diagnosis and treatment. J Orthop Traumatol. 2016;17(1):7-14.
14. Mengiardi B, Pfirrmann CW, Gerber C, Hodler J, Zanetti M. Frozen shoulder: MR arthrographic findings. Radiology. 2004;233(2):486-92.
15. Eljabu W, Klinger HM, von Knoch M. Prognostic factors and therapeutic options for treatment of frozen shoulder: a systematic review. Arch Orthop Traum Surg. 2016;136(1):1-7.
16. Uppal HS, Evans JP, Smith C. Frozen shoulder: a systematic review of therapeutic options. World J Orthop. 2015;6(2):263-8.

17. Harwood MI, Smith CT. Superior labrum, anterior-posterior lesions and biceps injuries: diagnostic and treatment considerations. Prim Care. 2004;31(4):831-55.
18. Meunier M. Lateral epicondylitis/extensor tendon injury. Clin Sports Med. 2020;39(3):657-60.
19. Descatha A, Leclerc A, Chastang JF, Roquelaure Y. The Study Group on Repetitive Work - France. Medial epicondylitis in occupational settings: prevalence, incidence and associated risk factors. J Occup Environ Med. 2003;45(9) 993-1001.
20. Girish G, Lobo LG, Jacobson JA, Morag Y, Miller B, Jamadar DA. Ultrasound of the shoulder: asymptomatic findings in men. AJR Am J Roentgenol. 2011;197(4):W713-9. doi: 10.2214/AJR.11.6971
21. Sayegh ET, Strauch RJ. Treatment of olecranon bursitis: a systematic review. Arch Orthop Trauma Surg. 2014;134(11):1517e1536.
22. Read HS, Hooper G, Davie R. Histological appearances in post-partum of Quervain's disease. J Hand Surg Br. 2000;25(1):70-2.
23. Drossos K, Remmelink M, Nagy N, de Maertelaer V, Pasteels JL, Schuind F. Correlations between clinical presentations of adult trigger digits and histologic aspects of the A1 pulley. J Hand Surg Am. 2009;34(8):1429-35.
24. Brunelli G. Finkelstein's versus Brunelli's test in De Quervain tenosynovitis. Chir Main. 2003;22(1):43-5.
25. Goubau JF, Goubau L, Van Tongel A, Van Hoonacker P, Kerckhove D, Berghs B. The wrist hyperflexion and abduction of the thumb (WHAT) test: a more specific and sensitive test to diagnose de Quervain tenosynovitis than the Eichhoff's Test. J Hand Surg Eur Vol. 2014;39(3):286-92.
26. Eichhoff E. Zur pathogenese der tendovaginitis stenosans. Bruns Beit Klin Chir. 127;CXXXIX:746-55.
27. Cheng C, Rockwell W. Ganglions of the wrist. Am J Orthop. 2007;39;458-60.
28. Thurston A. Aetiology of extraosseus wrist ganglia. Orthop Trauma. 2008;23(3):186-8.
29. Gude W, Morelli V. Ganglion cyst of the wrist: pathophysiology, clinical picture and management. Curr Rev Musculoskelet Med. 2008;1:205-11.
30. Moore JS. Flexor tendon entrapment of the digits (trigger finger and trigger thumb). J Occup Environ Med. 2000;42(5):526-45.
31. Stephenson JM, Tait M, Bracey J, Wyrick T. Dupuytren's disease. J Ark Med Soc. 2016;112(9):156-7.

CAPÍTULO 11

Reumatismos extra-articulares dos membros inferiores

Marcelo Cruz Rezende
José Eduardo Martinez
Luiz Santos de Freitas

INTRODUÇÃO

É considerada extra-articular qualquer lesão que acometa músculos, tendões, bursas e nervos periféricos, localizados em região periarticular. Várias causas para as lesões extra-articulares são definidas e as mais comuns são as mecânicas, normalmente por trauma ou sobrecargas (Quadro 1).

BURSITES

Bursas são estruturas saculares localizadas entre a pele e o osso ou entre tendões, ligamentos e o osso, com a função de proteger o tecido do atrito produzido pelos movimentos. Existem cerca de 160 bursas no corpo humano. São cobertas por tecido produtor de líquido sinovial, que lubrifica o ambiente, re-

QUADRO 1 Causas de tendinopatias e bursites

Mecânicas
Trauma agudo ou crônico
Instabilidade articular
Inflamatórias
Secundária a doença sistêmica, afetando estruturas periarticulares
Depósito de cristais
Monourato de sódio
Pirofosfato de cálcio
Hidroxiapatita
Colesterol

duzindo o contato entre essas estruturas. A bursite é um processo inflamatório em que a cápsula sinovial se encontra espessada, com alta produção de fluido, acarretando edema e dor locais.[1,2]

Múltiplas condições podem levar à bursite, como depósito de cristais (gota ou pseudogota) e doenças infecciosas e hemorrágicas, assim como várias doenças sistêmicas, como artrite reumatoide, espondilite anquilosante e artrite psoriásica. Entretanto, as causas mais comuns são os eventos traumáticos (esforço e sobrecarga), cuja repetitividade resulta em vasodilatação local e aumento da permeabilidade vascular, estimulando a cascata inflamatória.[3]

A infecção é comum, sendo o *Staphylococcus aureus* responsável por cerca de 80% de casos de bursite séptica. Ocorre principalmente em pacientes com alguma imunossupressão, como diabéticos, pacientes em uso de corticoterapia prolongada ou imunossupressores, em uremia e alcoolistas. Além disso, também pode ocorrer após trauma ou infecção (celulite) da pele adjacente.[3]

Três fases clínicas são consideradas no processo de bursite: aguda, recorrente e crônica (maior que 3 meses de duração).[4] Durante a fase aguda, ocorre inflamação local, com aumento de produção de líquido sinovial, que provoca dor aos movimentos. As bursites recorrentes e crônicas conduzem a uma dor ininterrupta e podem estar associadas a enfraquecimento de ligamentos e tendões próximos, favorecendo até mesmo uma ruptura tendínea. Em razão do possível acometimento de estruturas adjacentes, bursites e tendinopatias podem ocorrer simultaneamente. Deve-se atentar para o diagnóstico diferencial entre elas.

A seguir, são relacionadas as bursites mais comuns de membros inferiores.

Bursite do iliopsoas

A bursa do iliopsoas ou iliopectínea é localizada atrás do músculo iliopsoas e anteriormente ao quadril. Provoca dor em região anterior do quadril, principalmente nos exercícios físicos com flexão contrarresistência ou hiperextensão da articulação. O exame físico é significativo, com dor inguinal à palpação.[5]

Bursite isquiática

A bursa isquiática está localizada profundamente ao músculo glúteo máximo, acima da tuberosidade isquiática. A inflamação está relacionada com ocupações sedentárias (posição sentada prolongada — conhecida como bursite do tecelão) ou em pessoas com pouca massa glútea, e é causada por pressão direta sobre a bursa. Os pacientes têm dor ao se sentar e caminhar, e localizam um dolorimento na tuberosidade isquiática. O exame físico é frequentemente significativo, com dor na flexão passiva de quadril e extensão contrarresistência.

Bursite trocantérica

A bursite trocantérica é comum em obesos e mulheres de meia-idade, normalmente associada a trauma agudo, sobrecarga e/ou fatores mecânicos. A apresentação clínica é de dor profunda, especialmente noturna, em região lateral do quadril, podendo irradiar-se para glúteo e lateral do joelho, já que a bursa trocantérica se localiza nessa região (Figura 1). Uma dor que se irradia a partir da porção lateral do quadril até o joelho é sugestiva de bursite trocantérica.[4,6,7] A dor piora com atividades diárias e à noite, por "deitar-se em cima" (decúbito ipsilateral). Ao exame físico, a palpação local é dolorosa e a dor pode ser reproduzida com abdução contrarresistência e/ou rotação externa do quadril acometido.[7,8] Não há manobra específica, porém a palpação dolorosa do trocânter maior e a piora da dor em flexão e rotação interna ou externa ou adução comprovam a condição.[9]

Bursite do ligamento colateral medial

A bursa do ligamento colateral medial está localizada por trás dos músculos sartório, grácil e semitendinoso, que têm ação de flexão do joelho. Ocorre por fricção exagerada, quando há sobrecarga de esforço, ou à rotação traumática do joelho. Evolui com dor na linha média e limitação na extensão do joelho. Deve ser feito diagnóstico diferencial com meniscopatia e tendinite anserina no exame físico.[10]

Bursite anserina e/ou tendinopatia da pata anserina

Ocorre abaixo da inserção dos músculos sartório, grácil e semitendinoso ao nível do platô tibial (Figura 2). Esta condição normalmente não é associada com sobrecarga, mas pode acontecer em pacientes com osteoartrite do com-

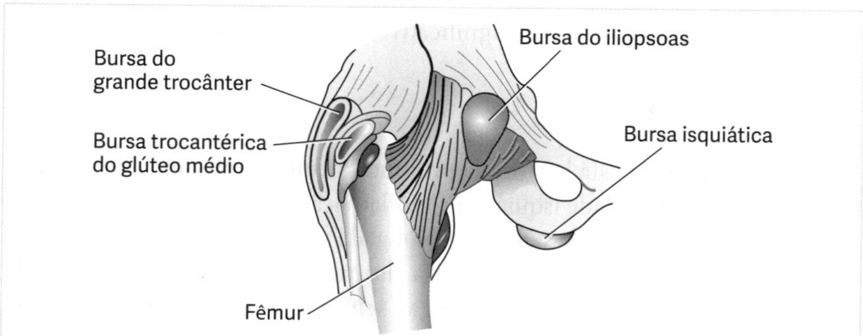

FIGURA 1 Bursas da região do quadril.

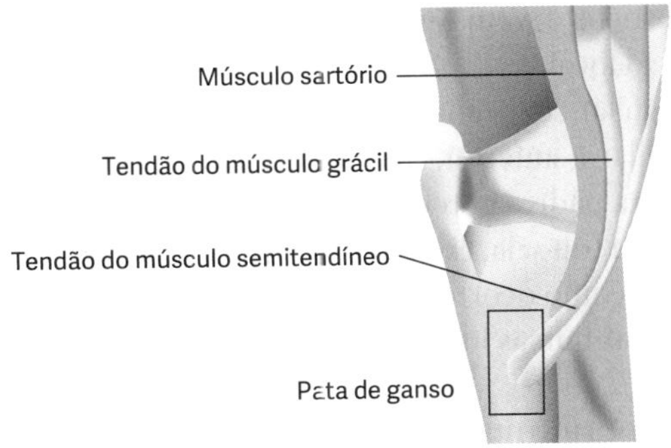

FIGURA 2 Tendões da inserção anserina.

partimento medial do joelho, associada com obesidade e geno valgo. Clinicamente apresenta dor em região anteromedial que piora com flexão do joelho, subir e/ou descer escadas. Deve ser feito diagnóstico diferencial com doença do menisco medial, lipomatose dolorosa medial e tumores.[5,11,12] O diagnóstico é feito pela compressão de ponto doloroso, localizado cerca de 5 cm abaixo da face medial da linha articular. Normalmente, o paciente aponta o local da dor.[5]

Bursite pré-patelar

Apresenta-se clinicamente com dor e aumento de volume em região anterior da patela. Pode ser decorrente de sobrecarga, etiologias infecciosas e inflamatórias (gota e artrite reumatoide). Quando a sobrecarga é o fator etiológico, as principais causas são os trabalhos que exigem ajoelhar-se constantemente (por esse motivo é conhecido como "joelho da empregada doméstica"). A bursa é facilmente traumatizada nessa região em razão da fina espessura de pele que a recobre, além da pouca inervação local (fato que permite que as pessoas consigam se ajoelhar com pouco desconforto se não há alteração patológica local).[13-15]

Bursite suprapatelar e infrapatelar

A bursite suprapatelar localiza-se acima da patela, entre o fêmur e o tendão do quadríceps. É associada a trauma ocupacional, como agachamento crônico e repetitivo (pedreiros, empregadas domésticas etc.). O sinal diagnóstico é a inflamação circunscrita à face anterior e superior da patela. Essa inflamação pode ser prevenida com almofadas de apoio, e a punção da bursa pode ser tanto diagnóstica quanto terapêutica. Ocorre dor à flexão do joelho, deambulação e ao correr.[16] Essa bursa também é um local comum de bursite séptica e gota. Esses diagnósticos devem ser considerados quando houver um processo inflamatório intenso local.

A bursa infrapatelar se localiza abaixo da patela, e sua bursite evolui com quadro clínico similar à anterior, mas o fator causal principal é o ajoelhar-se crônico, comum para padres e freiras, em virtude da flexão extrema ou extensão contrarresistência (ou seja, estender os joelhos contrarresistência durante a elevação das pernas, como ocorre durante exercícios de musculação). A Figura 3 identifica as diversas bursas localizadas na articulação do joelho.

Bursite do gastrocnêmio-semimembranoso

Também denominada cisto poplíteo ou cisto de Baker. Ocorre na cápsula comum posterior do joelho, na distensão da bolsa localizada entre os músculos gastrocnêmio medial e semimembranoso, com edema local e dor ao deambular, saltar ou se agachar. Essa bursa pode ou não se comunicar com a articulação do joelho. Deve ser feito o diagnóstico diferencial com lesões intra-articulares por meio de exames de imagem. As complicações estão relacionadas ao seu tamanho, com comprometimento da drenagem linfática, retorno venoso ou compressão neurológica. Podem ocorrer rompimento e extravasamento do líquido para dentro do músculo gastrocnêmio, acarretando uma pseudotromboflebite.[4]

Bursite retrocalcânea

Essa bursa se localiza anteriormente ao tendão calcâneo e posteriormente ao calcâneo. A bursite nessa região geralmente é causada por trauma ou asso-

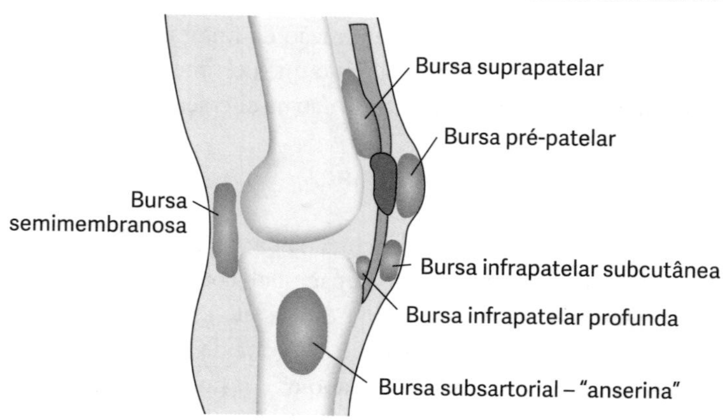

FIGURA 3 Bursas da articulação do joelho.

ciada com o uso de sapatos que façam compressão no local. A queixa é de dor em região posterolateral do tornozelo, com aparecimento de um cisto sobre o tendão. A dor torna-se exacerbada à compressão do cisto.

TENDINOPATIAS

O termo tendinopatia é genérico e descreve uma condição clínica indicando lesões de tendões que provocam dor, edema e prejudicam o desempenho do indivíduo. A inflamação decorre de mau uso dos tendões, por sobrecarga ou repetição de movimentos. A dor é o principal sintoma e, geralmente, dificulta as atividades diárias; além disso, sinais inflamatórios podem estar presentes. Em razão do fato de a maioria das dores tendíneas não ser inflamatória, talvez o termo tendinopatia possa ser mais adequado que tendinite.[17]

Tendinopatia glútea

Os músculos glúteos médio e mínimo ficam localizados profundamente ao glúteo máximo e cruzam por cima da bursa trocantérica para se inserirem na banda iliotibial. A apresentação clínica é dor na porção lateral do quadril, sendo o acometimento tendíneo mais comum do que a bursite trocantérica como causa de dor nessa região. A dor costuma se exacerbar durante a caminhada, ao levantar-se de uma cadeira, subir escadas e com pressão direta local durante o sono.[13-15]

Os principais fatores de risco são sexo feminino, obesidade, dor crônica em região lombar e joelhos. Esses tendões são acometidos pela sobrecarga aguda ou crônica, pois exercem papel fundamental na abdução do quadril e estabilização da pelve.[13-15]

Para adequada avaliação da deficiência da musculatura glútea, pode-se realizar o teste de Trendelenburg, que consiste em deixar o paciente em apoio monopodálico ipsilateral ao quadril que está sendo avaliado. Em caso de fraqueza da musculatura glútea, o paciente tende a cair para o lado oposto.[16]

Tendinopatia do iliopsoas

O mecanismo de lesão para um trauma agudo de iliopsoas normalmente é uma hiperextensão da cintura pélvica e dos membros inferiores, de forma súbita, que pode ocorrer, por exemplo, em exercícios de musculação. Os pacientes apresentam dor em região anterior da coxa, podendo ser ou não palpável/audível um estalo local. Um passo encurtado pode estar presente como mecanismo antálgico.[18] Também pode ser causada por movimentos de flexão do quadril (agachamentos repetitivos) ou atividades esportivas (correr, futebol, saltar).

Ocorre dor no quadril, profundamente na região inguinal, acarretando dor e rigidez articular antálgica. A dor piora com exercícios prolongados, mas, caso torne-se crônica, qualquer atividade mais simples (como andar) pode reativar o processo doloroso.

Tendinopatia patelar

Também conhecida como "joelho de saltador", geralmente acontece em atletas que estão envolvidos com esportes (basquetebol e voleibol). Ocorre pelo trauma do joelho ao tocar os pés no solo ao retornar de um salto. Porém, não é incomum em idosos, pela fragilidade da estrutura de sustentação, como ligamentos e tendões. Pacientes informam dor na face anterior do joelho, geralmente insidiosa, que piora ao caminhar rápido, correr ou saltar.

Tendinite supra e infrapatelar

Esta tendinite ocorre por sobrecarga que ultrapassa o limite da elasticidade do tendão e a resistência dos tecidos. É comum entre corredores, varia de grau I (dor após atividade, sem prejuízo funcional) a grau IV (ruptura tendínea). Apresenta-se com dor na inserção do quadríceps (supra) ou no corpo do tendão/tuberosidade tibial (infra).

Tendinopatia do tibial posterior

O tendão tibial posterior exerce função na sustentação do arco plantar durante a caminhada e sua inflamação pode estar associada a pé plano. A lesão pode se correlacionar com obesidade, uso de calçados inadequados durante o exercício, pronação excessiva ou torção externa mantida (pé de bailarina). O diagnóstico é clínico, pela queixa de dor na face interna do pé ao subir ou descer escadas, e pela presença de queda do arco plantar. Também pode ser provocada por trauma/entorse, quando se apresenta com dor e edema na região posterior do maléolo medial. Nesses casos, ao exame físico, a extensão e flexão estão normais, mas a rotação passiva e a inversão contrarresistência são extremamente dolorosas.[19]

Tendinopatia dos fibulares

Os tendões dos músculos fibular longo e curto ficam localizados no compartimento lateral do tornozelo e estão envolvidos na eversão e flexão plantar. Acima do maléolo lateral, eles passam a ser recobertos por uma bainha sinovial comum. Clinicamente, os pacientes acometidos apresentam-se com dor em porção lateral do tornozelo, posteriormente ao maléolo, podendo ocorrer edema local (Figura 4).[13,14]

As principais causas de tendinopatia nessa região são atividades de corrida e que exigem movimentação lateral e mudança de direção constante. Portadores de pé cavo possuem maior predisposição para acometimento desses tendões.[12,14]

Ao exame físico, é possível identificar edema na borda posterior da fíbula ao longo da borda lateral do calcâneo, com dor à palpação ao longo do trajeto. Há dor na eversão resistida, inversão forçada ou flexão plantar do hálux contrarresistência.[20]

Normalmente, as lesões respondem ao tratamento conservador com fisioterapia, anti-inflamatórios não hormonais (AINH) e imobilização. O tratamento incorreto pode levar à dor crônica e pode ser necessário realizar cirurgia corretiva.[20]

Tendinopatia calcânea

O tendão calcâneo está localizado na parte de trás do tornozelo, com inserção em retrocalcâneo. Um processo inflamatório nesse local pode resultar em uma mudança no modo de deambular e diminuição na intensidade de atividade. Normalmente ocorre por trauma direto ou sobrecarga, mas pode acontecer por fraqueza da musculatura da panturrilha. Quando muito grave, pode impedir a deambulação, por ficar extremamente doloroso. É comum nos "atletas de fim de semana". A sobrecarga tendínea é definida como a situação em que um tendão esteve repetidamente sendo utilizado até seu limite de resistência. Por sua estrutura e demandas funcionais, o tendão calcâneo é extremamente suscetível a lesões.[21]

Em casos extremos, pode ocorrer ruptura tendínea, a qual pode ser avaliada por meio do teste de Thompson. Esse teste consiste em deixar o paciente em

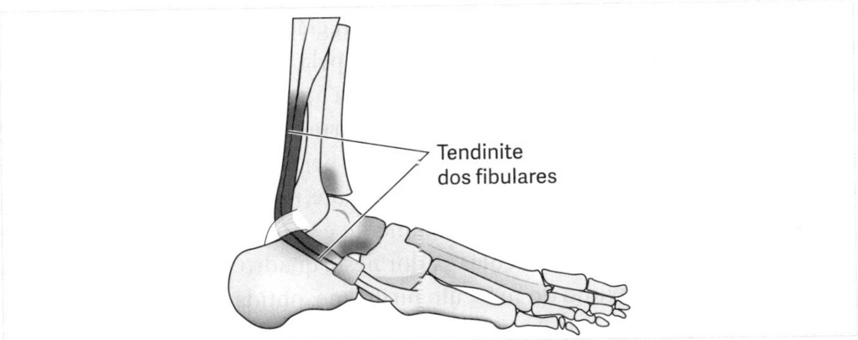

FIGURA 4 Tendinite dos fibulares.

decúbito ventral e com os joelhos fletidos em 90º, e comprimir a massa muscular da panturrilha para avaliar se ocorre flexão plantar. Em caso de ruptura tendínea não ocorre movimento, em razão da perda de integridade tendínea.[16]

DIVERSOS

Snapping hip (quadril estalante)

Este distúrbio, também conhecido como "quadril de dançarino", se apresenta como um som/sensação de estalido ao deambular, correr, levantar da cadeira ou rodar a perna (dançar); em geral, em movimentos nos quais ocorre flexão de quadril. Normalmente é indolor, mas, para profissionais de dança e atletas, pode chegar a prejudicar a atuação. Pode ser causado pela fricção da faixa iliotibial sobre o grande trocânter, pela tendinopatia do iliopsoas ou doença de labrum articular.[20]

Fascite plantar

É a causa mais comum de dor plantar ou do calcâneo. É uma inflamação do envelope fibroso do tendão que sustenta o arco plantar, geralmente relacionada ao tipo de sapato utilizado (sapatilhas, sandálias baixas ou trocas abruptas de saltos altos para baixos no dia a dia). Ocorre principalmente em mulheres (9:1), passível de diagnóstico clínico pela queixa de dor matinal logo na primeira pisada, melhorando com a deambulação, mas reaparecendo logo após algum repouso. Ao exame físico, há dor na região plantar que piora com a extensão dos dedos e tornozelos.[20]

Síndrome do piriforme

O músculo piriforme está localizado na região profunda da nádega, do sacro ao grande trocânter, sendo responsável pela rotação externa da coxa, e pode ter em seu interior o nervo ciático (Figura 5). Quando inflamado ou tenso, pode provocar compressão desse nervo, acarretando pseudociatalgia.[22] Caracteristicamente, há piora da dor ao cruzar a perna ipsilateral, caracterizada por dor imprecisa, mas frequentemente presente no quadril, cóccix, nádega, virilha ou terço distal da perna. Normalmente é secundária à inflamação por trauma glúteo ou espasmo muscular. A dor neste quadro pode ser reproduzida com alongamento máximo do músculo piriforme, obtida com flexão, adução e rotação interna do quadril. Também se pode observar uma fraqueza muscular no quadril.[19] Muitas vezes faz parte do complexo de dor miofascial.

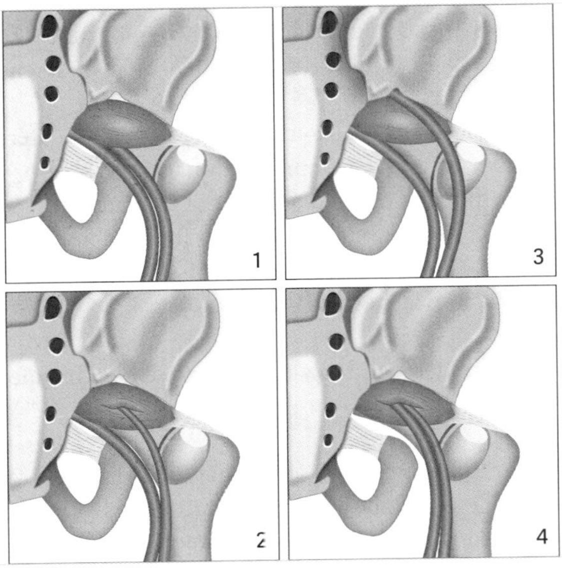

FIGURA 5 Detalhe esquemático das variações anatômicas do músculo piriforme e saída do nervo ciático.

Na ausência de um teste específico para a síndrome do piriforme, um compilado de exames tende a ser aplicado para auxiliar no diagnóstico. A positividade dos testes acontece quando ocorre uma dor glútea profunda homolateral. A seguir, descrevem-se alguns testes que demonstram a presença da síndrome do piriforme:

- **Teste de Freiberg:** o paciente é colocado em decúbito dorsal e o quadril estendido é girado internamente de forma passiva; se, durante a rotação interna do quadril, o paciente referir ciatalgia ou dor na região glútea, o sinal de Freiberg é positivo.
- **Teste de FAIR:** paciente em decúbito lateral, com o lado a ser examinado voltado para cima, uma das mãos estabilizando o quadril e a outra mão segurando o joelho, o examinador flete o joelho entre 60° e 90° e realiza os movimentos no quadril, de forma passiva e sequencial: flexão, adução e rotação interna (FAIR, do inglês *flexion, adduction, and internal rotation*). Se, ao término da manobra, o paciente referir ciatalgia ou dor em região glútea, o teste é considerado positivo, sugerindo síndrome do piriforme (Figura 6A).
- **Teste de Pace:** o paciente fica sentado e é solicitado que realize o movimento de abdução do quadril (afastar os joelhos); o examinador aplica uma

força contrarresistência. A contração do músculo pode desencadear ciatalgia ou dor em região glútea profunda, sugerindo síndrome do piriforme (Figura 6B).

- **Teste de Beatty:** o paciente é posicionado em decúbito lateral, com o lado em que a dor se manifesta para cima, flexionando-se a perna dolorosa e colocando-se o joelho em contato com a mesa de exame. Em seguida, requisita-se ao paciente que levante e sustente o joelho acima do nível da mesa (Figura 6C). O teste é positivo se há dor profunda na região da nádega (não lombar, não trocantérica, nem na coxa).[22]

Alguns sintomas podem ajudar a determinar se o piriforme é a causa real da dor glútea:[23]

- Dor ao se sentar, subir escadas e se agachar. Dor durante a corrida especificamente ou uma sensação de alongamento excessivo ao correr em uma subida ou em treinos rápidos é mais tipicamente um sinal de distensão do tendão da coxa proximal.
- Local sensível: a síndrome do piriforme frequentemente faz com que a área do glúteo fique dolorida. Aplicar pressão pode causar desconforto ou dor não apenas no ponto de contato, mas também se irradiando na perna.
- A dor é central na nádega, geralmente sentida no meio dos glúteos, diferente de algo como uma distensão proximal dos isquiotibiais, que normalmente causa dor não irradiada, localizada na parte inferior das nádegas, onde os isquiotibiais se conectam à pelve.

Para prevenir a recorrência desta síndrome, é preciso reduzir a vulnerabilidade do músculo piriforme. Uma das melhores maneiras de fazer isso é o treino de força. Recomendam-se exercícios como agachamento com salto, agachamento com pesos e exercícios pliométricos (saltar/pular sobre caixote na ginástica).

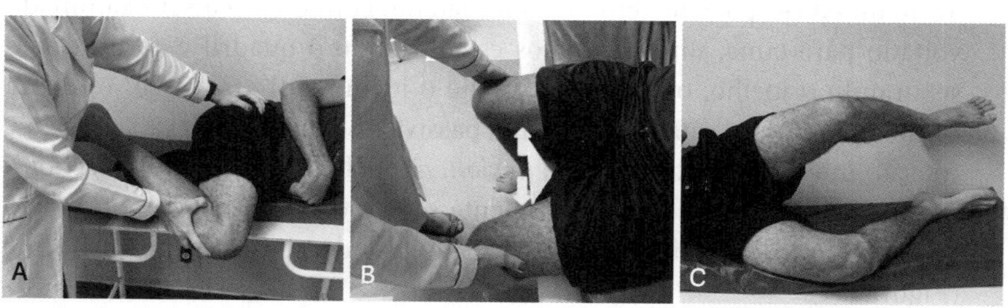

FIGURA 6 Testes utilizados no exame físico para síndrome do piriforme. **A:** teste de FAIR. **B:** teste de Pace. **C:** teste de Beatty.

Para evitar a inativação e atrofia muscular, evitar se sentar por longos períodos. Se possível, alternar entre se sentar e ficar em pé durante o trabalho; caso contrário, fazer pausas de hora em hora. Se viajar de avião, levantar e caminhar uma vez a cada hora e, quando possível, fazer o mesmo ao viajar de carro.[22,23]

O tratamento normalmente se inicia com o uso de AINH e repouso por breves períodos. Infiltrações com corticosteroides podem aliviar os sintomas. Agulhamento seco ou com anestésico nos casos de dor miofascial está indicado, sempre seguido de alongamento. Em casos refratários, existem relatos para o uso de toxina botulínica guiada por ultrassom. Nos casos não responsivos, a cirurgia está indicada, em uma tentativa de descompressão do nervo por *impingement* ou lise fibrosa.[18,19]

Síndrome da banda iliotibial

A banda iliotibial é uma camada fibrosa de tecido conjuntivo que vai da crista ilíaca à face lateral do joelho, na tíbia. Nesta síndrome, ocorre um processo inflamatório no terço distal dessa banda, que é provocada pelo atrito ao nível do côndilo femoral. Surge em corredores de longa distância e ciclistas, mas são necessárias alterações estruturais (encurtamento) da banda, pernas de diferentes comprimentos e/ou desalinhamento dos membros inferiores (geno varo, pé plano etc.) para predispor a seu aparecimento.[24]

Tendinite dos adutores

Os adutores são músculos localizados na face interna da coxa, da região inguinal ao joelho. Muito utilizados em atividades específicas que necessitam de mudança de direção abrupta (futebol, basquete, corrida de obstáculos). O esforço repetitivo provoca microtraumas/rupturas, com lesão mais comum na inserção do adutor longo na pelve, provocando uma dor na região púbica (pubeíte), mas também pode ocorrer na região inguinal, por esforço na adução da perna e corrida com mudança de direção.[24]

Metatarsalgia

Termo utilizado para descrever dor na face plantar nos metatarsos na altura da diáfise distal. O quadro ocorre, principalmente, pela perda do suporte ligamentar da região por pressão excessiva. Clinicamente, os pacientes relatam dor em região plantar em porção anterior, principalmente no segundo e terceiro metatarsos, sendo comum o relato de sensação como se estivessem pisando em pedras. Os principais fatores de risco são a idade (mais comum em idosos) e sexo feminino.[13,24]

As causas mais comuns são divididas em três categorias:

- Primárias: anatomia dos metatarsos em relação ao pé.
- Secundárias: aumento de cargas sobre os metatarsos.
- Iatrogênicas: decorrentes de erros de cirurgias reparadoras.

O tratamento conservador baseia-se no alívio da dor com o uso de palmilhas, exercícios de alongamento do tríceps sural e mudança de calçado. Infiltração com anestésicos, corticosteroides, uso de terapia por ondas de choque e mesmo ablação por radiofrequência foram descritos com resultados divergentes.[21]

Bursite intermetatarsiana (interdigital)

A bursite intermetatarsiana é uma causa comum de metatarsalgia, e frequentemente está associada ao neuroma de Morton. Trata-se da inflamação da pequena bursa localizada entre as cabeças metatarsianas, podendo gerar compressão nervosa e parestesia digital mesmo na ausência de neuroma. Clinicamente, o paciente apresenta-se com dor em região plantar entre as cabeças metatarsianas, associada ou não à parestesia na porção contígua dos pododáctilos. Essa bursite tem como causa a compressão da região interdigital, ocorrendo principalmente em mulheres.[13,24]

Normalmente, a história e o exame físico são suficientes para o diagnóstico (descrição da dor, fatores precipitantes, piora e melhora) das doenças de partes moles. No entanto, com o advento de exames de imagem, em especial a ultrassonografia e a ressonância magnética, a definição final de lesões de partes moles foi extremamente facilitada. A radiografia pode ser útil para afastar lesão óssea. Muitas vezes, a infiltração anestésica pode confirmar o diagnóstico, além de melhorar a dor.[21]

CONCLUSÃO

De um modo geral, todos esses distúrbios têm um tratamento similar. A escolha dos medicamentos, bem como o tempo de tratamento, depende da intensidade do quadro e da resposta terapêutica do paciente. O objetivo final é a diminuição da inflamação, da dor e do edema.

Para os casos agudos, podem ser empregadas as seguintes abordagens:

- Repouso pelo menor tempo possível, com imobilização se necessário.
- Uso de AINH.
- Termoterapia de adição (calor) ou subtração (gelo).

- Corticoterapia sistêmica ou intra-articular (com auxílio ou não de imagens).
- Fisioterapia analgésica e de ganho de amplitude de movimentos, após melhora da fase aguda inicial.
- Educação preventiva dos fatores causais e de piora, como posturais, calçados, palmilhas e órteses.

Para os casos crônicos, é imperativo manter a educação preventiva do paciente e, principalmente, uma rotina de reabilitação, com o intuito de preservar a qualidade articular e muscular. A indicação de cirurgia é sempre reparadora, visando manter a funcionalidade do paciente e sua qualidade de vida.[21]

Pode-se diminuir a frequência de crises e/ou recidivas com medidas simples, como:[21]

- Aquecimento prévio ao exercício.
- Alongamento muscular.
- Pausas/intervalos nos movimentos repetitivos.
- Uso de equipamentos de proteção: almofadas de apoio, bandas elásticas, joelheiras etc.
- Evitar se sentar por tempo prolongado.
- Manter posturas corretas.
- Evitar fatores de piora.

REFERÊNCIAS

1. Crenshaw AH, Canale ST. Nontraumatic disorders. In: Canale ST, editor. Campbell's operative orthopaedics. 9. ed. St Louis: Mosby; 1998. p.776-85.
2. Sheon RP, Moskowitz RW, Goldberg VM. Soft tissue rheumatic pain: recognition, management, prevention. 3. ed. Baltimore: Williams & Wilkins; 1996.
3. Gonsalves A, Root L. Bursitis [Internet]. Medscape [acesso 23 jun. 2022]. Disponível em: https://emedicine.medscape.com/article/2145588-overview
4. Reilly JP, Nicholas JA. The chronically inflamed bursa. Clin Sports Med. 1987;6(2):345-70.
5. Alvarez-Nemegyei J, Canoso JJ. Evidence-based soft tissue rheumatology: III: trochanteric bursitis. J Clin Rheumatol. 2004;10(3):123-4.
6. Imboden JB, Hellmann, DB, Stone, JH. Current: Reumatologia – diagnóstico e tratamento. 2. ed. Porto Alegre: AMGH; 2011. p.111-37.
7. Keplinger FS, Gupta N. Knee bursitis. In: Frontera WR, Silver JK, editors. Essentials of physical medicine and rehabilitation. Philadelphia: Hanley & Belfus; 2002. p.340-4.
8. Alvarez-Nemegyei J. Risk factors for pes anserinus tendinitis/bursitis syndrome: a case control study. J Clin Rheumatol. 2007;13(2):63-5.
9. Helfenstein Jr. M, Kuromoto J. A síndrome anserina. Rev Bras Reumatol. 2010;50:313-27.
10. Alvarez-Nemegyei J, Canoso JJ. Evidence-based soft tissue rheumatology IV: anserine bursitis. J Clin Rheumatol. 2004;10(4):205-6.
11. Moreira C, Pinheiro G, Marques Neto JF. Reumatologia essencial. Rio de Janeiro: Guanabara Koogan; 2009. p.160-91.

12. Brinks A, van Rijn RM, Bohnen AM, Slee GL, Verhaar JA, Koes BW. Effect of corticosteroid injection for trochanter pain syndrome: design of a randomised clinical trial in general practice. BMC Musculoskelet Disord. 2007;8(1):95-101.
13. Silman AJ, Smolen JS, Weinblatt ME, Weisman MH, Hochberg MC, Gravallese E. Rheumatology. 7. ed. Philadelphia: Elsevier; 2018.
14. Walman SD. Atlas of common pain syndromes. 4. ed. Philadelphia: Elsevier; 2019.
15. Kippel JH, ed. Primer on the rheumatic diseases. 13. ed. Atlanta: Arthritis Foundation; 2007.
16. Barros Filho TEP, Lech O. Exame físico em ortopedia. 3. ed. São Paulo: Sarvier; 2017.
17. Ho GW, Howard TM. Greater trochanteric pain syndrome: more than bursitis and iliotibial tract friction. Curr Sports Med Rep. 2012;11:232.
18. McLauchlan GJ, Handoll HHG. Interventions for treating acute and chronic Achilles tendinitis (Cochrane Review). In: The Cochrane Library, Issue 2, 2008. Oxford: Update Software.
19. Steele M, Norvell JG. Tendonitis [Internet]. Medscape [acesso 23 jun. 2022]. Disponível em: http://www.emedicine.com/emerg/topic570.htm
20. Lianza S. Medicina de reabilitação. 2. ed. Rio de Janeiro: Guanabara Koogan; 1995. p.211-6.
21. Kippel J, editores. Primer on the rheumatic diseases. 12. ed. Atlanta: Arthritis Foundation; 2001. p.157-201.
22. Adebajo A, Dunkley L. ABC of rheumatology. 5. ed. Hoboken: Wiley; 2018. p.31-50.
23. Biundo JJ, Irwin RW, Umpierre E. Sports and other soft tissue injuries, tendinitis, bursitis, and occupation-related syndromes. Curr Opin Rheumatol. 2000;12:150-4.
24. Pai M. Síndrome do piriforme: o que é e qual o seu tratamento? [Internet]. Pebmed [acesso 23 jun. 2022]. Disponível em: https://pebmed.com.br/sindrome-do-piriforme-o-que-e-e-qual-o-seu-tratamento/?utm_source=artigoportal&utm_medium=copytext

CAPÍTULO 12

Neuropatias compressivas dos membros superiores

Milton Helfenstein Jr.
Marcos Paulo Veloso Correia

INTRODUÇÃO

Os nervos periféricos estão sob risco de compressão e consequente comprometimento fisiológico em sítios anatômicos específicos em seus respectivos trajetos. Os sítios mais vulneráveis à compressão são os canais osteofibrosos, onde pode existir uma desproporção entre o conteúdo e a capacidade. Os mecanismos de lesão nervosa compressiva não são completamente entendidos, e grande parte das neuropatias compressivas é idiopática, ocorrendo sem um agente precipitante ou processo patológico subjacente que tenha sido identificado em exame anatomopatológico ou de imagem. Os nervos periféricos costumam resistir a alterações microvasculares compressivas que podem ser induzidas por baixas quantidades de pressão; entretanto, com prolongada e/ou elevada pressão e deformidade, a zona entre o nervo livre e o comprimido sofre alteração na permeabilidade, levando a edema interfascicular, aumento no gradiente de pressão e a um impedimento pronunciado à condutividade. Atrito e isquemia também podem desempenhar papéis neste processo. Há maior suscetibilidade do envolvimento de fibras sensitivas que fibras motoras ao insulto, por sua localização periférica no conjunto de fibras. Uma primeira compressão também vulnerabiliza o nervo a sintomas de uma segunda compressão (*double crush*). Nervos afetados por condições prévias, como diabetes ou etilismo, apresentam maior risco de dano prolongado ou permanente. Distúrbios que podem causar manifestações clínicas similares, como radiculopatia, vasculite ou distrofia simpático-reflexa, devem ser sempre considerados no diagnóstico diferencial.

Os seguintes aspectos clínicos são comuns a todas as neuropatias compressivas:

- Geralmente ocorrem disestesias, caracteristicamente localizadas em territórios de distribuição sensorial do nervo.
- Desconforto e parestesia são mais proeminentes no repouso que durante o uso do membro acometido.
- Maior suscetibilidade ao envolvimento de fibras sensitivas que fibras motoras ao insulto, em decorrência de sua localização periférica no conjunto de fibras.
- Um sinal de Tinel está frequentemente presente. Isso significa que a percussão do nervo no sítio de compressão provoca disestesias na distribuição sensorial do nervo.
- Exames de eletroneuromiografia (ENMG), ultrassonografia (USG) e ressonância magnética (RM) podem contribuir para o diagnóstico.

Este capítulo abordará as principais síndromes compartimentais dos membros superiores decorrentes de neuropatias compressivas.

SÍNDROME DO DESFILADEIRO TORÁCICO

O conceito desta síndrome ainda gera bastante controvérsia. Muitos não consideram síndrome do desfiladeiro torácico como uma entidade médica. Foi sugerido que as estruturas neurovasculares que compõem o plexo braquial e os vasos associados poderiam ser comprometidas junto à saída da cavidade torácica. Falta ainda definir a consequência clínica e criar uma intervenção cirúrgica apropriada. Os sinais inespecíficos precisam ser descartados, como a associação com mamas pendulares, costelas cervicais ou ombros "caídos". Alguns sinais, embora inespecíficos, talvez mereçam ser buscados. O sinal de Adson (que corresponde à capacidade de ocluir a artéria braquial através de qualquer vetor de força na postura do pescoço) e suas variantes, entretanto, são comumente positivos também na população em geral, questionando-se sua validade clínica isolada. O diagnóstico tem sido reservado para duas formas de apresentações: a vasculopática e a axonopática (neuropática). Na primeira, geralmente associada à utilização extrema do membro, existiria oclusão da artéria braquial, resultando em sintomas isquêmicos e/ou oclusão da veia braquial, resultando em edema unilateral. O diagnóstico diferencial dessa forma (mas também da forma axonopática) inclui vasculite, aterosclerose, distrofia simpático-reflexa, hérnia de disco, espondilose cervical, síndrome do túnel do carpo, tumor de Pancoast, síndrome miofascial, granulomatose linfomatoide e outros processos que podem invadir o plexo braquial ou estar próximos a ele. Na forma axonopática, a compressão seria manifestada por uma extremidade dolorosa, notável pelos sinais de degeneração axonal; a apresentação refletiria compressão da parte inferior do plexo braquial, conduzindo a comprometimento motor e atrofia, inicialmente na eminência tenar (nervo mediano) e, posteriormente, na musculatura intrínseca que é inervada pelo nervo ulnar. Os reflexos estariam poupados. Existiria uma perda sensorial ulnar, poupando o nervo mediano. Na avaliação por ENMG, haveria diminuição da condutividade proximal dos nervos mediano e ulnar.

A intervenção cirúrgica demanda considerável experiência e julgamento por parte do cirurgião, no sentido de decidir se a eventual presença de costela cervical (Figura 1) ou de faixas tensas de tecido conectivo (bandas fibrosas), geralmente achados incidentais inócuos, pode ser patogênica. Tal preocupação se justifica uma vez que é bem sabido que radiografias de rotina constatam a presença de costela cervical em 0,5% dos indivíduos. Também são comuns as bandas fibrosas, que podem se originar de uma costela cervical, do processo transverso da sétima vértebra cervical ou estar associadas com os músculos escalenos. Com escassa e imprecisa apresentação clínica, a síndrome do desfiladeiro torácico permanece como um diagnóstico tênue e a intervenção cirúrgica não tem base, tanto em teoria como em estudos clínicos. Até que esse último esteja disponível, todos os procedimentos empíricos, a maioria dos quais possuem riscos, estão depreciados.[1-3]

COMPRESSÃO DO NERVO SUPRAESCAPULAR

O nervo supraescapular é derivado do tronco superior do plexo braquial e, normalmente, recebe fibras de C5 e C6. O diagnóstico da neuropatia supraescapular permanece em grande parte como um diagnóstico de exclusão,

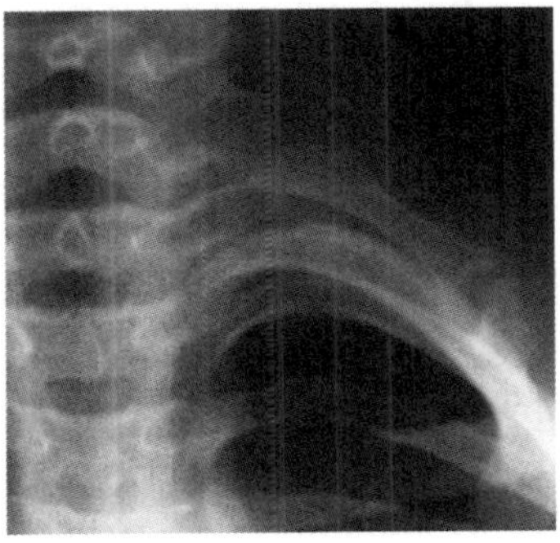

FIGURA 1 Radiografia mostrando costela cervical com pseudoartrose no terço distal.

a menos que o médico esteja alerta para este distúrbio, que é responsável por apenas 2% dos casos de dor no ombro. O paciente típico é um atleta (geralmente arremessador ou jogador de voleibol), que se submeteu a sobrecargas e microtraumas, com queixa de dor vaga na região posterior do ombro, embora possa ter atrofia indolor, apresentando-se com fraqueza do músculo supraespinhal e/ou do infraespinhal, dependendo da localização da compressão do nervo supraescapular. Outras causas, entre as diversas descritas, envolvem a presença de cisto paralabral, principalmente no sulco espinoglenoidal, tumores, fraturas escapulares e trauma direto com tração. Embora existam relatos de casos de envolvimento bilateral, os sintomas são geralmente unilaterais e no lado dominante.

O exame físico pode revelar relativa fraqueza da abdução ipsilateral (uma função do músculo supraespinhal, além do deltoide) e/ou fraqueza da rotação externa do braço (outra função do músculo, juntamente com o infraespinhal e o redondo menor). O paciente pode relatar piora da dor com adução ou rotação interna do membro superior ipsilateral. A pressão aplicada sobre o sulco supraescapular e espinoglenoidal pode provocar dor. Os reflexos não são afetados. Em casos raros, pode haver alteração da sensibilidade tátil próximo à distribuição do nervo axilar.

A ENMG e a USG podem ajudar a confirmar o diagnóstico; no entanto, pode haver resultados falso-positivos. As radiografias são habitualmente normais, mas podem revelar um calo ósseo de fratura como causa de irritação do nervo. A radiografia anteroposterior (AP) com o raio direcionado de 15° a 30° no sentido craniocaudal permite avaliar o formato do sulco e visualizar o ligamento transverso calcificado, outra possível causa descrita na literatura. A tomografia computadorizada (TC) é um método útil para avaliar as alterações ósseas que podem lesionar o nervo. A RM permite identificar algum tecido mole (cisto ou massa) comprimindo o nervo, além de avaliar integridade do manguito rotador, atrofia muscular e infiltração de gordura (Figura 2). O bloqueio do nervo supraescapular, proporcionando alívio momentâneo da dor após a injeção de anestésico local sem vasoconstritor, pode ser útil para confirmar a suspeita diagnóstica.

A maioria dos relatos da literatura sobre a paralisia dos supra e infraespinhais envolvem cura espontânea. Há relatos de paralisia do supraescapular afetando somente o ramo infraespinhal. A lesão parcial tem uma perda limitada da função, se comparada com a lesão do tronco comum, mas a perda de força pode chegar a 22%. Geralmente, há melhora por volta de 6 a 12 meses de tratamento conservador, que consiste em repouso relativo, uso de anti-inflamatório e fisioterapia (manutenção da amplitude de movimentos e fortalecimento do ombro). Deve ser dada atenção especial ao alongamento da cápsula posterior, especialmente em abdução (essa é a inserção do ligamento espinoglenoidal e uma das hipóteses de lesão em atletas que praticam esportes de arremesso), e aos exercícios de fortalecimento dos músculos do manguito rotador, do deltoide e dos músculos periescapulares.[4-6] A aspiração do cisto espinoglenoidal apresenta uma taxa de recorrência em cerca de 48% e uma falha de punção em aproximadamente 18% dos casos. O tratamento cirúrgico pode ser indicado quando existe clara evidência de lesão compressiva do nervo. A cirurgia endoscópica para tratar as várias causas de compressão do nervo supraescapular substituiu a liberação aberta do nervo.

SÍNDROMES COMPRESSIVAS DO NERVO MEDIANO

O nervo mediano se origina dos fascículos medial e lateral do plexo braquial, recebendo inervação das raízes nervosas C5, C6, C7, C8 e T1. É motor para a maioria dos músculos flexores longos do antebraço e para os músculos da eminência tenar. Ele fornece sensibilidade para a pele palmar, geralmente para os três primeiros dígitos e para a metade radial do quarto quirodáctilo, punho e cotovelo. O nervo interósseo anterior é um ramo puramente motor do nervo mediano. Ele inerva o pronador quadrado, o flexor longo do polegar e o flexor profundo do indicador. A compressão do nervo mediano ao nível do cotovelo ou na região proximal do antebraço representa de 7 a 10% das mononeuropatias do mediano. As variações anatômicas do músculo de Gantzer (cabeça acessória do flexor longo do polegar) representam uma possível causa de aprisionamento proximal ao túnel do carpo. A compressão do nervo mediano também pode ocorrer a partir de um tendão palmar longo bífido, cerca de 4 a 6 cm proximal ao túnel, ou por um nervo mediano bífido anômalo emaranhado

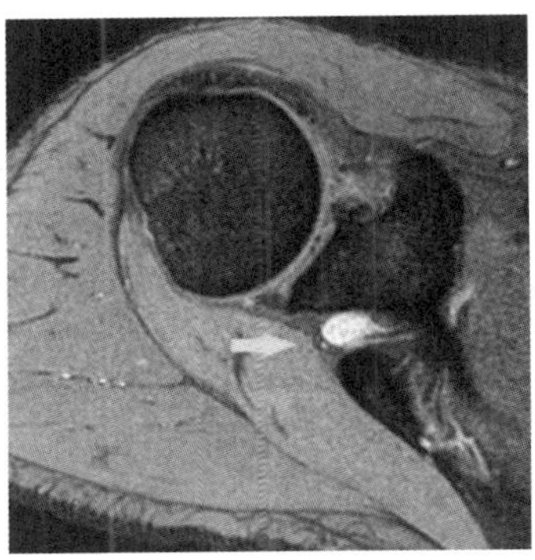

FIGURA 2 Ressonância magnética com corte axial e imagem ponderada em T2 demonstrando um cisto no sulco espinoglenoidal com compressão do nervo supraescapular.

no ventre muscular ou no tendão do flexor superficial dos dedos. Um fibroma da bainha do tendão na região distal do antebraço ou um lipoma no punho, proximalmente ao túnel do carpo, também podem causar compressão do nervo mediano. Um corpo estranho penetrando em uma lesão anterior oferece mecanismos potenciais para aprisionamento do nervo mediano, incluindo luxação, estiramento, fratura deslocada ou hematoma. Algumas dessas compressões do nervo mediano no antebraço distal têm sido denominadas por alguns autores como síndrome do túnel pseudocarpal.[7,8]

Síndrome do interósseo anterior

O nervo interósseo anterior é um ramo do nervo mediano que supre os músculos profundos na parte anterior do antebraço (exceto o lado ulnar do flexor profundo dos dedos). Sua compressão resulta, na maioria das vezes, de músculos acessórios, bandas tensas miofasciais, faixas fibrosas através do pronador redondo ou do efeito pressórico de uma bursa bicipital aumentada. Várias estruturas no antebraço são potenciais compressores do nervo interósseo anterior: cabeças do pronador redondo; trombose da artéria interóssea anterior; músculo de Gantzer; origem do tendão do flexor superficial dos dedos; ligamento arqueado de Fearn e Goodfellow; bandas fibrosas; tumor metastático no antebraço (principalmente carcinoma broncogênico); contratura de Volkmann; traumas (causando hematoma, luxação ou fratura).

A síndrome do nervo interósseo anterior (ou síndrome de Kiloh-Nevin) é responsável por menos de 1% das neuropatias medianas. É caracterizada por: a) ausência da função motora dos músculos flexor longo do polegar, pronador quadrado e flexor profundo dos dedos, que são por ele inervados; b) dor na face flexora da porção proximal do antebraço; c) incapacidade de fazer um sinal de "OK" ao flexionar a articulação interfalangeana do polegar e a articulação interfalangeana distal do dedo indicador. A queixa típica é de diminuição da força de pinçamento, decorrente da perda de flexão distal do polegar e do dedo indicador, que também pode ser verificada no exame físico como uma característica de pinça enfraquecida e retificada dos dois primeiros dedos. Os pacientes não têm perda sensorial associada.

A pronação deve ser testada com o cotovelo flexionado, embora a fraqueza leve a moderada do pronador quadrado possa ser difícil de detectar. A paralisia pode ser parcial e limitada ao flexor longo do polegar ou ao flexor profundo dos dedos. Geralmente os pacientes sentem dor profunda e dolorida no cotovelo e no antebraço, associada à sensibilidade do antebraço à pressão profunda. Podem ser encontrados sinal de Tinel positivo sobre o nervo no antebraço ou aumento na dor no cotovelo, provocada pela pronação do antebraço contrarresistência, seguida de extensão do cotovelo enquanto os dedos e o punho são mantidos hiperflexionados ("teste de Mill modificado"). Quando ambos, o tronco principal do nervo mediano e o nervo interósseo anterior, suprem o flexor superficial dos dedos, este músculo pode, em paciente com neuropatia interóssea anterior, apresentar algumas alterações na ENMG, mesmo quando não está clinicamente fraco.[9-11]

Apesar de seu pequeno tamanho, o nervo interósseo anterior geralmente é visível por USG, mas a avaliação por esse método é limitada. Na ausência de massa ou processo extrínseco adjacente, muitas vezes a USG não é reveladora. Os achados ultrassonográficos podem incluir denervação muscular distal e atrofia no antebraço volar. Estudos de condução nervosa podem confirmar o diagnóstico e avaliar a gravidade da neuropatia. A ENMG também é útil para descartar lesões mais proximais como causa dos sintomas. O diagnóstico diferencial envolve ruptura do tendão flexor longo do polegar, que pode ocorrer na artrite reumatoide, além de lesões mais proximais, como neurite braquial. Pelo fato da maioria dos pacientes melhorar com o decorrer do tempo, o tratamento inicial deve ser conservador, exceto nos casos com sintomas exuberantes. Devem ser evitados os movimentos repetidos de pronossupinação.

Síndrome do pronador redondo

A síndrome do pronador redondo é outra causa rara de neuropatia do nervo mediano. O nervo mediano é suscetível a efeito compressivo à medida que penetra no antebraço, entre as duas cabeças do pronador redondo. A compressão também pode ser causada por faixas fibrosas na porção superficial de uma de suas cabeças. Os principais fatores etiológicos estão relacionados a trauma (com hematoma ou deformidade resultante), anomalias congênitas, bandas tensas miofasciais ou hipertrofia do pronador redondo, e presença de massa (como um lipoma). O paciente queixa-se de dor na face flexora e proximal do antebraço, que geralmente se inicia insidiosamente. O quadro é suspeitado quando surgem sintomas parestésicos idênticos aos da síndrome do túnel do carpo – STC (1º, 2º, 3º dedos e lado radial do 4º dedo) e, posteriormente, comprometimento da força dos flexores longos dos dedos. Os sintomas são agravados por movimentos repetitivos de pronossupinação. Há uma ausência característica de fraqueza muscular. Contrariamente à STC, as parestesias noturnas são menos frequentes e pode haver perda de sensibilidade sobre o território do ramo cutâneo palmar. O exame físico pode revelar sensibilidade local durante a palpação do músculo pronador redondo; a percussão dessa área (proximalmente no antebraço medial) pode demonstrar um sinal de Tinel positivo com irradiação de dor para a mão. Também pode revelar dor à pronação resistida de uma posição neutra, especialmente quando o cotovelo é estendido. Nos casos mais graves, pode ocorrer atrofia tenar, porém uma fraqueza muscular significativa é rara.

O diagnóstico pode ser confirmado por ENMG, mas com considerável dificuldade. Por outro lado, esse exame pode excluir a STC, que deve ser sempre considerada no diagnóstico diferencial, assim como as lesões da coluna cervical. O tratamento, na maioria das vezes, envolve apenas a restrição de pronação forçada, até que o músculo pronador involua. Descompressão cirúrgica deve ser realizada quando os sintomas são importantes ou quando há falha no tratamento conservador.[12]

Síndrome do túnel do carpo

A STC é a neuropatia compressiva mais comum. Nesse local, o nervo mediano é circundado por nove tendões flexores, que também se encontram dentro do túnel do carpo (Figura 3A). Pode sofrer um efeito pressórico consequente à redução da capacidade do túnel carpal ou por aumento de volume de conteúdo do túnel, como tenossinovite dos flexores. A compressão pode causar diminuição da função sensitiva e/ou motora, conferindo os sinais e sintomas característicos da síndrome. Ela é mais comumente observada entre os 30 e 60 anos de idade, sendo 3 a 5 vezes mais frequente no sexo feminino. Em cerca de 50% dos casos é bilateral. A manifestação clínica inclui dor, dormência e/ou formigamento, particularmente no polegar, indicador, dedo médio e na metade radial do dedo anelar. Frequentemente existe dor noturna (cerca de 70% dos casos), que pode ser acompanhada de sensação de queimação na mão. Atrofia muscular e perda de força ocorrem tardiamente, apesar de o músculo abdutor curto do polegar poder estar envolvido mais precocemente.

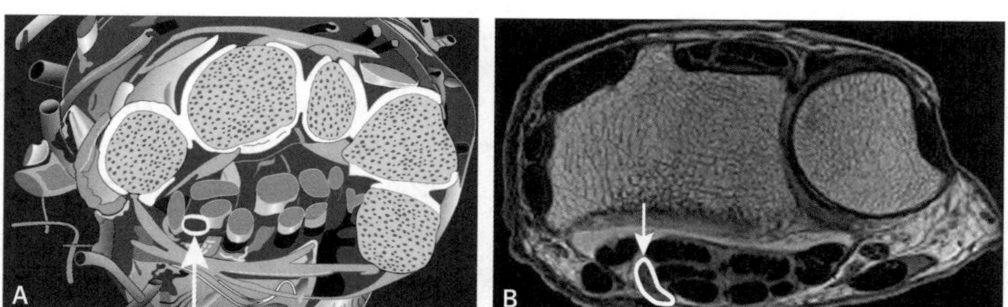

FIGURA 3 A: nervo mediano em corte axial (seta) circundado pelos nove tendões flexores. B: na imagem da ressonância magnética, está demarcado com seta.

Manobras/testes semiológicos para o diagnóstico da síndrome do túnel do carpo (Figura 4)

Teste de Tinel

A hiperexcitabilidade do nervo e a distensão das fibras desmielinizadas predispõem às descargas ectópicas. O teste, que consiste na percussão do nervo na face flexora do carpo, possui alta sensibilidade e baixa especificidade, podendo ser positivo em indivíduos saudáveis.

Teste de Phalen

Aumento da pressão dentro do túnel com a flexão extrema mantida. O teste consiste em manter o punho em flexão de 90° entre 30 e 60 segundos, para que ocorra aumento da pressão intracarpal. Assim como o teste de Tinel, o teste de Phalen possui alta sensibilidade e baixa especificidade. Em uma série de 1016 pacientes, os testes de Tinel e Phalen foram positivos em 55 e 53% dos casos, respectivamente. Entretanto, a sensibilidade e especificidade de achados positivos em ambas as manobras foi relatada como 80 e 92%.

Teste de Phalen invertido

Aumento da pressão intracarpal com a extensão extrema mantida. O teste consiste em manter o punho em extensão de 90° também por até 60 segundos.

Teste de gliding (manobra de estiramento)

Distensão do nervo. O teste consiste em distender o nervo mediano, com o membro superior em abdução. Realizam-se hiperextensão do punho, rotação externa do braço e lateralização do pescoço para o lado contrário ao do membro examinado.

Teste do torniquete

O esfigmomanômetro insuflado induz pressão mecanicamente aumentada sobre o nervo mediano, podendo reproduzir formigamento na mão, indicando compressão no túnel do carpo. O teste consiste em colocar o manguito do esfigmomanômetro em torno do punho examinado e inflá-lo até imediatamente acima da pressão arterial sistólica do paciente; manter por 1 ou 2 minutos.

Teste do pinçamento

O nervo mediano inerva os músculos lumbricais, que são utilizados no pinçamento. Instruir o paciente para pinçar um pedaço de papel entre os dedos polegar, indicador e médio, enquanto o examinador tenta retirá-lo. O teste é positivo quando o paciente experimenta sensação de dormência e/ou formigamento nos dedos dentro de um minuto da realização do teste.

Teste de Durkan

O teste possui o mesmo fundamento que o teste do torniquete. Dor ou sensibilidade no punho não pode ser interpretada como teste positivo, mas sim a produção de parestesia na distribuição do nervo mediano. O teste consiste em pressão aplicada com o dedo do examinador diretamente no ligamento carpal transverso por um minuto. O teste pode ser feito combinadamente com o teste de Phalen.

Teste do punho fechado (também chamado de teste de provocação lumbrical)

A intenção do teste é provocar os músculos lumbricais, além de aumentar a pressão intracarpal. O punho do paciente é mantido fechado com o punho em posição neutra por 30 a 60 segundos. O teste é positivo se reproduzir parestesia.

Teste de força do abdutor curto do polegar

A fraqueza do abdutor curto do polegar é o sinal de envolvimento motor mais frequente da síndrome do túnel do carpo, pois é o músculo tenar menos provável de receber inervação ulnar. Reflete o envolvimento de fibras motoras. Deve-se tomar o cuidado em isolar o músculo examinado de maneira que o polegar seja mantido paralelamente ao dedo indicador enquanto o teste de abdução é feito no plano palmar. Podem ser verificadas assimetrias discretas, em decorrência da atrofia muscular, enquanto é verificada a força do músculo contra a resistência do dedo do examinador.

Teste de força do flexor curto do polegar

Reflete o envolvimento de fibras motoras. O teste é efetuado pela flexão da articulação metacarpofalangeana do polegar. Em muitos indivíduos, este músculo pode receber inervação do ulnar e, portanto, ser poupado em uma neuropatia do mediano.

Teste de força do oponente do polegar

Também reflete o envolvimento de fibras motoras. O oponente do polegar está envolvido na rotação da articulação metacarpo-trapezoidal, efetuando rotação do polegar medialmente em direção ao dedo indicador. Pede-se para o paciente efetuar adução do polegar em direção ao quinto dedo, estando seguro de que o movimento está ocorrendo na articulação metacarpo-trapezoidal, em vez da ação do flexor curto do polegar ao nível da articulação metacarpofalan-

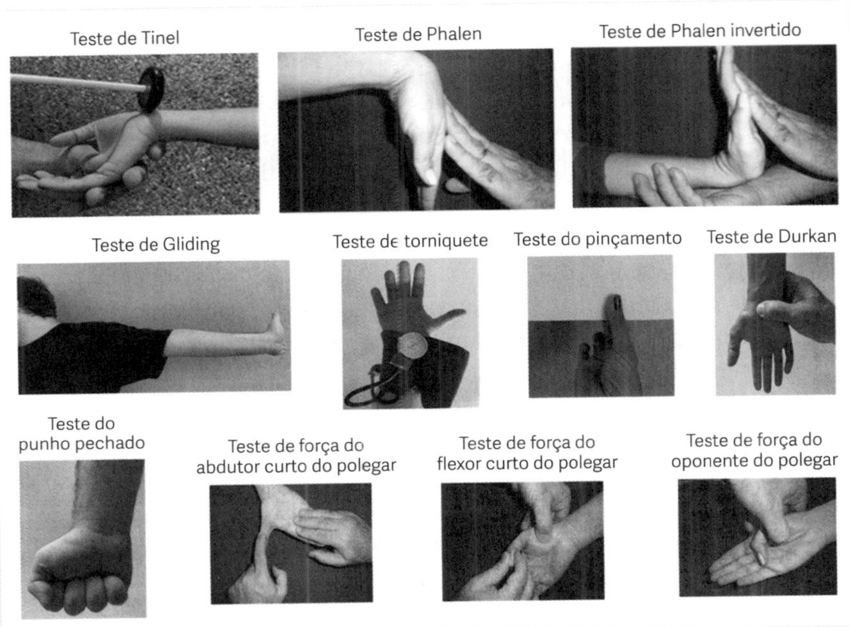

FIGURA 4 Testes/manobras utilizados na avaliação da síndrome do túnel do carpo.

geana. É feita a rotação do polegar de maneira que a polpa digital fique paralela à região palmar.

Pesquisa da sensibilidade tátil e dolorosa

Diminuída no território do nervo mediano; pesquisar na polpa digital dos 1º, 2º e 3º quirodáctilos, além da metade radial do 4º dedo. Para a pesquisa da sensibilidade tátil podem ser usados os monofilamentos de Semmes-Weinstein ou um pincel (Figura 5).

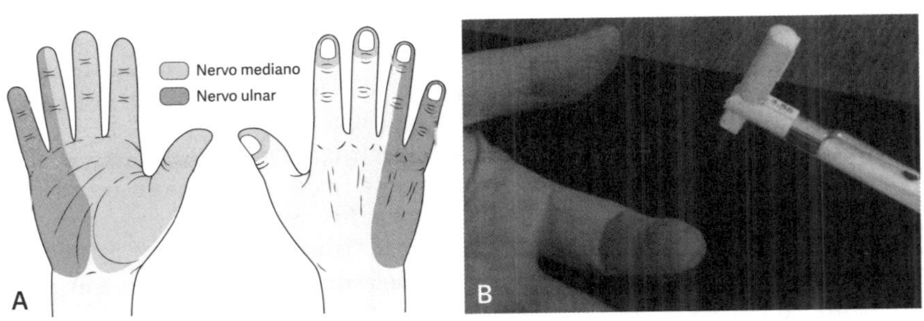

FIGURA 5 **A:** distribuição dos nervos mediano e ulnar. **B:** monofilamento de Semmes-Weinstein.

Muitos são os fatores de risco para a STC, destacando-se a idiopática, por sua alta prevalência na população. Outros fatores de risco estão no Quadro 1.

Existem publicações sugerindo que algumas atividades ocupacionais podem causar STC. Os fatores mencionados envolvem o excesso de força empregada para a realização de tarefas, movimentos repetitivos de flexoextensão extremos do punho e uso de instrumentos vibratórios. Contudo, muitos autores rejeitam tal possibilidade.

Importante salientar que não existe evidência científica quanto à possibilidade de que as atividades exclusivas de digitação possam causar STC. Os estudos científicos não confirmaram tal relação causal.[13] Estudo realizado na Suécia sugere, inclusive, que a digitação protege contra sua ocorrência.[14]

A ENMG contribui para o diagnóstico, apresentando uma taxa de falso-negativos entre 10 e 15%. Entretanto, essa taxa pode ser bem diferente, dadas as diferentes definições do que seriam valores normais e alterados na literatura (*cutoffs*), o pequeno número de estudos populacionais de qualidade e a tendência de os estudos avaliarem parâmetros isolados em vez de

QUADRO 1 Principais fatores de risco para a síndrome do túnel do carpo

Obesidade Artropatias deformantes (artrite reumatoide, psoriásica, outras) Tenossinovite dos flexores Cisto sinovial Mixedema Trauma Paraproteinemia de cadeia leve lambda Mucinose papulosa Leucemia Osteoma osteoide Hemangioma Lipoma Ligamento carpal transverso espessado (familiar) Inserção proximal de músculos lumbricais Persistência de artéria mediana Inversão musculotendínea Amiloidose Tumores (neurilemoma, fibroma e hamartoma) Duplicação de fáscia Multiplicação tendínea	Gravidez Acromegalia Polimialgia reumática Esclerose sistêmica progressiva Polimiosite Osteomielite do carpo Diabetes Fraturas (Colles, carpo) Luxações (carpo, carpometacarpeanas) Gota Condrocalcinose Doença por hidroxiapatita Mucopolissacaridoses Fascite eosinofílica Anomalias tendíneas e musculares congênitas Palmar longo reverso Transição musculotendínea baixa dos tendões flexores Infecções (micobactérias, histoplasmose, coccidioidomicose) Hemodiálise Iatrogênica (hematoma, flebite)

combinados. No nosso meio, os achados falso-positivos têm sido de ocorrência extremamente comum. Esse fato pode trazer consequências indesejáveis, particularmente para os profissionais médicos que têm o hábito de transferir a responsabilidade do diagnóstico para tal exame complementar, desprezando a propedêutica médica. Cabe salientar que muitas variáveis interferem na condutividade do nervo mediano; por exemplo, uma mulher obesa de meia-idade, com um punho quadrado, terá uma condutividade mais lenta através do carpo do que um homem magro mais jovem e com um punho mais retangular. A temperatura das mãos também influencia o resultado desse exame; uma extremidade fria, consequente à baixa temperatura do ambiente ou à vasoconstrição por ansiedade ou pelo medo da realização do exame, também retarda a condutividade. A competência do operador e a qualidade do equipamento são fatores decisivos.[15,16]

Em pacientes com tenossinovite dos flexores, imagens axiais de RM demonstram abaulamento do retináculo flexor e bainha sinovial inflamada dos tendões. As alterações na intensidade de sinal no nervo mediano são inespecíficas e podem representar edema ou desmielinização de suas fibras. A intensidade de sinal pode estar diminuída quando existe fibrose no nervo.[17]

São três os sinais ultrassonográficos auxiliares para o diagnóstico da STC:

- Abaulamento do retináculo dos flexores: a distância entre o topo do retináculo dos flexores à linha imaginária traçada entre o trapézio e o hamato deve ser maior que 4 mm para ser considerada anormal.
- Intumescimento do nervo mediano no túnel do carpo proximal (com ou sem a formação de pseudoneuroma) ao nível do rádio distal ou pisiforme: a área do nervo mediano, em um corte transversal, deve exceder 10 mm.[2]
- Afilamento do nervo mediano no túnel do carpo distal ao nível do osso hamato: em um corte transversal, a razão entre o maior pelo menor eixo do nervo mediano, denominada razão de afilamento, deve ser menor que 3 mm para o nervo ser considerado afilado.

O diagnóstico diferencial da STC inclui a compressão do próprio nervo mediano proximalmente ao túnel carpal. Uma dupla compressão (*double crush*) pode existir ao longo de todo o trajeto do nervo mediano. Outros diagnósticos incluem polineuropatias, esclerose lateral amiotrófica, moléstias vasoespásticas, mononeurite múltipla decorrente de vasculite da *vasa nervorum* e radiculopatias (particularmente C6/C7).

O tratamento específico da STC depende muito da identificação da causa da compressão do nervo mediano. Medidas conservadoras podem ser eficazes quando a sintomatologia for de curta duração e quando não houver envolvimento de fibras motoras. Uma vez que a movimentação geralmente piora a sintomatologia da síndrome, o uso de tala de imobilização é um importante coadjuvante do tratamento conservador. Às vezes, essa única medida é suficiente para aliviar os sintomas, particularmente se não forem prolongados.

A injeção local (infiltração) de corticosteroide pode trazer alívio, principalmente se a enfermidade existir há menos de um ano e não estiver ocorrendo fraqueza muscular ou atrofia. A maioria dos pacientes se beneficia desse procedimento, porém cerca da metade apresenta recidiva após um período médio de seis meses. Infiltrações frequentes devem ser evitadas pelo risco de ruptura tendínea. Comparada à abordagem cirúrgica, a infiltração com corticosteroide tem maior efeito sobre a dor em curto prazo, risco semelhante (bastante baixo) de complicações e menor custo. Embora a infiltração reduza o risco de cirurgia durante o primeiro ano, esse efeito parece não se manter por vários anos. Os corticosteroides sistêmicos (via oral) podem ser prescritos, porém por um período menor que 20 dias, sendo preferencialmente a prednisona ou a prednisolona, e reduzidos gradualmente. O uso de AINH geralmente é limitado aos casos nos quais pode ser identificado um processo inflamatório, como a tenossinovite dos flexores. Suplementos de piridoxina podem ser empregados, porém com cautela, porque o excesso dessa vitamina pode ocasionar neuropatia sensorial. Os pacientes não beneficiados pela terapêutica clínica ou que, durante a evolução, apresentarem progressão do tempo de latência motora distal, devem ser considerados para cirurgia. A liberação cirúrgica do ligamento carpal transverso é o tratamento definitivo para a STC. Em determinadas circunstâncias nas quais existe uma marcante tenossinovite, como na artrite reumatoide ou em uma doença granulomatosa, a simples descompressão do túnel carpal pode ser insuficiente, o que pode requerer tenossinovectomia adicional com lise das aderências. Quando existir um processo infiltrativo, como nos depósitos de substância amiloide aderidas aos tendões, um procedimento mais complexo, como uma tenólise, pode ser instituído. As técnicas cirúrgicas atualmente desenvolvidas, quando bem realizadas, proporcionam um sucesso terapêutico para a imensa maioria dos casos. Tal sucesso depende parcialmente da gravidade da enfermidade por ocasião de cirurgia.[18]

SÍNDROMES COMPRESSIVAS DO NERVO ULNAR

O nervo ulnar (antigo nervo cubital) se origina das raízes nervosas C8 a T1; ocasionalmente também de C7. Faz parte do fascículo medial do plexo braquial, percorre distalmente o aspecto posteromedial do úmero, passando por trás do epicôndilo medial (no túnel cubital), fornecendo inervação para os músculos flexor ulnar do carpo, flexor profundo dos dígitos, lumbricais, oponente do dedo mínimo, flexor curto do mínimo, abdutor do mínimo, interósseos e adutor do polegar. É um nervo motor para a maioria dos pequenos músculos da mão, para o flexor ulnar do carpo e para a metade ulnar do flexor profundo dos dígitos, e proporciona sensibilidade para o lado medial da mão. Uma lesão no nervo ulnar em nível do punho pode resultar em fraqueza de todos os músculos intrínsecos dos dedos, exceto dos lumbricais do 2º e 3º dedos. Como os interósseos e os lumbricais flexionam as articulações metacarpofalangeanas e estendem as interfalangeanas proximais, a deformidade clássica na lesão do nervo ulnar é a garra do 4º e 5º dedos, em virtude da paralisia desses músculos. Paradoxalmente, lesões do nervo ulnar antes do ramo motor para o flexor profundo dos dígitos causam menos efeito em garra, pela ausência de tensão nos músculos profundos. A neuropatia compressiva do nervo ulnar geralmente causa disestesia na distribuição sensorial do nervo, frequentemente de qualidade lancinante. A manifestação clínica da neuropatia compressiva ulnar é variável, podendo haver atrofia insidiosa com pouco desconforto e pouca perda sensitiva, conhecida como "paralisia ulnar tardia". O nervo ulnar encontra-se sob risco de compressão principalmente em dois sítios anatômicos: no cotovelo (túnel cubital) e no punho (canal de Guyon).

Síndrome do túnel cubital

O aprisionamento do nervo ulnar é a segunda neuropatia compressiva mais comum na extremidade superior após a STC. O local mais comum de aprisionamento é o túnel cubital (formado pelo ligamento de Osborne, ligamento colateral medial do cotovelo, cápsula articular do cotovelo e olécrano). Essa neuropatia ulnar no cotovelo, conhecida como síndrome do túnel cubital (ou síndrome do túnel ulnar), é caracterizada por dor e sensibilidade na região medial do cotovelo, dormência e formigamento nos dedos anular e mínimo, perda de músculos intrínsecos inervados pelo ulnar e dificuldade de preensão (por fraqueza intrínseca). As principais causas incluem fraturas de cotovelo (úmero distal, olécrano, epicondilar medial); uso excessivo envolvendo estresse crônico em valgo do braço ou movimento de torção repetitivo que danifica os ligamentos do cotovelo (p. ex., arremessadores de beisebol); inclinação repetida no cotovelo, especialmente em uma superfície dura nas pessoas com menos gordura subcutânea ou tubérculo maior do processo coronoide; presença de massa ou cisto; deformidades ósseas; e processos articulares do cotovelo (como sinovite crônica ou osteófitos).

Outras estruturas ao redor do cotovelo também têm potencial para compressão do nervo: a arcada de Struthers, o septo intermuscular medial; a cabeça medial do tríceps; o ancôneo epitroclear (variação presente em até 34% da população, localizada adjacente e superficial ao nervo ulnar ao nível do epicôndilo medial, que provavelmente representa músculo residual na ausência do atrito muscular formando a fáscia de Osborne); as duas cabeças do flexor ulnar do carpo; e a borda proximal do flexor superficial dos dedos.

Dor e parestesia são percebidas na distribuição do nervo ulnar (Figura 6) e podem ser agravadas pela flexão prolongada do cotovelo. O exame físico pode revelar um teste de Tinel entre o epicôndilo medial e o lado medial do olécrano (goteira ulnar). A dor também pode ser provocada por digitopressão direta nesse local. Muitos pacientes demonstram fraqueza nos movimentos de pinça e de preensão, acompanhada de atrofia dos músculos intrínsecos da mão. Pode ocorrer perda de massa muscular na loja hipotenar e flexão fixa do 4º e 5º quirodáctilos. O teste de flexão do cotovelo pode ser positivo (paciente se queixa de parestesia ao longo da distribuição do nervo ulnar com cotovelo totalmente flexionado por até 3 minutos).

Outros testes podem contribuir para o diagnóstico, entre eles: teste de provocação de pressão positiva (em que é aplicada pressão direta no túnel cubital por até 60 segundos); teste combinado de flexão-pressão do cotovelo positivo; teste de Froment positivo (o paciente é solicitado a fazer uma forte pinça entre o polegar e o dedo indicador e segurar um objeto plano, como um pedaço de papel, entre o polegar e o dedo indicador), indicando fraqueza do adutor do polegar no caso de neuropatia ulnar motora. Um teste de Froment positivo (hiperflexão do polegar) pode ser acompanhado pelo sinal de Jeanne (flexão interfalangeana com hiperextensão da articulação metacarpofalangeana). O sinal de Wartenberg positivo (impossibilidade de realizar abdução e adução do quinto dedo quando a palma da mão é posicionada em uma superfície plana e lisa) indica perda de força do quinto quirodáctilo. Casos graves mostram uma deformidade clássica em forma de garra da mão.

A subluxação do nervo ulnar, representando que ele pode se deslocar sobre o epicôndilo medial, corresponde a um achado inespecífico. Pode ocorrer com a flexão do cotovelo com realocação na extensão, pela ausência congênita da fáscia de Osborne. Embora a luxação transitória do nervo ulnar possa ser observada em indivíduos assintomáticos, essa tradução anormal pode predispor à irritação e lesão do nervo. A luxação do nervo ulnar também pode coexistir com a subluxação da cabeça medial do tríceps braquial, dando origem a uma causa incomum de dor no cotovelo medial, chamada "síndrome do tríceps em ressalto". Nessa situação, dois estalidos podem ser ouvidos ou sentidos durante flexão e extensão do cotovelo.

O aumento do nervo ulnar é uma característica ultrassonográfica marcante da síndrome do túnel cubital. A USG mostra o nervo ulnar como hipoecoico e edemaciado imediatamente proximal ao túnel cubital. Também pode mostrar compressão abaixo do ligamento arqueado ou um nervo edemaciado e hipoecogênico para se estender proximalmente ao túnel cubital por vários centímetros abaixo da fáscia de Osborne. Dentro do túnel cubital, o nervo ulnar pode permanecer edemaciado e hipoecoico ou pode apresentar alteração de calibre com área achatada ou diminuída. Estudos de condução nervosa e ENMG podem ser úteis para o diagnóstico correto e para identificar o nível da lesão. No diagnóstico diferencial devem ser consideradas a radiculopatia cervical e a compressão ao nível do punho (síndrome do canal de Guyon), além da "paralisia ulnar tardia", em que a neuropatia se desenvolve anos após um trauma. Radiografias podem definir a área do túnel cubital e para demonstrar lesões, como osteófitos, que podem causar efeito compressivo sobre o nervo.

A síndrome do túnel cubital leve pode ser tratada conservadoramente. A recuperação espontânea ou com tratamento conservador pode ocorrer em pacientes com sintomas leves e/ou intermitentes, quando as causas provocativas são evitadas. Quando existe apenas envolvimento sensorial ou quando o envolvimento motor é discreto, as órteses que evitam a flexão completa do cotovelo devem ser empregadas. A compressão decorrente de lesão inflamatória, como sinovite reumatoide, pode responder a injeção intra-articular de corticosteroide ou na goteira ulnar. O tratamento cirúrgico (descompressão com ou sem transposição) é indicado na fraqueza motora ou quando as medidas conservadoras são inefetivas.[19,20]

Síndrome do canal de Guyon

O canal de Guyon é outro local, embora raro, de aprisionamento do nervo ulnar. As causas da síndrome do canal de Guyon incluem compressão direta de trauma agudo; atividades repetitivas envolvendo pressão prolongada no punho volar (p. ex., uso de britadeira); uma lesão que ocupa espaço, como um cisto sinovial ou lipoma; fraturas; aneurisma da artéria ulnar; sinovite articular; ou músculo anômalo (acessório abdutor do dedo mínimo, variação normal encontrada em até 24% dos indivíduos). Pode estar associada a achados motores ou sensoriais, dependendo se a compressão do nervo envolve o nervo

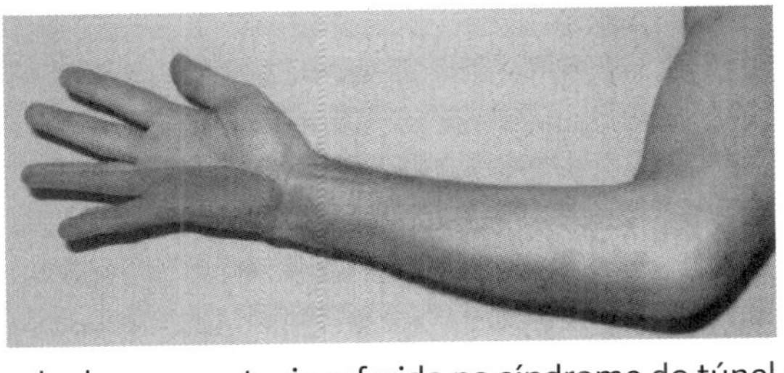

FIGURA 6 Zona de dor e parestesia referida na síndrome do túnel cubital.

ulnar antes de sua bifurcação para os ramos superficial (sensitivo) e profundo (motor) ou se a compressão é limitada a um dos ramos.

Quando a compressão do nervo ocorre na porção proximal do túnel, o paciente pode ter déficit sensitivo e motor, com hipoestesia no 4º e 5º dedos, assim como fraqueza da musculatura intrínseca da mão. Lesões mais distais podem apresentar-se com deficiência motora ou sensitiva. A pesquisa do sinal de Froment é útil no diagnóstico desta síndrome (Figura 7). O sinal é considerado positivo quando o músculo adutor é incapaz de dar suporte de estabilidade às articulações metacarpofalangeana e interfalangeana do polegar, com o flexor longo do polegar fazendo hiperflexão, para substituir a perda de força do adutor, oponente e flexor curto do polegar. Uma vez que ramos palmar e dorsal do nervo nascem proximalmente ao canal de Guyon, a sensibilidade na região hipotenar e no território ulnar na região dorsal da mão está preservada nesta síndrome. Portanto, pode ser distinguida clinicamente da síndrome do túnel cubital pela sensação preservada sobre o dorso da metade medial do 4º e 5º dedos.

O teste de Phalen, apesar de originalmente descrito para o nervo mediano, pode ser positivo se houver queixas de queimação, dormência ou formigamento na flexão mantida no punho por 60 segundos. O teste de Tinel também pode ser positivo, com referência de sensação de choque e/ou formigamento na distribuição ao nervo ulnar, durante a percussão direta sobre o canal de Guyon. O teste de estiramento, com hiperextensão do punho, flexão do cotovelo e pronação do antebraço, causando tensão no nervo ulnar, também pode ser positivo. Outro teste clínico que pode ser utilizado para verificar a função do músculo primeiro interósseo dorsal é o teste de Semple. Solicita-se que o paciente mantenha os dedos indicador e polegar estendidos, e que os aproxime; o músculo em contração pode ser palpado no espaço palmar entre esses dois dígitos e comparado com o outro lado. As respostas desses testes devem ser sempre comparadas com o lado contralateral.

A ENMG pode determinar o local de compressão e definir quais ramos nervosos estão envolvidos. O nervo ulnar pode ser facilmente identificado no canal de Guyon na USG. A fratura coexistente do gancho do hamato pode ser difícil de visualizar na radiografia. Muitas vezes, a tomografia computadorizada ou a RM são necessárias para fornecer esse diagnóstico.[21,22] A RM também pode contribuir para identificar músculos anômalos no canal de Guyon, determinar o diâmetro do nervo ulnar (o diâmetro normal médio é de 3 mm), avaliar o arco fibromuscular na origem do músculo flexor do 5º dedo ou identificar lesões (cisto, tumor, sinovite, entre outras).

O tratamento depende do fator etiológico e da duração dos sintomas. Eventualmente esta síndrome é autolimitada, com melhora da sintomatologia dentro de um ano, com ou sem tratamento. Se medidas conservadoras falharem, a descompressão cirúrgica pode ser necessária. Quando a compressão é decorrente de cisto sinovial, fibrose, tumor ou sinovite, o agente etiológico deve ser eliminado.

SÍNDROMES COMPRESSIVAS DO NERVO RADIAL

O nervo radial é composto pelas raízes C5 a T1 do cordão posterior do plexo braquial. Ele inerva músculos dos compartimentos extensores, além da pele sobre eles e sobre o dorso da mão. Começa posteriormente à artéria axilar e percorre o espaço triangular, continuando ao longo do sulco espiral do úmero. Os ramos para o tríceps são emitidos antes dessa transição. Todos os ramos (sensoriais ou motores), além do sulco espiral, pertencem à mão e ao antebraço (o ancôneo é a exceção). O nervo passa do compartimento posterior do braço para o compartimento anterior à medida que penetra no septo intermuscular lateral aproximadamente 10 a 12 cm proximal ao cotovelo. O nervo radial continua a transitar distalmente e bifurca-se em ramos profundos (nervo interósseo posterior) e superficiais (nervo radial superficial) aproximadamente 6 a 10 cm distal ao septo intermuscular lateral e 3 a 4 cm proximal à borda do supinador. O nervo interósseo posterior é um nervo motor que percorre profundamente abaixo do músculo supinador; o nervo radial superficial é um nervo sensitivo, que percorre anteriormente a superfície inferior do braquiorradial e o terço distal do antebraço, subcutaneamente, para fornecer sensação à região dorsorradial da mão. O nervo radial está predisposto a lesões e aprisionamento em vários locais ao longo de seu trajeto. Os graus de problemas sensoriais e motores estão relacionados à cronicidade e gravidade da compressão, bem como à localização do aprisionamento ao longo de seu curso.

Geralmente, a lesão ocorre em nível superficial, na goteira espiral do úmero. Adicionalmente, ele pode ser comprimido na sua origem na axila ou decorrente

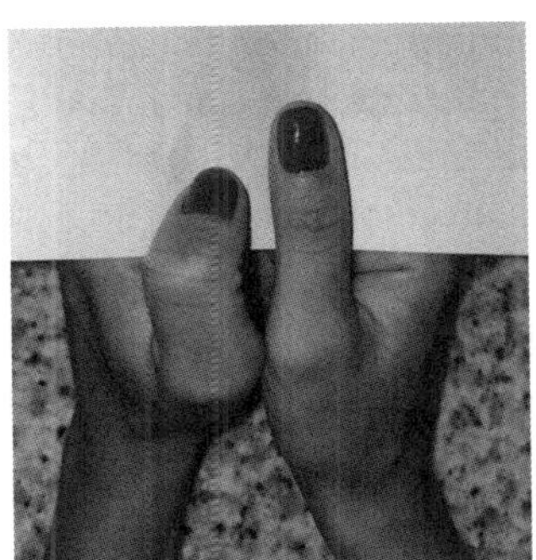

FIGURA 7 Teste de Froment positivo à esquerda: flexor longo do polegar fazendo hiperflexão durante tentativa de retirada da folha de papel.

de fraturas do úmero, luxações do cotovelo, pressão direta prolongada ou por doença neurológica sistêmica. Quando ocorre compressão importante, o tríceps pode ser afetado, resultando em dificuldade na extensão do cotovelo e perda funcional mais distal. Quando ocorre agressão mais abaixo, pode ocorrer fraqueza na extensão do punho, diminuição da força de preensão, "punho caído" e perda da sensibilidade sobre o dorso do espaço entre o polegar e o indicador. Superposições nas distribuições dos nervos radial, mediano e ulnar previnem uma perda sensitiva mais extensa ao longo do dorso da mão. Com uma lesão do nervo radial, o paciente pode preservar capacidade funcional da mão, em razão dos músculos intrínsecos e extrínsecos da superfície flexora, que se mantêm intactos, assim como a sensibilidade palmar. Com uma apropriada imobilização, visando a restabelecer as ações tendíneas naturais da mão, os pacientes com paralisia radial podem utilizar as mãos para diversas atividades.

A síndrome do nervo interósseo posterior e a síndrome do túnel radial descrevem compressão do mesmo nervo, embora as apresentações clínicas sejam diferentes. Enquanto os pacientes com síndrome do nervo interósseo posterior apresentam perda da função motora, os pacientes com síndrome do túnel radial referem dor, câimbras e sensibilidade dolorosa no dorso do antebraço, na ausência de perda motora significativa. Essa última pode ser difícil de ser diagnosticada e tratada.[23,24]

Síndrome do túnel radial

O túnel radial é um espaço potencial de 3 a 4 dedos de comprimento, situado ao longo da face anterior do rádio proximal através do qual passa o nervo interósseo posterior. O assoalho do túnel radial é criado pela cápsula da articulação radiocapitelar, que continua como a cabeça profunda do músculo supinador. O aprisionamento do nervo radial nessa região é chamado de síndrome do túnel radial e pode simular epicondilite lateral. As principais queixas são dor ou desconforto levemente distal ao epicôndilo lateral do úmero e a incapacidade de realizar tarefas rotineiras. Não há fraqueza motora. A dor pode ser agravada pela extensão do cotovelo, pronação do antebraço e flexão do punho; por supinação ativa resistida ou extensão do punho; por supinação ativa contrarresistência; por extensão do punho contrarresistência; e pela extensão resistida do dedo médio na articulação metacarpofalangeana.[25,26]

Síndrome do interósseo posterior

O nervo interósseo posterior, que é exclusivamente motor, pode sofrer compressão à medida que penetra no supinador ou no compartimento extensor do antebraço. A consequência é a perda de todas as funções extensoras (todo o punho, extensão extrínseca dos dedos e polegar), exceto dos extensores radiais do punho. A compressão do ramo profundo do nervo radial ao nível do músculo supinador é denominada síndrome do nervo interósseo posterior ou síndrome do supinador. É mais comum em homens, com incidência de 3 por 100.000. Com a fratura da diáfise do úmero, há uma chance de 12% de estar associada à paralisia do nervo radial. Fraturas da região proximal do antebraço também podem resultar em paralisia do nervo interósseo posterior. Também está relacionada ao uso excessivo de supinação e pronação, como visto em nadadores, jogadores de tênis e violinistas. Em 30 a 50% dos pacientes, uma banda fibrosa está presente no limite proximal da cabeça superficial do músculo supinador (a arcada de Frohse) e pode ser um local de aprisionamento, que representa a causa mais comum dessa síndrome. Outras causas incluem trauma (causando fratura do rádio), compressão de uma massa adjacente (neoplasia, cisto sinovial, bursa bicipitoradial distendida) ou processo do cotovelo (como sinovite da artrite reumatoide ou de outras artropatias inflamatórias). Os pacientes se queixam de incapacidade indolor de estender os dedos e o polegar, mas sem queda do punho (a função do extensor radial longo do carpo permanece intacta; o punho se estende e desvia radialmente). Ao exame físico, é encontrada uma sensibilidade anormal sobre a arcada de Frohse e, eventualmente, sobre o epicôndilo lateral. Nos testes de força contrarresistência o paciente é incapaz de estender o polegar e outros dedos do lado afetado nas articulações metacarpofalangenas; a extensão do punho é possível, geralmente em uma direção radialmente desviada, pela preservação do extensor radial longo do carpo e do extensor ulnar do carpo enfraquecido; a supinação resistida e a pronação do antebraço podem produzir dor, bem como a extensão resistida do dedo médio; o braquiorradial e o extensor radial longo do carpo são inervados por ramos mais proximais do nervo radial, portanto podem ser poupados.

No diagnóstico, a ENMG pode identificar o nível de compressão. Também pode ser avaliada a velocidade de condução nervosa. A RM pode ser empregada para determinar a área específica de compressão e para auxiliar no planejamento dos casos cirúrgicos.

O tratamento conservador de ambas as síndromes compressivas do nervo radial visa à redução da inflamação local e do inchaço ao redor do nervo. Podem ser usados anti-inflamatório, corticosteroide (na forma de infiltração ou por via sistêmica), tala de punho e/ou cotovelo, além de fisioterapia. O braço pode ser colocado em imobilização gessada acima do cotovelo por 10 dias com o cotovelo flexionado a 90°, o antebraço supinado e o punho em posição neutra. Em casos com fraqueza mais significativa, o componente estabilizador auxiliar de extensão pode ser adicionado para auxiliar na extensão passiva do dedo para melhorar a função da mão. A cirurgia é indicada quando não há melhora com o tratamento conservador após 3 a 6 meses ou em caso de dor persistente após 12 semanas. A descompressão cirúrgica pode ser indicada para evitar mais danos nos nervos. A recuperação dependerá da extensão do dano nervoso com a grande maioria dos problemas neuropráxicos resolvidos. O tratamento de um paciente após uma descompressão inclui um retorno gradual às atividades durante um período de seis semanas. As técnicas cirúrgicas incluem liberação da arcada de Frohse; ressecção de lesões; liberação do nervo interósseo posterior; liberação do nervo radial superficial; alongamento do supinador; sinovectomia.[27,28]

Paralisia do sábado à noite

O nervo radial pode sofrer compressão na goteira espiral do úmero por pressão decorrente, por exemplo, da sustentação mantida do braço sobre o encosto de uma cadeira (Figura 8). O resultado é a perda da extensão do punho, extensores dos dedos e do polegar, causando a clássica deformidade em "punho caído" (flexão dos dedos e do punho). Ocorre perda sensitiva sobre a porção dorsorradial da mão.

A "paralisia do sábado à noite" tem sido referida em outros casos como "paralisia da lua de mel". Ambos os nomes sugerem um cenário em que a imobilização em uma posição não natural pode resultar em danos compressivos prolongados no nervo radial. Indivíduos intoxicados podem não manter a capacidade reflexiva de corrigir sua posição durante o sono. A "paralisia do sábado à noite" envolve classicamente um indivíduo adormecer com o braço

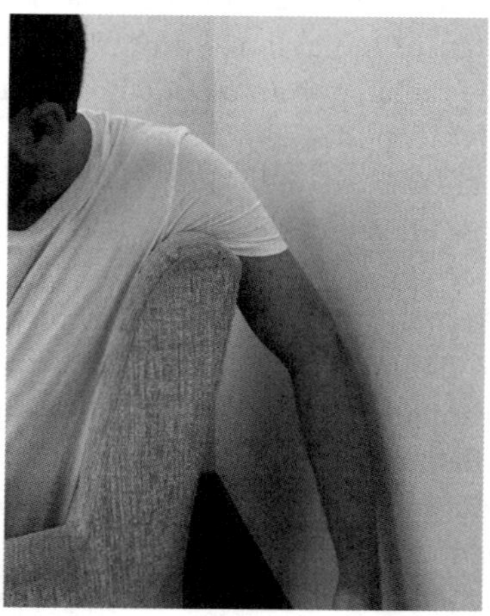

FIGURA 8 Postura impondo compressão do nervo radial ao nível da axila.

pendurado sobre uma cadeira ou outra superfície dura, levando à compressão dentro da axila. A "paralisia da lua de mel", por outro lado, refere-se a uma pessoa adormecer no braço da outra e, consequentemente, comprimir o nervo dessa pessoa. Embora estas sejam as apresentações classicamente descritas, deve-se estar ciente de que a "paralisia do sábado à noite" pode ser causada por qualquer posicionamento ou uso não natural dos membros que possa causar compressão por um mecanismo semelhante. Isso inclui, mas não se limita, a roupas ou acessórios de compressão, uso inadequado de muletas, uso prolongado do manguito de pressão arterial e muito mais.

É relativamente comum, afetando 2,97 por 100.000 homens e 1,42 por 100.000 mulheres. É a quarta mononeuropatia mais comum nos Estados Unidos e é igualmente prevalente em todo o mundo. Dado o mecanismo de lesão, tem sido observada em pacientes de todas as idades.

O exemplo típico é o paciente relatar o início dos sintomas depois de consumir uma grande quantidade de álcool e depois dormir em uma posição não natural. Os pacientes também podem relatar algum outro mecanismo pelo qual a compressão teria sido colocada de forma não natural no braço medial superior ou na axila. Os sintomas podem começar vários dias após o insulto inicial, levando a uma apresentação tardia. Os pacientes podem relatar dormência, fraqueza, formigamento, dor ou qualquer combinação destes. O exame físico pode demonstrar uma queda característica do punho, que resulta da perda da função dos músculos extensores controlados pelos ramos do nervo radial e preservação dos músculos flexores controlados por outros nervos da mão e do braço. Isso leva a uma incapacidade de estender o punho e os dedos ao nível das articulações metacarpofalangeanas. Os pacientes também perdem a capacidade de estender o polegar, resultando em dificuldade para abrir a mão e agarrar objetos. Os pacientes ainda podem estender os dedos no nível das articulações interfalangeanas proximais e distais, pois elas são controladas pelo nervo ulnar. Além disso, podem apresentar perda do reflexo tricipital, que é controlado pela inervação do nervo radial. Os déficits sensoriais geralmente envolvem a parte posterior ou lateral do braço, com sintomas estendendo-se distalmente para afetar a parte posterior do antebraço, a parte posterior da mão e o aspecto posterolateral dos três dedos e meio laterais.[29,30]

A avaliação e o diagnóstico são essencialmente clínicos e, geralmente, os pacientes com história e exame físico bem executados podem não necessitar de medidas diagnósticas adicionais. No entanto, ferramentas diagnósticas adicionais podem ser úteis na avaliação de causas e complicações alternativas, bem como no prognóstico. A ENMG e os estudos de condução nervosa são capazes de localizar as lesões anatomicamente, o que pode ajudar a diferenciar entre radiculopatias cervicais, plexopatias braquiais e neuropatias periféricas. A USG pode ser uma modalidade de baixos custo e risco que pode auxiliar na visualização do nervo e na identificação de áreas de dano ou ruptura. Também pode ser altamente benéfica na identificação precoce de ruptura óbvia do nervo para uma intervenção cirúrgica precoce nesses casos. A RM pode fornecer detalhes que podem não ser visíveis na USG e pode identificar quais músculos foram afetados. Também pode avaliar processos patológicos adicionais, distúrbios neurológicos e massas de tecidos moles. A radiografia pode avaliar fraturas, luxações e tumores ósseos que podem ser a causa da lesão do nervo. Uma combinação de várias modalidades de imagem pode ser apropriada ao considerar um caso específico.

O diagnóstico diferencial é extenso e inclui uma ampla gama de processos que podem levar ao comprometimento do nervo radial. Isso inclui causas traumáticas, sendo as fraturas do úmero uma causa muito comum de lesão do nervo radial. Além disso, trauma contuso grave, lesões por esmagamento, perfurações e facadas são outras causas comuns. A luxação glenoumeral anterior do ombro raramente pode levar à lesão do nervo radial e deve ser considerada em qualquer paciente com achados de exame físico compatíveis. A lesão iatrogênica pode ser observada em qualquer cirurgia ou injeção envolvendo anatomia associada ao trajeto do nervo radial. A compressão interna pelo crescimento de cistos, massas, tumores e hipertrofia muscular também pode causar paralisia do nervo.

O tratamento é focado na reabilitação física. A fisioterapia envolve o uso de uma tala de punho em extensão. No entanto, é importante permitir a amplitude de movimento passiva completa da extremidade afetada durante a reabilitação, o que pode ser realizado com o uso de uma tala dinâmica. Essas medidas podem ser complementadas com cuidados de suporte, incluindo AINH, corticosteroides sistêmicos, injeções de esteroides e repouso relativo. O procedimento cirúrgico é reservado para lesões graves do nervo radial ou para casos em que a compressão resulta de um processo intrínseco, como massa, esporão ósseo ou cisto. As opções cirúrgicas incluem enxerto de nervo, transferência de nervo, transferência de tendão ou músculo, entre outras técnicas.

O prognóstico para a "paralisia do sábado à noite" depende da extensão da lesão, que é determinada pela força e duração da compressão. Danos leves resultam em neuropraxia, um bloqueio transitório de condução sem degeneração nervosa. Esse tipo de lesão quase sempre resulta em recuperação completa. O dano moderado resulta em axonotmese, caracterizada por dano axonal e degeneração walleriana que pode ter recuperação incompleta ou tardia. Danos graves resultam em neurotmese, caracterizada por degradação completa do axônio e morte das células de Schwann, com baixa chance de recuperação total. Pacientes com esse grau de lesão geralmente precisarão de intervenção cirúrgica. O grau de dano pode ser difícil de determinar com base apenas na ENMG e o prognóstico pode ser difícil. A recuperação não é rápida, mesmo nos casos leves, resolvendo-se, no mínimo, em 2 a 4 meses, muitas vezes por muito mais tempo.

REFERÊNCIAS

1. Panda N, Donahue DM. Evaluation of patients with neurogenic thoracic outlet syndrome. Thorac Surg Clin. 2021;31(1):55-9.
2. Dorn P, Zehnder A, Kocher GJ. Thoracic outlet syndrome: rare, often missed or over-diagnosed? Praxis. 2021;110(7):391-6.
3. Hussain MA, Aljabri B, Al-Omran M. Vascular thoracic outlet syndrome. Semin Thorac Cardiovasc Surg. 2016;28(1):151-7.
4. Kostretzis L, Theodoroudis I, Boutsiadis A, Papadakis N, Papadopoulos P. Suprascapular nerve pathology: a review of the literature. Open Orthop J. 2017;11:140-53.
5. Strauss EJ, Kingery MT, Klein D, Manjunath AK. The evaluation and management of suprascapular neuropathy. J Am Acad Orthop Surg. 2020;1;28(15):617-27.
6. Bozzi F, Alabau-Rodriguez S, Barrera-Ochoa S, Ateschrang A, Schreiner AJ, Monllau JC, Perelli S. Suprascapular neuropathy around the shoulder: a current concept review. J Clin Med. 2020;22;9(8):2331.
7. Gardner RC. Confirmed case and diagnosis of pseudocarpal-tunnel (sublimis) syndrome. N Engl J Med. 1970;282(15):858.
8. Kanbayashi T, Hokkoku K, Sonoo M. Pseudo carpal tunnel syndrome due to incomplete pure sensory stroke. Neurol Sci. 2019;40:1981-3.
9. Internullo G, Marcuzzi A, Busa R, Cordella C, Caroli A. Kiloh-Nevin syndrome: a clinical case of compression of the anterior interosseous nerve. Chir Organi Mov. 1995;80(3):345-8.
10. Aljawder A, Faqi MK, Mohamed A, Alkhalifa F. Anterior interosseous nerve syndrome diagnosis and intraoperative findings: A case report. Int J Surg Case Rep. 2016;21:44-7.
11. Pham M, Bäumer P, Meinck HM, Schiefer J, Weiler M, Bendszus M, Kele H. Anterior interosseous nerve syndrome: fascicular motor lesions of median nerve trunk. Neurology. 2014;82(7):598-606.
12. Adler JA, Wolf JM. Proximal median nerve compression: pronator syndrome. J Hand Surg Am. 2020;45(12):1157-65.
13. Ferraz MB, Frumkin H, Helfenstein M, Atra E. Upper-extremity musculoskeletal disorders in keyboard operators in Brazil: a cross-sectional study. Int J Occup Environ Health. 1995;1:239-44.
14. Atroshi I, Gummesson C, Ornstein E, Johnsson R, Ranstam J. Carpal tunnel syndrome and keyboard use at work: a population-based study. Arthr Rheum. 2007;56:3620-5.
15. Padua L, Coraci D, Erra C, Pazzaglia C, Paolasso I, Loreti C, et al. Carpal tunnel syndrome: clinical features, diagnosis, and management. Lancet Neurol. 2016;15(12):1273-84.
16. Demino C, Fowler JR. The sensitivity and specificity of nerve conduction studies for diagnosis of carpal tunnel syndrome: a systematic review. Hand (NY). 2021;16(2):174-8.
17. Jarvik JG, Yuen E, Kliot M. Diagnosis of carpal tunnel syndrome: electrodiagnostic and MR imaging evaluation. Neuroimaging Clin N Am. 2004;14(1):93-102.
18. Karjalanen T, Raatikainen S, Jaatinen K, Lusa V. Update on efficacy of conservative treatments for carpal tunnel syndrome. J Clin Med. 2022;11(4):950.
19. Staples JR, Calfee R. Cubital tunnel syndrome: current concepts. J Am Acad Orthop Surg. 2017;25(10):e215-e224.
20. Kholinne E, Alsharidah MM, Almutair O, Aljasser S, Alhothali W, Kwak JM, et al. Revision surgery for refractory cubital tunnel syndrome: a systematic review. Orthop Traumatol Surg Res. 2019;105(5):867-76.

21. Aleksenko D, Varacallo M. Guyon canal syndrome. 2022 Feb 12. In: StatPearls [Internet]. Treasure Island (FL): StatPearls Publishing; 2022.
22. Earp BE, Floyd WE, Louie D, Koris M, Protomastro P. Ulnar nerve entrapment at the wrist. J Am Acad Orthop Surg. 2014;22(11):699-706.
23. Bäumer P, Kele H, Xia A, Weiler M, Schwarz D, Bendszus M, et al. Posterior interosseous neuropathy: supinator syndrome vs fascicular radial neuropathy. Neurology. 2016;87(18):1884-91.
24. Ljungquist KL, Martineau P, Allan C. Radial nerve injuries. J Hand Surg Am. 2015;40(1):166-72.
25. Tang JB. Radial tunnel syndrome: definition, distinction and treatments. J Hand Surg Eur. 2020;45(8):882-9.
26. Naam NH, Nemani S. Radial tunnel syndrome. Orthop Clin North Am. 2012;43(4):529-36.
27. Quignon R, Marteau E, Penaud A, Corcia P, Laulan J. Posterior interosseous nerve palsy. A series of 18 cases and literature review. Chir Main. 2012;31(1):18-23.
28. McKenna MC, Woods J, Dolan R, Connolly S. Posterior interosseous neuropathy: distinguishing from a proximal radial neuropathy. BMJ Case Rep. 2021;1;14(10):e245659.
29. Spinner RJ, Poliakoff MB, Tiel RL. The origin of "Saturday night palsy"? Neurosurgery. 2002;51(3):737-41.
30. Devitt BM, Baker JF, Ahmed M, Menzies D, Synnott KA. Saturday night palsy or Sunday morning hangover? A case report of alcohol-induced crush syndrome. Arch Orthop Trauma Surg. 2011;131(1):39-43.

CAPÍTULO 13

Neuropatias compressivas dos membros inferiores

Alessandra de Sousa Braz
Eduardo dos Santos Paiva

INTRODUÇÃO

Os nervos periféricos dos membros inferiores podem sofrer compressão tendo como resultado neuropatias que são parte do diagnóstico diferencial de dor regional em extremidades inferiores. As neuropatias dos membros inferiores decorrem do acometimento do plexo lombossacral. Este é constituído pelas raízes ventrais dos nervos espinais de T12 a S4. Na sua trajetória, subdivide-se em uma porção lombar (plexo lombar), formada de T12 a L4, e uma porção sacral (plexo sacral), constituída de L4 a S4. Compressões desses nervos podem decorrer de traumas diretos ou podem se instalar gradualmente em decorrência do aumento de pressão em sítios anatômicos estreitos por onde passa o nervo.[1]

Parestesias, dormências, anestesia e dor no território de inervação do nervo comprometido são manifestações iniciais verificadas por meio de história clínica e exame físico, além do auxílio da eletroneuromiografia (ENMG) e de exames de imagem. Nos estágios mais avançados, pode haver perda sensitiva permanente e déficit motor localizado. O reconhecimento oportuno da neuropatia compressiva é essencial tanto para evitar testes e tratamentos ineficazes quanto para evitar perda sensorial e fraqueza resultantes de danos progressivos nos nervos. Quando devidamente reconhecidas, medidas conservadoras podem levar a um bom resultado na maioria dos pacientes.[2]

Neste capítulo, são descritas as principais características e o manejo das mais importantes neuropatias compressivas dos membros inferiores.

MERALGIA PARESTÉSICA

O termo meralgia parestésica (MP) deriva do grego *meros algos*, que significa dor na coxa. É causada pela compressão e/ou disfunção do nervo cutâneo femoral lateral (NCFL). O NCFL é um nervo sensorial puro que fornece sensibilidade à pele sobre a face anterolateral da coxa, levando a sensações de parestesia e dor nesta área, mais intensos durante a deambulação ou quando o paciente está em pé. O NCFL origina-se do plexo lombar, de fibras das raízes L2 e L3. Ele corre pela borda lateral do psoas, cruza o osso ilíaco e passa por um túnel formado por uma pequena abertura no ligamento inguinal, cerca de 1 cm medial e inferior da espinha ilíaca anterossuperior. Passa obliquamente cruzando o músculo ilíaco até se dividir em vários ramos distribuídos à pele do lado anterolateral da coxa. O nervo repousa por baixo da fáscia profunda da coxa, superficializando-se 10 cm abaixo do ligamento inguinal. Divide-se então em ramos anterior e posterior, inervando as partes anterolateral e lateral da coxa. A compressão do nervo ocorre quando ele passa sob o ligamento inguinal[3].

A MP pode surgir espontaneamente ou ser associada com obesidade, especialmente abdominal, ascite, gravidez, pós-parto, diabetes, uso de coletes e calças apertadas, assimetria dos membros ou aumento de pressão interna gerada por um tumor uterino. Outras situações associadas incluem hipotireoidismo, alcoolismo, fibrose do músculo sartório e envenenamento por chumbo. Cirurgias na coluna e pelve com lesão direta do NCFL (causa iatrogênica mais importante) respondem por até 20% dos casos. Outros procedimentos cirúrgicos associados incluem prótese total de quadril, colecistectomia, miomectomia, cirurgia para obesidade mórbida, reparo inguinal laparoscópico ou retirada de vasos para revascularização miocárdica.[3]

O paciente queixa-se de dor, parestesias, queimação e amortecimento da face anterolateral da coxa. É mais comum em homens de meia-idade e usualmente ocorre entre 40 e 60 anos. É geralmente unilateral, mas em 20% das vezes aparece bilateralmente. Seu diagnóstico é clínico. Como é um nervo sensorial puro, o exame físico pode revelar diminuição da sensibilidade da região afetada, com força muscular normal. Em casos de fraqueza ou diminuição do reflexo patelar ipsilateral, um diagnóstico alternativo deve ser considerado. A ENMG tem uma função limitada, podendo estar normal em casos leves, e é também utilizada para ajudar a excluir uma radiculopatia lombossacra, principal diagnóstico diferencial.[2]

A MP é autolimitada e benigna em mais de 90% dos pacientes e o tratamento é conservador na maioria dos casos. Envolve o afastamento das causas de compressão do nervo, e pacientes com condições transitórias, como a gravidez, devem ser orientados sobre a melhora espontânea do quadro. Alívio sintomático pode ser obtido com o uso de anti-inflamatórios não hormonais (AINH) ou analgésicos à base de capsaicina tópica e lidocaína. Quando há predomínio de dor neuropática, antidepressivos tricíclicos e/ou anticonvulsivantes podem ser administrados. A infiltração com anestésicos e corticosteroides no sítio (localizado 1 cm medial e inferior à espinha ilíaca anterossuperior) é o tratamento de escolha, embora ainda sem estudos bem controlados.[2-4] Cirurgias descompressivas e neurectomias têm sido utilizadas em casos com respostas variáveis, mas devem ser consideradas um último recurso em casos extraordinários.

NEUROPATIA FEMORAL

A neuropatia femoral é uma lesão focal de nervo femoral de diversas causas. O nervo femoral é formado no interior do músculo psoas maior, inferiormente ao processo transverso da quinta vértebra lombar (L5). É o maior ramo do plexo lombar, originado a partir da divisão posterior das fibras nervosas sensoriais e motoras provenientes do segundo (L2), terceiro (L3) e quarto (L4) nervos lombares. Passa pela borda anterolateral do psoas, seguindo pela parede abdominal posterior, pela pelve posterior e emergindo abaixo do ligamento inguinal, lateralmente à artéria femoral. Então, o nervo desce pela parte anterior da coxa, onde realiza a inervação muscular da região (Figura 1). O nervo femoral, em conjunto com o nervo obturador, representa os ramos terminais do plexo lombar.[1]

O nervo femoral controla a flexão do quadril inervando o psoas e o ilíaco. Após o ligamento inguinal, ramos do nervo femoral suprem o quadríceps (extensão do joelho), bem como a maior parte medial da coxa e a parte inferior da perna para o tornozelo. O quadro clínico da neuropatia femoral caracteriza-se por dor na coxa, fraqueza na flexão do quadril e na extensão da coxa. Há diminuição ou ausência do reflexo patelar e diminuição na sensibilidade na região anterior da coxa. A dormência também pode estar presente na face anteromedial da coxa e/ou na região medial da perna. A clínica é geralmente unilateral e, quando bilateral, tende a ser assimétrica. Os músculos afetados são o iliopsoas e quadríceps.[2]

A causa mais comum de neuropatia do femoral é a amiotrofia diabética, que afeta principalmente pacientes de meia-idade ou idosos com diabetes tipo 2. Esse quadro se inicia com dor intensa nas coxas, seguida por fraqueza e atrofia na musculatura proximal. Trata-se de uma plexopatia lombossacral, causada por microinfartos nos *vasa nervorum* da região.[5] O aprisionamento pode ocorrer no retroperitônio ou próximo ao ligamento inguinal. Hematoma intramuscular ou retroperitoneal levando à compressão do nervo pode ocorrer espontaneamente em pacientes com coagulopatia ou tomando anticoagulação terapêutica. Tumor ou abscesso retroperitoneal também podem comprimir o nervo, e casos de compressão e/ou isquemia retroperitoneal em usuários de drogas foram relatados. Quando a neuropatia femoral é encontrada, é essencial a avaliação de imagens do abdome inferior, da pelve e da parte superior da coxa, pois a imagem da coluna lombar pode não capturar todo o retroperitônio e o curso do nervo femoral.[2]

O tratamento é sintomático, mas os sintomas podem durar até 18 meses. Medicações como amitriptilina, carbamazepina, gabapentina e pregabalina podem ser usadas para alívio da dor, além de fisioterapia e analgésicos simples. Ácido acetilsalicílico deve ser prescrito, pois microtromboses estão associadas à fisiopatologia do quadro. O diabetes deve ser mantido sob rígido controle. Fisioterapia, órteses e suspensórios podem ser usados até a recuperação do o nervo.

COMPRESSÃO DO NERVO ILIOINGUINAL

A síndrome da compressão do nervo ilioinguinal consiste na tríade de dor muscular na fossa ilíaca com irradiação típica, alteração de sensibilidade no trajeto do nervo e dor pontual na região da espinha ilíaca anterossuperior.[6] O nervo ilioinguinal é formado apenas pela raiz ventral de L1. Na sua trajetória, segue junto ao funículo espermático através do canal inguinal para a inervação da pele da região inguinal, órgãos genitais externos e face medial da coxa — virilha e grandes lábios (Figura 2).[1]

As causas da compressão do nervo ilioinguinal são geralmente pós-cirúrgicas, principalmente pela cirurgia de herniorrafia.[1] Os pacientes queixam-se de dor e alterações sensitivas na região inguinal que se irradiam para a região

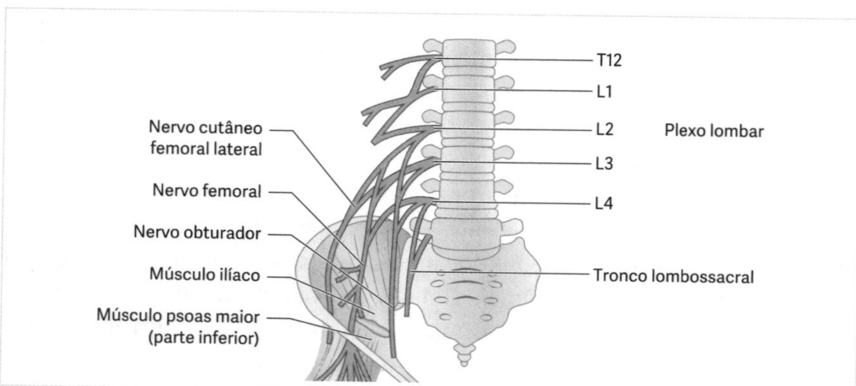

FIGURA 1 Plexo lombar e trajeto do nervo femoral.

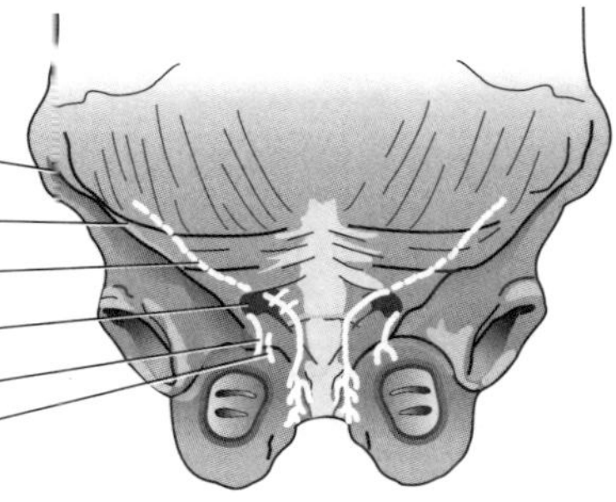

FIGURA 2 Trajeto do nervo ilioinguinal.

genital. O exame físico deve incluir a hiperextensão do quadril, que aumenta a dor e a hipoestesia. O bloqueio anestésico medial à espinha ilíaca anterossuperior pode ser diagnóstico e terapêutico.[6]

NEUROPATIA DO NERVO OBTURADOR

O nervo obturador origina-se das três divisões anteriores do plexo lombar a partir do segundo, terceiro e quarto nervos lombares. Emerge da borda medial do músculo psoas maior, próximo ao rebordo pélvico. Em seu trajeto, passa lateralmente aos vasos hipogástricos e ureter, descendo através do canal obturatório em direção ao lado medial da coxa. No canal, o nervo obturador divide-se em ramos anterior e posterior. Os ramos motores da divisão posterior inervam os músculos obturador externo, obturador interno e adutor magno.[7] Os ramos motores da divisão anterior inervam os músculos adutor longo, adutor curto, pectíneo e grácil. Os ramos sensoriais do ramo anterior do nervo obturador destinam-se à inervação da articulação do quadril e de uma pequena área de pele sobre a parte interna média da coxa.[1]

O nervo obturador pode ser comprometido pelas mesmas causas que afetam o nervo femoral; é rara a paralisia isolada. Não é incomum a pressão exercida pelo útero gravídico e lesão durante o trabalho de parto complicado. Os sintomas característicos são rotação externa e adução da coxa prejudicadas, acompanhadas da dificuldade de cruzar as pernas. As causas mais comuns de lesão do obturador são procedimentos como cirurgias pélvicas ou de quadril, seja por estiramento neural no posicionamento do paciente, seja por lesão direta no momento do procedimento. O tratamento da neuropatia do obturador envolve o uso de analgésicos e AINH, além de reabilitação para melhorar a força muscular. O bloqueio do nervo é útil no controle dos sintomas.[7]

NEUROPATIA DO NERVO SAFENO

O nervo safeno é a continuação sensorial do nervo femoral, que desce na coxa pelo canal de Hunter, inerva a superfície anterior da patela por um ramo específico, vai até a região da bursa anserina pelo canal subsartorial e desce a perna pelo aspecto medial da tíbia, inervando a pele da superfície medial e anterior do joelho, a pele da região medial da perna inferior, o maléolo medial e uma pequena parte do arco medial do pé e do hálux.

As neuropatias do safeno podem aparecer em qualquer ponto desse trajeto, sendo as causas mais comuns as traumáticas, especialmente as pós-cirúrgicas.[8]

Uma causa que interessa ao reumatologista é a lesão do nervo safeno quando da infiltração do joelho pela via medial. A queixa consiste na perda de sensibilidade e parestesias das regiões inervadas, confirmadas pelo exame físico. Além deste achado, deve-se ter atenção para a presença de um neuroma doloroso e do sinal de Tinel na região da lesão do nervo.

O diagnóstico é clínico; exames de imagem e estudo neurofisiológico são indicados somente se há suspeita de diagnósticos diferenciais, especialmente radiculopatia L4 e neuropatia femoral parcial. A presença de achados motores deve alertar para esses diagnósticos.

Embora a imagem do nervo safeno seja um desafio por seu pequeno tamanho, identificar o músculo sartório e a artéria femoral como pontos de referência anatômicos pode auxiliar na localização, especialmente sob a membrana vasto-adutora do canal do sartório (Figura 3).[9] O aprisionamento pode resultar em inchaço do nervo, que pode ser visto como hipoecogenicidade aumentada na ultrassonografia (USG) e aumento da intensidade do sinal na ressonância magnética (RM).[10]

O manejo das lesões do nervo safeno varia conforme a causa e o local da lesão. Se houver compressão no nível do canal subsartorial, infiltrações locais com anestésicos e corticosteroides podem ser tentadas; para lesões crônicas e recorrentes, neurólise e neurectomia podem ser necessárias.

COMPRESSÃO DO NERVO FIBULAR COMUM

O nervo fibular comum (peroneiro) origina-se do nervo ciático na coxa posterior, proximal à fossa poplítea, dividindo-se na área da cabeça de fíbula em ramos superficial e profundo (Figura 4). O nervo fibular comum é comprimido no colo da fíbula, especialmente em corredores, com estiramento do músculo fibular longo e compressão do nervo entre dois ventres musculares. Também pode ocorrer trauma direto, como fratura da fíbula, deslocamento do joelho, cirurgia aberta, artroscopia de joelho, lacerações e trauma contuso.[11] Outras causas incluem sentar-se por longos períodos com as pernas cruzadas,

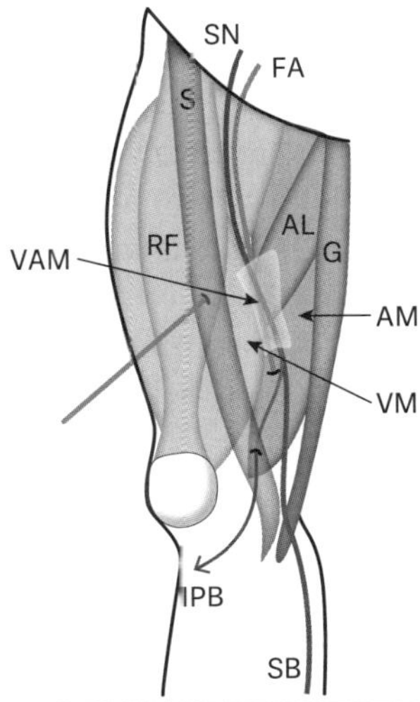

FIGURA 3 Anatomia do canal subsartorial. O músculo sartório (S) é retraído mostrando o nervo safeno e a membrana vasto-adutora.

AL: músculo adutor longo; AM: músculo adutor magno; FA: artéria femoral; G: músculo grácil; IPB: ramo infrapatelar; RF: músculo reto femoral; S: músculo sartório; SB: segundo ramo do nervo femoral; SN: nervo safeno; VAM: membrana vasto-adutora; VM: músculo vasto medial.

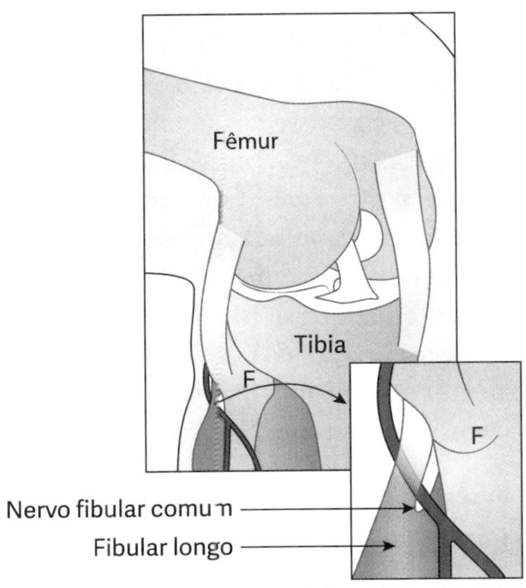

FIGURA 4 Nervo fibular comum passando pelo túnel formado pelo fibular longo e fíbula.

diabetes, amiloidose, perda de peso rápida reduzindo a gordura subcutânea, variantes anatômicas, tumores da bainha do nervo e cistos ganglionares (de tendões ou articulações adjacentes).[12]

A clínica da compressão do fibular envolve dor, queimação e amortecimento na face anterolateral da perna, na face dorsal do pé, e fraqueza muscular dos dorsiflexores e eversores do pé. O sintoma mais dramático consiste na queda do pé. Os sintomas são elicitados com a inversão do pé e a percussão do nervo no colo fibular (sinal de Tinel). O nervo fibular superficial é afetado na sua saída no maléolo lateral, muitas vezes relacionado com torções em inversão do pé. Os sintomas simulam os da compressão do nervo fibular comum, mas não há sintomas motores. O exame físico pode reproduzir os sintomas com palpação local, sinal de Tinel e à simples flexão plantar do pé com inversão. A USG consegue identificar facilmente o nervo, pela sua situação superficial.

O tratamento é conservador e deve-se acompanhar a resposta do nervo por 4 a 6 meses. Intervenção cirúrgica pode ser necessária se houver laceração traumática do nervo e causas externas de compressão, como tumores e cistos sinoviais.

COMPRESSÃO DO NERVO SURAL

O nervo sural inerva o aspecto posterolateral do terço distal da perna e a borda lateral do pé, originando-se de ramos dos nervos fibular e tibial. O nervo sural sai da fossa poplítea, viaja pelas cabeças dos gastrocnêmios, perfura a fáscia profunda, sai pela face lateral do tendão calcâneo e inferior do maléolo lateral. A causa de compressão habitualmente é trauma no aspecto lateral do pé e do tornozelo, na junção do tendão calcâneo com o gastrocnêmio e na fáscia posterior. Os pacientes queixam-se de queimação, amortecimento e dor na região posterolateral da perna, piores à noite e com atividade física. O exame físico é de pouco auxílio, e muitas vezes o sinal de Tinel é negativo. Pode haver dor na palpação da junção miotendínea do tendão calcâneo, que representa a arcada fibrosa onde a compressão é mais comum. A dorsiflexão do pé com inversão forçada pode reproduzir os sintomas.

O tratamento envolve infiltração na área de compressão, correção de edema ou instabilidade do tornozelo, anti-inflamatórios e modificação de calçados. A cirurgia é indicada em casos refratários.[11]

SÍNDROME DO TÚNEL DO TARSO ANTERIOR (NEUROPATIA DO FIBULAR PROFUNDO)

O túnel do tarso anterior situa-se profundamente ao retináculo dos extensores inferiores entre os maléolos medial e lateral. O assoalho do túnel é formado pela fáscia que recobre o tálus e o navicular. O túnel contém três tendões [tibial anterior (TA), extensor longo do hálux (ELH) e extensor longo dos dedos (ELD)], a artéria e veia dorsais do pé e o nervo fibular profundo (NFP). No túnel do tarso, o NFP se divide em ramos medial e lateral (Figura 5). O ramo lateral supre os músculos extensor curto do hálux (ECH) e extensor curto dos dedos (ECD), e o ramo medial proporciona sensação ao primeiro espaço intermetatarsal. Os locais potenciais de compressão do NFP são o retináculo extensor inferior, profundamente ao extensor longo do hálux, ao nível da articulação talonavicular e profundamente ao músculo extensor curto do hálux, ao nível da primeira e segunda articulações tarsometatarsianas.[11]

O trauma no dorso do pé, causando fibrose local ou alterações na configuração do "túnel", é a causa mais comum de compressão. Outras possibilidades incluem causas intrínsecas como osteófitos talonaviculares, bandas fibrosas, tendinose, tumores e cistos ganglionares, enquanto as causas extrínsecas incluem uso de sapatos de salto alto ou apertados, edema das extremidades inferiores, postura anormal prolongada e deformidades anatômicas como a coalizão tarsal.

As queixas típicas são dor aguda, dormência ou parestesia no dorso do pé no primeiro espaço intermetatarsal.[13] A percussão no NFP pode reproduzir os sintomas. Os testes eletrofisiológicos são geralmente anormais, mas as fibras motoras não estão envolvidas na compressão no túnel do tarso anterior, mas nas lesões superiores ao túnel. A ressonância magnética pode ser usada para detectar compressão e denervação dos músculos ECH e ECD. A USG pode auxiliar na infiltração terapêutica.

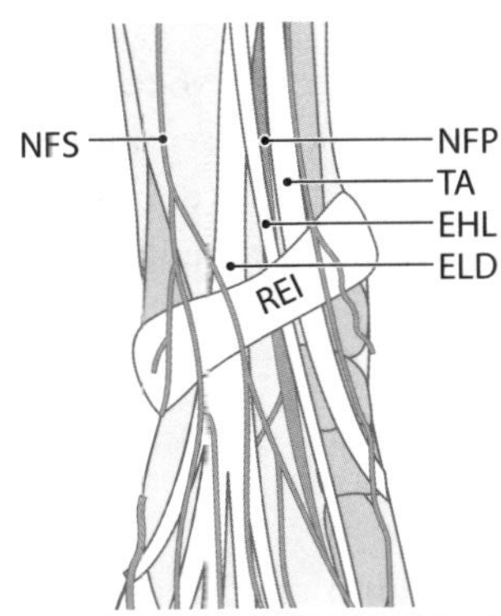

FIGURA 5 Nervo fibular profundo (NFP) passando no túnel do tarso anterior. EHL: extensor do hálux longo; ELD: extensor longo dos dedos; NFS: nervo fibular superficial; REI: retináculo extensor inferior; TA: tibial anterior.

Além da infiltração com corticosteroides, que é o tratamento de eleição, deve-se avaliar a modificação de calçados e órteses ou providenciar acolchoamentos personalizados. Liberação cirúrgica do túnel do tarso por via endoscópica aberta pode ser necessária quando uma compressão anatômica estrutural é identificada.

SÍNDROME DO TÚNEL DO TARSO

A síndrome do túnel do tarso clássica consiste na compressão do nervo tibial posterior, atrás do maléolo medial e abaixo de retináculo flexor do pé, com uma apresentação clássica de dor posteromedial do pé, sinal de Tinel positivo, fraqueza dos músculos interósseos dos pés e dedos em garra. As causas são várias, incluindo cistos gangliônicos originando-se da articulação subtalar ou das bainhas sinoviais, lipomas, músculos acessórios, tenossinovites e até mesmo veias varicosas.[14]

Muita atenção tem sido dedicada à síndrome do túnel do tarso distal. Essa condição envolve os ramos terminais do nervo tibial, que são os nervos plantar medial e lateral, e calcâneo medial. Habitualmente, o paciente se queixa de dor no centro do calcanhar e o diagnóstico diferencial com fascite plantar pode ser muito difícil. Na síndrome do túnel do tarso distal geralmente não há dor na primeira pisada da manhã; a dor piora muito com o passar do dia, melhorando lentamente ao repouso. As Figuras 6 e 7 mostram o trajeto dos nervos no túnel do tarso clássico e no distal.[11]

Exames de imagem como a USG, na síndrome proximal, e a RM, na síndrome distal, são extremamente valiosos. O estudo eletrofisiológico ajuda no diagnóstico nas duas variações da síndrome, mas um exame negativo não afasta o diagnóstico.

Na síndrome proximal, o tratamento é voltado para o fator que está comprimindo o nervo tibial. Infiltrações só devem ser utilizadas se houver processo inflamatório local. Compressões mecânicas fixas devem ser abordadas cirurgicamente. No envolvimento dos ramos terminais, palmilhas especiais podem ser utilizadas para diminuir a pressão local; AINH e neuromoduladores podem ter alguma ação. Casos refratários devem ser encaminhados para avaliação cirúrgica.

NEUROMA DE MORTON

Causa bastante comum de dor no pé, também chamado de neuroma interdigital, na verdade o neuroma de Morton não é um tumor, mas sim uma fibrose proliferativa do tecido perineural.[15] Afeta mais mulheres do que homens, com média de idade de apresentação em torno dos 50 anos.[16]

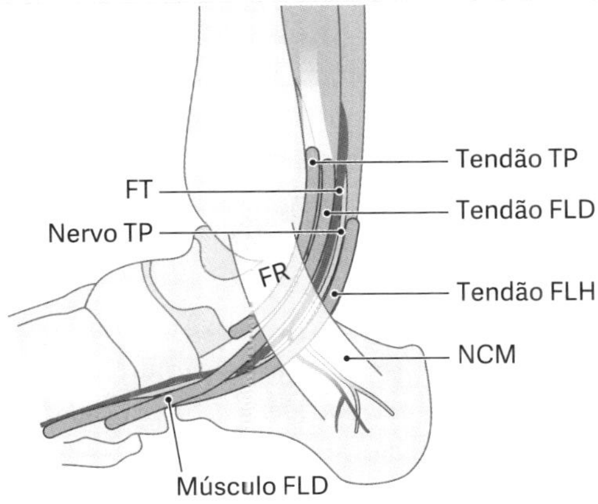

FIGURA 6 Túnel do tarso na face medial do pé abaixo do retináculo dos flexores (RF). FLD: flexor longo dos dedos; FLH: flexor longo do hálux; FT: fibular terceiro; NCM: nervo calcâneo medial; TP: tibial posterior.

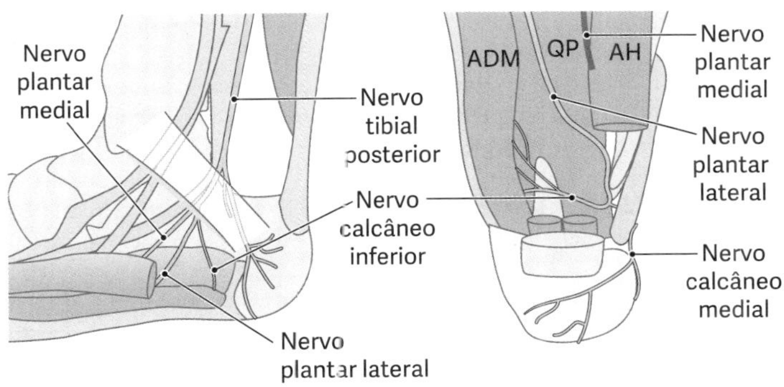

FIGURA 7 Trajeto dos nervos plantares e do nervo calcâneo inferior. ADM: abdutor digital mínimo; AH: abdutor do hálux; QP: quadrado plano.

Geralmente, ocorre por lesão crônica do nervo plantar intermetatarsal, mais comumente no terceiro espaço intermetatarsal (entre as cabeças do 3º e 4º metatarsianos), mas também pode ocorrer no segundo espaço intermetatarsal (entre as cabeças do 2º e 3º metatarsianos). Essa lesão deve-se principalmente à compressão do nervo pelo ligamento metatarsiano transverso profundo; processos isquêmicos locais e bursite intermetatarsal contribuem para a fisiopatologia.

A clínica é tipicamente dor em queimação na superfície plantar de terceiro espaço, que pode se irradiar para os dedos, com parestesias associadas. A dor é agravada com o uso de sapatos com caixa de dedos estreita ou saltos altos, e é aliviada com a troca de calçado e massagem. No exame físico, existe dor na palpação direta do espaço intermetatarsal e na manobra de *squeeze*. A presença de um clique palpável nessa manobra consiste no sinal de Mulder.

Exames de imagem são úteis na avaliação de diagnósticos diferenciais, como osteoartrite, doença de Freiberg (osteocondrose da 2ª cabeça metatarsiana), bursites e sinovite local. USG e RM são os melhores métodos para a visualização da região afetada.[17]

O tratamento clínico visa aliviar a pressão e a irritação sobre o nervo. Modificação de calçados ajuda em 40% dos casos, e infiltrações com corticosteroides são muito eficazes. Em casos refratários, a cirurgia está indicada, na forma de descompressão local ou neurectomia.

REFERÊNCIAS

1. Jacom AL, Veroneze DAL, Caria PHF. Plexos nervosos. In: Meneses MS. Neuroanatomia aplicada. 3. ed. Rio de Janeiro: Guanabara Koogan; 2015. p.61-71.
2. Madani S, Doughty C. Lower extremity entrapment neuropathies. Best Pract Res Clin Rheumatol. 2020;34(3):1-16.
3. Harney D, Patijn J. Meralgia paresthetica: diagnosis and management strategies. Pain Med. 2007;8:669-77.
4. Haim A, Pritsch T, Ben-Galim P, Dekel S. Meralgia paresthetica: a retrospective analysis of 79 patients evaluated and treated according to a standard algorithm. Acta Orthop. 2006;77(3):482-6.
5. Idiculla J, Shirazi N, Opacka-Juffry J, Ganapathi. Diabetic amyotrophy: a brief review. Natl Med J India. 2004;17(4):200-2.
6. Ndiaye A, Diop M, Ndoye JM, Konaté I, Ndiaye AI, Mané L, et al. Anatomical basis of neuropathies and damage to the ilioinguinal nerve during repairs of groin hernias. (about 100 dissections). Surg Radiol Anat. 2007;29(8):675-81.
7. Bradshaw C, McCrory P. Obturator nerve entrapment. Clin J Sport Med.1997;7(3):217-9.
8. 8. Iizuka M, Yao R, Wainapel S. Saphenous nerve injury following medial knee joint injection: a case report. Arch Phys Med Rehabil. 2005;86(10):2062-5.
9. Lecigne R, Dubreil PX, Berton E, Ropars M, Dalili D, Guillin R. Anatomical basis for ultrasound--guided infiltration of the saphenous nerve in the subsartorial canal. J Ultrasound. 2021.
10. Mohile N, Perez J, Rizzo M, Emerson CP, Foremny G, Allegra P, et al. Chronic lower leg pain in athletes: overview of presentation and management. HSS J. 2020;16(1):86-100.
11. Manoharan D, Sudhakaran D, Goyal A, Srivastava DN, Ansari MT. Clinico-radiological review of peripheral entrapment neuropathies - Part 2 Lower limb. Eur J Radiol. 2021;135:109482.
12. Katirji B. Peroneal neuropathy. Neurol Clin. 1999;17(3):567-91.
13. Logullo F, Ganino C, Lupidi F, Perozzi C, Di Bella P, Provinciali L. Anterior tarsal tunnel syndrome: a misunderstood and a misleading entrapment neuropathy. Neurol Sci. 2014;35(5):773-5.
14. Choo YJ, Park CH, Chang MC. Rearfoot disorders and conservative treatment: a narrative review. Ann Palliat Med. 2020;9(5):3546-52.
15. Bhatia M, Thomson L. Morton's neuroma – Current concepts review. J Clin Orthop Trauma. 2020;11(3):406-9.
16. Jain S, Mannan K. The diagnosis and management of Morton's neuroma: a literature review. Foot Ankle Spec. 2013;6(4):307-17.
17. Sharp RJ, Wade CM, Hennessy MS, Saxby TS. The role of MRI and ultrasound imaging in Morton's neuroma and the effect of size of lesion on symptoms. J Bone Joint Surg Br. 2003;85(7):999-1005.

CAPÍTULO 14

Síndrome da dor regional complexa

Marcos Aurélio de Freitas Machado
Marcelo Cruz Rezende
Guilherme Urano de Carvalho Machado

INTRODUÇÃO

A designação de síndrome da dor regional complexa (SDRC) reúne um grupo de entidades patológicas com características semelhantes, mas com variação marcante da intensidade de sintomas e sinais. A forma sistêmica ou polissegmentar mimetiza clinicamente algumas colagenoses como a artrite reumatoide, a doença mista do tecido conjuntivo e a esclerose sistêmica. Esta forma será chamada neste capítulo de "pseudorreumatoide". Já as formas monossegmentares se assemelham às sinovites por microcristais e às neuropatias por compressão nervosa. O termo síndrome da dor regional complexa foi cunhado pela Associação Internacional para o Estudo da Dor (*International Association for the Study of Pain* – IASP).[1] Essa denominação se refere a uma variedade de desordens de uma determinada região do corpo, geralmente de áreas distais dos membros, e se caracteriza por dor e distúrbios sensoriais associados a sintomas e sinais de instabilidade do sistema nervoso autônomo, edema da extremidade, alterações motoras e alterações distróficas da área comprometida.

A IASP também reconhece dois subtipos para a SDRC:[2]

- O tipo I, que se refere à anteriormente chamada "distrofia simpático-reflexa" e corresponde a pacientes sem evidência de comprometimento de nervos ou raízes nervosas. Este representa cerca de 90% dos casos e geralmente leva o paciente a procurar espontaneamente o reumatologista.
- O tipo II, que se refere à anteriormente denominada "causalgia", corresponde aos casos em que há lesão, geralmente traumática, de grandes nervos pe-

riféricos. Está presente em 10% dos casos e de modo geral são referenciados por outros médicos ao reumatologista para diagnóstico diferencial.[3]

DEFINIÇÃO

A definição a seguir, embora não seja a oficial da IASP, representa a opinião e a experiência dos autores, procurando ser o mais abrangente possível.

A SDRC é um processo neuropático de caráter regional, que pode afetar todos os tecidos da zona localizada; de extensão mono ou mulifocal; álgico em grau variado, que determina impotência funcional e perda da mobilidade, inicialmente pela dor e, em um segundo momento, por edema intersticial, fibrose, atrofia cutânea, muscular e óssea, determinado por transtornos microcirculatórios iniciados nos receptores nociceptivos, com tendência à autoperpetuação e com evolução benigna na maioria dos casos.[3]

EPIDEMIOLOGIA

A SDRC é uma condição pouco reconhecida,[3] principalmente por não especialistas, o que leva a crer que sua real incidência seja subestimada, assim como seu impacto nos sistemas de saúde. A incidência em estudos populacionais varia de 5,46 a 26,2 por 100.000 indivíduos/ano, sendo mais prevalente em mulheres (2-4:1), principalmente após a menopausa.[4,5]

FATORES ETIOLÓGICOS, DESENCADEANTES, PREDISPONENTES OU ASSOCIADOS

Estudos apontam uma incidência concomitante de SDRC com algumas condições: doença arterial coronariana (5-20%), uso de certos medicamentos (10-15%), hemiplegia (12-21%), fratura de Colles (5-25%) e lesão de nervo periférico (3%).[6] A incidência em sobreviventes de acidente vascular encefálico tambem é maior.

Trauma, com ou sem fratura, tem sido o fator causal mais associado na SDRC.[7] A imobilização do membro pós-trauma é o principal fator associado ao aumento de risco de desencadeamento da síndrome. Convém destacar que traumatismos sem fratura podem ocasionalmente ser negligenciados como fator causal da síndrome pelo paciente e pelo médico, tanto em casos em que a intensidade do evento foi baixa como em casos de período de latência (tempo entre o evento e o início dos sintomas) prolongado, que pode chegar até a seis meses.[7,8] Dentre os medicamentos implicados na síndrome, são exemplos o fenobarbital[9] e a isoniazida.[1] A possibilidade de que barbitúricos, principalmente fenobarbital, sejam também desencadeadores da síndrome, não é extensamente reconhecida mesmo por neurologistas. Assim, seu uso deve ser investigado, principalmente em casos que se encaixam na antes denominada síndrome ombro-mão de Steinbrocker.

Outros fatores já descritos em associação com a síndrome são *diabetes mellitus*, tuberculose pulmonar, lesão medular espinhal, doença vertebral cervical, neuropatia periférica e nevralgia pós-herpética.[9-12] Distúrbio emocional significativo por ocasião do início do quadro ocorre em muitos pacientes e o estresse emocional pode ser um fator precipitante importante. Em até 35% dos casos, nenhum evento é identificado.[11,13]

PATOGÊNESE

A patogênese da SDRC ainda é pouco conhecida e seus mecanismos são multifatoriais. Postula-se que inflamação clássica, inflamação neurogênica, alterações mal-adaptativas na percepção da dor em nível do sistema nervoso central (SNC), além de alterações no sistema nervoso autônomo e, possivelmente, fatores genéticos, tenham um papel no desenvolvimento dessa condição.

A teoria atual mais aceita é de que a síndrome represente, em última análise, o produto de uma reação aberrante do organismo a um dano tecidual, seja traumático, seja inflamatório.[14]

Alterações nas sensibilidades dolorosas, tátil e térmica sugerem a participação dos sistemas somatossensoriais que processam essas informações, possivelmente incluindo a representação das áreas acometidas no nível do SNC. As alterações de temperatura, sudorese e edema local sugerem participação da inervação simpática para pele e tecido subcutâneo (vasos sanguíneos e glândulas sudoríparas). Alterações inflamatórias também são observadas, assim como alterações tróficas locais, em razão do aumento de citocinas pró-inflamatórias, como interleucina (IL) 1 beta (IL-1β), IL-2, IL-6 e fator de necrose tumoral alfa (TNF-α) no tecido afetado, bem como no plasma e no líquido cefelorraquidiano.[15-18]

Persistência da dor e da alodinia podem ser decorrentes da liberação de mediadores inflamatórios e peptídeos produtores de dor por nervos periféricos que incluem substância P, neuropeptídio Y e peptídeo relacionado ao gene da calcitonina através de impulsos nervosos que se propagam de forma antidrômica (centrípeta) em um axônio sensorial, particularmente nociceptivo.[19,20]

Manifestações autonômicas seriam decorrentes da hipersensibilidade das catecolaminas,[21] que podem envolver a formação de um arco reflexo após um evento desencadeante para produzir distúrbios vasculares periféricos.[22]

Alguns trabalhos se referem ainda à possibilidade de haver fatores genéticos envolvidos na patogênese da SDRC tipo I.[23]

MANIFESTAÇÕES CLÍNICAS

A SDRC difere de muitas outras síndromes dolorosas neuropáticas por apresentar envolvimento adicional de outros tecidos e sistemas, incluindo microcirculação, ossos, pele e subcutâneo, além de envolver o sistema imune.

As principais manifestações clínicas da SDRC são dor, distúrbios sensoriais, sintomas e sinais de instabilidade autonômica, vasomotora e sudomotora, alterações motoras, edema das extremidades e alterações tróficas da pele.

Atualmente se reconhece que há um amplo espectro desse estado doloroso, desde o da causalgia clássica e intensa, descrita por Mitchell, chegando a desordens dolorosas, vasomotoras e sudomotoras mais brandas, apenas desconfortáveis, com cianose ou palidez, alteração da temperatura local, edema e limitação da movimentação.[24]

Dor

A dor é o principal sintoma da SDRC, tanto no tipo I como no tipo II, e, mais que sua intensidade, sua principal característica é ser desproporcional ao evento desencadeante, seja em intensidade (hiperalgesia), seja em tempo (hiperpatia). Ela é neurogênica por natureza, regional e não se restringe ao território de um nervo ou dermátomo. Comumente, a dor é descrita pelo paciente como em queimação ou ardida, incômoda, latejante ou dilacerante, na maioria dos casos localizada profundamente no membro, e que pode ser exacerbada por movimento, contato, mudança de temperatura ou estresse emocional.[25]

Por esse caráter de piora com a movimentação, o paciente tende a evitar usar o membro doloroso. Essa tentativa de poupar o membro, no entanto, tende a piorar o quadro clínico no longo prazo (Figura 1).

Distúrbios sensoriais

São duas as alterações sensoriais características da SDRC:

- Alodinia: sensação dolorosa provocada por estímulos não dolorosos.
- Hiperalgesia: sensibilidade dolorosa exagerada a qualquer estímulo doloroso.[25]

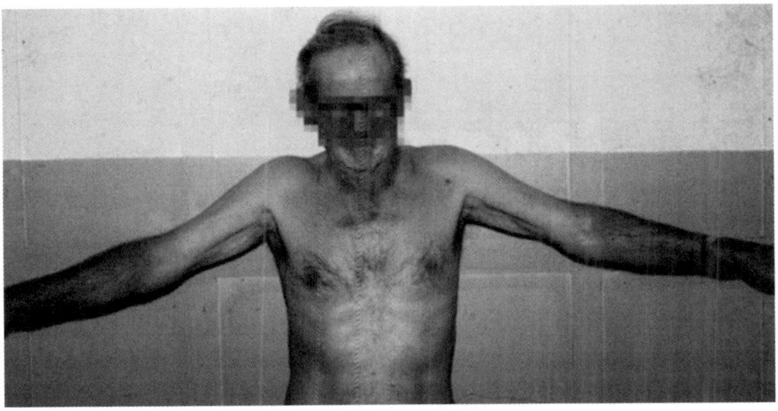

FIGURA 1 Fácies de dor e limitação de abdução de paciente com SDRC acometendo membros superiores.
Fonte: arquivo pessoal do autor.

Sintomas e sinais de instabilidade do sistema nervoso autonômico

As alterações vasomotoras incluem distúrbio da sudorese, da temperatura, da cor e do turgor tecidual. Na maioria dos casos, os distúrbios vasomotores iniciais incluem hiper-hidrose, hipertermia e eritema. Estas alterações dependem, provavelmente, de alterações do sistema nervoso autonômico, motivo pelo qual seguem seu espectro disfuncional: quando a vasodilatação é proeminente, rubor e calor são predominantes; já quando a vasoconstrição se destaca, o resultado é palidez e diminuição da temperatura do membro. A cianose deve-se à vasoconstrição arteriolar combinada com a dilatação do plexo venoso subpapilar da pele.[25,26]

Edema

A tumefação de extremidades pode ser consequente a fenômenos inflamatórios e/ou disfunção autonômica. Na maioria dos casos, se apresenta sem cacifo (Figura 2).[25,26]

Distúrbios motores

Quase todos os pacientes com SDRC têm déficits motores funcionais relacionados à dor. Os movimentos dos membros também podem ser limitados

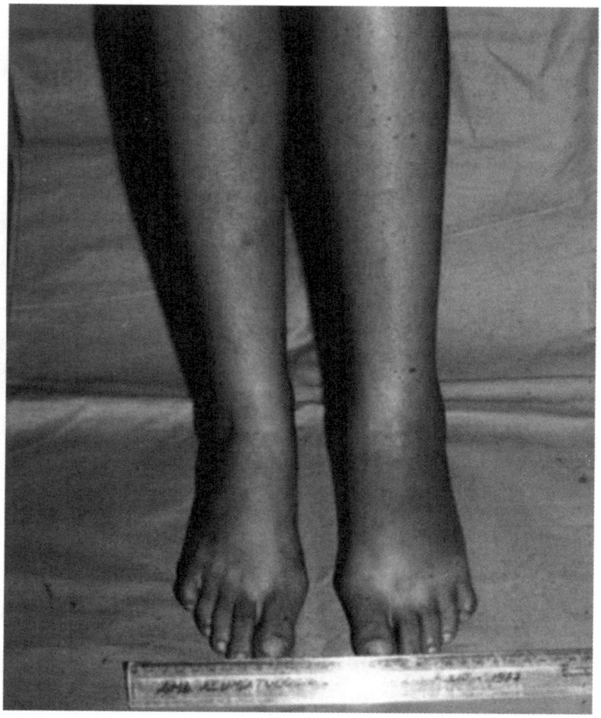

FIGURA 2 Edema do membro inferior esquerdo em paciente com SDRC por trauma leve.

Fonte: arquivo pessoal do autor.

por edema ou contraturas. Alguns pacientes desenvolvem manifestações motoras centrais, como tremor, mioclonias ou posturas distônicas.[25-27]

Alterações distróficas

As alterações distróficas da pele se desenvolvem gradualmente. A atrofia da pele e do tecido subcutâneo produz uma aparência brilhante, adelgaçada e com descamação. As alterações tróficas que inicialmente afetam o tecido conjuntivo podem se estender aos anexos da pele, levando ao aumento do crescimento dos pelos e aumento ou diminuição do crescimento das unhas (Figura 3). Podem ocorrer também contração e fibrose das articulações, como capsulite adesiva dos ombros. Eventualmente, em casos envolvendo o membro superior, pode haver evolução para contratura dos dedos e da aponeurose palmar, levando à mão deformada em garra (contratura de Dupuytren).[24,25,28,29]

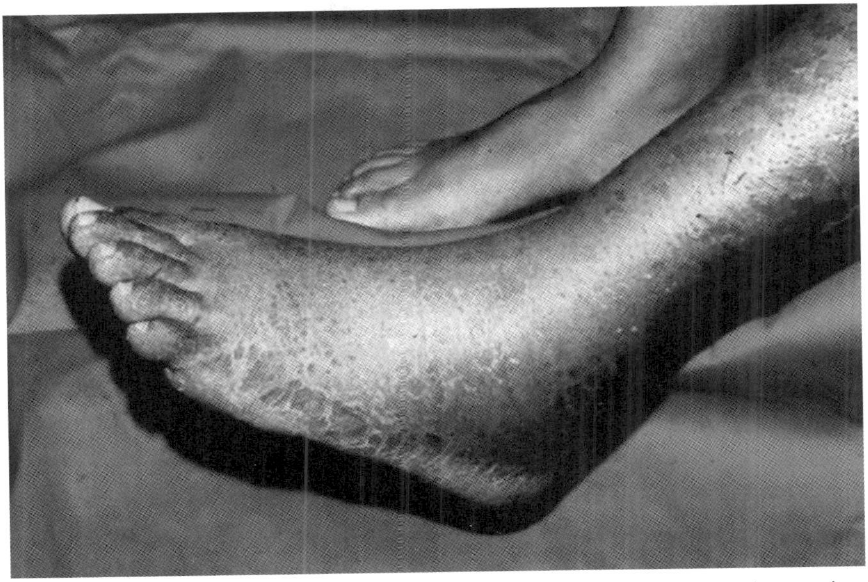

FIGURA 3 Alterações distróficas crônicas de pele e anexos acometendo membro inferior esquerdo.

Fonte: arquivo pessoal do autor.

ESTÁGIOS, CURSO CLÍNICO, PERÍODOS OU EVOLUÇÃO

Embora alguns trabalhos mais antigos tenham descrito estágios clínicos sequenciais na SDRC, esse conceito não se tem confirmado em estudos mais recentes, nem costuma ser observado na prática clínica diária. Atualmente a divisão em estágios tem finalidade mais didática e, de certa forma, orienta a condução do quadro.[30,31]

Três períodos foram classicamente descritos:[7]

- **Primeiro período, período agudo, fluxivo ou estágio I:** o paciente desenvolve dor no membro com as características descritas anteriormente, seja após um evento desencadeador, seja sem causa aparente. Classicamente, esse período dura de 3 a 6 meses e é caracterizado por dor, sensibilidade, tumefação e transtornos vasomotores (Figura 4). A radiografia do membro usualmente é normal, exceto por aumento de volume de partes moles e flexão antálgica dos dedos. Porose óssea descrita como "machetada" ou "salpicada" também pode ser observada nesta fase, em casos de evolução mais rápida.
- **Segundo período, período distrófico ou estágio II:** marcado por progressão do edema e espessamento da pele e diminuição da amplitude do movimento

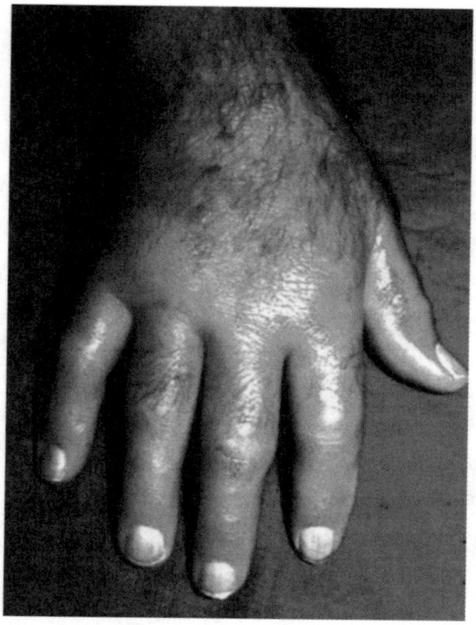

FIGURA 4 Estágio I – período inicial ou fluxivo.
Fonte: arquivo pessoal do autor.

articular. A temperatura da pele começa a diminuir. Isso pode levar de 3 a 6 meses (Figura 5).

- **Terceiro estágio, período atrófico ou estágio III:** é o período mais grave, que se instala gradualmente e é marcado por atrofia e contraturas da pele e do

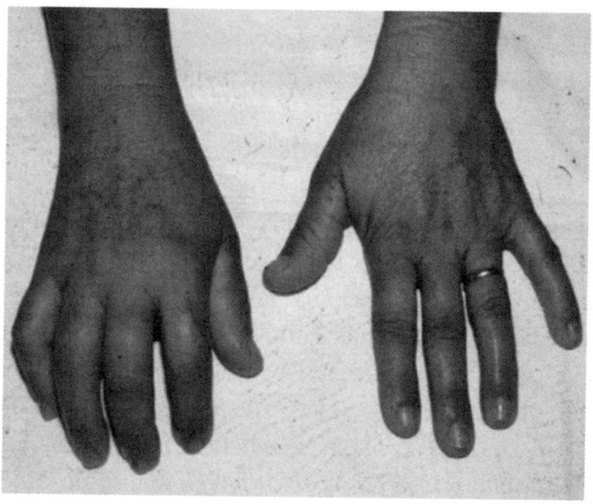

FIGURA 5 Estágio II – fase distrófica.
Fonte: arquivo pessoal do autor.

tecido subcutâneo. Caracteriza-se pela limitação da movimentação articular passiva e geralmente se inicia a partir do sexto mês do início da síndrome. A porose na radiografia é bem evidente e uma aparente diminuição do espaço articular também pode ser vista.

CRITÉRIOS DIAGNÓSTICOS

Atualmente, os critérios de Budapeste, propostos em 2007 e atualizados em 2013, são recomendados para o diagnóstico da SDRC.[28;31] São eles: 1) dor, contínua e desproporcional, a quaisquer possíveis eventos desencadeantes; e 2) sinais e/ou sintomas das alterações sensitivas, vasomotoras, sudomotoras, motoras ou tróficas ou ainda edema, agrupados em quatro categorias, conforme o Quadro 1.

Relativamente aos critérios propostos pela IASP em 1995,[2] os critérios de Budapeste[28;31] parecem ser igualmente sensíveis, porém mais específicos para diferenciar pacientes com SDRC de pacientes com outras dores neuro-

QUADRO 1 Critérios dignósticos de Budapeste – 2013

1. Alterações sensitivas	
Hiperalgesia[a] e/ou alodinia[b]	
2. Alterações vasomotoras	
Evidência de assimetria de temperatura (>1°C)[c] e/ou alterações de cor da pele e/ou assimetria	
3. Alterações sudomotoras e edema	
Edema e/ou alteração da sudorese e/ou sudorese assimétrica	
4. Alterações motoras e tróficas	
Diminuição da amplitude do movimento e/ou disfunção motora (fraqueza, tremor ou distonia) e/ou alterações tróficas (pelos, unhas, pele)	
Pelo menos um SINTOMA em TRÊS das categorias deve ser relatado pelo paciente	**Pelo menos um SINAL em DUAS das categorias deve ser observado pelo médico**

a: no exame físico, a hiperalgesia deve ser avaliada com um alfinete.
b: no exame físico, alodinia deve ser observada em resposta a um toque leve, estímulo térmico, pressão profunda ou movimentação de articulação.
c: no exame físico, a temperatura deve ser mensurada e a diferença deve ser superior a 1 °C.
Por fim, não deve haver outros diagnósticos que expliquem melhor os sinais e sintomas presentes.

páticas.[32] A sensibilidade desses critérios diagnósticos é de 85%, com especificidade de 69%. Digno de nota é que os mesmos critérios são usados para a inclusão de pacientes em estudos clínicos, porém neste caso é necessário um sintoma nas quatro categorias (em vez de 1 em 3), o que torna os critérios menos sensíveis (70%), mas com a especificidade necessária (96%). Cumpre destacar que os critérios de Budapeste não fazem referência a certos aspectos importantes da SDRC, como a hiperpatia, o acometimento preferencial das extremidades e os sintomas que não se restringem ao território de um nervo ou dermátomo.

EXAMES COMPLEMENTARES

O diagnóstico da SDRC é clínico e não depende de exames subsidiários, mas alguns pesquisadores sugerem que alguns exames podem ser úteis.

Cintilografia óssea de três fases

A cintilografia óssea de três fases é uma técnica sensível para a detecção de alterações ósseas, articulares e periarticulares que cursam com alterações da perfusão e do metabolismo do esqueleto. No que diz respeito à SDRC, o achado característico é um aumento qualitativo no metabolismo ósseo periarticular nas três fases do exame, principalmente comparando a área clinicamente afetada com a extremidade contralateral (Figuras 6 e 7).[33] A sensibilidade da

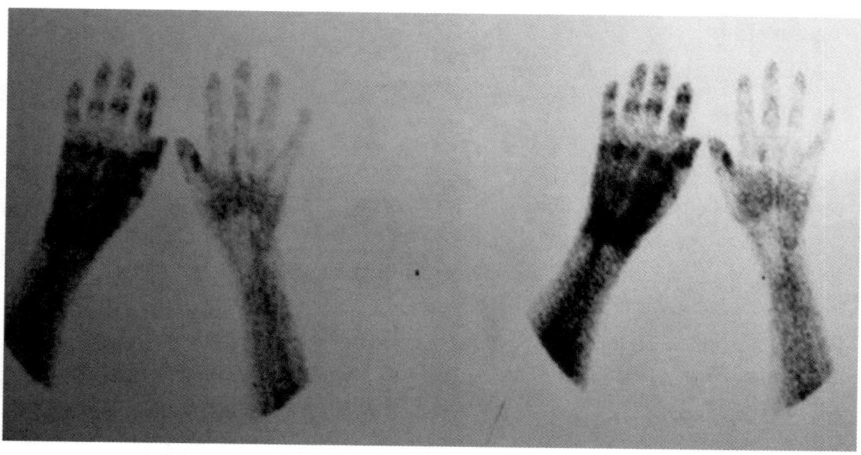

FIGURA 6 Cintilografia óssea de três fases destacando-se a captação aumentada de radionuclídeo na extremidade acometida (mão esquerda).
Fonte: arquivo pessoal do autor.

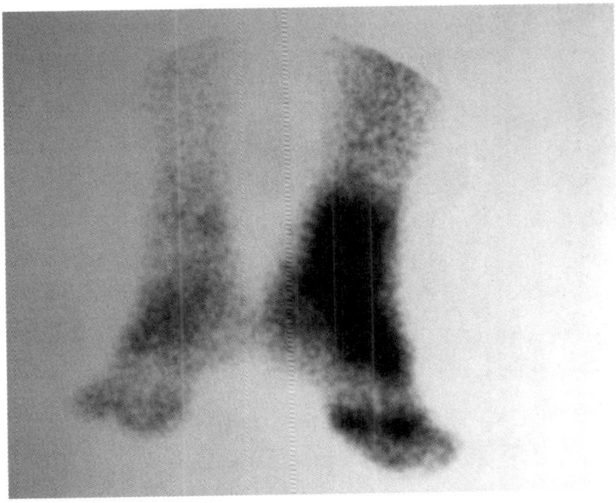

FIGURA 7 Cintilografia óssea de três fases: destaca-se a captação aumentada de radionuclídeo no pé acometido.
Fonte: arquivo pessoal do autor.

avaliação qualitativa chega a mais de 83%, porém com especificidade de, no máximo, 50%. Por outro lado, a avaliação quantitativa da captação (representada por um aumento da captação igual ou maior que 1,32 vez, comparando a área afetada com a extremidade contralateral na terceira fase do exame) é um achado de maior acurácia (sensibilidade 69%, especificidade 75%). Alterações cintilográficas sugestivas não são diagnósticas, porém podem corroborar um diagnóstico clínico de SDRC. Por outro lado, um exame normal não exclui o diagnóstico de SDRC. Pode ser útil no diagnóstico diferencial de outras doenças que cursam com alterações do metabolismo ósseo, como fraturas, infecções, tumores primários ou metástases, artrite e doenças metabólicas do osso.

Na SDRC, as alterações detectadas por esse método refletem o rompimento do controle neurogênico da região afetada.

Radiografia simples

A aparência radiológica característica na SDRC é uma porose moteada ou salpicada, a qual não é encontrada em todos os casos da síndrome, nem é patognomônica desta, já que pode ser encontrada em osteoporose por desuso, imobilização ou nas plegias. O aspecto moteado ou salpicado é decorrente da reabsorção irregular do osso trabecular e do osso esponjoso na síndrome. Recomenda-se que os exames sejam comparativos, incluindo o membro acometido e o não acometido (Figuras 8 e 9).[27-34]

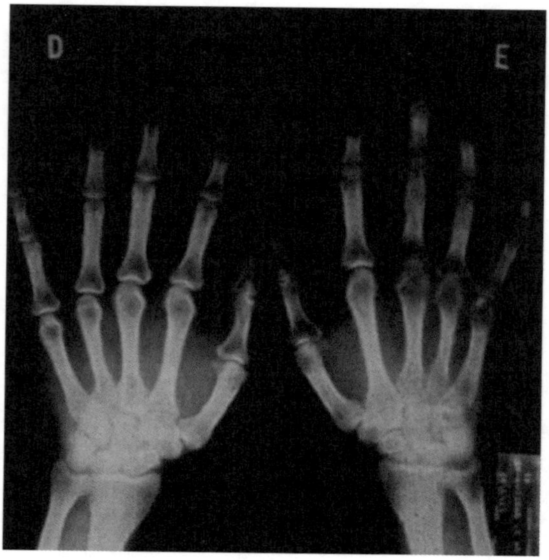

FIGURA 8 Radiografia de mãos: destaca-se a porose difusa na extremidade acometida (mão esquerda), com preservação dos espaços articulares.

Fonte: arquivo pessoal do autor.

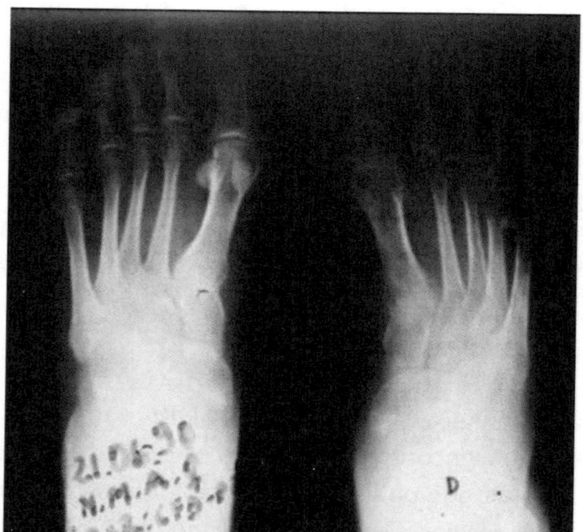

FIGURA 9 Radiografia simples dos pés: pé direito com porose difusa e preservação dos espaços articulares em relação ao pé esquerdo.

Fonte: arquivo pessoal do autor.

Testes autonômicos

Existem alguns testes propostos para avaliar pacientes com suspeita de SDRC, todos eles com pouca evidência científica e de difícil realização, não sendo práticos como um teste clínico de rotina.[35]

PREVENÇÃO

Os princípios da prevenção da SDRC são a mobilização precoce e a retirada de fatores com potencial desencadeante. A mobilização precoce do membro traumatizado, com ou sem fratura, cirúrgica ou não, deve ser feita o mais breve possível, ainda que tal recomendação não seja baseada em trabalhos científicos. É racional adotar a mesma medida em pacientes vítimas de infarto agudo do miocárdio e acidente vascular encefálico.

A suplementação com vitamina C (500 mg por dia durante 50 dias), após uma fratura ou uma cirurgia de membro, pode reduzir em até 22% o risco de desenvolvimento da SDRC. Embora o mecanismo de ação não seja conhecido, a recomendação deriva de metanálise de quatro estudos, dois deles controlados e randomizados.[36,37]

TRATAMENTO

Como mencionado, o entendimento limitado da comunidade médica acerca da fisiopatologia dessa condição é refletido não apenas na sua classificação imprecisa, mas também na miríade de tratamentos farmacológicos, invasivos, fisioterápicos e alternativos descritos, com benefícios controversos.

Recomenda-se que o tratamento seja iniciado tão logo seja feito o diagnóstico de SDRC, preferencialmente antes do aparecimento de seu quadro completo e das alterações radiológicas. A maioria dos consensos acerca do tratamento da SDRC[31,38] recomenda uma abordagem multidisciplinar, com um médico assistente com experiência no manejo da síndrome, fisioterapeuta, terapeuta ocupacional, psicólogo e médico algologista.[39] O foco do tratamento deve ser a retirada do fator desencadeante e a redução da dor para que o paciente tolere a reabilitação física.

Identificação e retirada do fator desencadeante

A presença de fatores desencadeantes deve ser buscada ativamente. Em nossa experiência, em um número significativo dos casos em que se pode implicar um fator causal, a retirada desse pode ser suficiente para a reversão do quadro. Assim, por exemplo, na presença de imobilização gessada, essa deve ser refeita de modo a torná-la mais cômoda para o paciente. Do mesmo modo, em pacientes em uso de fenobarbital ou outra droga capaz de desencadear a síndrome, deve-se buscar sua substituição.

Fisioterapia e terapia ocupacional

A fisioterapia e a terapia ocupacional são consideradas tratamento de primeira linha para a SDRC, embora problemas metodológicos nos estudos disponíveis dificultem a interpretação segura da evidência e da magnitude do benefício (ausência de grupo controle, número de pacientes reduzido, ausência de testes estatísticos). Também não há, na literatura médica, dados que permitam recomendar uma modalidade de tratamento fisioterápico em particular.[38-40]

O tratamento fisioterápico deve se resumir a dois aspectos simples e objetivos: a melhora da dor, quando necessária e indicada; e a reabilitação do paciente e de seu membro lesado, objetivo para o qual essa modalidade de tratamento é insubstituível.

Por fim, acredita-se que alguns pressupostos sejam fundamentais no sucesso do tratamento: adotar protocolos estritos e uniformes de tratamento; manter uma liderança única na condução dos casos; e evitar a adoção de medidas sem embasamento científico. O protocolo uniforme evita que sejam feitas tentativas de mudança baseadas em eventual insegurança do profissional da reabilitação e no impulso de "tentar fazer alguma coisa".[41]

Tratamento medicamentoso, procedimentos e prognóstico

Nos últimos 150 anos e desde o uso da tintura de ópio por Weir Mitchell, vários agentes farmacológicos foram testados para uso na SDRC. Infelizmente, nem todos têm eficácia comprovada em ensaios clínicos, randomizados, duplo-cegos e controlados, por motivos que vão desde a baixa incidência da síndrome e a falta de critérios diagnósticos universalmente aceitos, até o pouco conhecimento da fisiopatologia.

Os agentes farmacológicos usados no tratamento da SDRC incluem:

- Analgésicos e anti-inflamatórios não hormonais (AINH).
- Glicocorticoides.
- Antidepressivos.
- Anticonvulsivantes não barbitúricos.
- Bisfosfonatos.
- Calcitonina.
- Capsaicina e lidocaína tópicas.

Os AINH são frequentemente utilizados como tratamento de primeira linha na SDRC,[31] isoladamente ou em combinação com antidepressivos, anticonvulsivantes e/ou corticosteroides. Embora pouco estudadas no tratamento dessa condição,[29] tais drogas são úteis, pelo menos para permitir o tratamento fisioterápico com menos dor e reduzir a necessidade de utilizar outras drogas no tratamento da síndrome.[42]

Analgésicos como a dipirona e o paracetamol devem ser preferidos aos AINH quando se deseja apenas uma ação analgésica ou quando não se deseja correr risco de complicações cardiovasculares, renais ou gastrointestinais.[42]

Os glicocorticoides orais são os únicos anti-inflamatórios para os quais existe alguma evidência clínica embasando seu uso. A maioria dos ensaios envolveu casos iniciais, quando a inflamação é mais evidente. Desta forma, utilizados como monoterapia ou associados a outras drogas e modalidades de tratamento, são uma terapêutica efetiva para a SDRC em boa parte dos casos, especialmente antes da cronificação da doença.[43-47] Sua ação envolve a inibição da produção de mediadores inflamatórios, reduzindo assim a dor inflamatória, o edema e a limitação da movimentação, evitando a fibrose e facilitando a realização do tratamento fisioterápico. Eles também reduzem a taxa de transcrição nas células ganglionares da raiz dorsal da medula espinhal e, dessa maneira, reduzem o conteúdo de neuropeptídeos contidos nos neurônios sensitivos.

A dose habitualmente usada é de 30 a 80 mg/dia de prednisona, divididos em duas tomadas diárias. Uma dose de 40 mg/dia foi superior a AINH em pacientes com SDRC após acidente vascular encefálico.[35] Nossa experiência, contudo, sugere que doses menores podem e devem ser tentadas, principalmente naqueles pacientes em que a prednisona deve ser utilizada com cautela. Na experiência dos autores, deve-se usar corticosteroide como tratamento de primeira linha nos pacientes em que os fenômenos fluxivos e distróficos são proeminentes, quando os fenômenos fibróticos ainda não estão consolidados e como coadjuvante nos fenômenos dolorosos e distúrbios da sensibilidade.

Os antidepressivos são frequentemente efetivos em reduzir a dor neuropática. Embora não haja estudos específicos na SDRC, sabe-se que eles podem ser efetivos em reduzir a dor em pacientes com a síndrome.[48] Em nossa experiência, os antidepressivos tricíclicos e os de ação dual, mais modernos, facilitam o tratamento fisioterápico por reduzirem a dor e melhorarem o estado emocional dos pacientes com SDRC. Têm sido usados os antidepressivos tricíclicos (amitriptilina, nortriptilina e imipramina), em doses de 25 mg a 75 mg por dia, ou a duloxetina, em doses de 30 mg a 60 mg ao dia, pelo tempo necessário.

Os anticonvulsivantes e neuromoduladores atuam modulando a entrada de cálcio ou sódio nos neurônios, reduzindo seus potenciais de ação. Várias destas drogas têm sua eficácia no controle de dor neuropática documentada em grandes estudos randomizados e controlados, metanálises e revisões sistemáticas.[49] Há, contudo, poucos dados comprovando sua eficácia na SDRC.[41]

A gabapentina é uma droga de primeira linha para a dor neuropática. No tratamento da SDRC, embora existam relatos positivos isolados, sua eficácia não foi comprovada em ensaio randomizado, controlado com placebo.[50] Usam-se doses de 900 a 1.800 mg ao dia, divididos em três tomadas, ou a pregabalina (até 300 mg por dia, divididos em 2 tomadas diárias). Esta pode ser usada como uma alternativa à gabapentina, por sua posologia mais cômoda e menos efeitos adversos, embora seu custo seja mais elevado.

O osso é densamente inervado com neurônios nociceptivos. O aumento acentuado da reabsorção óssea pode ser doloroso porque esse processo envolve acidificação do meio extracelular pelos osteoclastos, o que ativaria essas terminações. A inibição da reabsorção óssea, portanto, pode reduzir a dor. Os dados de uma revisão sistemática mostraram que os bisfosfonatos têm potencial de reduzir a dor associada com SDRC tipo 1, preferencialmente dos pacientes com reabsorção óssea identificada na cintilografia óssea de três fases.[51] Os maiores estudos randomizados avaliaram neridronato (100 mg, endovenoso, 4 infusões ao longo de 10 dias) e clodronato (endovenoso, 300 mg por dia por 10 dias),[52] embora haja estudos menores relatando a eficácia do alendronato endovenoso e oral e do pamidronato endovenoso.

A calcitonina é um hormônio polipeptídeo produzido pela tireoide. Tem um efeito antinociceptivo independente de seu efeito antirreabsortivo no osso, e tem sido considerada efetiva para vários tipos de dor aguda e crônica. O mecanismo responsável especificamente pela analgesia é desconhecido. A literatura é controversa no que diz respeito ao uso da calcitonina na SDRC, com estudos negativos e positivos. Contudo, considera-se que a calcitonina tem seu valor no tratamento da SDRC, baseado em resultados de metanálise[53] e no relato de 28 casos de SDRC tratados com calcitonina de salmão que demonstraram uma ação relevante na melhora da dor automantida, inclusive com reversão dos fenômenos vasomotores nos casos iniciais, embora não tenha sido observada melhora efetiva nas alterações tróficas. A dose utilizada nesse estudo de casos foi de 100 UI diárias, administradas por via intramuscular ou subcutânea, até melhora significativa do quadro (cerca de 2 semanas), e em seguida as aplicações foram espaçadas para três vezes por semana por um período de cerca de dois meses (dados dos autores apresentados na seção de temas livres do XIX Congresso Brasileiro de Reumatologia – Brasília, 1992[56]). A dose com efetividade comprovada em estudo randomizado foi de 300 UI diariamente por via nasal, com manutenção em caso de resposta positiva.

A aplicação tópica em creme de lidocaína ou capsaicina é usada para tratamento de dores neuropáticas, mas com dados limitados de eficácia na SDRC.[54]

Em 2010, um ensaio randomizado e controlado encontrou eficácia da imunoglobulina endovenosa em 13 pacientes com SDRC estabelecida e refratária aos tratamentos padrões, e observou redução da dor após 6 a 19 dias de tratamento, com significância estatística, mas modesto grau de potência, comparado com placebo.[55] Contudo, pela pequena amostra desse único ensaio, há necessidade de mais estudos para avaliar a eficácia desse tratamento.

Os procedimentos intervencionistas para o tratamento da dor incluem infiltração de pontos-gatilho, bloqueio nervoso simpático regional, estimulação da medula espinhal, clonidina epidural e simpatectomia mecânica ou química, entre outros. As evidências publicadas dessas modalidades de tratamento são limitadas e sem comprovação cientifica; além disso, o detalhamento maior desses métodos foge ao escopo deste capítulo.

O prognóstico da SDRC é imprevisível em uma grande percentagem de casos e depende de vários fatores, muitas vezes desconsiderados, negligenciados ou subestimados. Infelizmente, muitos pacientes evoluirão com sequelas limitantes para o resto de suas vidas por vários motivos.

Em conclusão, o sucesso do tratamento da SDRC depende basicamente de fatores como: tempo da doença; precocidade do diagnóstico; fator desencadeante; estado psicológico do paciente; ganho secundário; presença de comorbidades; escolha do tratamento; e uniformidade de conduta da equipe responsável pelo tratamento.

REFERÊNCIAS

1. Machado MA, Machado GUC. Síndrome da dor regional complexa. In: Ranzolin A, Chiuchetta FA, Heymann RE, editores. Dores musculoesqueléticas localizadas e difusas. 2. ed. São Paulo: Planmark; 2017. p.166-81.
2. Stanton-Hicks M, Janig W, Hassenbusch S, Haddox JD, Boas R, Wilson P, et al. Reflex sympathetic dystrophy: changing concepts and taxonomy. Pain. 1995;63(1):127-33.
3. Raneem A, Yew W, Shervanthi H. Complex regional pain syndrome: a review. Ann Vasc Surg. 2008;22(2):297-306.
4. Sandroni P, Benrud-Larson LM, McClelland RL, Low PA. Complex regional pain syndrome type I: incidence and prevalence in Olmsted county: a population-based study. Pain. 2003;103(1-2):199-207.
5. de Mos M, de Bruijn AG, Huygen FJ, Dieleman JP, Stricker BH, Sturkenboom MC. The incidence of complex regional pain syndrome: a population-based study. Pain. 2007;129:12.
6. Kozin F. Painful shoulder and the reflex sympathetic dystrophy syndrome. In: Koopman WJ. Arthritis and allied conditions: a textbook of rheumatology. 13. ed. Baltimore: Williams & Wilkins; 1997. p.1908-22.

7. Park TJ, Martin GM, Magness JL, Kavanaugh GJ. Reflex sympathetic dystrophy: review of 140 cases. Minn Med. 1970;53(5):507-12.
8. Bruehl S. Uma atualização sobre a fisiopatologia da complexa síndrome da dor regional. Anestesiologia. 2010;113:713.
9. Tanabe Y. Complex regional pain syndrome type I induced by phenobarbital. No To Shinkei. 2006;58(8):687-92.
10. Good AE, Green RA, Zarafonetis CJ. Rheumatic symptoms during tuberculosis therapy. A manifestation of isoniazid toxicity? Ann Intern Med. 1965;63(5):800-7.
11. Levine DZ. Burning pain in a extremity: breaking the destructive cycle of reflex sympathetic dystrophy. Posgrad Med. 1991;90:175-85.
12. Doury P, Dirheimer Y, Pattin S. Algodystrophy: diagnosis and therapy of frequent disease of the locomotor apparatus. Berlin: Springer; 1981.
13. Geertzen JH, de Bruijn H, de Bruijn-Kofman AT, Arendzen JH. Reflex sympathetic dystrophy: early treatment and psychological aspects. Arch Phys Med Rehabil. 1994;75:442-6.
14. Bussa M, Guttilla D, Lucia M, Mascaro A, Rinaldi S. Complex regional pain syndrome type I: a comprehensive review. Acta Anaesthesiol Scand. 2015;59:685.
15. Munnikes RJ, Muis C, Boersma M, Heijmans-Antonissen C, Zijlstra FJ, Huygen FJ. Intermediate stage complex regional pain syndrome type 1 is unrelated to proinflammatory cytokines. Mediators Inflamm. 2005;2005:366.
16. Alexander GM, van Rijn MA, van Hilten JJ, Perreault MJ, Schwartzman RJ. Changes in cerebrospinal fluid levels of pro-inflammatory cytokines in CRPS. Pain. 2005;116:213.
17. Uçeyler N, Eberle T, Rolke R, Birklein F, Sommer C. Differential expression patterns of cytokines in complex regional pain syndrome. Pain. 2007;132:195.
18. Parkitny L, McAuley JH, Di Pietro F, Stanton TR, O'Connell NE, Marinus J, et al. Inflammation in complex regional pain syndrome: a systematic review and meta-analysis. Neurology. 2013;80:106.
19. Marinus J, Moseley GL, Birklein F, Baron R, Maihöfner C, Kingery WS, van Hilten JJ. Clinical features and pathophysiology of complex regional pain syndrome. Lancet Neurol. 2011;10:637.
20. Jänig W, Baron R. Complex regional pain syndrome: mystery explained? Lancet Neurol. 2003;2:687.
21. Maihöfner C, Handwerker HO, Neundörfer B, Birklein F. Cortical reorganization during recovery from complex regional pain syndrome. Neurology. 2004;63:693.
22. Bruehl S. Uma atualização sobre a fisiopatologia da complexa síndrome da dor regional. Anestesiologia. 2010;113:713.
23. van de Beek WJ, Roep BO, van der Slik AR, Giphart MJ, van Hilten BJ. Susceptibility loci for complex regional pain syndrome. Pain. 2003;103:93.
24. Van AN, Laere M, Claessens M. The treatment of reflex sympathetic dystrophy syndrome: current concepts. Acta Ortho Belg. 1992;58 (Suppl) 1:259-61.
25. Birklein F, Riedi B, Siewekw N, Weber M, Neundörfer B. Neurological findings in complex regional pain syndrome - analysis of 145 cases. Acta Neurol Scand. 2000;101(4):262-9.
26. Ott S, Maihöfner C. Signs and symptoms in 1,043 patients with complex regional pain syndrome. J Pain. 2018;19:599.
27. Birklein F, O'Neill D, Schlereth T. Complex regional pain syndrome: an optimistic perspective. Neurology. 2015;84:89.
28. Harden RN, Bruehl S, Stanton-Hicks M, Wilson PR. Proposed new diagnostic criteria for complex regional pain syndrome. Pain Med. 2007;8(40):326-31.
29. Livingstone JA, Field J. Algodystrophy and association with Dupuyten's disease. J Hand Surg. 1999;24:199-202.
30. Veldman PH, Reynen HM, Arntz Goris RJ. Signs and symtpoms of reflex sympathetic dystrophy: prospective study of 829 pacients. Lancet. 1993;342(8878):1012-6.
31. Harden RN, Oaklander AL, Burton AW, Perez RS, Richardson K, Swan M, Barthel J, Costa B, Graciosa JR, Bruehl S; Reflex Sympathetic Dystrophy Syndrome Association. Complex re-

gional pain syndrome: practical diagnostic and treatment guidelines, 4th edition. Pain Med. 2013;14(2):180-229.

32. Harden RN, Bruehl S, Perez RS, Birklein F, Marinus J, Maihofner C, et al. Validation of proposed diagnostic criteria (the "Budapest Criteria") for complex regional pain syndrome. Pain. 2010;150(2):268-74.
33. Wüppenhorst N, Maier C, Frettlöh J, Pennekamp W, Nicolas V. Sensitivity and specificity of 3-phase bone scintigraphy in the diagnosis of complex regional pain syndrome of the upper extremity. Clin J Pain. 2010;26(3):182-9.
34. Birklein F, O'Neill D, Schlereth T. Complex regional pain syndrome: an optimistic perspective. Neurology. 2015;84(1):89-96.
35. Cohen SP, Raja SN. Does prolonged skin temperature measurement improve the diagnosis of complex regional pain syndrome? Nat Clin Pract Neurol. 2009;5(1):14-5.
36. Shibuya N, Humphers JM, Agarwal MR, Jupiter DC. Efficacy and safety of high-dose vitamin C on complex regional pain syndrome in extremity trauma and surgery--systematic review and meta-analysis. J Foot Ankle Surg. 2013;52(1):62-6.
37. Zollinger PE, Tuinebreijer WE, Breederveld RS, Kreis RW. Can vitamin C prevent complex regional pain syndrome in patients with wrist fractures? A randomized, controlled, multicenter dose-response study. J Bone Joint Surg Am. 2007;89(7):1424-31.
38. Daly AE, Bialocerkowski AE. Does evidence support physiotherapy management of adult complex regional pain syndrome type one? A systematic review. Eur J Pain. 2009;13(4):339-53.
39. McCormick ZL, Gagnon CM, Caldwell M, Patel J, Kornfeld S, Atchison J, et al. Short-term functional, emotional, and pain outcomes of patients with complex regional pain syndrome treated in a comprehensive interdisciplinary pain management program. Pain Med. 2015;16(12):2357-67.
40. Smith TO. How effective is physiotherapy in the treatment of complex regional pain syndrome type I? A review of the literature. Musculoskeletal Care. 2005;3(4):181-200.
41. O'Connell NE, Wand BM, McAuley J, Marston L, Moseley GL. Interventions for treating pain and disability in adults with complex regional pain syndrome. Cochrane Database Syst Rev. 2013;4:CD009416.
42. Sindrup SH, Jensen TS. Efficacy of pharmacological treatments of neuropathic pain: An update and effect related to mechanism of drug action. Pain. 1999;83(3):389-400.
43. Borchers AT, Gershwin ME. Complex regional pain syndrome: a comprehensive and critical review. Autoimmun Rev. 2014;13(3):242-65.
44. Kozin F, McCarty DJ, Sims J, Genant H. The reflex sympathetic dystrophy syndrome. I. Clinical and histologic studies: evidence for bilaterality, response to corticosteroids and articular involvement. Am J Med. 1976;60(3):321-31.
45. Mowat AG. Treatment of the shoulder-hand syndrome with corticosteroids. Ann Rheum Dis. 1974;33(2):120-3.
46. Haddox JD, Van Alstine D. Pharmacologic therapy for reflex sympathetic dystrophy. Phys Med Rehabil. 1996;10:297-307.
47. Kingery WS. A critical review of controlled clinical trials for peripheral neuropathic and pain complex regional pain syndromes. Pain. 1997 73(2):123-39.
48. Collins SL, Moore RA, McQuay HJ, Wiffen P. Antidepressants and anticonvulsants for diabetic neuropathy and postherpetic neuralgia: A quantitative systematic review. J Pain Symptom Manage. 2000;20(6):449-58.
49. Wiffen P, Collins S, McQuay H, Carroll D, Jadad A, Moore A. Anticonvulsant drugs for acute and chronic pain. Cochrane Database Syst Rev. 2005;(3):CD001133.
50. van de Vusse AC, Stomp-van den Berg SG, Kessels AH, Weber WE. Randomised controlled trial of gabapentin in complex regional pain syndrome type. BMC Neurol. 2004;4:13.

51. Varenna M, Adami S, Rossini M, Gatti D, Idolazzi L, Zucchi F, et al. Treatment of complex regional pain syndrome type I with neridronate: a randomized, double-blind, placebo-controlled study. Rheumatology (Oxford). 2013;52(3):534-42.
52. Varenna M, Zucchi F, Ghiringhelli D, Binelli L, Bevilacqua M, Bettica P, Sinigaglia L. Intravenous clodronate in the treatment of reflex sympathetic dystrophy syndrome. A randomized, double blind, placebo controlled study. J Rheumatol. 2000;27:1477.
53. Gobelet C, Waldburger M, Meier JL. The effect of adding calcitonin to physical treatment on reflex sympathetic dystrophy. Pain. 1992;48(2):171-5.
54. Perez RS, Zollinger PE, Dijkstra PU, Thomassen-Hilgersom IL, Zuurmond WW, Rosenbrand KC, Geertzen JH; CRPS I task force. Evidence based guidelines for complex regional pain syndrome type 1. BMC Neurol. 2010;10:20.
55. Goebel A, Baranowski A, Maurer K, Ghiai A, McCabe C, Ambler G. Intravenous immunoglobulin treatment of the complex regional pain syndrome: a randomized trial. Ann Intern Med. 2010;152(3):152-8.
56. Machado MAF. Calcitonina na Síndrome da Distrofia Simpático-Reflexa: estudo de 28 casos. In: XIX Congresso Brasileiro de Reumatologia. 24 set. 1992; Brasília, DF.

CAPÍTULO 15

Dor axial – cervicalgias

Nilton Salles Rosa Neto
Marcos Renato de Assis

INTRODUÇÃO

A cervicalgia é geralmente definida como dor na região compreendida entre o occipício e a proeminência da vértebra C7; no entanto, frequentemente se faz acompanhada de cefaleia, dor em ombros, região torácica, mandíbula ou braquialgia.[1,2] Muitas vezes há irradiação da dor, mas nem sempre em decorrência de irritação ou compressão nervosa. Não existe uma relação consistente entre intensidade de sintomas e gravidade de acometimento; alguns pacientes com infarto agudo do miocárdio poderão ter intensa dor na face lateral da região cervical, enquanto outros com grande destruição da articulação atlantoaxial por artrite reumatoide (AR) poderão ser assintomáticos; contudo, a maior intensidade de dor se associa a maior chance de cronificação, a depender da etiologia.[1-5]

O segmento cervical é o mais móvel da coluna; movimenta-se nos três planos e sustenta a cabeça com peso ao redor de 5 quilos. A região é movimentada cerca de 600 vezes durante um dia e contém grande variedade e complexidade de estruturas, justificando a ampla possibilidade de diagnósticos.[5,6]

A cervicalgia é uma ocorrência bastante comum na população geral, com prevalência ao redor de 40% ao longo da vida, maior em mulheres, em áreas urbanas e principalmente causada por alterações biomecânicas, sendo responsável por 15% dos problemas de tecidos moles vistos na prática geral. Ainda existe carência de estudos sobre cervicalgia e algumas diretrizes a respeito de classificação sindrômica. Uso de sinais de alerta e de risco de cronificação tem sido extrapolado a partir de estudos com lombalgia.[7-9]

A dor pode ser diretamente relacionada a doenças autoimunes, traumáticas, infecciosas, neoplásicas, hematológicas, endócrinas, congênitas, neurológicas e psiquiátricas, mas em cerca de 90% das vezes decorre de problemas em partes moles. A frequência elevada desta causa nem sempre significa simplicidade na condução de um caso, pois essas dores musculoesqueléticas comumente apresentam vasta relação de fatores desencadeantes e agravantes, cujas percepção e abordagem podem influenciar fortemente a evolução e o desfecho do problema.[1,2,5,10]

A dor cervical pode se irradiar para um ou ambos os membros superiores, quando é chamada de cervicobraquialgia, ou ser acompanhada de cefaleia. A cervicalgia mecânica pode decorrer de uso excessivo, trauma ou deformidade e se caracteriza por piora com determinada movimentação e melhora ao repouso. Na suspeita de cervicalgia mecânica, inicialmente não se deve solicitar exames laboratoriais ou de imagem, sob risco de se deparar com achados sem repercussão clínica que podem ser indevidamente valorizados. Em metade desses pacientes, o alívio espontâneo ocorrerá dentro de 2 a 4 semanas e a maioria terá remissão completa em até três meses. Sua prevalência vem aumentando, particularmente no contexto ocupacional, muitas vezes levando a absenteísmo.[4,10,11]

Para aqueles casos que ocorrem secundariamente a lesão inflamatória crônica, infecção, compressão, tumores ou malformações, a precocidade diagnóstica é fundamental para o tratamento correto e no tempo adequado. Diversos dados de história e achados do exame físico constroem a suspeita diagnóstica e orientam a solicitação racional de exames subsidiários, os quais adquirem importância nos casos em que a clínica sugere compressão raquimedular ou doença de base que justifique ou influencie consistentemente o quadro, como infecção, doença inflamatória crônica ou tumor.[8,10,12]

Portanto, um dos objetivos principais da avaliação inicial é diferenciar pacientes com prováveis problemas mecânicos, que são potencialmente benignos, daqueles que necessitam de investigação imediata com exames subsidiários em busca de causas diversas, que são potencialmente mais agressivas, crônicas e de maiores morbidade e mortalidade (Quadro 1).[8-10,13]

Diante de um episódio agudo de cervicalgia, deve-se realizar história e exame físico direcionados. O exame neurológico deve buscar sinais de compressão medular ou radicular. Dor irradiada para o membro superior e parestesias são relativamente frequentes, mesmo sem o acometimento radicular; portanto, deve ser bem esclarecida a distribuição desses sintomas, assim como duração e relação com posturas ou movimentos, para que se defina se há suspeita de envolvimento neurológico.[11]

A hipótese de um componente não orgânico de cervicalgia pode ser elaborada com base na associação de alguns fatores psicoafetivos, como a presença de reação exagerada de dor ao exame físico com ressalto à palpação, dor à

QUADRO 1 Dados clínicos em pacientes com cervicalgia que justificam a solicitação de exames subsidiários[10, 34]

Constitucionais	
• Febre • Suor noturno	• Perda de peso inexplicada • Anemia moderada ou grave
Dor cervical atípica (padrão diferente do usual)	
• Pior à noite • Pior ao decúbito • Bem localizada dentro do pescoço	• Persistente e com irradiação regular para estruturas fora da região cervical • Associada a dor axilar
Achados neurológicos	
• Parestesia em membros superiores e inferiores • Fraqueza de membros; dificuldade para andar • Atrofia de membros • Incontinência urinária ou fecal	• Cefaleia intensa ou dores espasmódicas em salvas • Síndrome de Horner (ptose, miose e anidrose facial) • Distúrbios mentais
Doenças prévias	
• Câncer • Diabetes • Imunodeficiência (AIDS, em uso de quimioterapia)	• AR • Espondiloartrite • Espondilodiscite
Condições especiais	
• Idade inferior a 15 ou superior a 60 anos • Drogadição • Trauma violento recente • Ausência de pulsos ou isquemia de membros superiores	• Claudicação do braço • Edema visível • Aumento ganglionar • Sangramento em ouvidos, nariz ou boca • Rouquidão

AR: artrite reumatoide.

palpação superficial e difusa, limitação maior que 50% da rotação cervical para ambos os lados e inconformidade anatômica na distribuição dos sintomas. Deve-se notar que tais características não excluem causa orgânica ou malignidade nem reduzem a gravidade da doença de base, mas podem se somar aos achados orgânicos, levando a amplificação do quadro clínico e maior impacto funcional sobre o indivíduo. A ocorrência de depressão, ansiedade, baixo recurso de enfrentamento, foco sobre o problema, catastrofização ou insatisfação com suas tarefas oferece maior risco de cronificação e demanda uma abordagem ampla de questões psicoafetivas, sociofamiliares e laborais, revelando a amplitude do diagnóstico de cervicalgia.[8,9]

Paraplegia aguda, fraqueza de membros superiores e inferiores, com distúrbios da marcha e incontinência urinária, caracterizam urgência na avaliação e tratamento, muitas vezes cirúrgico. Esses achados, no contexto de cervicalgia, sugerem compressão medular aguda, cuja abordagem precoce é decisiva no prognóstico.[4,8]

ANAMNESE

Pela anamnese deve-se apurar as características da dor — duração, intensidade, tipo, localização, irradiação, ritmo, fatores de agravamento e de alívio.[9] A dor mecânico-postural se intensifica em determinadas posições ou movimentações; portanto, tende a piorar com a atividade, ao longo do dia, e alivia ao repouso, comumente no período noturno e ao se deitar. Na maioria das vezes, é um processo de autorresolução dentro de um período de alguns dias a semanas.[9] Dolorimento de instalação lenta, localizado na transição da região cervical para os ombros, sugere acometimento muscular ou articular. Nessa região, é frequente observar aumento do tônus muscular, às vezes percebido pelo próprio paciente, que pode ser um desencadeante da dor, mas também pode ocorrer como consequência.[9]

A irradiação até a extremidade do membro superior pode ser decorrente de um conflito radicular, especialmente se há sensação de formigamento, frialdade, dormência no mesmo território ou perda de força muscular. A compressão pode ocorrer por herniação, osteofitose e frequentemente envolve um componente inflamatório local. As hérnias de disco costumam manter dor por cerca de três meses ou mais, mas com redução progressiva.[4,14,15]

A persistência da dor pode ser indicativa de doença subjacente ou decorrer de fatores desfavoráveis de aspecto biomecânico, laboral, emocional e de ganho secundário.[16] Deve-se buscar possíveis sinais de diversas doenças ou antecedentes de risco, como linfadenomegalia para processos infecciosos ou neoplásicos; irradiação de dor torácica de infarto agudo do miocárdio; hipertensão e tabagismo para aneurisma; osteoporose, trauma ou neoplasia para fratura; ferimento penetrante, imunossupressão, uso intravenoso de drogas para infecções.[9,16,17] Febre, anemia acentuada ou perda de peso são sugestivas de processo infeccioso crônico ou tumoral, assim como dor axilar e linfadenopatia. Piora da dor em posição deitada ou no período noturno pode indicar tumor da coluna vertebral ou infiltração medular. Dor cervical localizada, principalmente se houver dor à palpação óssea, sugere lise ou remodelação óssea, como metástase, osteoblastoma e doença de Paget.[9]

O tumor de Pancoast é um subtipo de câncer do sulco pulmonar superior, na maioria dos casos carcinoma de células escamosas ou adenocarcinoma, que invade a parede torácica apical e produz classicamente um quadro clínico de dor constante no território de C8 e T1. Também pode causar síndrome de Horner, pela lesão simpática na invasão do plexo braquial.[1,4]

Com rigidez matinal prolongada, piora da dor ao repouso ou artrite periférica, deve-se pensar em polimialgia reumática,[18] espondiloartrites ou AR, lembrando-se que o acometimento da artrite predomina em C1-C2 e que o clássico padrão ascendente da espondilite nem sempre ocorre, especialmente no sexo feminino, e que é comum o acometimento cervical em artrite psoriásica, em geral com características diferentes em relação à espondilite anquilosante.[19] A polimialgia reumática costuma acometer indivíduos acima de 50 anos e apresenta dor em região cervical, ombros e quadris, sendo acompanhada de fraqueza nos quatro membros de predomínio proximal.[9] Outro quadro inflamatório agudo ocorre na doença por depósito de pirofosfato de cálcio, em que os cristais se depositam nos ligamentos ao redor da apófise odontoide e geram um processo inflamatório com possibilidade de febre, rigidez de nuca, torcicolo ou dor na garganta. Esta manifestação é conhecida como *crowned dens*[20] (apófise odontoide coroada).

Alguns casos de síndromes compressivas de nervos periféricos se acompanham de cervicalgia, mas frequentemente se iniciam distalmente e evoluem com irradiação para a região cervical.[4] Acometimentos viscerais, como doenças esofagianas ou coronarianas e síndrome do desfiladeiro torácico, costumam apresentar, além da dor cervical, outros sintomas relativos aos órgãos acometidos e habitualmente são muito intensos, predominantes ou recorrentes. A dor aguda que ocorre durante ou logo após esforço físico e estresse emocional, associada a fatores de risco cardiovascular, deve ter como diagnóstico diferencial a síndrome coronariana aguda, o que será óbvio na concomitância de dor torácica. O acometimento de coronárias e carótidas habitualmente está associado a arteriosclerose, mas em casos raros pode decorrer de vasculite, como na arterite de Takayasu.[9,21]

Compressões vasculares extrínsecas costumam vir acompanhadas de outros sinais, como palidez, frialdade e, com o passar do tempo, atrofia nos comprometimentos arteriais, cianose e edema mole nos comprometimentos venosos.[9,16]

Alterações neurológicas como neuropatia de pares cranianos e plexopatias habitualmente apresentam-se com deficiências motoras e sensitivas que orientam o diagnóstico.[4,5,22] Infecções virais podem causar intensa dor cervical, como herpes-zóster, em que as lesões podem aparecer depois do início da dor, ou na dengue, que deve ser considerada em casos agudos e, particularmente, em regiões endêmicas.[9] O chamado sinal de Lhermitte é mais propriamente um sintoma — a sensação de choque que corre pelo corpo quando o paciente realiza flexão cervical. O paciente também pode descrever parestesias ou disestesias em membros ao abaixar a cabeça. Esse achado incomum pode ser resultado da hiperexcitabilidade na coluna dorsal da medula espinhal. É observado mais frequente em hérnias de disco volumosas ou subluxação de C2 em AR, mas pode ocorrer em esclerose múltipla, aracnoidite, neoplasia medular, deficiência de vitamina B12, siringomielia ou medula presa.[4,5,14,16]

A articulação temporomandibular (ATM) pode causar dor cervical e comumente manifesta-se com dor e crepitações locais, por vezes associada a desalinhamentos dentários e má oclusão.[16]

EXAME FÍSICO

À inspeção estática, é possível notar desalinhamentos posturais em mais de um plano envolvendo posicionamento inadequado dos ombros e do segmento cefálico. Muitas vezes há encurtamento de extensores da cabeça e elevação de ombros, com projeção anterior, que pode surgir em decorrência da dor ou como fator perpetuante da cervicalgia. No entanto, a presença de deformidades da coluna não implica necessariamente sintomatologia dolorosa, podendo ser um achado sem significado clínico.[9,23] Atitudes viciosas são desenvolvidas por contraturas musculares e por tentativa de evitar extensão forçada da musculatura acometida, resultando em desvios ipsilateral ou contralaterais ao lado doloroso.[16,23,24]

A inspeção dinâmica deve ser iniciada ao primeiro contato visual com o paciente, em sua movimentação habitual, antes que ele seja solicitado a fazer uma movimentação programada, pois se pode observá-lo com maior naturalidade, sem a apreensão de quem vai executar uma tarefa.[2,9]

A amplitude de movimento é avaliada em conjunto, sendo difícil isolar um movimento que aconteça apenas em uma unidade funcional. A rotação cervical, por exemplo, é um pouco mais definida, tendo 50% do movimento na articulação atlantoaxial e o restante no somatório de pequenos movimentos entre as outras vértebras cervicais. A detecção dessas restrições pode colaborar para a identificação anatômica ou etiológica, mas usualmente tem maior importância na avaliação funcional, auxiliando no estabelecimento de estratégias ergonômicas e de exercícios.[6,9]

A palpação, incluindo a realização de manobras, é parte importante da elucidação diagnóstica e deve ser feita com esclarecimento do examinador, pedindo ao examinado que a cada instante descreva as sensações experimentadas e identifique se o padrão se assemelha a sua queixa original. Na palpação local é possível perceber a dor óssea; a presença de massas anormais; o estado contrátil da musculatura; os pontos dolorosos e gatilhos, particularmente em paravertebrais. Dor à palpação da linha média posterior se relaciona a problemas intrínsecos da coluna, com envolvimento ósseo ou capsuloligamentar. A síndrome do manguito rotador tipicamente se manifesta à elevação do membro superior pela dor em ombro que se irradia para o braço sem ultrapassar o cotovelo.[2,9]

As causas vasculares devem ser avaliadas pela palpação de pulsos periféricos, carotídeos e temporais, aferição de pressão arterial em ambos os braços, observação de coloração, perfusão periférica, sinais de atrofia de fâneros e manobras de compressão vascular.[9] O envolvimento das estruturas nos vários movimentos cervicais está resumido no Quadro 2.

O exame neurológico pode indicar compressão medular ou radicular através da perda de força, principalmente se estiverem presentes flacidez/espasticidade, hipo/hiper-reflexia, clônus, sinal de Babinski ou de Hoffmann. Os exames da sensibilidade tátil, da força muscular e dos reflexos osteotendíneos podem colaborar substancialmente para a identificação da origem da dor e devem incluir os segmentos corporais inferiores, onde pode haver achados sugestivos de acometimento nervoso central ou periférico. Para isto, deve ser conhecida a distribuição de dermátomos, de miótomos e a correspondência entre reflexos e níveis segmentares da medula. Essa correlação anatômica/clínica é

QUADRO 2 Amplitudes de movimento cervical e de ombros e musculatura acionada[5,6]

Movimento	Amplitude*	Músculos
Segmento cervical		
Flexão	70º	Longo, longuíssimo, reto anterior e reto lateral da cabeça, longo e longuíssimo do pescoço
Extensão Lateralização	60º	Eretor da espinha, semiespinhal e esplênio da cabeça e do pescoço e oblíquo superior da cabeça
Rotação	40º	Longuíssimo do pescoço, semiespinhal da cabeça e do pescoço, espinhal cervical, esternocleidomastóideo, oblíquo superior da cabeça, escalenos
	85º	Longuíssimo do pescoço, reto da cabeça, esternocleidomastóideo, oblíquo inferior da cabeça, escalenos
Ombros		
Flexão	180º	Deltoide anterior
Extensão	45º	Grande dorsal, deltoide anterior e redondo maior
Adução horizontal	135º	Peitoral maior, coracobraquial e deltoide anterior
Abdução	180º	Deltoide médio e supraespinhoso
Abdução horizontal	40º	Peitoral maior, deltoide anterior e coracobraquial
Rotação interna	90º	Subescapular e redondo maior
Rotação externa	90º	Infraespinhoso e redondo menor

* Valores médios para adultos jovens.

exibida no Quadro 3.[6,9,16] A identificação do padrão de acometimento pode indicar afecção primária do sistema nervoso.[9,16]

A síndrome do túnel do carpo pode se manifestar com sintomas proximais semelhantes à radiculopatia de C6 ou C7, mas na diferenciação pelo exame físico podem ser utilizados principalmente o sinal de Tinel, a manobra de Phalen e atrofia tenar.[16]

A cintura escapular deve sempre fazer parte do exame físico detalhado, por sua íntima relação anatomofuncional com o segmento cervical. Longuíssimo, espinhal e esplênio, percebidos como a musculatura paravertebral, assim como trapézio, esternocleidomastóideo, deltoide, peitorais, adutores de escápula e rotadores do membro superior devem ser avaliados quanto a alongamento, força ou presença de pontos dolorosos ou gatilhos. Seu funcionamento harmonizado também deve ser observado durante a inspeção dinâmica.[6,9]

A fraqueza e o encurtamento de musculatura da cintura escapular são achados frequentes que propiciam anteriorização do segmento cefálico e dos ombros e muitas vezes criam problemas biomecânicos que geram dor e aumentam a chance de lesões. A escápula deve estar bem estabilizada junto ao dorso, sem elevação, lateralização ou afastamento do gradeado costal, mas também deve apresentar boa mobilidade. Hipertonia e encurtamento do músculo peitoral menor e rigidez da cápsula articular posterior têm se relacionado à posição escapular alterada. Muitas contraturas dolorosas envolvem o trapézio, o serrátil anterior, os adutores e os abaixadores de escápula. Esse conjunto de alterações tem sido reportado como discinesia escapular, que se associa a várias síndromes dolorosas na cervical e no ombro.[9,25]

Existem várias formas de sensibilização de partes moles por estresse mecânico e de compressão de estruturas nervosas por testes de provocação. Os testes de tensão do membro superior são bastante sensíveis, embora inespecíficos; por outro lado, as manobras de compressão e tração cervical e as alterações de reflexo têm alta especificidade, com sensibilidade baixa. Uma revisão sistemática sobre propedêutica para diagnóstico de radiculopatia cervical concluiu que o teste de tração de Spurling e a manobra de Valsalva são válidos para confirmar o diagnóstico, enquanto a negatividade do teste de tensão do membro superior pode descartá-lo.[6,9,26]

Diante da ocorrência de traumas de alta energia, é necessária a imobilização cuidadosa da coluna cervical com órteses adequadas para o transporte até um pronto atendimento onde se realizem exames de imagem. Em outros contextos, a instabilidade cervical pode ser testada com cuidado, principalmente em situações de maior risco, como pessoas idosas, com síndrome de Down ou doença inflamatória da coluna, pelo risco de lesão neurológica. O acometimento cervical da AR pode levar a erosões e instabilidade atlantoaxial e, na

QUADRO 3 Sensibilidade, motricidade e reflexos relacionados às raízes nervosas na região cervical [5,35]

Disco	Raiz nervosa	Áreas de dor	Sensibilidade tátil	Ponto-chave de dermátomo	Motricidade	Reflexo
C2-C3	C3	Occipital e mastoide	Região cervical posterior e mastoide	Abaixo da orelha	Não detectável	Nenhum
C3-C4	C4	Cervical posterior até borda superior da escápula	Região cervical posterior e fossa supraclavicular	Fossa supraclavicular	Não detectável	Nenhum
C4-C5	C5	Cervical posterior inferiormente até face lateral do ombro	Face anterior do ombro	Epicôndilo	Deltoide, bíceps braquial	Bicipital braquial
C5-C6	C6	Transição cervicotorácica e escapular, medial da escápula, borda lateral do braço, antebraço até o polegar e o índex	1º e 2º dedos	Polegar	Extensores do punho	Supinador
C6-C7	C7	Superior do ombro até escápula, face dorsal do antebraço até o dedo médio	3º dedo	3º dedo	Tríceps braquial	Tricipital braquial
C7-T1	C8	Supraescapular, face dorsal do antebraço até 4º e 5º dedos	4º e 5º dedos	5º dedo	Intrínsecos	Nenhum

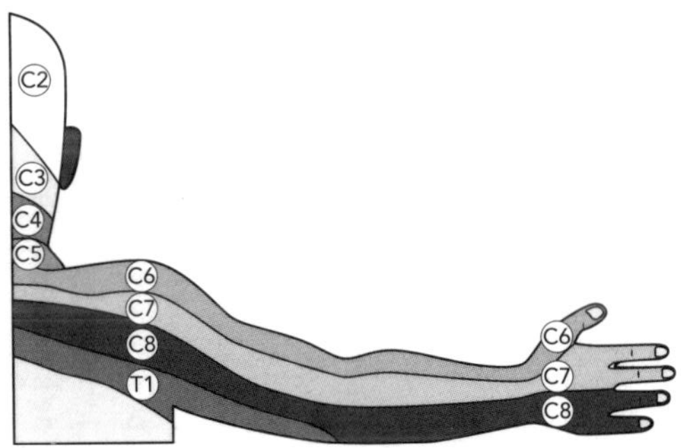

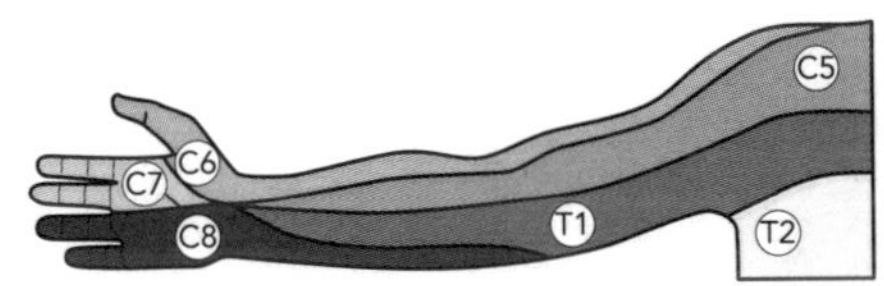

espondilite, a calcificação de ligamentos pode predispor a fratura vertebral e subluxação atlantoaxial.[9,16,27]

Algumas das manobras mais úteis são descritas no Quadro 4.

QUADRO 4 Testes e manobras para avaliação de cervicobraquialgia[9,10]

Teste de Valsalva	Interpretação
Paciente em posição sentada realiza esforço expiratório sem permitir a saída de ar (expirar contra a própria mão) durante 5 a 10 segundos, causando aumento das pressões abdominal e pressão intratecal	Piora da dor cervical ou radicular por aumento da compressão medular ou radicular em lesões expansivas como tumor intracanal ou hérnia discal
Teste de compressão	**Interpretação**
Com o paciente em posição sentada, o examinador realiza compressão axial progressiva da cabeça. Evitar na suspeita de instabilidade cervical	Aumento da dor cervical pelo estreitamento foraminal com compressão da raiz acometida e/ou sobrecarga nas articulações facetárias, ou ainda torpor por compressão de artéria vertebral — a reprodução de dor radicular sugere fortemente radiculopatia compressiva
Manobra de Spurling	**Interpretação**
Paciente em posição sentada inclina lateralmente o pescoço enquanto o examinador realiza compressão do topo da cabeça em torno de 7 kgf. Também descrita com o paciente executando extensão e rotação ipsilateral da cabeça (mais sensível e menos específica)	Desencadeamento ou piora da dor cervical por compressão ou mobilização radicular. Quando ocorre reprodução de dor radicular, sugere fortemente radiculopatia compressiva
Teste de tração cervical	**Interpretação**
Com o paciente em decúbito dorsal, o examinador realiza tração axial progressiva da cabeça com força aproximada entre 10 e 15 kgf (alternativa em posição sentada)	Alívio da dor cervical por redução da compressão radicular e/ou sobrecarga articular
Teste de Sharp-Purser ou de instabilidade atlantoaxial	**Interpretação**
Paciente sentado com o pescoço semifletido; o examinador, com a mão espalmada, coloca a borda lateral do indicador no processo espinhoso do áxis e realiza força contrária com a outra mão apoiada sobre a testa	Deslocamento posterior da cabeça em relação ao áxis indica instabilidade atlantoaxial

(continua)

QUADRO 4 Testes e manobras para avaliação de cervicobraquialgia (*continuação*)

Teste de tensão do membro superior A	Interpretação
Paciente em decúbito dorsal, braço abduzido e supinado, realiza lateralização ipsi e contralateral do pescoço enquanto o examinador deprime a escápula com uma das mãos e com a outra estende antebraço, punho e dedos	Sintomas neurológicos relacionados à compressão radicular com extensão do cotovelo e/ou flexão contralateral da cabeça
Teste de tensão do membro superior B	**Interpretação**
Paciente em decúbito dorsal, braço abduzido em 30° e em rotação medial, realiza lateralização ipsi e contralateral do pescoço enquanto o examinador deprime a escápula com uma das mãos e com a outra estende antebraço e flexiona punho e dedos	Sintomas neurológicos relacionados à compressão radicular com extensão do cotovelo e/ou flexão contralateral da cabeça
Manobra de Adson	**Interpretação**
Paciente realiza abdução, extensão e rotação externa do braço acompanhadas de rotação homolateral do pescoço (pode ser associada à extensão) e inspiração profunda, enquanto o examinador palpa o pulso radial	Diminuição do pulso pela compressão da artéria subclávia sugere síndrome do desfiladeiro torácico
Teste de Allen*	**Interpretação**
Paciente realiza abdução e rotação externa do braço com flexão do cotovelo acompanhada de rotação contralateral do pescoço, enquanto o examinador palpa o pulso radial	Diminuição do pulso pela compressão da artéria subclávia sugere síndrome do desfiladeiro torácico
Manobra de Roos	**Interpretação**
Paciente realiza abdução e rotação externa de 90° dos braços, com flexão dos cotovelos, mantendo alinhamento coronal. Além disso, deve abrir e fechar as mãos lentamente durante um período de 3 minutos	Aumento gradual da dor no pescoço e no ombro, progredindo pelo membro superior. Parestesia no antebraço e dedos. Em caso de compressão arterial: palidez de extremidade com o membro elevado, hiperemia reativa quando o membro é abaixado. Em caso de compressão venosa: cianose e inchaço. Reprodução dos sintomas habituais que envolvem toda a extremidade sugere síndrome do desfiladeiro torácico

* Alguns descrevem manobra de Allen como a compressão de artérias radial e ulnar no punho, seguida de descompressão de cada uma separadamente e visualização da perfusão, para avaliar a integridade vascular.

EXAMES SUBSIDIÁRIOS

O Quadro 5 coloca de modo geral a relação entre achados clínicos e exames subsidiários apropriados para a investigação.

TESTES LABORATORIAIS

Testes laboratoriais não são necessários para o diagnóstico de dor cervical mecânica. As provas de atividade inflamatória só têm sentido dentro do contexto de infecção, de doença articular inflamatória crônica ou vasculite. Se houver suspeita de espondiloartrite, deve ser solicitada a pesquisa de HLA-B27.[9,21]

EXAMES DE IMAGEM

Radiografias são necessárias na minoria dos pacientes que não melhoram dentro de seis semanas, que mostram sinais de compressão neurológica grave

QUADRO 5 Escolha de exames subsidiários baseada em suspeita diagnóstica[34]

Suspeita diagnóstica	Exames para investigação
Déficit neurológico consistente com compressão medular	RX + RM ou TC
Déficit neurológico compatível com lesão de nervo periférico	ENMG
Suspeita de fratura	RX em mais de um plano, TC
Suspeita de infecção	Hemograma, VHS e PCR; RX + TC para ossos e RM para partes moles; biópsia e cultura de material quando acessível
Suspeita de câncer	RX + TC ou RM; biópsia quando possível; outros exames para investigação de sítio primário conforme epidemiologia/quadro clínico
Suspeita de aneurisma	Angio-TC, angiografia
Suspeita de massa ou malformação vascular	TC ou RM com angiografia
Sintomas incapacitantes, com má evolução por mais de 6 semanas ou persistente por tempo superior ao esperado para a hipótese inicial	RX + TC ou RM, hemograma, VHS e PCR

ENMG: eletroneuromiografia; PCR: proteína C reativa; RM: ressonância magnética; RX: radiografia; TC: tomografia computadorizada; VHS: velocidade de hemossedimentação.

ou doença sistêmica. Devem ser solicitadas, no mínimo, as incidências anteroposterior e lateral, considerando-se as vistas oblíquas para avaliação do forame de conjugação intervertebral. Deve-se ter cuidado para não solicitar exame antes de história e exame físico completos, para que não se supervalorizem alterações degenerativas assintomáticas que são muito comuns, especialmente em idades mais avançadas. A radiografia simples deve ser mantida como exame inicial no contexto de estenose de canal, por ser capaz de identificar redução do espaço discal, esclerose, espondilólise e espondilolistese, mas neste caso deve ser complementada por tomografia computadorizada (TC) e/ou ressonância magnética (RM).[12,28,29]

A radiografia com imagem anteroposterior para odontoide nos casos de *crowned dens* pode trazer o diagnóstico, mas o estudo tomográfico tem acurácia superior.[30] A suspeita de subluxação atlantoaxial deve suscitar a avaliação dinâmica da coluna cervical.

A TC é o melhor exame para avaliação óssea, como osteófitos e fragmentos, tem boa sensibilidade para detectar herniações discais, mas tem como desvantagem a grande exposição à radiação ionizante, portanto sua solicitação deve conter o segmento a ser avaliado para que se restrinja o estudo, conferindo maior segurança e menor custo. A cintilografia óssea é um exame de alta sensibilidade para neoplasias e infecções e pode auxiliar no mapeamento de lesões, para que o estudo tomográfico seja mais localizado e melhore a especificidade.[12,29]

A mielografia e a mielotomografia são bastante úteis para documentar o conflito neurológico, seja por osteófitos, seja por partes moles, mas são recursos invasivos.[12,29]

A RM é útil para avaliação de partes moles, tumores intramedulares, intra ou extracanal, e de raízes nervosas. Pode visualizar hérnias discais, estreitamento de canal, cisto e inflamação sinovial, edema ósseo, atrofia medular, siringomielia e aderências. Os tumores malignos primários, que são incomuns, e as metástases, mais frequentes, acometem mais os corpos vertebrais, enquanto tumores benignos têm preferência pelos elementos posteriores.[12,29]

A imagiologia não apenas serve ao diagnóstico, mas à documentação de lesões e planejamentos cirúrgicos.[12,29]

TESTES ESPECIAIS

O potencial evocado neurossensorial e somatossensitivo é útil para avaliar lesões medulares e também tem sido utilizado na monitoração intraoperatória em grandes cirurgias da coluna que apresentam risco de lesão medular.[4,13]

A eletroneuromiografia (ENMG) é um exame útil na identificação de doenças inflamatórias e degenerativas primárias do sistema nervoso, mas apresenta baixa acurácia para radiculopatias compressivas, especialmente em casos crônicos, nos quais pode ser difícil a distinção entre alterações sequelares e conflitos vigentes. É um exame útil em casos de compressão do nervo mediano na síndrome do túnel do carpo, que se manifesta com sintomas proximais semelhantes à radiculopatia de C7 ou C6.[4,8,11] No contexto da cervicobraquialgia, a ENMG tem sido indicada para exclusão de lesão nervosa periférica; verificação de fraqueza muscular em pacientes com dor limitante ao exame de força ou que que não cooperam; operação recorrente de disco com expectativa de dificuldade cirúrgica e necessidade de documentação de estado muscular pré-operatório para implicações legais.[8,10] O exame pode não acusar alterações antes de 2 a 3 semanas após início dos sintomas — prazo para identificação de sinais de desnervação muscular. Além disso, o comprometimento radicular sensitivo não costuma ser acessível, pois em geral trata-se de lesões pré-ganglionares. Por último, nem sempre há correspondência entre o achado de imagem e a ENMG, devendo o médico ter juízo clínico na interpretação dos resultados.[31]

TRATAMENTO

O objetivo do tratamento de cervicalgia é tentar reduzir a dor e a incapacidade. Existem diferentes abordagens de acordo com a gravidade da dor, a presença de comprometimento neurológico e o tempo de evolução. Independentemente de irradiação, a história natural de dor cervical musculoesquelética costuma ter bom prognóstico.[32] Para pacientes com menor risco de cronificação, na fase aguda, recomenda-se educação sobre o problema. Dado o bom prognóstico geral para a recuperação, as terapias conservadoras são preferidas.

Inicia-se explicando o tempo de evolução, o curso esperado e o manejo com medidas não farmacológicas, reforçando a ausência da necessidade de exames de imagem e tratamentos adicionais. O embasamento científico para recomendar educação advém de estudos em que foram utilizados vídeos educacionais para auxílio no controle da dor cervical secundária à síndrome da chicotada. Em outras situações, não há diferença significativa em comparação a nenhuma informação.[33]

Para situações de maior risco de cronificação, combinar medidas não farmacológicas com farmacológicas costuma ser a melhor abordagem.

Tratamento não farmacológico

Há evidências moderadas de que a manipulação isolada por fisioterapeuta é eficaz para reduzir a intensidade e preservar a função da dor em comparação com a medicação oral para dor cervical aguda/subaguda em curto prazo. Já as evidências de que exercícios (alongamento e fortalecimento) são eficazes para reduzir a dor comparando-se com tratamento conservador são de baixa qualidade, em pacientes com radiculopatia aguda. Na cervicalgia crônica, há evidências de qualidade moderada demonstrando que exercícios (estabilização e fortalecimento) são eficazes para reduzir a dor e melhorar a função *versus* tratamento conservador.[33]

A avaliação da estimulação elétrica nervosa transcutânea, em comparação ao tratamento placebo, não revelou diferença entre as abordagens.[33]

Há evidências de baixa qualidade de que as terapias psicológicas são eficazes para reduzir a intensidade da dor em comparação a outras intervenções na cervicalgia subaguda, assim como reduzir a intensidade da dor e melhorar a função quando comparadas a outras intervenções ou a tratamento conservador em cervicalgia subaguda/crônica.[33]

Há fraca evidência de que tratamentos alternativos, como massagem, acupuntura, uso de colar cervical e ioga, seriam superiores à terapia *sham* ou a outros tratamentos. Em geral, esses tratamentos são equivalentes ao tratamento expectante.[33]

Tratamento farmacológico

Em situações de dor refratária, recomendam-se medidas farmacológicas de analgesia por curto período, em geral como adjuvantes ao tratamento não farmacológico. Como primeira opção sugere-se o uso de analgésicos não opioides e anti-inflamatórios não hormonais (AINH). Estes possuem evidência moderada no controle da dor *versus* placebo em situações de cervicalgia aguda. Evidências da eficácia dos relaxantes musculares no alívio da dor no pescoço são fracas em comparação com AINH.[32,33]

O uso de analgésicos opioides é razoável na fase aguda como tratamento de segunda linha de dor intensa, debilitante ou refratária a medicamentos de primeira linha. Deve-se lembrar de prescrever a menor quantidade possível pelo menor tempo possível.[32,33]

Não há evidências científicas para o uso de corticosteroides no tratamento de pacientes com cervicalgia. Pode haver um benefício pequeno, de curto prazo e não sustentado em pacientes com radiculopatia cervical. Para pacientes com síndrome da chicotada, o uso de metilprednisolona endovenosa é eficaz na redução da intensidade da dor, se prescrito na primeira semana de evolução.[32,33]

Há evidências limitadas para o tratamento da cervicalgia (na ausência de distonia cervical clara) com injeções em pontos-gatilho, agulhamento seco ou injeções de toxina botulínica. Na cervicalgia crônica, a infiltração de pontos-gatilho com lidocaína associada a exercícios de alongamento é mais eficaz no controle da dor do que alongamentos isoladamente. A aplicação de toxina botulínica tipo A pode ser indicada no controle da cervicalgia crônica.[32,33]

Tratamento cirúrgico

As indicações de tratamento cirúrgico são controversas. Para os quadros com dor persistente e presença de osteoartrite de interapofisárias, bloqueio nervoso por radiofrequência guiado por fluoroscopia é eficaz em abolir a dor nessa topografia, desde que feita por profissionais treinados e em acordo com as diretrizes médicas.[33,34]

Nos quadros compressivos, deve-se levar em consideração a presença de comprometimento medular com perda ou instabilidade da marcha, ou comprometimento radicular com déficit neurológico focal, piora progressiva ou dor incapacitante. Não há consenso sobre o melhor momento da cirurgia descompressiva. Um estudo randomizado que comparou cirurgia combinada a fisioterapia *versus* fisioterapia isolada para radiculopatia descobriu que a cirurgia estava associada a resultados superiores no primeiro ano, mas que, em dois anos, as diferenças entre os grupos não eram mais estatisticamente significativas.[33,34]

CONCLUSÃO

A cervicalgia é a quarta principal causa de incapacidade no mundo.[34] Para pacientes com quadro agudo tratados de maneira adequada, a maioria dos casos se resolve em poucas semanas. A história e o exame físico podem direcionar a necessidade de investigação adicional ou a necessidade de uma consulta especializada.

REFERÊNCIAS

1. Teichtahl AJ, McColl G. An approach to neck pain for the family physician. Aust Fam Physician. 2013;42(11):774-7.
2. Oberstein EM, Carpintero M, Hopkins A. Neck pain from a rheumatologic perspective. Phys Med Rehabil Clin N Am. 2011;22(3):485-502, ix.
3. Ferrari R, Russell AS. Regional musculoskeletal conditions: neck pain. Best Pract Res Clin Rheumatol. 2003;17(1):57-70.
4. Rao R. Neck pain, cervical radiculopathy, and cervical myelopathy: pathophysiology, natural history, and clinical evaluation. Instr Course Lect. 2003;52:479-88.
5. Bogduk N. The anatomy and pathophysiology of neck pain. Phys Med Rehabil Clin N Am. 2011;22(3):367-82, vii.
6. Vasconcelos JTS. Anatomia aplicada e biomecânica da coluna vertebral. In: Natour J, organizador. Coluna vertebral [Internet]. 2. ed. São Paulo: Etcetera Editora; 2004 [acesso 27 jun. 2022]. p.17-40. Disponível em: http://bvsms.saude.gov.br/bvs/publicacoes/ColunaVertebral.pdf.

7. Hartvigsen J, Natvig B, Ferreira M. Is it all about a pain in the back? Best Pract Res Clin Rheumatol. 2013;27(5):613-23.
8. Cohen SP. Epidemiology, diagnosis, and treatment of neck pain. Mayo Clin Proc. 2015;90(2):284-99.
9. Antonio SF. Diagnóstico diferencial das cervicalgias. In: Natour J, organizador. Coluna vertebral [Internet]. 2. ed. São Paulo: Etcetera Editora; 2004 [acesso 27 jun. 2022]. p.41-76. Disponível em: http://bvsms.saude.gov.br/bvs/publicacoes/ColunaVertebral.pdf.
10. Rubinstein SM, van Tulder M. A best-evidence review of diagnostic procedures for neck and low--back pain. Best Pract Res Clin Rheumatol. 2008;22(3):471-82.
11. Plastaras CT, Joshi AB. The electrodiagnostic evaluation of neck pain. Phys Med Rehabil Clin N Am. 2011;22(3):429-38, viii.
12. Mink JH, Gordon RE, Deutsch AL. The cervical spine: radiologist's perspective. Phys Med Rehabil Clin N Am. 2003;14(3):493-548, vi.
13. Côté P, Wong JJ, Sutton D, Shearer HM, Mior S, Randhawa K, et al. Management of neck pain and associated disorders: A clinical practice guideline from the Ontario Protocol for Traffic Injury Management (OPTIMa) Collaboration. Eur Spine J. 2016;25(7):2000-22.
14. Carette S, Fehlings MG. Clinical practice. Cervical radiculopathy. N Engl J Med. 2005;353(4):392-9.
15. Radu AS. Hérnia discal. In: Natour J, organizador. Coluna vertebral [Internet]. 2. ed. São Paulo: Etcetera Editora; 2004 [acesso 27 jun. 2022]. p.155-64. Disponível em: http://bvsms.saude.gov.br/bvs/publicacoes/ColunaVertebral.pdf.
16. Radu AS. Abordagem prática das algias vertebrais comuns. In: Natour J, organizador. Coluna vertebral [Internet]. 2. ed. São Paulo: Etcetera Editora; 2004 [acesso 27 jun. 2022]. p.213. Disponível em: http://bvsms.saude.gov.br/bvs/publicacoes/ColunaVertebral.pdf.
17. de Assis MR. Osteoporose. In: Natour J, organizador. Coluna vertebral [Internet]. 2. ed. São Paulo: Etcetera Editora; 2004 [acesso 27 jun. 2022]. p.95-108. Disponível em: http://bvsms.saude.gov.br/bvs/publicacoes/ColunaVertebral.pdf.
18. Gazitt T, Zisman D, Gardner G. Polymyalgia rheumatica: a common disease in seniors. Curr Rheumatol Rep. 2020;22(8):40.
19. Zeidler HK. Psoriatic spondylitis: a disease manifestation in debate: evidences to know for the clinical rheumatologist. J Clin Rheumatol. 2022;28(1):38-43.
20. Oka A, Okazaki K, Takeno A, Kumanomido S, Kusunoki R, Sato S, et al. Crowned dens syndrome: report of three cases and a review of the literature. J Emerg Med. 2015;49(1):e9-e13.
21. Appel F. Artropatias inflamatórias. In: Natour J, organizador. Coluna vertebral [Internet]. 2. ed. São Paulo: Etcetera Editora; 2004 [acesso 27 jun. 2022]. p.109-146. Disponível em: http://bvsms.saude.gov.br/bvs/publicacoes/ColunaVertebral.pdf.
22. Hutting N, Scholten-Peeters GG, Vijverman V, Keesenberg MD, Verhagen AP. Diagnostic accuracy of upper cervical spine instability tests: a systematic review. Phys Ther. 2013;93(12):1686-95.
23. Ferreira WHR. Escolioses e alterações posturais. In: Natour J, organizador. Coluna vertebral [Internet]. 2. ed. São Paulo: Etcetera Editora; 2004 [acesso 27 jun. 2022]. p.165-90. Disponível em: http://bvsms.saude.gov.br/bvs/publicacoes/ColunaVertebral.pdf.
24. Natour J. Reabilitação e coluna vertebral. In: Natour J, organizador. Coluna vertebral [Internet]. 2. ed. São Paulo: Etcetera Editora; 2004 [acesso 27 jun. 2022]. p.207-11. Disponível em: http://bvsms.saude.gov.br/bvs/publicacoes/ColunaVertebral.pdf.
25. Cools AM, Struyf F, De Mey K, Maenhout A, Castelein B, Cagnie B. Rehabilitation of scapular dyskinesis: from the office worker to the elite overhead athlete. Br J Sports Med. 2014;48(8):692-7.
26. Rubinstein SM, Pool JJ, van Tulder MW, Riphagen II, de Vet HC. A systematic review of the diagnostic accuracy of provocative tests of the neck for diagnosing cervical radiculopathy. Eur Spine J. 2007;16(3):307-19.
27. Natour J, de Assis MR. Órteses para a coluna vertebral. In: Natour J, organizador. Coluna vertebral [Internet]. 2. ed. São Paulo: Etcetera Editora; 2004 [acesso 27 jun. 2022]. p.201-6. Disponível em: http://bvsms.saude.gov.br/bvs/publicacoes/ColunaVertebral.pdf.

28. Radu AS. Síndrome do canal estreito. In: Natour J, organizador. Coluna vertebral [Internet]. 2. ed. São Paulo: Etcetera Editora; 2004 [acesso 27 jun. 2022]. p.191-200. Disponível em: http://bvsms.saude.gov.br/bvs/publicacoes/ColunaVertebral.pdf.
29. Laker SR, Concannon LG. Radiologic evaluation of the neck: a review of radiography, ultrasonography, computed tomography, magnetic resonance imaging, and other imaging modalities for neck pain. Phys Med Rehabil Clin N Am. 2011;22(3):411-28, vii-viii.
30. Huang P, Xu M, He XY. Crowned dens syndrome: a case report and literature review. Front Med (Lausanne). 2022;8:528663.
31. Marquardt RJ, Levin KH. Electrodiagnostic assessment of radiculopathies. Neurol Clin. 2021;39(4):983-95.
32. Fandim JV, Nitzsche R, Michaleff ZA, Pena Costa LO, Saragiotto B. The contemporary management of neck pain in adults. Pain Manag. 2021;11(1):75-87.
33. Corp N, Mansell G, Stynes S, Wynne-Jones G, Morsø L, Hill JC, et al. Evidence-based treatment recommendations for neck and low back pain across Europe: a systematic review of guidelines. Eur J Pain. 2021;25(2):275-95.
34. Popescu A, Lee H. Neck pain and lower back pain. Med Clin North Am. 2020;104(2):279-92.
35. Jha A. (2018) ASIA Impairment Scale. In: Kreutzer JS, DeLuca J, Caplan B. (eds) Encyclopedia of Clinical Neuropsychology. Springer, Cham. doi.org/10.1007/978-3-319-57111-9_1793.

CAPÍTULO 16

Dor axial – lombalgias

Marcos Renato de Assis
Rafael Navarrete Fernandez

INTRODUÇÃO

A lombalgia é um diagnóstico sindrômico frequente, com incidência ao longo da vida em três quartos da população e que decorre de ampla gama de condições e doenças. Com grande impacto social, carrega a dificuldade de diagnóstico diferencial associada à solicitação excessiva de exames e ao tratamento medicamentoso supervalorizado.[1-3]

Existem várias estruturas e vários processos que podem gerar dor lombar. Nem sempre é possível precisar a origem ou a doença responsável pela sintomatologia, mesmo com o auxílio de exames de imagem, e muitas vezes os mecanismos de dor se sobrepõem e colaboram para a perpetuação do quadro.

O caráter benigno da dor lombar aguda proporciona desfecho favorável para a maioria dos pacientes; em contraste, os casos crônicos e recidivantes comumente levam a absenteísmo, sofrimento e gastos, além de insatisfação para pacientes e profissionais da saúde.[4] A capacitação para o diagnóstico precoce em doença de alta prevalência tem grande potencial de benefício à saúde pública.[5-7]

CONCEITUAÇÃO E CLASSIFICAÇÃO

Define-se lombalgia como dor na região posteroinferior do tronco, compreendida entre o último arco costal e a prega glútea, e lombociatalgia como dor lombar que se irradia pelo território de inervação do ciático. Há um vasto conjunto de entidades nosológicas que se manifestam com dor lombar, existindo, assim, várias formas de classificação ou categorização que orientam o raciocínio clínico. O termo pseudociática é utilizado por alguns para se referir à dor com irradiação que não ultrapassa o joelho.[1,2]

Quando a duração é menor que seis semanas, se denomina lombalgia aguda (também chamada de lumbago); entre 6 e 12 semanas é chamada subaguda e, quando é superior a três meses, é crônica. Outros consideram apenas quadro agudo ou crônico utilizando o limite de três meses. A lombalgia pode ser primária ou secundária a outra doença, traumática ou não, com ou sem envolvimento neurológico. Sua causa pode ser específica ou inespecífica — termo utilizado quando não se identifica doença de base (infecção, espondilite, fratura), não se esclarece etiopatogenia (inflamação, infiltração tumoral, trauma) e não se pode localizar a origem precisa da nocicepção (disco intervertebral, articulação, raiz nervosa).[1,2]

Na lombalgia crônica costuma haver um estado de dor mista, em que se percebe a combinação de dor nociceptiva, neuropática e nociplástica.[8]

ETIOPATOGENIA E DIAGNÓSTICO

Os conhecimentos estão bem estabelecidos em anatomia macroscópica e vêm progredindo no campo microscópico, particularmente na área dinâmica. Os estudos de biomecânica se iniciaram sobre a base de conhecimentos de física/engenharia. No entanto, o tecido biológico acrescenta variáveis de grande importância, como diferença de pressões e resistências conforme a posição em que se encontra a unidade funcional; alterações de tônus, reflexos e padrões de contração muscular, determinados por inervação proprioceptiva e nociceptiva; e mudanças de percepção e movimentação sob influência de dor e seus elementos, desde contratura muscular até todos os níveis de neuroplasticidade. Os discos intervertebrais lombares apresentam terminações nervosas livres; com a lesão e degeneração do disco intervertebral e infiltração de células inflamatórias ocorre um estímulo para a reconstrução das fibras nervosas e aumento na excitabilidade do sistema nervoso, dando subsídio para a dor discogênica.[9]

O equilíbrio espinhal é definido pelo equilíbrio entre as forças externas que atuam na coluna e a ação dos músculos do tronco. Para sua manutenção, uma complexa regulação neurossensorial deve atuar para manter a postura ereta estável, estática e dinamicamente em diversas demandas do ser humano, como no bipedismo. Portanto, as questões biomecânicas têm grande importância na evolução e nas propostas terapêuticas.[10]

Os fatores de risco para a ocorrência de lombalgia mecânica incluem problemas psicossociais, baixo nível de atividade física, obesidade, trabalho com aparelhos que causam forte vibração, posturas viciosas (períodos prolongados em pé ou sentado), baixo suporte social e insatisfação com o trabalho. Eles são listados como sinais de alerta cuja importância será discutida.[11,12]

Existem muitas estruturas diretamente relacionadas à coluna que podem causar dor no músculo, osso, ligamento, cápsula articular, disco intervertebral, faceta articular, vaso, raiz nervosa e medula espinhal, além de outras que proporcionam dor irradiada para aquela região. O padrão de dor pode determinar categorias sindrômicas que, completadas pelo exame físico, colaboram para a elucidação topográfica e etiológica. Território de irradiação da dor, aspectos cronológicos e comportamento relacionado aos movimentos consomem grande parte do interrogatório dirigido, pois são fundamentais para que se firmem associações pertinentes entre todos os dados colhidos e para a adequada valorização dos exames subsidiários. Portanto, o alicerce para a elucidação de diagnósticos diferenciais é constituído por anamnese competente, que exige caracterização da dor, associada à execução de testes físicos e manobras.[2,13,14] O conjunto de possibilidades etiológicas é muito amplo, mas as características epidemiológicas de gênero e idade auxiliam muito na hierarquização de hipóteses para um diagnóstico definitivo (Figura 1).[15]

As espondiloartrites (EpA) podem se iniciar em pessoas muito jovens, habitualmente entre 15 e 40 anos de idade. O grupo ASAS (*Assessment of Spondylo Arthritis international Society* — Sociedade Internacional para Avaliação em EpA) propôs em 2009 critérios de classificação de espondiloartrite axial a serem aplicados em pacientes com dor lombar crônica cuja idade de início seja até 45 anos.[2,16]

O processo de esclarecimento diagnóstico pode progredir em diferentes níveis de abordagem e complexidade que orientam a condução do caso conforme são estabelecidos, no entanto, nem sempre é possível a determinação de todos eles.[17,18] Em 85% dos indivíduos não se obtém diagnóstico anatomopatológico preciso e a dor não pode ser atribuída a uma lesão específica. Provavelmente, nesses casos, a dor resulta de uma lesão musculoesquelética, degeneração de facetas ou discos intervertebrais, cuja relação com exames de imagem é bastante débil. Portanto, o médico deve ter conhecimentos amplos para compor um diagnóstico baseado primariamente em elementos clínicos.[5]

Embora, na maioria das vezes, a etiologia seja inexata, o processo de investigação é essencial para identificar anormalidades específicas, a fim de que diagnósticos incompletos ou equivocados não privem o paciente de tratamento apropriado ou proporcionem terreno fértil à iatropatogenia.

O investigador que navega por amplo diagnóstico diferencial deve se nortear pelo esclarecimento de algumas questões:[2,14,20]

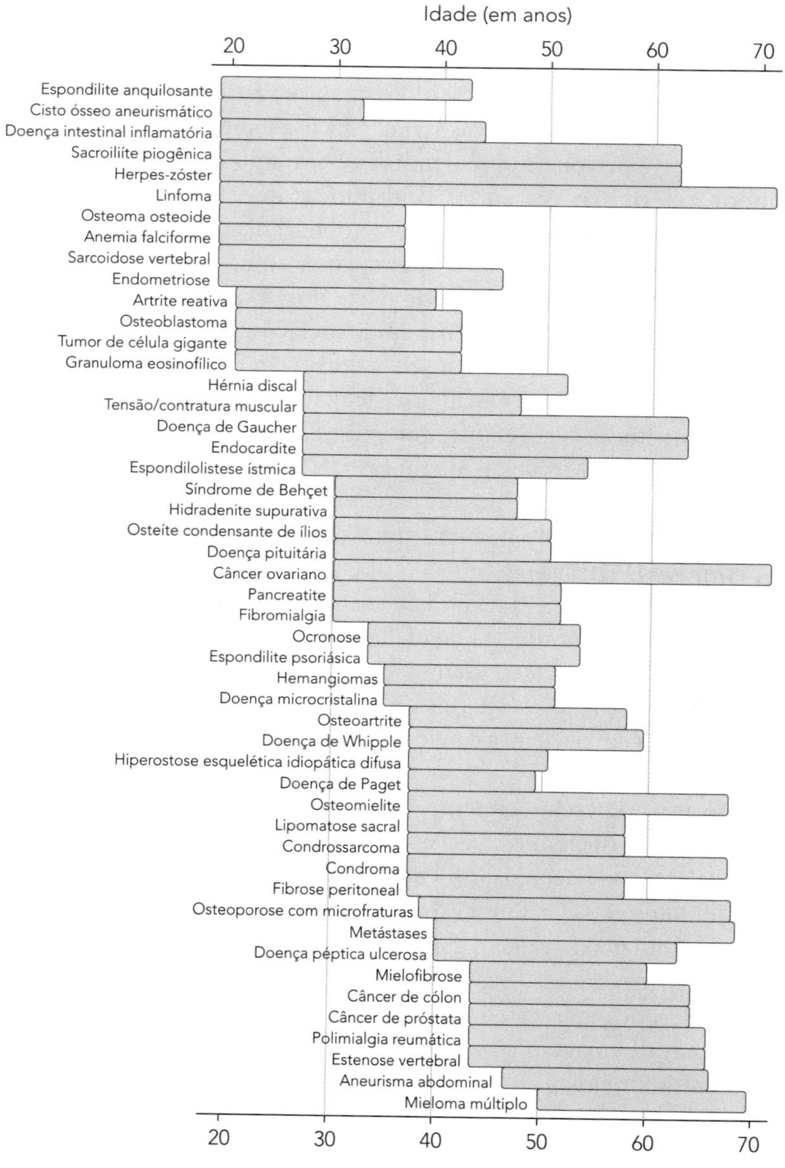

FIGURA 1 Diagnósticos de dor lombar relacionados à faixa etária.

Fonte: adaptado de Borenstein e Wiesel, 1989.[19]

- É uma doença sistêmica?
- É uma doença grave da coluna?
- Existe distúrbio psicoafetivo ou problema social amplificando o quadro?
- Existe comprometimento neurológico consistente que possa levar a cirurgia?

De modo prático, a lombalgia aguda é classificada em três categorias: doença grave ou específica da coluna, dor raquimedular ou neuropática e lombalgia inespecífica. Elas se dispõem em gradiente de indicação para solicitação de exames, sendo indispensáveis na primeira situação, variáveis na segunda e desnecessários na última. A compressão neurológica central deve ser investigada e abordada precocemente.[1,11,17] O comprometimento periférico merece investigação com imagiologia em determinados casos, conforme gravidade, evolução e após a caracterização clínica.

A lombalgia crônica habitualmente envolve componentes de sensibilização em diversos níveis, desde as estruturas — particularmente sua inervação — até o encéfalo.[8] A morbidade, a indicação de exames subsidiários e o tratamento também são muito diferentes quando se identifica uma lombalgia aguda ou crônica. Por isso, deve-se atentar para alguns fatores, conhecidos como sinais de alerta amarelo (*yellow flags*), que se associam ao maior risco de desenvolvimento e perpetuação de dor crônica e incapacidade a longo prazo, incluindo o absenteísmo do trabalho em razão da lombalgia (Quadro 1).

A presença desses fatores demanda algumas habilidades de percepção e interação por parte do médico, além de sugerir abordagem interdisciplinar ou suporte de outros profissionais.

QUADRO 1 Sinais de alerta amarelo (*yellow flags*) em lombalgia

Sinais de alerta amarelo	Exemplos
Atitudes e crenças impróprias sobre lombalgia	Crença de que a lombalgia é lesiva ou tem grave potencial de incapacidade Alta expectativa sobre tratamentos passivos e não sobre participação ativa no processo de cura
Comportamento doloroso impróprio	Medo/fuga do movimento Redução do nível de atividades
Problemas trabalhistas	Litígio Insatisfação com o trabalho
Problemas emocionais	Depressão, ansiedade, estresse Tendência a sintomas afetivos negativos Redução da interação social

Fonte: adaptado de Van Tulder et al., 2006.[20]

ANAMNESE

O interrogatório inicial deve abranger perguntas como idade, sintomas associados, comorbidades, contextos familiar e social, questões psicoafetivas e de ambiente de trabalho, problemas litigiosos e informações relacionadas à dor, como características descritivas, duração, tempo de surgimento, fatores agravantes, precipitantes ou de melhora e resposta a terapias prévias. Nenhum elemento isolado da propedêutica costuma ser suficiente para a determinação da causa da lombalgia; no entanto, cada um deles associa-se a uma linha de raciocínio diagnóstico.[7,11,22]

Em adultos jovens, com idade inferior a 40 anos, são mais comuns hérnia discal e EpA, enquanto acima de 60 anos é mais provável encontrar-se osteoartrose zigoapofisária, síndrome do canal estreito, fraturas patológicas e neoplasias.[3,8]

A dor lombar inflamatória que direciona à investigação das EpA se caracteriza principalmente por dor lombar baixa, mas também pode ocorrer em região dorsal ou cervical, com pelo menos quatro dos seguintes itens: início antes dos 45 anos, início insidioso, melhora com exercício físico, associada a rigidez matinal, com pelo menos três meses de duração. A alternância de dor nas nádegas, o surgimento na segunda metade da noite, despertando o paciente, e o alívio com o uso de anti-inflamatórios não hormonais (AINH) corrobora a hipótese de dor inflamatória.[16]

Uma grande limitação de mobilidade pode ser observada em EpA com o passar dos anos e comumente se encontra indivíduo de maior idade com postura cifótica e movimentos em bloco. Deve-se atentar que muito provavelmente a doença surgiu anos antes, pois, caso a alteração seja recente, outros diagnósticos devem ser considerados. Uma das doenças que leva a confusão, inclusive pelos achados radiográficos, é a hiperostose esquelética difusa idiopática, também conhecida como doença de Forestier ou pela sigla em inglês DISH (*diffuse idiopathic skeletal hyperostosis*). Trata-se de uma espondiloartropatia não inflamatória que predomina na região dorsal, muitas vezes iniciando-se pelo lado direito e mais frequentemente em indivíduos diabéticos ou obesos. Pode progredir para anquilose espinhal, habitualmente assintomática ou com dor leve, porém com as ossificações de ênteses e ligamentos, que podem eventualmente desenvolver sintomas respiratórios, gastrointestinais e neurológicos em decorrência da compressão de estruturas adjacentes.[16,23,24]

A piora da dor noturna ou ao repouso sugere doença inflamatória, tuberculose ou osteoma osteoide. A piora da dor à flexão é mais comum quando há envolvimento das estruturas anteriores da coluna, em especial as hérnias discais, mas também se encontra em dores miofasciais. Já a piora da dor à extensão está ligada a lesões de estruturas posteriores, como na osteoartrose zigoapofisária e na síndrome do canal estreito, esta última com irradiação para os membros inferiores.[2,7]

A exacerbação da dor à caminhada é conhecida como claudicação intermitente e ocorre no estreitamento de canal, especialmente quando é mais intensa em descida e alivia com a flexão do tronco, características que auxiliam na diferenciação entre causa neurogênica, aqui envolvida, e alterações vasculares em membros inferiores, que também são mais incidentes em pessoas idosas. A variação na distância percorrida livre de dor é um bom parâmetro de evolução e de resposta terapêutica.[17,25]

O comprometimento radicular comumente causa irradiação da dor até a extremidade do membro; já nos quadros miofasciais, a dor não costuma ultrapassar o joelho.[1,25] A descrição espontânea de dormência e sensação de frio acompanhando a ciática é fortemente sugestiva de compressão radicular. Na presença de dor ciática e claudicação, é muito provável a compressão de estrutura neurológica — raiz nervosa ou medula espinhal.[17] É conveniente que o avaliador memorize pontos e músculos-chave dos territórios de inervação sensitiva e motora das raízes nervosas e dos nervos periféricos, ou tenha consigo um mapa de dermátomos e miótomos (Quadro 2).[2,13]

Paraparesia ou paraplegia, perda de controle esfincteriano e anestesia em sela caracterizam a síndrome da cauda equina, que deve ser identificada e tratada com urgência, muitas vezes com intervenção cirúrgica, reduzindo-se a ocorrência de sequelas neurológicas.[5,26] As infecções devem ser consideradas quando se associa a febre, embora ela possa acompanhar algumas doenças autoimunes e neoplásicas.

O médico deve estar atento a elementos de particular importância que guardam relação com doenças específicas e diagnósticos de maiores morbidade e

QUADRO 2 Motricidade, sensibilidade e reflexos relacionados às raízes nervosas

Raiz nervosa	Motricidade	Sensibilidade tátil	Reflexo
L4	Extensão da perna	Face lateral alta da coxa, face anterior da coxa (joelho), face medial da perna	Patelar
L5	Extensão do hálux e do pé (dorsiflexão)	Face posterolateral da coxa e anterior da perna Parte medial da face anterior do pé	Nenhum
S1	Flexão plantar e eversão do pé	Face posterior da coxa e posterolateral da perna Face lateral e plantar do pé	Tricipital sural (aquileu)

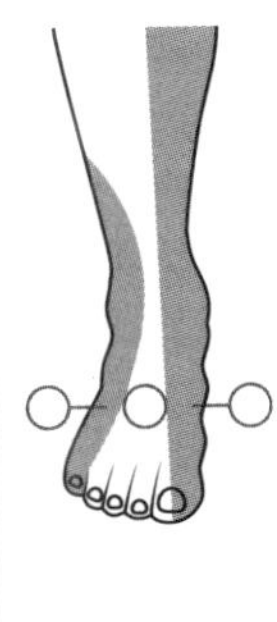

mortalidade, conhecidos como sinais de alerta vermelho (*red flags*). Cada um desses sinais não se liga necessariamente a uma determinada causa, mas implicam a investigação de doenças inflamatórias, infecciosas e neoplásicas com o auxílio de exames subsidiários adequados, mesmo em quadros de início recente (Quadro 3).[25-28]

Pacientes com dor lombar crônica e sinais de compressão neurológica devem ser avaliados com ressonância magnética (RM), de preferência, ou com tomografia computadorizada (TC), somente se forem potenciais candidatos a procedimentos invasivos — cirurgia ou infiltração peridural.[5,25,29,30]

EXAME FÍSICO

O exame físico inicia-se desde que o paciente entra na sala de consulta e segue até o final, pois muitos padrões de movimento podem se alterar quando não são feitos de maneira espontânea, como na solicitação por parte do examinador.[20]

QUADRO 3 Sinais de alerta vermelho (*red flags*) em lombalgia

Sinais de alerta vermelho	Associação diagnóstica
Febre, perda de peso inexplicada	Infecção, tumor
Idade < 20 anos e > 55 anos	Infecção, tumor
Neoplasia prévia	Metástase, recidiva tumoral
Dor óssea aguda localizada	Tumor
Irradiação radicular atípica (diferente de L4, L5, S1)	Tumor
Drogadição, imunossupressão, infecção pelo HIV	Infecção, neoplasia
Aumento da dor ao repouso	Espondilite, epifisite
Rigidez matinal > 1 hora	Doença inflamatória articular
Dor aguda intensa, sem precipitantes	Aneurisma de aorta abdominal, fratura, ruptura discal, acidente vascular medular
Dor torácica	Aneurisma dissecante de aorta
Dor visceral e alteração gastrointestinal ou geniturinária	Obstrução ou ruptura visceral, infecção, litíase
Uso prolongado de corticosteroide	Fratura
Trauma violento recente	Fratura, luxação
Síndrome da cauda equina (anestesia em sela, perda de controle esfincteriano)	Compressão medular

Fonte: adaptado de Van Tulder et al., 2006;[20] Borenstein, 1998.[31]

À inspeção estática e dinâmica observam-se principalmente as curvaturas fisiológicas, os desvios posturais e as atitudes antálgicas. Algumas observações poderão não servir ao diagnóstico, mas à programação terapêutica, entre as quais alguns dados do exame dinâmico, como a identificação de contraturas e encurtamentos musculares.[1,20]

À inspeção dinâmica analisa-se a marcha normal. Solicita-se a deambulação sobre os calcanhares, testando a raiz de L5, e a caminhada na ponta dos pés que testa a raiz de S1 na chamada prova das pontas de De Sèze.[14,25]

A manobra de Schöber e a prova índex-chão avaliam principalmente a mobilidade do segmento lombar, enquanto outras mobilidades axiais são avaliadas por medidas de rotação cervical, lateralização da coluna (flexão lateral), distância intermaleolar, distância trágus-parede, distância occipito-parede e expansibilidade torácica. Cinco dessas medidas, de fácil aplicação na prática diária, estão organizadas em um instrumento específico para avaliação de mobilidade em EpA, o *Bath Ankylosing Spondylitis Metrology Index* (BASMI), como descrito no Quadro 4. A mobilização dos quadris com rotações em posição de flexão e a manobra de Fabere avaliam as coxofemorais. As manobras de Lasègue, de Bragard, de Naffziger e a flexão cervical buscam sinais de compressão radicular. A manobra de Lasègue ipsilateral tem alta sensibilidade, enquanto a positividade contralateral apresenta baixa sensibilidade, mas alta especificidade. Muitos guias de lombalgia atribuem grande valor a essa manobra que serve à triagem neurológica. Deve-se lembrar que algumas atividades podem reproduzir a mesma situação biomecânica que a manobra de Lasègue, podendo ser descritas pelo paciente ou observadas pelo médico.[16,20,23]

QUADRO 4 Índice de mobilidade de coluna *Bath Ankylosing Spondylitis Metrology Index* (BASMI) — descrição e escala de resposta de 3 pontos

Manobra	Pontuação		
Descrição	Leve - 0	Moderada - 1	Grave - 2
Flexão lateral lombar Posicionar o paciente com os calcanhares encostados contra a parede, sem flexão de joelhos ou inclinação frontal e com as mãos nas laterais das coxas; marca-se o nível da ponta do dedo médio de cada lado; a seguir, o paciente faz a lateralização do tronco sem dobrar os joelhos, uma vez para cada lado, e se marca a distância alcançada pelo deslizamento dos dedos sobre as coxas; o resultado é a média dos 2 lados	> 10 cm	5-10 cm	< 5 cm

(continua)

QUADRO 4 Índice de mobilidade de coluna *Bath Ankylosing Spondylitis Metrology Index* (BASMI) — descrição e escala de resposta de 3 pontos (*continuação*)

Manobra	Pontuação		
Descrição	**Leve - 0**	**Moderada - 1**	**Grave - 2**
Distância trágus-parede Posicionar o paciente com os calcanhares encostados contra a parede, sem flexão de joelhos ou inclinação frontal e com o queixo ao nível habitual; a seguir, o paciente faz esforço máximo para tocar a cabeça na parede sem hiperextensão cervical; o resultado é a média dos 2 lados	< 15 cm	15-30 cm	> 30 cm
Flexão lombar (Schöber) Com o indivíduo em pé, tronco ereto, marca-se uma linha imaginária que une as espinhas ilíacas posterossuperiores e marca-se outro nível 10 cm acima; o indivíduo se inclina para a frente ao máximo sem fletir os joelhos e mede-se a distância entre as marcas	> 4 cm	2-4 cm	< 2 cm
Distância intermaleolar Com o paciente em decúbito dorsal com as pernas separadas tanto quanto possível, joelhos retos e dedos apontando para cima, mede-se a distância entre os maléolos mediais	> 100 cm	70-100 cm	< 70 cm
Rotação cervical Com o paciente sentado em uma cadeira em posição ereta, mãos sobre os joelhos, coloca-se um goniômetro na parte superior da cabeça; o paciente gira o pescoço ao máximo para um lado e para o outro; registra-se o ângulo no plano transversal; o resultado é a média dos 2 lados	> 70°	20-70°	< 20°

A soma das cinco avaliações é o resultado do BASMI.
Fonte: adaptado de Sieper et al., 2009.[23]

As atitudes do paciente em relação ao exame devem ser observadas atentamente — reações desproporcionais à dor, excessiva dificuldade na realização de algum movimento e fraqueza de longa data sem hipotrofia muscular correspondente — pois podem revelar acometimento emocional ou simulação, cuja detecção é fundamental. Diante dessas suspeitas, as manobras tradicionais são realizadas mais cuidadosamente e completadas por outras, como a de Hoover (Quadro 5). A simulação e a síndrome conversiva podem ser de difícil diferenciação, não são raras em nosso meio e são abordadas de formas distintas.[25]

QUADRO 5 Manobras e sinais ao exame do segmento lombar

Manobra/sinal	Descrição
Schöber	Marca-se o nível das espinhas ilíacas posterossuperiores e 10 cm acima, sobre a linha mediana posteriormente; o indivíduo em pé realiza flexão e é medido o espaço entre as duas marcas, que deve ser de, no mínimo, 15 cm
Fabere	Flexão, abdução e rotação externa de quadril
Ober	Com o paciente em decúbito lateral, o membro inferior contralateral é estendido e depois soltado criando-se uma força adutora pela ação da gravidade. O encurtamento da fáscia lata não permite a queda do membro
Valsalva	Aumento da pressão intra-abdominal e torácica aumentando a pressão no liquor
Lasègue	Com o paciente em decúbito dorsal, eleva-se um dos membros inferiores estendido segurando-o pelo tornozelo e apoiando-se a crista ilíaca ipsilateral; a partir de 30º, começam os movimentos durais que evidenciam a irritação de raízes nervosas e é valorizada a dor que se irradia pelo território ciático até a elevação de 70º
Néri	Com o paciente sentado, realiza-se extensão do joelho até o ponto de resistência; nesse momento, o examinador flete a cabeça do paciente, o que traciona as raízes e causa dor
Bragard	Com a perna elevada a um grau menor do que o necessário ao desencadeamento de dor, realiza-se a dorsiflexão brusca do tornozelo, reproduzindo a dor irradiada
Naffziger	Comprimem-se ambas as jugulares até se observar rubor facial ou "sensação de aumento de pressão na cabeça"; o aumento da pressão liquórica comprime as raízes e gera dor
Kemp	Hiperextensão da coluna seguida de rotação lateral
Hoover	Eleva-se o pé do paciente do lado que não apresenta dor segurando-o pelo calcanhar; há tendência de se realizar uma força empurrando o membro contralateral contra a maca, contração que não costuma ocorrer em casos de simulação

Fonte: adaptado de Borenstein, 1998.[31]

A realização da palpação é facilitada ao pedir que o paciente se debruce sobre a maca, relaxando a musculatura. Realizam-se então percussão e palpação de extremidades ósseas, que não apresentam boa especificidade, mas têm uma grande sensibilidade para alterações infecciosas e neoplásicas. Buscam-se, também, comprimindo a musculatura paravertebral, pontos dolorosos e território de irradiação, porém a reprodutibilidade interexaminador desses pontos pode ser baixa. A bursa trocantérica é palpada na pesquisa de dor, assim como a fáscia lata, também avaliada pelo teste de Ober.[14,20]

Os testes de força muscular abrangem todo o membro inferior, mas concentram-se na extensão do hálux, para avaliar L5, e na flexão plantar, para avaliar S1. Os reflexos patelar e tricipital sural (aquileu) testam respectivamente as raízes L3/L4 e S1, não havendo reflexo para testar L5. O envolvimento das raízes L5 e S1, em 95% dos casos de hérnia discal sintomática, justifica essa abordagem de rotina.[2,5]

Além da anamnese e do exame físico cuidadosos, o paciente deve ser avaliado por instrumentos válidos para que se conheça o impacto da lombalgia na função e na qualidade de vida e para que se disponha de dados objetivos para comparações futuras e análise mais adequada da evolução e do impacto do tratamento. Destacam-se pela fácil aplicação e frequente utilização a escala visual analógica de dor e o questionário de Roland-Morris. O questionário Oswestry também foi traduzido e validado para a língua portuguesa.[32-34]

EXAMES SUBSIDIÁRIOS

Os exames subsidiários no contexto de dor lombar devem ser criteriosamente indicados, em situações que costumam ocorrer depois das primeiras quatro semanas. De qualquer modo, a solicitação só deve se concretizar após hipótese diagnóstica. Cabe repetir que anamnese e exame físico são fundamentais na avaliação do paciente; sem eles, a valorização de exames de imagem não é apenas onerosa, mas arriscada.[7,28]

De início, não se deve solicitar exames de imagem como rotina, apenas nos casos em que há sinais de alerta: febre, perda de peso, história de câncer, uso de álcool ou droga injetável, déficit motor, idade superior a 55 anos e trauma. Também é solicitado exame subsidiário se não houver melhora do quadro em 4 a 6 semanas.[30]

A radiografia simples deve ser o primeiro exame de imagem e pode ser utilizada na documentação de instabilidade da coluna, quando evidencia deslocamento de uma vértebra sobre a outra ao comparar as imagens em flexão e extensão. A solicitação de TC e RM deve ser embasada, pelo menos, em diagnóstico topográfico. Esses exames apresentam maior sensibilidade para detectar pequenas fraturas, neoplasias e doenças infecciosas. Sua sensibilidade também é maior para detectar alterações degenerativas, estreitamento de canal e herniações discais. Contudo, essas alterações são comuns em adultos assintomáticos, podendo ser apenas achados incidentais de exame. O desenvolvimento de novos equipamentos de maior potência e protocolos de aquisição de imagem têm aumentado a sensibilidade dos exames, mas, muitas vezes, em detrimento da especificidade, criando armadilhas para quem não faz a devida correlação clínico-imagiológica.[5,30]

A TC tem boa resolutividade para lesões ósseas e avaliações mais localizadas. A RM pode abranger maiores áreas e avaliar melhor os tecidos moles, sendo mais sensível na detecção de infecção, metástases e tumores de origem neural. A mielografia apresenta menor acurácia que a TC e a RM, além de ser um exame invasivo; no entanto, em algumas situações, pode ser mais precisa para evidenciar o conflito com a estrutura neurológica ou orientar o planejamento cirúrgico.[5,30]

A cintilografia óssea é muito sensível na pesquisa de metástases, mas cada vez mais os protocolos de RM têm garantido alta sensibilidade com maior especificidade. A acurácia da cintilografia é comprovadamente baixa no contexto diagnóstico ou de seguimento das EpA, e, portanto, não tem mais essa indicação.[5,30]

A eletroneuromiografia não deve ser solicitada para investigação de lombociatalgia, mas pode ser útil caso o diagnóstico diferencial inclua doenças de acometimento primário do sistema nervoso periférico.[20,28]

REAVALIAÇÃO

Como previamente discutido, esperam-se boa evolução e resolução sem demora da lombalgia aguda inespecífica que não apresenta sinais de alerta. Entretanto, a piora do quadro clínico, a resposta pobre ao uso de sintomáticos, o surgimento de nova sintomatologia e alterações em exames solicitados devem levar à reavaliação das hipóteses diagnósticas e das abordagens investigativa e terapêutica. Não há um consenso sobre o tempo adequado à nova consulta; as recomendações são arbitrárias e variam de 1 a 6 semanas. Este período variável deve ser realmente considerado como flexível a depender do quadro clínico, da impressão do médico sobre o paciente e do contexto geral. O argumento razoável a favor das reavaliações precoces, mesmo quando não há sinais de gravidade, é a oportunidade de fornecer suporte ao indivíduo com dor — reafirmando o caráter benigno da doença, estimulando a manutenção de atividades e evitando o repouso prolongado.[2,20] A lombalgia que é recidivante pode complicar ou cronificar, portanto, não deve disparar a solicitação compulsiva de exames, mas inspirar a avaliação de um especialista.[17]

TRATAMENTO

Tratamento não farmacológico

- Educação do paciente: há evidências de que sessões educacionais, apresentando aconselhamento para permanecer ativo, evitar movimentos agravantes, retornar o mais rápido possível à atividade normal e uma discussão sobre a natureza frequentemente benigna da dor lombar aguda são mais eficazes para o retorno ao trabalho em pacientes com lombalgias agudas e subagudas.[35]

- Método McKenzie: há publicações conflitantes quanto ao valor deste programa de exercício na lombalgia aguda ou crônica quando comparado a outros cuidados fisioterápicos ou médicos habituais.[36]
- Acupuntura: pode ser útil na dor e na função, sendo superior ao placebo na lombalgia aguda, mas não há diferença entre acupuntura tradicional e eletroacupuntura.[37]
- Massagem: há evidências de qualidade baixa a muito baixa na melhora de curto prazo em lombalgia aguda, subaguda e crônica.[38]
- Terapias psicológicas, incluindo a terapia cognitivo-comportamental (TCC): melhoram a dor lombar com diminuição de sua duração e intensidade, além de controlar ansiedade e depressão, favorecendo o retorno mais rápido ao trabalho.[39]
- Estimulação elétrica transcutânea (TENS, do inglês *transcutaneous electrical nerve stimulation*): não mostrou nenhum benefício funcional no tratamento da dor lombar crônica e foi pouco aditiva na aguda.[40]
- Ioga: há evidências fortes de eficácia em curto prazo e eficácia moderada em longo prazo para a dor lombar crônica.[41]
- Tração: sem evidências científicas; não é recomendada para alívio de dor ou melhora de função.[42]
- Escolas de coluna: existem algumas evidências de benefícios.[43]
- Manipulação (osteopatia): demonstrou ser eficaz na redução da dor lombar mecânica, aguda e crônica em uma revisão sistemática e metanálise.[44]

Tratamento farmacológico

- Paracetamol: nenhuma evidência de que seja melhor que placebo.[45]
- AINH: são eficazes para o alívio de curto prazo da dor lombar crônica sem radiculopatia; não há diferença significativa entre os tipos de AINH.[46]
- Anticonvulsivantes: os gabapentinoides não apresentam benefícios na lombalgia crônica e é necessário atentar para efeitos adversos.[47]
- Opioides: o uso rotineiro de opioides não é recomendado, pois existem riscos substanciais e os resultados de longo prazo são piores do que sem o uso da medicação. Existe evidência moderada de redução de dor em curto prazo, sendo os opioides fracos os indicados na maioria das diretrizes, e apenas em pacientes cuidadosamente selecionados, quando há falha de medicações de primeira e segunda linha. Devem ser utilizados por curtos períodos e com monitoramento adequado. Como os potenciais efeitos colaterais por

uso indevido (*overdose*) ou dependência são significativos, a prescrição de opioides tem sido desencorajada.[48,49]

- Há evidências de que o tapentadol seja mais efetivo que o placebo na dor lombar com ou sem componente neuropático, principalmente em pacientes idosos.[50]
- Relaxantes musculares: apresentam algum alívio na lombalgia crônica inespecífica, no entanto deve-se atentar para efeitos adversos como sonolência excessiva, redução temporária da pressão arterial e aumento do risco de síndrome serotoninégica. Não se encontrou benefício quando adicionado a AINH.[51]
- Antidepressivos (tricíclicos, inibidores seletivos da recaptação da serotonina, inibidores da recaptação de serotonina e noradrenalina): não há evidência clara de superioridade sobre o placebo para a dor lombar crônica, exceto para a duloxetina e em pacientes com algum grau de depressão associada ou outras formas de dor crônica.[52]
- Corticosteroides orais — intramusculares/endovenosos: sem benefício de duração para a dor lombar aguda/crônica na ausência do componente dor radicular.[53]
- Anestésicos tópicos: os adesivos de lidocaína e capsaicina parecem não ser mais eficazes que o placebo.[54]
- Infiltração: as injeções epidurais para radiculopatia mostraram forte evidência de eficácia com o emprego de anestésico local com esteroide e evidência moderada a forte com anestésico local isolado. Para lombalgia, as evidências ainda são insuficientes para apoiar a infiltração com esteroides, anestésicos e ácido hialurônico administrados em locais epidurais, facetas ou nos discos vertebrais.[55,56]
- Aplicação de plasma rico em plaquetas: não é eficaz para a dor mecânica aguda, sendo contraindicada.[57]
- Cirurgia: considerar o encaminhamento para a cirurgia em pacientes que apresentam dor lombar incapacitante e contínua com impacto na qualidade de vida.[58]

As modalidades de tratamento mostradas dizem respeito às lombalgias inespecíficas, também conhecidas como mecânicas, que acometem a maioria dos pacientes, na forma aguda ou crônica. O tratamento da minoria das lombalgias, ditas específicas, dependerá de sua etiologia.

PROGNÓSTICO

Muitos fatores parecem prever resultados piores para pacientes que sofrem de lombalgia. Episódios anteriores de dor nas costas, maior intensidade da dor, presença de irradiação para os membros inferiores ou sintomas generalizados, com ou sem bandeira vermelha, estão associados a uma piora do quadro. O estilo de vida também parece desempenhar um papel negativo, incluindo pacientes com massa corporal mais elevada (índice de massa corporal > 25), tabagismo, depressão, catastrofização e comportamento de medo-evitação, que pioram os resultados e aumentam as taxas de deficiência. Há ainda os fatores sociais subjacentes, que têm acurácia prognóstica significativa. Todos esses fatores, associados ao baixo nível de escolaridade, remuneração baixa e insatisfação com o trabalho, contribuem negativamente no tratamento e na evolução dos pacientes. No geral, a grande maioria dos casos de lombalgia melhora em dias ou semanas e não deixa um impacto significativo na qualidade de vida ou função da pessoa.[59,60]

REFERÊNCIAS

1. Brazil A, Ximenes A, Radu A, Fernades A, Appel C, Maçaneiro C, et al. Diagnóstico e tratamento das lombalgias e lombociatalgias. Rev Bras Reumatol. 2004;44(6):419-25.
2. Freire M. Lombalgia e lombociatalgia. In: Natour J, organizador. Coluna vertebral. 2. ed. São Paulo: Etcetera Editora; 2004. p.77-94.
3. Andersson GB. Epidemiological features of chronic low-back pain. Lancet [Internet]. 1999;354(9178):581-5.
4. Foster NE, Anema JR, Cherkin D, Chou R, Cohen SP, Gross DP, Ferreira PH, Fritz JM, Koes BW, Peul W, Turner JA, Maher CG; Lancet Low Back Pain Series Working Group. Prevention and treatment of low back pain: evidence, challenges, and promising directions. Lancet. 2018;391(10137):2368-83.
5. Rubinstein SM, van Tulder M. A best-evidence review of diagnostic procedures for neck and low--back pain. Best Pract Res Clin Rheumatol. 2008;22(3):471-82.
6. da Silva T, Mills K, Brown BT, Herbert RD, Maher CG, Hancock MJ. Risk of recurrence of low back pain: a systematic review. J Orthop Sport Phys Ther. 2017;47(5):305-13.
7. Sinnott PL, Dally SK, Trafton J, Goulet JL, Wagner TH. Trends in diagnosis of painful neck and back conditions, 2002 to 2011. Medicine (Baltimore). 2017;96(20):e6691.
8. Fitzcharles MA, Cohen SP, Clauw DJ, Littlejohn G, Usui C, Häuser W. Nociplastic pain: towards an understanding of prevalent pain conditions. Lancet. 2021;397(10289):2098-110.
9. Yang G, Liao W, Shen M, Mei H. Insight into neural mechanisms underlying discogenic back pain. J Int Med Res. 2018;46(11):4427-36.
10. Abelin-Genevois K. Sagittal balance of the spine. Orthop Traumatol Surg Res. 2021;107(1S):102769.
11. Manek NJ, MacGregor AJ. Epidemiology of back disorders: prevalence, risk factors, and prognosis. Curr Opin Rheumatol. 2005;17(2):134-40.
12. Steffens D, Ferreira ML, Latimer J, Ferreira PH, Koes BW, Blyth F, et al. What triggers an episode of acute low back pain? A case-crossover study. Arthritis Care Res. 2015;67(3):403-10.
13. Vasconcelos JTS. Anatomia aplicada e biomecânica da coluna vertebral. In: Natour J, organizador. Coluna vertebral. 2. ed. São Paulo: Etcetera Editora; 2004. p.17-40.
14. Hartvigsen J, Natvig B, Ferreira M. Is it all about a pain in the back? Best Pract Res Clin Rheumatol. 2013;27(5):613-23.
15. Borenstein D, Wiesel S, Boden S. Low back pain: medical diagnosis and comprehensive management. 2. ed. Philadelphia: WB Saunders Co; 1995.
16. Appel F. Artropatias Inflamatórias. In: Natour J, organizador. Coluna vertebral. 2. ed. São Paulo: Etcetera Editora; 2004. p.109-46.
17. Borenstein D. Mechanical low back pain-a rheumatologist's view. Nat Rev Rheumatol. 2013;9(11):643-53.

18. Clauw DJ. Diagnosing and treating chronic musculoskeletal pain based on the underlying mechanism(s). Best Pract Res Clin Rheumatol. 2015;29(1):6-19.
19. Borenstein DG, Wiesel SW. Low back pain: medical diagnosis and comprehensive management. Philadelphia: Saunders; 1989.
20. van Tulder M, Becker A, Bekkering T, Breen A, del Real MT, Hutchinson A, Koes B, Laerum E, Malmivaara A; COST B13 Working Group on Guidelines for the Management of Acute Low Back Pain in Primary Care. Chapter 3. European guidelines for the management of acute nonspecific low back pain in primary care. Eur Spine J. 2006;15 Suppl 2(Suppl 2):S169-91. doi: 10.1007/s00586-006-1071-2.
21. Radu AS. Abordagem prática das algias vertebrais comuns. In: Natour J, organizador. Coluna vertebral. 2. ed. São Paulo: Etcetera Editora; 2004. p.213.
22. Sobel JB, Sollenberger P, Robinson R, Polatin PB, Gatchel RJ. Cervical nonorganic signs: a new clinical tool to assess abnormal illness behavior in neck pain patients: a pilot study. Arch Phys Med Rehabil. 2000;81(2):170-5.
23. Sieper J, Rudwaleit M, Baraliakos X, Brandt J, Braun J, Burgos-Vargas R, et al. The Assessment of SpondyloArthritis international Society (ASAS) handbook: a guide to assess spondyloarthritis. Ann Rheum Dis. 2009;68 Suppl 2:ii1-44.
24. Terzi R. Extraskeletal symptoms and comorbidities of diffuse idiopathic skeletal hyperostosis. World J Clin Cases. 2014;2(9):422.
25. Hooten WM, Cohen SP. Evaluation and treatment of low back pain. Mayo Clin Proc. 2015;90(12):1699-718.
26. Mafi JN, McCarthy EP, Davis RB, Landon BE. Worsening trends in the management and treatment of back pain. JAMA Intern Med. 2013;173(17):1573-81.
27. Tulder M, Lin C, Macedo L, McAuley J, Maher C. An updated overview of clinical guidelines for the management of non-specific low back pain in primary care. Eur Spine J. 2010;19(12):2075-94.
28. Borenstein D, Wiesel S, Boden S. Low back and neck pain - comprehensive diagnosis and management. 3. ed. Philadelphia: Saunders; 2004. 944p.
29. Chou R, Qaseem A, Owens DK, Shekelle P. Clinical Guidelines Committee of the American College of Physicians. Diagnostic imaging for low back pain: advice for high-value health care from the American College of Physicians. Ann Intern Med. 2011;154(3):181-90.
30. Jarvik JG, Deyo RA. Diagnostic evaluation of low back pain with emphasis on imaging. Ann Intern Med. 2002;137(7):586-97.
31. Borenstein DG. Low back pain. In: Klippel JH, Dieppe PA, editors. Rheumatology. London: Mosby; 1998.
32. Nusbaum L, Natour J, Ferraz MB, Goldenberg J. Translation, adaptation and validation of the Roland-Morris questionnaire--Brazil Roland-Morris. Braz J Med Biol. 2001;34(2):203-10.
33. Vigatto R, Alexandre NMC, Filho HRC. Development of a Brazilian Portuguese version of the Oswestry Disability Index. Spine (Phila Pa 1976). 2007;32(4):481-6.
34. Chiarotto A, Maxwell LJ, Terwee CB, Wells GA, Tugwell P, Ostelo RW. Roland-Morris Disability Questionnaire and Oswestry Disability Index: which has better measurement properties for measuring physical functioning in nonspecific low back pain? Systematic review and meta-analysis. Phys Ther. 2016;96(10):1620-37.
35. Engers A, Jellema P, Wensing M, van der Windt DA, Grol R, van Tulder MW. Individual patient education for low back pain. Cochrane Database Syst Rev. 2008:(1):4057.
36. Dunsford A, Kumar S, Clarke S. Integrating evidence into practice: use of McKenzie-based treatment for mechanical low back pain. J Multidiscip Heatlhc. 2011;4:393-402.
37. Furlan AD, van Tulder M, Cherkin D, Tsukayama H, Lao L, Koes B, Berman B. Acupuncture and dry-needling for low back pain. Cochrane Database Syst Rev. 2005;(1):1351.
38. Furlan AD, Giraldo M, Baskwill A, Irvin E, Imamura M. Massage for low back pain. Cochrane Database Syst Rev. 2015;(9):1929.

39. Cherkin DC, Sherman KJ, Balderson BH, Cook AJ, Anderson ML, Hawkes RJ, et al. Effect of mindfulness-based stress reduction a cognitive behavior therapy or casual care on back pain and functional limitations in adults with chronic low back pain: a randomized clinical trial. JAMA. 2016;315(12):1240-9.
40. Buchmuller A, Navez M, Milletre-Bernardin M, Pouplin S, Presles E, Lantéri-Minet M, Tardy B, Laurent B, Camdessanché JP; Lombotens Trial Group. Value of TENS for relief of chronic low back pain with or without radicular pain. Eur J Pain. 2012;16(5):656-65.
41. Cramer H, Lauche R, Haller H, Dobos G. A systematic review and meta-analysis of Yoga for low back pain. Clin J Pain. 2013;29 (5):450-60.
42. Borman P, Keskin D, Bodur H. The efficacy of lumbar traction in the management of patients with low back pain. Rheumatol Int. 2003;(23):2382-6.
43. Straube S, Harden M, Schröder H, Arendacka B, Fan X, Moore RA, Friede T. Back schools for the treatment of chronic low back pain: possibility of benefit, but no convincing evidence after 47 years of research--systematic review and meta-analysis. Pain. 2016;151(10):2160-72.
44. Franke H, Franke JD, Fryer G. Osteopathic manipulative treatment for nonspecific low back pain. BMC Muculoskelet Disord. 2014;15:286.
45. Saragiotto BT, Machado GC, Ferreira ML, Pinheiro MB, Abdel Shaheed C, Maher CG. Paracetamol for low back pain. Cochrane Database Syst Rev. 2016;(6):12230.
46. Roelofs PD, Deyo RA, Koes BW, Scholten RJPM, van Tulder MW. Non-steroidal anti-inflammatory drugs for low back pain. Cochrane Database Syst Rev. 2008;(1):0396.
47. Shanthanna H, Gilron I, Rajarathinam M, AlAmri R, Kamath S, Thabane L, et al. Benefits and safety of gabapentinoids in chronic low back pain: a systematic review and meta-analysis of randomized controlled trials. PloS Med. 2017:14(8):e100236.
48. Foster NE, Anema JR, Cherkin D, Chou R, Cohen SP, Gross DP, Ferreira PH, Fritz JM, Koes BW, Peul W, Turner JA, Maher CG; Lancet Low Back Pain Series Working Group. Prevention and treatment of low back pain: evidence, challenges, and promising directions. Lancet. 2018;391(10137):2368-83.
49. Petzke F, Klose P, Welsch P, Sommer C, Häuser W. Opioids for chronic low back pain: an updated systematic review and meta-analysis of efficacy, tolerability and safety in randomized placebo-controlled studies of at least 4 weeks of double-blind duration. Eur J Pain. 2020;24(3):497-517. doi: 10.1002/ejp.1519
50. Freo U, Furnari M, Ambrosio F, Navalesi P. Efficacy and tolerability of tapentadol for the treatment of chronic low back pain in elderly patients. Aging Clin Exp Res. 2021;33(4):973-82.
51. Van Tulder MW, Touray T, Furlan AD, Solway S, Bouter LM. Muscle relaxants for non-specific low back pain: a systematic review. Cochrane Database Syst Rev. 2015(2):004252.
52. Urquhart DM, Hoving JL, Assendelft WW, Roland M, van Tulder MW. Antidepressants for non-specific low back pain. Cochrane Database Syst Rev. 2018;(1):CD001723.
53. Eskin B, Shih RD, Fiesseler FW, Walsh BW, Allegra JR, Silverman ME, et al. Prednisone for emergency department low back pain: a randomized controlled trial. J Emerg Med. 2014;47(1):65-70.
54. Gimbel J, Linn R, Hale M, Nicholson B. Lidocaine patch treatment in patients with low back pain: results of an open-label, nonrandomized pilot study. Am J Ther. 2005;12:311-9.
55. Staal JB, de Bie R, de Vet HC, Hildebrandt J, Nelemans P. Injection therapy for subacute and chronic low-back pain. Cochrane Database Syst Rev. 2008;(3):CD001824.
56. Manchikanti L, Knezevic E, Knezevic NN, Sanapati MR, Thota S, Abd-Elsayed A, Hirsch JA. Epidural injections for lumbar radiculopathy or sciatica: a comparative systematic review and meta--analysis of Cochrane Review. Pain Physician. 2021;24(5):E539-E554. PMID: 34323441.
57. Akeda K, Yamada J, Linn ET, Sudo A, Masuda K. Platelet-rich plasma in the management of chronic low back pain: a critical review. J Pain Res. 2019;12:753-67.
58. Chou R, Loeser JD, Owens DK, Rosenquist RW, Atlas SJ, Baisden J, Carragee EJ, Grabois M, Murphy DR, Resnick DK, Stanos SP, Shaffer WO, Wall EM; American Pain Society Low Back Pain Guideline Panel. Interventional therapies, surgery and interdisciplinary rehabilitation for low back

pain: an evidence-based clinical practice guideline from the American Pain Society. Spine (Phila Pa 1976). 2009;34(10):1066-77.

59. Hendrick P, Milosavljevic S, Hale L, Hurley DA, McDonough S, Ryan B, Baxter GD. The relationship between physical activity and low back pain outcomes: a systematic review of observational studies. Eur Spine J. 2011;20(3):464-74.
60. Pinheiro MB, Ferreira ML, Refshauge K, Maher CG, Ordoñana JR, Andrade TB, et al. Depressive as a prognostic factor for low back pain: a systematic review. Spine J. 2014;4(11):2639-57.

CAPÍTULO 17

Dor na criança

Claudio Arnaldo Len
Andrea Pimentel Fonseca Golmia

INTRODUÇÃO

A queixa de dor musculoesquelética é comum na infância e na adolescência (Quadro 1). As doenças causadoras de dor, sejam elas orgânicas ou funcionais, podem ter um impacto negativo na qualidade de vida das crianças e dos seus familiares.[1-5]

Dentre os sinais de alerta para dor associada a uma doença orgânica, a presença de febre, mesmo que baixa, e de dor localizada, em um único membro ou nas costas, deve chamar a atenção do clínico. De acordo com a presença dos sinais de alerta, o índice de suspeita para doença orgânica pode variar entre baixo, moderado ou alto (Quadro 2).[6-8]

Vários aspectos da dor são levados em conta para a suspeita diagnóstica, como idade de apresentação, duração dos sintomas, localização e características da dor, alterações no exame físico geral e no aparelho locomotor, exames laboratoriais e de imagem.[9-11] Nos casos de dor com intervalo curto para o aparecimento dos primeiros sintomas, é necessário que sejam descartadas algumas doenças capazes de levar a um dano tecidual, de uma maneira sistemática. Nesse grupo, são incluídos os traumatismos e algumas doenças infecciosas, como a artrite séptica, a sinovite transitória de quadril e a miosite bacteriana.[12]

A seguir, serão descritas as doenças mais prevalentes relacionadas à presença de dor musculoesquelética, subaguda, recorrente ou crônica.

QUADRO 1 Doenças relacionadas à presença de dor em membros

Alterações ortopédicas	
• Osteocondrite	• Sinovite vilonodular
• Fraturas de estresse	• Sinovite transitória do quadril
• Síndrome patelofemoral	• Epifisiolistese/epifisiólise
• Lesões de ligamentos/meniscos	• Doença de Legg-Calvé-Perthes
Neoplasias	
• Leucemias	• Tumores de partes moles
• Linfomas	• Neuroblastoma
• Tumores ósseos	
Doenças hematológicas	
• Anemias de células falciformes	• Talassemia
• Hemofilia	
Doenças metabólicas	
• Doenças lisossômicas de depósito	• Hiperlipoproteinemia
• Doença de Fabry	
Transtornos endocrinológicos	
• Hipo/hipertireoidismo	• Hipo/hiperparatireoidismo
• Diabetes	
Doenças nutricionais	
• Raquitismo	• Hipervitaminose A
• Escorbuto	• Fluorose
Doenças infecciosas	
• Artrite séptica e osteomielite	• Discite
• Artrite reativa	• Miosite viral e bacteriana
Doenças reumatológicas	
• Febre reumática	• Lúpus eritematoso sistêmico juvenil
• Artrite idiopática juvenil	• Vasculite por IgA (Púrpura de Henoch-Schönlein)
• Dermatomiosite juvenil	
Síndromes dolorosas idiopáticas	
• Fibromialgia juvenil	• Síndrome miofascial
• Síndrome de dor regional complexa	• Síndrome de hipermobilidade articular benigna
Outros	
• Dor associada ao computador e a videogames	• Osteoporose idiopática juvenil
• Dor de origem psicossomática	

QUADRO 2 Índices de suspeita para doença orgânica

Índice de suspeita baixo
Anamnese
• Dor de longa duração (sem mudanças no padrão) • Vespertina • Sem interferência na rotina (escola, esportes)
Exame físico
• Normal • Pequenas alterações (pés planos flexíveis, hipermobilidade leve, postura)
Laboratório
• Normal • Consideração: anticorpos antinúcleo, fator reumatoide, ASLO
Índice de suspeita moderado
Anamnese
• Dor matutina • Faltas escolares • Adinamia, isolamento
Exame físico
• Alodinia • Hiperalgesia • Hipermobilidade articular intensa
Laboratório
• Anemia • Plaquetas no limite da normalidade • Aumento no valor das provas inflamatórias
Índice de suspeita alto
Anamnese
• Dor persistente e de forte intensidade • Dor localizada, dor nas costas • Febre ou febrícula, adinamia • Incapacidade física, mesmo que leve
Exame físico
• Perda de peso • Fraqueza muscular (mesmo que leve), atrofia muscular • Aumento de volume e/ou limitação articular
Laboratório
• Anemia progressiva (hemogramas seriados) • Leucopenia, linfocitose, atipia linfocitária (sem sinais de infecção viral) • Aumento de DHL (2 vezes ou mais)

ASLO: antiestreptolisina O; DHL: desidrogenase lática.

DOENÇAS LINFOPROLIFERATIVAS

Leucemia

A leucemia é a principal representante deste grupo, o que se justifica pela prevalência e pela necessidade de um diagnóstico precoce. Tanto o atraso do diagnóstico quanto o uso indevido de corticosteroides para o alívio da dor podem aumentar o risco da doença e comprometer o sucesso do tratamento. A dor musculoesquelética pode ser a primeira manifestação da leucemia em até 25% dos casos e pode ser observada artrite em 13% dos casos.[7,8]

A dor costuma ser noturna ou matutina e geralmente é de forte intensidade. Outros sinais correlacionados são febre baixa, anorexia e adinamia. No entanto, uma criança com leucemia pode estar em bom estado geral nas fases iniciais da doença. Os achados laboratoriais são anemia, leucopenia e plaquetopenia, que vão se agravando ao longo do tempo. Quando há uma suspeita clínica leve ou moderada, recomenda-se a realização de exames semanais ou quinzenais, que podem mostrar queda da hemoglobina ou presença de linfócitos atípicos. A dosagem de desidrogenase lática (DHL) também deve ser solicitada, pois pode estar elevada nas doenças linfoproliferativas.[7,8] Nos casos de suspeita clínica, o mielograma é o exame de escolha.

Linfoma

O comprometimento osteoarticular é raro nos linfomas. Quando ocorre, é decorrente da contiguidade da massa tumoral. A dor é localizada e, nos exames de imagem, observam-se lesões líticas.

DOENÇAS INFECCIOSAS

Osteomielite

A dor costuma ser de forte intensidade e localizada, com duração de dias ou poucas semanas. Pode haver febre baixa ou alta, além de sudorese noturna. A osteomielite, que é uma infecção intraóssea, geralmente é causada por bactérias Gram-positivas. Pode ser aguda ou crônica, de acordo com a duração dos sintomas. Na osteomielite crônica há necrose e sequestro ósseo.[13,14]

O *Staphylococcus aureus* e o estreptococo do grupo A são os agentes etiológicos mais comuns e correspondem a 80 e 10% dos casos, respectivamente. Em nosso meio, a tuberculose ainda é prevalente e pode ser causa de osteomielite em ossos longos e preferencialmente em vértebras.

A dor é de forte intensidade, especialmente à palpação na área referida pelos pacientes. Os ossos mais acometidos são o fêmur e a tíbia e observa-se incapacidade funcional pela dor. Geralmente o foco infeccioso é único, mas alguns pacientes, como os imunodeprimidos, podem apresentar osteomielite em dois ou mais focos. Pode ser observada uma infecção prévia, como otite, celulite ou pneumonia, entre outras. O laboratório mostra leucocitose com neutrofilia na maioria dos casos, aumento da proteína C reativa (PCR) e da velocidade de hemossedimentação (VHS). A hemocultura é negativa na maioria dos casos e a radiografia simples pode mostrar edema de partes moles nas fases iniciais da doença, além de lesões osteolíticas, mais frequentemente observadas depois de 7 a 10 dias. A tomografia computadorizada (TC) e a ressonância magnética (RM) podem identificar a infecção nas fases iniciais, e a RM detecta com maior precisão alterações de partes moles, como músculos, tendões e ligamentos.[13,15]

Apesar de não ser considerada uma doença infecciosa, a osteomielite crônica não bacteriana (OCN), também chamada de osteomielite crônica multifocal recorrente (OCRM), tem sido descrita com maior frequência e pode ser causa de dor musculoesquelética na infância, difusa ou localizada. A OCN é considerada uma doença autoinflamatória. A dor está relacionada à presença de múltiplas lesões ósseas inflamatórias, e é mais comum nos ossos longos dos membros inferiores, clavícula e coluna vertebral. Em algumas crianças, observam-se febre, adinamia e perda de peso; no entanto, a dor pode ser o único sintoma. Nos exames subsidiários, é comum o aumento de VHS e PCR, e a suspeita diagnóstica baseia-se na RM de corpo inteiro, que mostra lesões sugestivas de osteomielite em vários locais do esqueleto.[16]

Discite

A discite é caracterizada por um processo infeccioso dos discos vertebrais. Na maioria dos casos é causada por bactérias, com destaque para o *S. aureus*. A dor é localizada nas costas e o início geralmente é insidioso. A presença de dor nas costas em crianças não é comum e deve despertar a atenção do clínico, pois pode estar relacionada a doenças orgânicas, como a osteomielite.

O hemograma pode mostrar leucocitose com neutrofilia, e as provas laboratoriais caracterizam-se por aumento de VHS e PCR. Em alguns casos a hemocultura pode ser positiva. A radiografia simples pode mostrar lesões líticas, mas apenas nas fases mais tardias. O diagnóstico é confirmado pela RM. Da mesma forma que a osteomielite, o tratamento inclui antibióticos por via parenteral e oral na sequência.

Miosite viral

É uma doença relativamente comum em crianças e pode ser observada após infecção nas vias aéreas superiores e no trato gastrointestinal. No entanto, em alguns pacientes não há outros sintomas além da dor musculoesquelética. A dor é de início súbito e simétrica, acometendo os membros inferiores. Geralmente as crianças têm dificuldade para deambular e, quando conseguem, claudicam e andam com as pernas distantes uma da outra. No exame, as articulações são livres e há dor à palpação muscular de intensidade variável, especialmente nas coxas e panturrilhas. Os exames laboratoriais mostram aumento significativo das enzimas musculares (creatinofosfoquinase – CPK e aldolase).

DOENÇAS ORTOPÉDICAS

Um exame físico cuidadoso é a chave para o diagnóstico das alterações ortopédicas relacionadas à dor musculoesquelética. Variações da normalidade, como pés planos móveis, geno varo ou valgo, entre outras, normalmente não estão relacionadas à dor. No entanto, no caso de anormalidades no exame físico, deve ser solicitada uma avaliação ao ortopedista. A seguir, são descritas as doenças ortopédicas relacionadas à dor mais prevalentes.[10,14]

Doença de Legg-Calvé-Perthes

É caracterizada pela necrose avascular da epífise da cabeça do fêmur. É mais comum em meninos com idade entre 4 e 9 anos, e a queixa mais frequente é claudicação, acompanhada de dor na região do quadril acometido. No exame do quadril observa-se limitação decorrente da dor e das alterações anatômicas da cabeça do fêmur. A dor é mais intensa na deambulação e há melhora no repouso. A radiografia pode mostrar alterações precoces, como diminuição da altura do núcleo epifisário e consequente aumento do espaço articular. A RM mostra as lesões precocemente e auxilia no diagnóstico diferencial com outras doenças de quadril.

Epifisiólise (escorregamento da cabeça do fêmur)

Acomete adolescentes entre 10 e 14 anos de idade, especialmente nos casos de biotipo longilíneo. Não há preferência por sexo. A dor pode ser aguda ou insidiosa e geralmente localiza-se na virilha com irradiação para a coxa. O diagnóstico deve ser precoce para que o tratamento cirúrgico seja efetivo. No exame físico observa-se limitação dos movimentos do quadril com dor e a radiografia simples mostra o escorregamento da epífise no lado comprometido.

Doença de Osgood-Schlatter (osteocondrite da tuberosidade tibial)

É considerada uma das causas mais comuns de dor em joelhos e crianças e adolescentes, com pico entre 10 e 16 anos de idade. No exame físico a dor é geralmente bilateral, mais intensa à palpação das tuberosidades tibiais, e não há limitação de movimento de joelho. A radiografia simples de joelhos em perfil mostra edema de partes moles e sua principal indicação é a exclusão de outras doenças, como tumores ósseos. Exames mais sofisticados, como TC ou RM, não são necessários.

Doença de Sever

Esta osteocondrite, que acomete o osso calcâneo de meninos e meninas, é caracterizada por dor na região do calcanhar, muitas vezes com claudicação intermitente, e geralmente ocorre depois de atividades físicas. No exame físico observa-se dor intensa à palpação do calcanhar, sem edema ou limitação de movimento do tornozelo. O diagnóstico é clínico e não há necessidade de exames laboratoriais ou de imagem, exceto nos casos de dor acompanhada por edema ou aumento de volume ósseo.

DOENÇAS REUMATOLÓGICAS/AUTOIMUNES

O clínico deve estar atento a este grupo de doenças, que podem ter início insidioso. Além disso, muitas delas não têm sinais clínicos ou testes laboratoriais específicos e são de exclusão. Por outro lado, o diagnóstico tardio está associado a danos irreversíveis em ossos e articulações. Alguns achados de exame físico além da dor (que pode ser leve) devem ser pesquisados em crianças e adolescentes com dor em membros com duração superior a 1 ou 2 meses: claudicação, edema e/ou limitação articular e fraqueza muscular com ou sem atrofia. As queixas normalmente são persistentes e, no caso de artrite inflamatória, a dor é matutina e acompanhada de rigidez matinal. As doenças mais prevalentes neste grupo são a artrite idiopática juvenil (AIJ) e a dermatomiosite juvenil (DMJ). Outras doenças pouco frequentes, como as vasculites de médios e pequenos vasos, podem se manifestar inicialmente com dor em membros.[17,18]

Artrite idiopática juvenil

A AIJ é uma doença inflamatória crônica de etiologia desconhecida.[19,20] Acomete crianças com idade menor ou igual a 16 anos e é caracterizada pela presença de artrite persistente em uma ou mais articulações por um tempo mínimo de 6 semanas (Figura 1). Esta doença só pode ser diagnosticada depois da exclusão de outras causas de artrite. O diagnóstico é clínico e realizado com base nos critérios propostos pela *International League of Associations of Rheumatology* (ILAR), listados no Quadro 3.

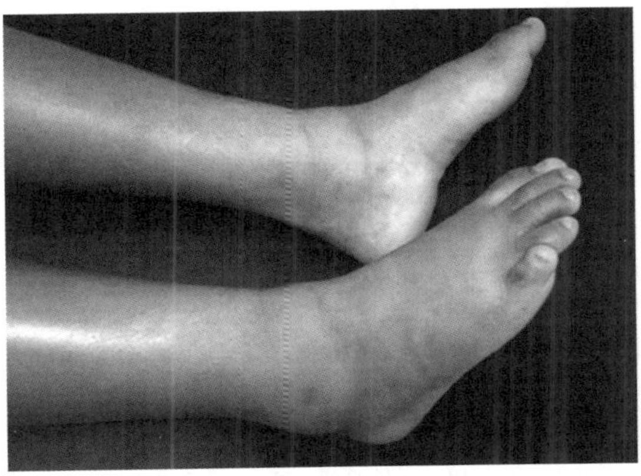

FIGURA 1 Presença de artrite em uma criança com artrite idiopática juvenil.

QUADRO 3 Critérios para o diagnóstico e classificação da artrite idiopática juvenil

Idade de início inferior a 16 anos
Artrite em uma ou mais articulações
Duração mínima da artrite em uma mesma articulação ≥ 6 semanas
Tipo de início/evolutivo da doença a. Oligoarticular persistente ou estendida b. Poliarticular – fator reumatoide negativo c. Poliarticular – fator reumatoide positivo
Sistêmico
Artrite psoriásica
Artrite relacionada à entesite
Artrite indiferenciada
Não classificável
Classificável em mais de uma categoria

Além da artrite, alguns pacientes apresentam sintomas constitucionais como anorexia, fadiga, perda de peso e dificuldade de ganho pondoestatural.[20-22] Esta doença pode se apresentar de maneiras diversas e, portanto, os pacientes são agrupados de acordo com os sintomas que surgem durante os primeiros seis meses de doença.

No tipo de início sistêmico (AIJ sistêmica) há febre diária, geralmente vespertina, com duração mínima de 15 dias. Pode estar associado exantema evanescente, raramente pruriginoso, localizado preferencialmente no tronco e na porção proximal de membros. Outros sintomas associados são pericardite e/ou pleurite, anemia, hepatoesplenomegalia e adenomegalia. A artrite pode iniciar semanas ou meses depois do início da febre e geralmente tem padrão poliarticular (5 ou mais articulações acometidas).

No tipo oligoarticular são acometidas de 1 a 4 articulações, preferencialmente joelhos e tornozelos. Observam-se aumento de volume, temperatura e dor de intensidade variável. Alguns pacientes podem apresentar uveíte anterior crônica sintomática ou assintomática, daí a importância da avaliação oftalmológica periódica.

Na AIJ com tipo de início poliarticular há comprometimento de cinco ou mais articulações nos primeiros seis meses de doença. Os sintomas tendem a ser de forte intensidade, com dor, limitação e rigidez matinal. Os joelhos, tornozelos e punhos são as articulações mais acometidas.

No tipo de início oligoarticular o hemograma é normal na maioria dos casos. No poliarticular pode haver leucocitose com neutrofilia discreta, de acordo com o processo inflamatório. No subtipo sistêmico ativo podem ocorrer anemia, leucocitose (até 30 a 60.000/mm^3) e trombocitose (até 1.000.000/mm^3) e, ainda, elevação da ferritina. A PCR e a VHS geralmente encontram-se elevadas nos subtipos poliarticular e sistêmico, e normais ou discretamente alteradas no oligoarticular. O fator reumatoide está presente em aproximadamente 10% dos pacientes com subtipo poliarticular, sendo raro nos demais subtipos. É importante ressaltar que os exames laboratoriais podem estar normais em pacientes com AIJ.[23] Os anticorpos antinucleares (AAN), ou fator antinuclear (FAN), podem ser positivos, o que pode variar de acordo com o tipo de início da AIJ.

Dermatomiosite juvenil

A DMJ, também conhecida como dermatopolimiosite, é uma doença inflamatória crônica que se caracteriza por vasculite da pele e dos músculos.[24,25] Eventualmente pode apresentar-se apenas com manifestações musculares (polimiosite, mais frequente em adultos que em crianças) e, mais raramente, apenas com manifestações cutâneas (dermatomiosite amiopática).

As manifestações clínicas normalmente surgem de modo lento e progressivo, mas há casos de início abrupto. A dor é de intensidade variável e pode acometer todos os grupos musculares, com preferência para a cintura pélvica. Em alguns pacientes não há dor, prevalecendo o quadro de fraqueza lenta e progressiva, com dificuldade para elevar os braços, pentear os cabelos, subir escadas, levantar-se do chão e até mesmo da cama. As crianças recusam-se a andar e pedem para ser levadas no colo. O diagnóstico é mais difícil quando o quadro cutâneo se inicia depois do muscular. Pode haver febre baixa intermitente. Portanto, o exame da força muscular é fundamental no diagnóstico diferencial da criança com dor em membros, uma vez que a fraqueza muscular pode ser leve. Recomenda-se pedir para a criança ficar sentada no chão e se levantar sozinha. A criança normal levanta-se com facilidade, enquanto aquela com fraqueza levanta-se apoiando-se no próprio corpo, na cadeira e na parede (levantar miopático). Os principais músculos acometidos são os localizados nas coxas e na parte proximal dos braços.

O quadro cutâneo é variável, com destaque para a vermelhidão generalizada na face, que muitas vezes é diagnosticada como dermatite alérgica. Um sinal sugestivo da dermatomiosite é o chamado heliotropo, que se caracteriza por inchaço e mancha arroxeada ou vermelha em volta das pálpebras. Manchas vermelhas também são frequentes nos cotovelos, nos joelhos e nas superfícies extensoras das pequenas articulações das mãos, conhecidas como sinal de Gottron (Figura 2).

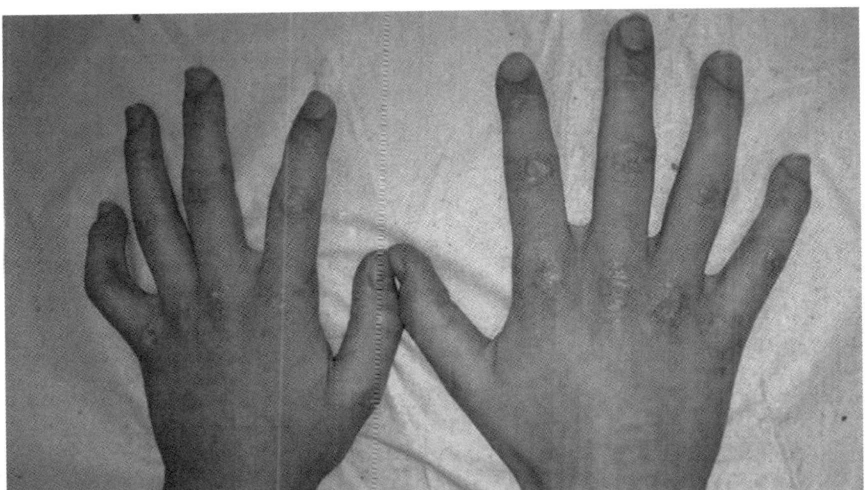

FIGURA 2 Vasculite em superfície extensora dos dedos das mãos em um paciente com dermatomiosite juvenil: sinal de Gottron.

O diagnóstico da DMJ baseia-se nas manifestações clínicas e em alterações laboratoriais. A elevação das enzimas musculares como CPK, DHL, aldolase e as transaminases (AST e ALT) é importante para a confirmação do diagnóstico. A eletroneuromiografia e a biópsia muscular fazem parte dos critérios para o diagnóstico da doença, porém são solicitadas apenas quando a criança não apresenta comprometimento cutâneo, em casos de apresentação atípica ou quando há dúvidas no diagnóstico. A RM pode ser utilizada para auxiliar no diagnóstico e para localizar o melhor grupo muscular para a realização da biópsia muscular.

SÍNDROMES DE AMPLIFICAÇÃO DOLOROSA

Apesar do termo "síndromes de amplificação dolorosa" estar relacionado a uma série de doenças nas quais não de observa dano tecidual bem estabelecido, ele não é totalmente adequado, pois leva à ideia de que os pacientes estão "amplificando" uma dor que é de fraca intensidade. Vários estudos indicam que o limiar de dor é variável de um indivíduo para outro, bem como outros fatores relacionados à dor, como a adaptação e o enfrentamento.[26] A dor musculoesquelética, ao lado da cefaleia e da dor abdominal, é um dos sintomas mais comuns na infância e na adolescência. Sua frequência varia entre 6 e 32%, dependendo da população estudada.[2,27-34]

A dor musculoesquelética idiopática (DMEI) é definida pela presença de episódios álgicos intermitentes por um período maior que três meses, em três ou mais áreas do corpo.[35] Uma vez excluídas as causas orgânicas por meio de anamnese, exame físico e exames laboratoriais, o diagnóstico de DMEI deve ser considerado.[34] Os critérios para a classificação da DMEI são apresentados no Quadro 4.[35]

Alguns pontos podem ser observados nos casos de dor sem uma causa única estabelecida:

- Amplificação da dor — desproporcional ao exame físico.
- Alodinia — dor relacionada ao simples toque da pele sem estímulo nociceptivo, ou seja, normalmente não doloroso.
- Diminuição da qualidade de vida — especialmente nos aspectos físico, social e emocional.

Algumas crianças e adolescentes com DMEI preenchem critérios para fibromialgia, os mesmos utilizados para adultos.[36,37] Na prática clínica, a abordagem diagnóstica e terapêutica de crianças com DMEI e fibromialgia juvenil é similar. Uma doença menos comum, porém importante em virtude da evolução do paciente para incapacidade física grave, é a síndrome de dor complexa

QUADRO 4 Critérios para a classificação da dor musculoesquelética idiopática na infância e na adolescência

Dor difusa	Dor localizada
1. Dor generalizada (em 3 dos 4 quadrantes* do corpo) com duração de 3 meses ou mais 2. Exclusão de doenças orgânicas Para a classificação são necessários os critérios 1 e 2	1. Dor localizada em um membro (inferior ou superior) a. Com duração de 1 semana apesar de medicação analgésica ou b. Com duração de 1 mês sem medicação específica 2. Ausência de traumatismo capaz de explicar a síndrome dolorosa 3. Exclusão de doenças orgânicas Para a classificação são necessários os critérios 1, 2 e 3

* Os quadrantes são divididos em superior direito e esquerdo, de acordo com a divisão do corpo por duas linhas imaginárias (horizontal e vertical)
Fonte: Malleson et al., 1992.

regional (SDCR) ou distrofia simpático-reflexa, caracterizada por dor localizada e persistente.[38]

Alguns aspectos podem fazer parte do quebra-cabeças da etiopatogenia da DMEI, como os fatores físicos (traumatismo musculoesquelético) e psicossociais (situações de estresse familiar, baixa autoestima, problemas escolares), além de distúrbios de sono e fadiga A presença de hipermobilidade articular, caracterizada por uma amplitude de movimento articular aumentada, em até 27% das crianças com dor musculoesquelética indica uma provável predisposição individual de algumas crianças para a dor. Devem ser observados os seguintes pontos de hipermobilidade: hiperextensão dos quintos dedos das mãos igual ou acima de 90º, hiperextensão dos cotovelos acima de 10º, oposição dos primeiros dedos das mãos até a face flexora dos antebraços, hiperextensão dos joelhos acima de 10º, flexão do tronco apoiando as palmas das mãos no chão mantendo os joelhos em extensão. A presença de 5/9 pontos, associada à dor, caracteriza a síndrome de hipermobilidade articular.[39,40]

A dor é difusa e geralmente acomete os membros inferiores, mas muitas crianças e adolescentes têm dor nas costas e dor torácica. Há uma nítida preferência pelo sexo feminino (10 a 15 meninas para 1 menino). Na anamnese dos adultos com dor musculoesquelética recorrente há história de que até 25% dos sintomas iniciaram-se na infância ou adolescência. Muitas crianças e adolescentes com DMEI apresentam outras queixas, como sono não restaurador, ansiedade, fadiga, síndrome do cólon irritável, parestesias e sensação de edema em extremidades.[41,42]

O diagnóstico da DMEI e da fibromialgia juvenil (FJ) é clínico e baseia-se em uma história detalhada e em um exame físico cuidadoso. Não são observadas alterações nas provas laboratoriais ou nos exames de imagem. Devem ser investigados ainda os aspectos emocionais, sociais e escolares, além dos hábitos diários (uso de televisão, computadores e videogames) e do padrão de sono (não restaurador),[43] que podem estar comprometidos.[44,45]

Tanto a DMEI como a FJ têm um impacto significativo na vida das famílias, pois implicam prejuízos sociais aos pacientes e seus pais, além do impacto financeiro.[4] Entre as consequências mais comuns encontram-se as faltas escolares, impossibilidade de praticar atividades físicas e/ou atividades sociais e prejuízos no sono.[1-3]

SÍNDROME DE DOR COMPLEXA REGIONAL OU DISTROFIA SIMPÁTICO-REFLEXA

Também denominada algoneurodistrofia, causalgia ou atrofia de Sudeck, caracteriza-se por dor localizada de forte intensidade, provocando limitação do movimento de um membro. Na infância ela é subdiagnosticada por ser pouco reconhecida.

Nesta síndrome, apesar da queixa intensa de dor, os pacientes apresentam-se calmos, sendo o termo francês "*la belle indifference*" (a bela indiferença) adequado para a descrição do comportamento. As principais características são dor severa, edema, disfunção autonômica com alterações vasomotoras e prejuízo da mobilidade na extremidade comprometida (geralmente membros inferiores). Clinicamente se suspeita quando a criança permanece com um membro imobilizado com edema difuso periarticular, alodinia e hiperestesia (dor excessiva) cutânea, além de alteração de cor e temperatura do membro afetado. Com a progressão da distrofia, a extremidade torna-se pálida e cianótica e com diminuição de temperatura.

TRATAMENTO

O tratamento atual da DMEI, da fibromialgia juvenil e da dor complexa regional (pela medicina baseada em evidências) está centrado em um tripé: educação ao paciente e sua família, terapia cognitivo-comportamental por psicoterapia e atividade física aeróbica regular.[46-48] Ou seja, o sucesso do tratamento é baseado em uma abordagem multiprofissional, composta por médicos, fisioterapeutas, assistentes sociais, psicólogos e nutricionistas. Para aderência e sucesso do tratamento, deve-se envolver e motivar a família do paciente em todas as etapas. É importante deixar claro para o paciente e sua família que a dor é intensa e real, que não há lesões articulares ou ósseas e que não ocorrerão deformidades. Alguns serviços de saúde têm adotado esse modelo multiprofissional de assistência, obtendo com isso bons resultados, com propostas de intervenções terapêuticas que incluem, principalmente, recomendação à prática de exercícios físicos regulares[49] e encaminhamento para psicoterapia,[50] além do uso de outras modalidades terapêuticas, como *biofeedback*, acupuntura e ainda a prescrição de medicamentos.[43,49,51-54]

Alguns autores relatam sucesso parcial com o uso de relaxantes musculares, antidepressivos tricíclicos e medicamentos serotoninérgicos, mas o uso deve ser criterioso e restrito para os casos de má resposta às orientações. Quanto ao prognóstico, a maioria dos pacientes melhora com o tratamento multiprofissional, de acordo com a aderência ao programa terapêutico.

"DOR DE CRESCIMENTO"

O termo dor de crescimento é cientificamente inadequado e está relacionado a um quadro clínico de dor esporádica de fraca/média intensidade e que não interfere no dia a dia. Considerada muito comum na faixa etária pediátrica, é uma terminologia simples utilizada para definir um grupo de crianças (com idade preferencial entre 4 e 12 anos) com queixa de dor em membros inferiores, esporádica e de intensidade variável, geralmente fugaz e relacionada à atividade física. Nessas crianças o exame físico é totalmente normal, bem como os exames laboratoriais. Diferentemente da DMEI, a "dor de crescimento" não tem um impacto significativo na qualidade de vida. O diagnóstico é simples e se baseia na anamnese e no exame clínico. Não há necessidade de um tratamento específico e a orientação costuma deixar os pais tranquilos.

REFERÊNCIAS

1. Konijnenberg Y, Uiterwaal CSPM, Kimpen JLL, Hoeven J, Buitelaar JK, Graeff-Meeder ER. Children with unexplained chronic pain: substantial impairment in everyday life. Arch Dis Child. 2005;90(7):680-6.
2. Roth-Isigkeit A, Thyen U, Stöven H, Schwarzenberger J, Schmucker P. Pain among children and adolescents: restrictions in daily living and triggering factors. Pediatrics. 2005;115(2):e152-62.
3. Meltzer LJ, Logan DE, Mindell JA. Sleep patterns in female adolescents with chronic musculoskeletal pain. Behav Sleep Med. 2005;3:193-208.
4. Sleed M, Eccleston C, Beecham J, Knapp M, Jordan A. The economic impact of chronic pain in adolescence: methodological considerations and a preliminary costs-of-illness study. Pain. 2005;119(1-3):183-90.
5. Sherry DD. Pain amplification syndromes. In: Petty RE, Laxer RM, Lindsey CB, Wedderburn LR, editors. Textbook of pediatric rheumatology. 7. ed. Philadelphia: Elsevier; 2016. p.681-92.

6. McGhee JL, Burks FN, Sheckels JL, Jarvis JN. Identifying children with chronic arthritis based on chief complaints: absence of predictive value for musculoskeletal pain as an indicator of rheumatic disease in children. Pediatrics. 2002;110(2 Pt 1):354.
7. Gonçalves M, Terreri MT, Barbosa CM, Len CA, Hilário MOE. Diagnosis of malignancies in children with musculoskeletal complaints. São Paulo Med J. 2005;123(1):21-3.
8. Robazzi TC, Barreto JH, Silva LR, Santiago MB, Mendonça N. Osteoarticular manifestations as initial presentation of acute leukemias in children and adolescents in Bahia, Brazil. J Pediatr Hematol Oncol. 2007;29(9):622-6.
9. Sen ES, Clarke SL, Ramanan AV. The child with joint pain in primary care. Best Pract Res Clin Rheumatol. 2014;28(6):889-906.
10. Houghton KM. Review for the generalist: evaluation of pediatric hip pain. Pediatr Rheumatol Online J. 2009;18:7.
11. Lowe RM, Hashkes PJ. Growing pains: a noninflammatory pain syndromes of early childhood. Nat Clin Pract Rheumatol. 2008;4(10):542-9.
12. van Straalen JW, van Stigt Thans M, Wulffraat NM, de Roock S, Swart JF. A diagnostic prediction model for separating juvenile idiopathic arthritis and chronic musculoskeletal pain syndrome. J Pediatr. 2022:S0022-3476(22)00344-4.
13. Montgomery NI, Rosenfeld S. Pediatric osteoarticular infection update. J Pediatr Orthop. 2015;35(1):74-81.
14. Sawyer JR, Kapoor M. The limping child: a systematic approach to diagnosis. Am Fam Physician. 2009;79(3):215-24.
15. Ceroni D, Kampouroglow G, Valaikaite R, Anderson della Liana R, Salvo D. Osteoarticular infections in young children: what has changed over the last years? Swiss Med Wkly. 2014;144:w13971.
16. Buch K, Thuesen ACB, Brøns C Schwarz P. Chronic non-bacterial osteomyelitis: a review. Calcif Tissue Int. 2019;104(5):544-53.
17. Berard R. Approach to the child with joint inflammation. Pediatr Clin North Am. 2012;59(2):245-62.
18. Reyhan I, Goldberg BR, Gottlieb BS. Common presentations of pediatric rheumatologic diseases: a generalist's guide. Curr Opin Pediatr. 2013;25(3):388-96.
19. Ravelli A, Martini A. Juvenile idiopathic arthritis. Lancet. 2007;369(9563):767-78.
20. Kessler EA, Becker ML. Therapeutic advancements in juvenile idiopathic arthritis. Best Pract Res Clin Rheumatol. 2014;28(2):293-313.
21. Steigerwald KA, Ilowite NT. Novel treatment options for juvenile idiopathic arthritis. Expert Rev Clin Pharmacol. 2015;8(5):559-73.
22. Yamashita E, Terreri MT, Hilário MOE, Len CA. Prevalence of juvenile idiopathic arthritis in children aged 6 to 12 years in Embu das Artes, state of Sao Paulo, Brazil. Rev Bras Rheumatol. 2013;53(6):542-5.
23. Hilário MOE, Len CA, Roja SC, Terreri MT, Almeida G, Andrade LE. Frequency of antinuclear antibodies in healthy children and adolescents. Clin Pediatr (Phila). 2004;43(7):637-42.
24. Sato JO, Sallum AM, Ferriani VP, Marini R, Sacchetti SB, Okuda EM, et al. Rheumatology Committee of the São Paulo Paediatrics Society. A Brazilian registry of juvenile dermatomyositis: onset features and classification of 189 cases. Clin Exp Rheumatol. 2009;26(7):1031-8.
25. Nistala K, Wedderburn LR. Update in juvenile myositis. Curr Opin Rheumatol. 2013;25(6):742-6.
26. Molina J. Ressonância magnética functional cerebral em adolescentes com dor musculoesquelética idiopática. São Paulo. Tese [Doutorado em Pediatria]. São Paulo: Escola Paulista de Medicina/Universidade Federal de São Paulo; 2015.
27. Mikkelsson M, Salminen JJ, Kautiainen H. Non-specific musculoskeletal pain in preadolescents. Prevalence and 1-year persistence. Pain. 1997;73(1):29-35.
28. De Inocencio J. Epidemiology of musculoskeletal pain in primary care. Arch Dis Child. 2004;89(5):431-4.

29. El-Metwally A, Salminen JJ, Auvinen A, Kautiainen H, Mikkelsson M. Prognosis of non-specific musculoskeletal pain in preadolescents: a prospective 4-year follow-up study till adolescence. Pain. 2004;110-3.
30. Diepenmaat ACM, van der Wal MF, de Vet HCW, Hirasing RA. Neck/shoulder, low back, and arm pain in relation to computer use, physical activity, stress, and depression among Dutch adolescents. Pediatrics. 2006;117(2):412-6.
31. Zapata AL, Moraes AJP, Leone C, Doria-Filho U, Silva CAA. Pain and musculoskeletal pain syndromes related to computer and video game use in adolescents. Eur J Pediatr. 2006;165(6):408-14.
32. McBeth J, Jones K. Epidemiology of chronic musculoskeletal pain. Best Pract Res Clin Rheumatol. 2007;21(3):403-25.
33. Saes MDO, Soares MD, Mucillo-Baisch A. Fatores associados à dor musculoesquelética em escolares da rede pública municipal no extremo sul do Brasil. Rev Bras Saúde Matern Infant. 2014;14(3):211-8.
34. Barbosa CMPL, Hangai L, Terreri, Len CA, Hilário MOE. Dor em membros em um serviço de reumatologia pediátrica. Rev Paul Ped. 2005;23:63-8.
35. Malleson PN, Al-Matar M, Petty RE. Idiopathic musculoskeletal pain syndromes in children. J Rheumatol. 1992;19(1):1786-9.
36. Wolfe F, Clauw DJ, Fitzcharles MA, Goldenberg DL, Katz RS, Mease P, et al. The American College of Rheumatology preliminary diagnostic criteria for fibromyalgia and measurement of symptom severity. Arthritis Care Res. 2010;62(5):600-10.
37. Buskila D, Press J, Gedalia A, Klein M, Neumann L, Boehm R, et al. Assessment of nonarticular tenderness and prevalence of fibromyalgia in children. J Rheumatol. 1993;20(2):368-70.
38. Lotito AP, Campos LM, Dias MH, Silva CAA. Distrofia simpático-reflexa. J Pediatr. 2004;80(2):159-62.
39. Beighton P, Solomon L, Soskolne CL. Articular mobility in an African population. Ann Rheum Dis. 1973;32(5):413-8.
40. Carter C, Wilkinson J. Persistent joint laxity and congenital dislocation of the hip. J Bone Joint Surg Br. 1964;46:40-5.
41. Sherry DD, Sonagra M, Gmuca S. The spectrum of amplified musculoskeletal pain syndrome. Pediatr Rheumatol Online J. 2020;12;18(1):77.
42. Kanta P, Gopinathan NR. Idiopathic growing pains in pediatric patients: review of literature. Clin Pediatr (Phila). 2019;58(1):5-9.
43. Amorim RAR, Moreira GA, Santos FH, Terreri MT, Molina J, Keppeke LF, et al. Sleep and restless legs syndrome in female adolescents with idiopathic musculoskeletal pain. J Pediatr (Rio J). 2020;96(6):763-70.
44. Coles ML, Uziel Y. Juvenile primary fibromyalgia syndrome: a review--treatment and prognosis. Pediatr Rheumatol Online J. 2021;19(1):74.
45. Fraga MM, Terreri MT, Azevedo RT, Hilário MOE, Len CA. Pain perception and pain coping mechanisms in children and adolescents with juvenile fibromyalgia and polyarticular juvenile idiopathic arthritis. Rev Paul Pediatr. 2019;37(1):11-9.
46. Molina J, Silva SGL, Teles FM, Fraga MM, Paulo L, Bugni V, et al. Diffuse idiopathic musculoskeletal pain in childhood and adolescence. Rev Paul Pediatr. 2011;29(2):294-9.
47. Sherry DD, Brake L, Tress JL, Sherker J, Fash K, Ferry K, et al. The treatment of juvenile fibromyalgia with an intensive physical and psychosocial program. J Pediatr. 2015;pii:S0022-3476(15)00674-5.
48. Stephens S, Feldman BM, Bradley N, Schneiderman J, Wright V, Singh-Grewal D, et al. Feasibility and effectiveness of an aerobic exercise program in children with fibromyalgia: Results of a randomized controlled pilot trial. Arthritis Rheum. 2008;59(10):1399-406.
49. Gualano B, Sá Pinto AL, Perondi B, Leite Prado DM, Omori C, Almeida RT, et al. Evidence for prescribing exercise as treatment in pediatric rheumatic diseases. Autoimmun Rev. 2010;9:569-73.

50. Eccleston C, Palermo TM, Williams AC, Lewandowski A, Morley S. Psychological therapies for the management of chronic and recurrent pain in children and adolescents. Cochrane Database Syst Rev. 2009;(2):CD003968.
51. Buskila D. Pediatric fibromyalgia. Rheum Dis Clin North Am. 2009;35(2):253-61.
52. Heymann R. Novos conceitos em fibromialgia. AtualizaDOR - Programa de Educação Médica em Ortopedia. 2010:41-51.
53. Dias MHP, Amaral E, Pai HJ, Tsai DTY, Lotito APN, Leone C, et al. Acupuntura em adolescentes com fibromialgia juvenil. Rev Paul Pediatr. 2012;30(1):6-12.
54. Fraga MM, Len CA. Abordagem multiprofissional da criança com dor musculoesquelética. Rev Paul Pediatr. 2012;30(1):4-5.

CAPÍTULO 18

Dor crônica no idoso

Marcos Aurélio de Freitas Machado
Juliana Maria de Freitas Trindade Costa
Marco Aurélio Goldenfum

INTRODUÇÃO

A população de idosos (pessoas com 65 anos ou mais) vem crescendo no mundo, particularmente o número de idosos com 85 anos ou mais. No Brasil, desde 1940, o grupo etário com 60 anos ou mais é o que mais tem crescido.[1] A dor crônica é mais prevalente nessa população do que na população mais jovem.[2] Pacientes com mais de 60 anos se queixam duas vezes mais de dor que aqueles com menos de 60 anos.[3,4] Por constituir-se em um sério problema de saúde pública, a dor necessita ser bem diagnosticada, mensurada, avaliada e devidamente tratada, com o intuito de minimizar a morbidade e melhorar a qualidade de vida do paciente idoso.[5,6]

Dentre as principais causas de dor no idoso, podem-se citar as doenças osteomusculares, principalmente as degenerativas; com a mesma magnitude, há ainda osteoporose com fraturas, doença vascular periférica, neuropatias periféricas (como a neuropatia diabética), neuralgia pós-herpética, síndrome dolorosa pós-acidente vascular encefálico (particularmente os que afetam as estruturas do trato espinotalâmico), dor do membro fantasma, polimialgia reumática, lombalgias, doenças neoplásicas e outras desordens musculoesqueléticas.[7]

Nos pacientes residentes em lares de idosos, a dor crônica é altamente prevalente (quase 50%), principalmente por histórico de fraturas (62,9%) e cirurgia (63,6%).[8] A dor pode contribuir para o declínio progressivo e gradual da reserva fisiológica com o envelhecimento e amplificar a fragilidade.[9] O grau em que a dor interfere na qualidade de vida do paciente idoso está em grande parte relacionado às suas comorbidades biopsicossociais.[10] As comorbidades médicas, psicológicas e sociais, bem como fatores ambientais, podem contribuir para a resposta à dor e/ou ao seu tratamento.[11] É comum a ocorrência de isolamento social, ansiedade, transtornos depressivos, alterações no sono e na memória, distúrbios funcionais e risco de quedas nessa população.[7]

A dor crônica é uma das queixas mais comuns de idosos durante consultas médicas, sendo um importante fator de limitação funcional.[12,13] Além disso, associa-se a um risco aumentado de quedas, principalmente os que apresentam dor crônica nos pés,[14] e 80 a 85% dos indivíduos com mais de 65 anos apresentam pelo menos um problema significativo de saúde que predispõe à dor.[15]

Estima-se que 20 a 50% dos idosos provenientes da comunidade têm importantes problemas dolorosos, e esse número aumenta para 45 a 80% em pacientes institucionalizados, podendo ser ainda maior nos hospitalizados, sendo a dor subtratada em grande parte dos casos. Estudos mostram que mais de 50% deles não recebem o controle adequado da dor e mais de 25% morrem sem obter seu controle. Estes dados reforçam a necessidade de considerar a dor como o "quinto sinal vital", com necessidade de abordagem ativa e sistemática em toda avaliação clínica, no nível ambulatorial, hospitalar ou em instituição de longa permanência (ILP).[7]

AVALIAÇÃO DA DOR NO IDOSO

A dor no idoso pode ser quantificada com escalas unidimensionais, como a escala de avaliação verbal, a escala visual analógica (EVA), a escala de expressões faciais, a escala de avaliação numérica (EAN), os termômetros de dor ou as escalas multidimensionais. Em casos de deterioração cognitiva, doentes demenciados ou com déficits significativos de linguagem, como afasia e disartria, pode ser aplicado o questionário PACSLAC-P (*Pain Assessment Checklist for Seniors With Limited Ability to Communicate*), criado especialmente para aperfeiçoar a avaliação e mensuração de dor nos pacientes com demência avançada. No Brasil, esse questionário já teve sua tradução, adaptação transcultural e validação concluídas, demonstrando ser confiável e válido como ferramenta importante para avaliação e gerenciamento da dor em idosos com habilidade limitada na comunicação. É composto por 60 itens observacionais, divididos em quatro subescalas: expressões faciais, movimentos corporais, vocalizações e outros. Além de ser rápido de usar, é de fácil entendimento para os profissionais da saúde (Figura 1).[16]

As principais doenças osteoarticulares causadoras de dor no idoso são:

- **Osteoartrite (OA):** a dor da OA apresenta características mecânicas e costuma atingir joelhos, coluna vertebral, quadris, mãos e pés. O curso costuma ser de melhora e piora, mecânico, protocinético, podendo ocorrer momentos de exacerbação com características inflamatórias mais claras, especialmente quando há associação com pseudogota.[17]

- **Gota e pseudogota:** as artropatias microcristalinas costumam se apresentar com episódios de artrite de poucas articulações, melhorando em questão de dias a semanas. Os pacientes com gota tofácea crônica podem apresentar dor contínua e períodos de exacerbação.[18,19]
- **Fibromialgia (FM):** em estudo publicado por Wolfe et al., foi encontrada uma prevalência de FM em 7% de mulheres com idades entre 60 e 79 anos.[20] Resultados semelhantes também foram encontrados por outros autores.[21] Ainda é pouco reconhecida nessa faixa etária, tanto pela associação com outras doenças comumente encontradas nessa idade e mais facilmente identificadas, como pela crença por parte dos pacientes de que a dor é uma consequência do envelhecimento. Algumas características da FM em pacientes idosos podem diferir daquelas em pessoas mais jovens. Apesar de apresentarem sintomas semelhantes, há menos agravamento dos sintomas por estresse mental ou mudanças climáticas, menos falta de sono e menos relato de cefaleia e ansiedade autorrelatada.[22] Os sintomas mais comuns são depressão (25%), fadiga, distúrbios do sono (24%), ansiedade (15%) e síndrome do intestino irritável (10%). A FM está associada a um aumento na prevalência de comorbidades, incluindo doença cardíaca isquêmica, demência e transtornos afetivos e de personalidade. Pode-se esperar que quase todos os idosos com FM tenham pelo menos uma condição médica associada e que exista uma associação com outras condições de dor crônica. Entre os diagnósticos diferenciais, devem ser lembrados os distúrbios endócrinos (hipotiroidismo, hiperparatiroidismo, deficiência de vitamina D e acromegalia), malignidades, doenças neurológicas (doença de Parkinson, esclerose múltipla e neuropatias periféricas), deficiências nutricionais, dor induzida por medicamentos (estatinas, quimioterápicos, inibidores de aromatase, opioides e bisfosfonatos), e doenças reumatológicas como polimialgia reumática e artrite reumatoide (AR) em sua fase mais precoce.[23]
- **Polimialgia reumática (PMR):** síndrome inflamatória sistêmica crônica que acomete tipicamente indivíduos idosos. Há nítida associação com a idade, com início em pacientes com mais de 50 anos e aumento progressivo com o passar da idade, sendo seu pico de incidência aos 70 anos. O quadro clínico é de dor em região cervical, ombros e cintura pélvica, com duração superior a um mês no momento do diagnóstico. É acompanhada de rigidez matinal, habitualmente intensa, limitante e superior a uma hora. Sintomas sistêmicos como febre baixa, anorexia, emagrecimento, adinamia e mialgia estão comumente presentes. A alteração dos reagentes de fase aguda (velocidade

Expressões faciais
Caretas
Olhar triste
Cara amarrada
Mudança nos olhos (olhos meio fechados; olhar sem vida; brilhantes; movimento dos olhos aumentado)
Carrancudo
Expressão de dor
Cara de bravo
Dentes cerrados
Estremecimento
Boca aberta
Enrugando a testa
Torcendo o nariz
Atividade/movimento corporal
Irrequieto
Afastando-se
Hesitante
Impaciente
Andando de um lado para outro
Perambulando
Recusando-se a se mover
Movendo-se violentamente
Atividade/movimento corporal
Atividade diminuída
Recusando medicações
Movendo-se lentamente
Comportamento impulsivo (p. ex., movimentos repetitivos)
Não cooperativo/resistente a cuidados
Protegendo área dolorida
Tocando/segurando área dolorida
Mancando
Punhos cerrados
Ficar na posição fetal
Duro/rígido

Social/personalidade/humor
Agressão física (p. ex., empurrando pessoas e/ou objetos, arranhando outros, batendo, atacando, chutando)
Agressão verbal
Não quer ser tocado
Não permite outras pessoas perto
Zangado/furioso
Atira coisas
Aumento da confusão mental
Ansioso
Preocupado/tenso
Agitado
Mal-humorado/irritado
Frustrado
Outros*
Pálido
Ruborizado
Olhos lacrimejantes
Suando
Sacudindo-se/tremendo
Frio e pegajoso
Mudanças no sono
• Sono diminuído
• Sono aumentado durante o dia
Mudanças no apetite
• Apetite diminuído
• Apetite aumentado
Gritando/berrando
Chamando (p. ex., por ajuda)
Chorando
Um som ou vocalização específica
Para dor "ai/ui"
Gemendo e suspirando
Murmurando
Resmungando

FIGURA 1 Questionário de avaliação de dor para idosos com habilidade limitada para se comunicar (PACSLAC-P).

Fonte: Thé et al.,2016.[16]

de hemossedimentação – VHS > 30 mm/h e proteína C reativa – PCR > 6 mg/dL) é uma manifestação típica da PMR. É importante o diagnóstico diferencial com AR, OA, artrites por cristais, capsulite adesiva, doenças da tireoide, neoplasias, FM, miopatias inflamatórias e doença de Parkinson, entre outras. Como a associação entre PMR e arterite de células gigantes é frequente, manifestações como cefaleia, dor em região temporal, claudicação de mandíbula e alterações visuais novas devem ser pesquisadas.[24]

- **Lombalgia:** é causa de dor mecânica frequente entre indivíduos idosos, sendo originada a partir de OA de articulações intervertebrais, estreitamento de canal medular, protrusão discal, ruptura de anel fibroso do disco intervertebral, entre outras alterações estruturais. Tipicamente, a dor é exacerbada por determinadas atividades e posturas, tendendo a melhorar com o repouso.[25,26]
- **Artrite reumatoide:** poliartrite simétrica com acometimento predominante de mãos, punhos e pés deve levantar a suspeita de AR. Pode ser acompanhada de febre, perda de apetite e emagrecimento (caquexia reumatoide), sendo importante o diagnóstico diferencial com neoplasias, que, mesmo na ausência de sintomas constitucionais, pode se manifestar com poliartrite simétrica de mãos e pés.[27,28]

Entre as principais doenças sistêmicas causadoras de dor osteoarticular no paciente idoso, alguns exemplos estão listados a seguir:

- **Doenças metabólicas:** *diabetes mellitus*, hipotireoidismo, hipertireoidismo, hiperparatireoidismo primário, acromegalia, insuficiência renal crônica.[29,30]
- **Doenças neoplásicas:** síndromes paraneoplásicas, metástases ósseas, linfomas, leucemias, mielodisplasias, mieloma múltiplo.[31,32]
- **Pneumopatias:** sarcoidose, osteoatropatia hipertrófica.[33]
- **Doenças infecciosas:** tuberculose, síndrome da imunodeficiência humana, artrite séptica.[34,35]
- **Outras:** Parkinson, amiloidose, síndrome do imobilismo.[36,37]

DIAGNÓSTICO DA DOR NO IDOSO

A prescrição de um tratamento eficaz para a dor crônica no idoso começa com uma história clínica precisa e abrangente, que define os parâmetros afetados pela dor, a gravidade de seu impacto, destaca as principais comorbidades que contribuem para a dor ou influenciam seu tratamento e identifica as metas de seu tratamento.[38]

História clínica

As respostas às seguintes perguntas ajudarão a avaliar, da melhor maneira possível, a dor do idoso e, portanto, os principais desfechos do tratamento.[39,40]

- Quão forte é sua dor agora em relação à semana passada?
- Quantos dias na última semana você foi incapaz de fazer o que gostaria de fazer por causa da sua dor?
- Na última semana, quantas vezes a dor interferiu na sua capacidade de cuidar de si mesmo, como tomar banho, alimentar-se, vestir-se e ir ao banheiro?
- Na última semana, quantas vezes a dor interferiu na sua capacidade de cuidar de suas tarefas relacionadas à casa, como fazer compras de supermercado, preparar as refeições, pagar contas e dirigir?
- Com que frequência você participa de atividades prazerosas como *hobbies*, socialização com amigos e viagens? Na última semana, quantas vezes a dor interferiu nessas atividades?
- Com que frequência você faz algum tipo de exercício? Na última semana, quantas vezes a dor interferiu na sua capacidade de se exercitar?
- A dor interfere na sua habilidade de pensar claramente?
- A dor interfere no seu apetite? Você perdeu peso?
- A dor interfere no seu sono? Se sim, quantas vezes isso ocorreu na última semana?
- A dor interferiu na sua energia, humor, personalidade ou relacionamentos com outras pessoas?
- Na última semana, quantas vezes você tomou medicamentos para dor?
- Como você classificaria sua saúde no momento? Excelente, boa, razoável ou ruim?

Antecedentes pessoais e exame físico

O histórico identifica as principais comorbidades médicas, psicológicas e sociais que podem contribuir para a resposta à dor e/ou ao seu tratamento. O exame físico bem feito complementa a história da dor, identificando suas importantes comorbidades e metas de tratamento. O exame físico avalia sinais vitais, função cognitiva e mobilidade/equilíbrio e sempre deve ser realizado nos casos de dor crônica, visando à avaliação do impacto potencial da dor e de alguns analgésicos no risco de quedas.[39]

OBJETIVO DO TRATAMENTO DA DOR CRÔNICA NO IDOSO

O principal objetivo no tratamento da dor crônica nesses pacientes é maximizar a função e a qualidade de vida, minimizando os efeitos das comorbidades e dos efeitos adversos que podem estar associados ao uso das medicações. Deve-se identificar o impacto que a dor tem sobre todos os aspectos da vida do paciente para determinar metas de tratamento e avaliar a resposta ao tratamento de forma significativa para o indivíduo.[39]

MANEJO DA DOR NO PACIENTE IDOSO

O manejo eficaz da dor deve considerar não apenas as condições subjacentes que contribuem para a dor, mas também as comorbidades do paciente, o aumento do potencial para as interações medicamentosas, reações adversas e fatores ambientais: físico, psicossocial e econômico. Em razão da natureza multifacetada da dor crônica, a eliminação total da dor não é um objetivo realista. Por isso, é importante garantir que o paciente idoso entenda dois princípios gerais nas expectativas de um ótimo manejo da dor: a dor crônica é multifatorial, exigindo uma abordagem que aborde uma variedade de etiologias e inclua estratégias farmacológicas e não farmacológicas; a dor crônica é tratável, com melhora importante. Embora a dor não possa ser totalmente eliminada, a melhora substancial na função é um objetivo realista.[41]

A avaliação geriátrica ampla permite o reconhecimento das consequências prejudiciais da dor, auxiliando no planejamento do tratamento, que deve levar em consideração objetivos e expectativas do paciente, comorbidades, estado funcional e cognitivo, bem como suporte familiar e da comunidade.[42,43] O manejo do paciente tem como objetivos tratar as causas do adoecimento, reduzir ou eliminar a dor, melhorar a capacidade funcional, o sono, o humor e a socialização do paciente idoso. Para tal, estratégias farmacológicas e não farmacológicas combinadas geralmente resultam em melhor controle da dor, com doses menores de medicamentos e menos efeitos colaterais.

TRATAMENTO NÃO FARMACOLÓGICO

As terapias não farmacológicas abrangem uma ampla gama de tratamentos, que podem ser agrupados nas intervenções físicas (incluindo uso de órteses, fisioterapia, acupuntura, massagem, estimulação nervosa transcutânea, termoterapia superficial e profunda, exercícios de alongamento, programas de exercício físico regular, técnicas de relaxamento, *biofeedback*, entre outros) e as intervenções psicológicas educacionais (como terapia cognitivo-comportamental, meditação e educação do paciente). Abordagens não farmacológicas para o manejo da dor crônica são frequentemente benéficas, associadas ou não ao tratamento farmacológico. Muitas dessas terapias são de baixo custo, com efeitos colaterais mínimos, podendo auxiliar na redução da dose dos medicamentos.[44-47]

TRATAMENTO FARMACOLÓGICO

O paciente idoso apresenta declínio da reserva funcional dos órgãos e alterações na absorção, distribuição, metabolismo e excreção dos fármacos. Recomenda-se então iniciar o uso de fármacos com a menor dose possível, muitas vezes com metade a um terço da dose dos adultos mais jovens, e titulá-la lentamente, estando atento a efeitos colaterais ou adversos. Em casos de dor esporádica, recomenda-se usar analgésicos de ação rápida e curta duração, apenas quando necessário. Em casos de dor crônica, recomenda-se prescrever medicações a intervalos regulares. Deve-se preferir a via oral para administração, pois é mais conveniente e oferece níveis séricos estáveis. O esquema terapêutico deve ser monitorado em cada consulta quanto à sua adesão, eficácia e potenciais efeitos adversos, pesando-se sempre a relação entre custo, risco e benefício.[48,49]

A escolha dos analgésicos deve ser compartilhada entre médico, paciente e família. Preferencialmente, deve ser feita de forma progressiva (como degraus de uma escada), aumentando a dose e acrescentando novos medicamentos gradativamente até o controle da dor.[50]

Os analgésicos mais recomendados para o combate da dor musculoesquelética de leve a moderada no paciente idoso são o acetaminofeno (paracetamol) e a dipirona[51,52] (Quadro 1). Os anti-inflamatórios não hormonais (AINH), especialmente úteis no tratamento das dores inflamatórias, devem ser utilizados com cautela, levando-se sempre em consideração a relação risco-benefício, já que seu uso crônico aumenta o risco de sangramento digestivo, sangramentos em geral, insuficiência renal, edemas, hipertensão arterial, hepatotoxicidade e descompensação de insuficiência cardíaca preexistente. Resultados de uma metanálise com 280 estudos que avaliaram o uso de AINH *versus* placebo e 474 estudos comparando o uso dos AINH observaram risco aumentado de coronariopatia e eventos vasculares associado ao uso de inibidor de cicloxigenase-2 (COX-2), doses elevadas de diclofenaco e possivelmente ibuprofeno, mas não

QUADRO 1 Fármacos analgésicos não opioides

Fármacos	Apresentação e dose	Dose terapêutica/ intervalo	Efeito (início/ pico/fim)	Efeito teto
Dipirona	Amp/2 mL/500 mg/mL Frs. 10 mL/500 mg/mL Cp 500 mg e 1.000 mg	500 a 1.000 mg 4/6 h	30'/2 h/8 h	6 g
Paracetamol	Cp 500 mg e 750 mg	500 a 1.000 mg 4/6 h	30'/2 h/8 h	6 g

Amp: ampola; Cp: comprimido.
Fonte: Barcellos et al., 2018.[7]

com o naproxeno.[53] O risco de sangramento digestivo pode ser minorado com o uso concomitante de protetor gástrico, como os inibidores de bomba de prótons. Os AINH utilizados por via tópica são eficazes e seguros para aliviar dores musculoesqueléticas mais superficiais. Os inibidores da COX-2 estão associados a menores efeitos adversos gastrointestinais, mas relacionados a um aumento de risco cardiovascular, particularmente quando utilizados cronicamente.[54,55]

Os corticosteroides são seguros e de muita utilidade para o paciente idoso em condições dolorosas associadas à inflamação, mas devem ser utilizados com cuidado, pois podem piorar comorbidades como hipertensão arterial sistêmica, insuficiência cardíaca, *diabetes mellitus*, osteoporose, debilidade muscular e glaucoma, além do risco de predispor a infecções e levar a quadros de depressão, mania, delírio e psicoses. Recomenda-se evitar altas doses por períodos prolongados.[42,56]

Os analgésicos opioides mais utilizados para as dores osteomusculares de intensidades moderada a forte causadas por doenças reumatológicas são a codeína e o tramadol. Da mesma forma, em pacientes idosos deve-se tomar cuidado com efeitos adversos como sonolência, confusão mental, disforia, obstipação intestinal, náuseas, hipotensão postural e retenção urinária. É importante orientar o paciente sobre a necessidade da ingestão de líquidos e da deambulação no início do tratamento e monitorar o hábito intestinal nos retornos. Em casos de dor crônica, recomenda-se o uso de preparados de ação mais prolongada ou liberação controlada (Quadro 2). Sabidamente, o uso crônico de opioides pode causar tolerância e dependência física. A síndrome de abstinência deve ser prevenida com a retirada gradual do opioide. A adição no idoso é mais temida do que observada.[57]

Anticonvulsivantes, como carbamazepina, gabapentina e pregabalina, são particularmente úteis no tratamento da dor neuropática. Deve-se iniciar com doses baixas e monitorar cuidadosamente seus efeitos adversos, principalmente tontura e ataxia.[58]

Antidepressivos tricíclicos como a amitriptilina e a nortriptilina, quando utilizados em baixas doses, são úteis no tratamento da dor crônica. No entanto, efeitos adversos como alterações na condução cardíaca, arritmias, hipotensão postural, glaucoma, tontura, xerostomia, sonolência, obstipação e retenção urinária devem ser monitorados. Os antidepressivos inibidores seletivos da recaptação da serotonina, como a fluoxetina e a sertralina, atuam sobre a dor crônica apenas em doses mais altas, o que restringe seu uso nos pacientes idosos não deprimidos. Antidepressivos duais, como a duloxetina e a venlafaxina, também utilizados no combate à dor crônica, são bem mais seguros e eficazes, em especial a duloxetina.[54] Os principais dados sobre o uso de anticonvulsivantes e antidepressivos utilizados no manejo da dor crônica do idoso são apresentados no Quadro 3.

QUADRO 2 Fármacos analgésicos opioides

Fármacos	Apresentação e dose	Dose terapêutica/ intervalo	Efeito (início/ pico/fim)	Potência
Codeína	Cp 30 e 60 mg Sol. oral 75 e 120 mg	Sol. oral 3 mg/mL 4/6 h	30'/2 h/8 h	1/10
Tramadol	Cp 50 e 100 mg Sol. oral 100 mg/mL Amp. 2 mL/50 mg/mL	50-100 mg 4/8 h	30'/2 h/8 h	1/5
Tramadol SR	Cp 50 e 100 mg	50-200 mg 12 h	30'/2 h/12 h	1/5
Morfina	Cp 10 e 30 mg Sol. oral 10 mg/mL Amp. 1 mL-10 mg/mL	5-200 mg 4 h (dose oral)	15'/2 h/4 h	VO 1; SC 1/2; IV 1/3
Morfina LC	Cp 30, 60 e 100 mg	30-100 mg 8/12 h	1 h/6 h/14 h	1

Amp: ampola; Cp: comprimido; IV: intravenoso; SC: subcutâneo; Sol.: solução; VO: via oral.
Fonte: Barcellos et al., 2018.[7]

QUADRO 3 Fármacos antidepressivos e anticonvulsivantes

Drogas	Dose inicial recomendada	Dose máxima	Monitoração
Nortriptilina	10 mg/noite	150 mg/dia	Riscos significativos de efeitos adversos: efeitos anticolinérgicos, pró-arrítmicos, constipação. Podem induzir ou agravar *delirium*. Idosos raramente toleram doses acima de 75-100 mg/dia
Amitriptilina	10 mg/noite	150 mg/dia	Riscos significativos de efeitos adversos: efeitos anticolinérgicos. Idosos raramente toleram doses acima de 75-100 mg/dia
Duloxetina	30 mg/dia	120 mg/dia	Monitorar PA, tontura, efeitos sobre cognição
Gabapentina	100 mg/noite	3.600 mg/dia	Monitorar ataxia, sedação, edema e constipação
Pregabalina	50 mg/noite	600 mg/dia	Monitorar ataxia, sedação, edema e constipação
Carbamazepina	200 mg/dia	1.200 mg/dia	Monitorar tonturas, diplopia, náuseas

PA: pressão arterial.
Fonte: Barcellos et al., 2018.[7]

As terapias tópicas incluem os AINH tópicos, capsaicina e lidocaína, que podem ser úteis em combinação com terapias sistêmicas para redução da carga de medicamentos e efeitos colaterais para o tratamento de condições dolorosas localizadas.[59-63]

CONCLUSÃO

Com o aumento da população idosa, todos os profissionais de saúde devem estar preparados para lidar com as peculiaridades desses indivíduos. O reconhecimento acurado dos sinais e sintomas e suas repercussões clínicas são importantes para uma proposta de tratamento efetiva. A estratégia terapêutica deve ser personalizada e deve-se considerar limitações fisiológicas, incluindo farmacocinéticas, nessa faixa etária.

REFERÊNCIAS

1. Garcia R, Carvalho J. O envelhecimento da população brasileira: um enfoque demográfico. Cad Saúde Pública. 2003;19(3):725-33.
2. Monti DA, Kunkel EJ. Management of chronic pain among elderly patients. Psychiatr Serv. 1998;49(12):1537-9.
3. Crook J, Rideout E, Browne G. The prevalence of pain complaints in a general population. Pain. 1984;18(3):299-314.
4. Gomes J, Teixeira J. Dor no idoso. Rev Bras Med. 2007;64(11):45-54.
5. Andrade F, Pereira L, Sousa F. Mensuração da dor no idoso: uma revisão. Rev Lat Am Enfermagem. 2006;14(2):271-6.
6. Dellaroza MSG, de Mattos Pimenta CA, Matsuo T. Prevalência e caracterização da dor crônica em idosos não institucionalizados. Cad Saúde Pública. 2007;23(5):1151-60.
7. Barcellos DK, Santos FC, Barros BF, Thé KB, Gazoni F. Dor: o quinto sinal vital. Abordagem prática no idoso. Comissão de Dor SBGG [Internet]. 2018 [acesso 29 jun. 2022]. Disponível em: https://sbgg.org.br/wp-content/uploads/2018/08/SBGG_-_Guia_de_Dor_-_final_site.pdf
8. Won AB, Lapane KL, Vallow S, Schein J, Morris JN, Lipsitz LA. Persistent nonmalignant pain and analgesic prescribing patterns in elderly nursing home residents. J Am Geriatr Soc. 2004;52:867.
9. Shega JW, Dale W, Andrew M, Paice J, Rockwood K, Weiner DK. Persistent pain and frailty: a case for homeostenosis. J Am Geriatr Soc. 2012;60:113.
10. Blyth FM, Rochat S, Cumming RG, Creasey H, Handelsman DJ, Couteur DGL, et al. Pain, frailty and comorbidity on older men: the CHAMP study. Pain. 2008;140:224.
11. Reid MC, Eccleston C, Pillemer K. Management of chronic pain in older adults. BMJ. 2015;350:h532.
12. Falcão D, Natour J. Fibromialgia e as técnicas cognitivas. Rev Sinopse Reumatol. 2002;4(2):37-9.
13. AGS Panel on Persistent Pain in Older Persons. The management of persistent pain in older persons. J Am Geriatr Soc. 2002;50(6 Suppl):S205.
14. Stubbs B, Binnekade T, Eggermont L, Sepehry AA, Patchay S, Schofield P. Pain and the risk for falls in community-dwelling older adults: systematic review and meta-analysis. Arch Phys Med Rehabil. 2014;95(1):175-87.
15. Dellaroza MSG, Furuya RK, Cabrera MAS, Matsuo T, Trelha C, Yamada KN, et al. Caracterização da dor crônica e métodos analgésicos utilizados por idosos da comunidade. Rev Assoc Med Bras. 2008;54(1):36-41.

16. Thé KB, Gazoni FM, Cherpak GL, Lorenzet IC, Santos LA, Nardes EM, Santos FC. Avaliação de dor em idosos dementados: validação da versão brasileira da escala PACSLAC. Einstein (São Paulo). 2016;14(2):152-7.
17. Lawrence RC, Felson DT, Helmick CG, Arnold LM, Choi H, Deyo RA, et al. Estimates of the prevalence of arthritis and other rheumatic conditions in the United States: Part II. Arthritis Rheum. 2008;58(1):26-35.
18. Santos FC, de Figueiredo Bersani AL, de Moraes NS. Doenças articulares no idoso. Rev Bras Med. 2013;70(12).
19. Wise CM. Crystal-associated arthritis in the elderly. Rheum Dis Clin North Am. 2007;33(1):33-55.
20. Wolfe F, Ross K, Anderson J, Russell IJ, Hebert L. The prevalence and characteristics of fibromyalgia in the general population. Arthritis Rheum [Internet]. 1995;38(1):19-8.
21. Walitt B, Nahin RL, Katz RS, Bergman MJ, Wolfe F. The prevalence and characteristics of fibromyalgia in the 2012 National Health Interview Survey. PLoS One. 2015;10(9):e0138024.
22. Yunus MB, Holt GS, Masi AT, Aldag JC. Fibromyalgia syndrome among the elderly. Comparison with younger patients. J Am Geriatr Soc. 1988;36(11):987-95.
23. Pautex S, Cedraschi C, Allaz AF. Characteristics of elderly patients with fibromyalgia: a pilot retrospective study. Aging Clin Exp Res. 2012;24(5):490-4.
24. Minerbi A, Fitzcharles MA. Fibromyalgia in older individuals. Drugs Aging. 2021;38(9):735-49.
25. Cecchi F, Debolini P, Lova RM, Macchi C, Bandinelli S, Bartali B, et al. Epidemiology of back pain in a representative cohort of Italian persons 65 years of age and older: the InCHIANTI study. Spine. 2006;31(10):1149.
26. Edmond SL, Felson DT. Prevalence of back symptoms in elders. J Rheumatol. 2000;27(1):220-5.
27. Tutuncu Z, Kavanaugh A. Rheumatic disease in the elderly: rheumatoid arthritis. Rheum Dis Clin North Am. 2007;33(1):57-70.
28. Soubrier M, Tatar Z, Couderc M, Mathieu S, Dubost J-J. Rheumatoid arthritis in the elderly in the era of tight control. Drugs Aging. 2013;30(11):863-9.
29. Cakir M, Samanci N, Balci N, Balci MK. Musculoskeletal manifestations in patients with thyroid disease. Clin Endocrinol. 2003;59(2):162-7.
30. Vieira WP, Gomes KWP, Frota NB, Andrade J, Vieira R, Moura FEA, et al. Manifestações musculoesqueléticas em pacientes submetidos à hemodiálise. Rev Bras Reumatol. 2005;45(6):357-64.
31. Goulart LSSA, Smaletz O. Síndromes reumáticas paraneoplásicas. Einstein (São Paulo). 2008;6(supl. 1):S98-S101.
32. Hungria V. Doença óssea em mieloma múltiplo. Rev Bras Hematol Hemoter. 2007;29(1):60-6.
33. Awada H, Abi-Karam G, Fayad F. Musculoskeletal and other extrapulmonary disorders in sarcoidosis. Best Pract Res Clin Rheumatol. 2003;17(6):971-87.
34. Tarkowski A. Infectious arthritis. Best Pract Res Clin Rheumatol. 2006;20(6):1029-44.
35. Nguyen BY, Reveille JD. Rheumatic manifestations associated with HIV in the highly active antiretroviral therapy era. Curr Opin Rheumatol. 2009;21(4):404-10.
36. Shu X, Wang G, Lu X, Xie Y. Rheumatoid-like deformities in Parkinson's disease with 1-year follow-up: case report and literature review. Rheumatol Int. 2010;30(11):1493-7.
37. Grateau G. Musculoskeletal disorders in secondary amyloidosis and hereditary fevers. Best Pract Res Clin Rheumatol. 2003;17(6):929-44.
38. Weiner DK, Sakamoto S, Perera S, Breuer P. Chronic low back pain in older adults: prevalence, reliability, and validity of physical examination findings. J Am Geriatr Soc. 2006;54:11.
39. Weiner D, Herr K. Comprehensive assessment and interdisciplinary treatment 6. Planning: an integrative overview. In: Weiner D, Herr K, Rudy T, editors. Persistent pain in older adults: an interdisciplinary guide for treatment. New York: Springer; 2002. p.18.
40. Weiner D, Karp J, Bernstein C, Morone N. Pain medicine in older adults: how should it differ? In: Deer T, Ray A, Gordin V, editors. Comprehensive treatment of chronic pain by medical, interventional and behavioral approaches. New York: Springer; 2012.

41. Weiner DK. Office management of chronic pain in the elderly. Am J Med. 2007;120:306.
42. Makris UE, Abrams RC, Gurland B, Reid MC. Management of persistent pain in the older patient: a clinical review. JAMA. 2014;312(8):825-36.
43. Reid MC, Eccleston C, Pillemer K. Management of chronic pain in older adults. BMJ. 2015;350:h532.
44. Park J, Hughes AK. Abordagens não farmacológicas para o manejo da dor crônica em idosos residentes na comunidade: uma revisão das evidências empíricas. J Am Geriatr Soc. 2012;60:555.
45. Gloth FM. Pain management in older adults: prevention and treatment. J Am Geriatr Soc. 2001;49(2):188-99.
46. Bruce B, Fries JF, Lubeck DP. Aerobic exercise and its impact on musculoskeletal pain in older adults: a 14 year prospective, longitudinal study. Arthritis Res Ther. 2005;7(6):R1263.
47. Deane G, Smith HS. Overview of pain management in older persons. Clin Geriatr Med. 2008;24(2):185-201.
48. Fliser D, Zeier M, Nowack R, Ritz E. Renal functional reserve in healthy elderly subjects. J Am Soc Nephrol. 1993;3(7):1371-7.
49. Zeeh J, Platt D. The aging liver. Gerontology. 2002;48(3):121-7.
50. Malec M, Shega JW. Pain management in the elderly. Med Clin North Am. 2015;99(2):337-50.
51. Tracy B, Morrison RS. Pain management in older adults. Clin Ther. 2013;35(11):1659-68.
52. McLachlan AJ, Bath S, Naganathan V, Hilmer SN, Le Couteur DG, Gibson SJ, et al. Clinical pharmacology of analgesic medicines in older people: impact of frailty and cognitive impairment. Br J Clin Pharmacol. 2011;71(3):351-64.
53. Coxib and traditional NSAID Trialists' (CNT) Collaboration, Bhala N, Emberson J, Merhi A, Abramson S, Arber N, Baron JA, et al. Vascular and upper gastrointestinal effects of non-steroidal anti-inflammatory drugs: meta-analyses of individual participant data from randomised trials. Lancet. 2013;382:769-79.
54. Franceschi M, Scarcelli C, Niro V, Seripa D, Pazienza AM, Pepe G, et al. Prevalence, clinical features and avoidability of adverse drug reactions as cause of admission to a Geriatric Unit. Drug Safety. 2008;31(6):545-56.
55. Heerdink ER, Leufkens HG, Herings RM, Ottervanger JP, Stricker BH, Bakker A. NSAIDs associated with increased risk of congestive heart failure in elderly patients taking diuretics. Arch Intern Med. 1998;158(10):1108-12.
56. Fernández-Travieso JC. Enfermedades músculo-esqueléticas en los ancianos: una breve revisión. Revista CENIC Ciencias Biológicas. 2015;46(3):203-21.
57. Varner J. Safe and effective pain management in elders. Ala Nurse. 2011;39(2):11-3.
58. Tracy B, Morrison RS. Pain management in older adults. Clin Ther. 2013;35(11):1659-68.
59. American Geriatric Society Panel on Pharmacological Management of Persistent Pain in Older Persons. Pharmacological management of persistent pain in older persons. J Am Geriatr Soc. 2009;57:1331.
60. Barkin R, Beckerman M, Blum SL, Clark FM, Koh EK, Wu DS. Should nonsteroidal anti-inflammatory drugs (NSAIDs) be prescribed to the older adult? Drugs Aging. 2010;27:775.
61. Van Ojik AL, Jansen PA, Brouwers JR, van Roon EN. Treatment of chronic pain in older people: evidence-based choice of strong-acting opioids. Drugs Aging. 2012;29:615.
62. Fitzcharles MA, Lussier D, Shir Y. Management of chronic arthritis pain in the elderly. Drugs Aging. 2010;27:471.
63. Drugs for pain. Treat Guidel Med Lett. 2013;11(128):31-42.

CAPÍTULO 19

Dor crônica, sexualidade, gestação e lactação

Aline Ranzolin
Andrea Pimentel Fonseca Golmia

INTRODUÇÃO

Segundo à Organização Mundial da Saúde (OMS), sexualidade deve ser tratada como assunto de saúde pública e refere-se não apenas ao sexo, mas também à identidade sexual, papel de gênero, orientação sexual, intimidade, afeto, carinho, expressão erótica, prazer e reprodução, sendo influenciada por características não apenas psicossociais e biológicas, mas também culturais, político-econômicas e religiosas. A sexualidade é a experiência pessoal de cada indivíduo expressada por meio de desejos, fantasias, pensamentos e práticas, sendo essencial para o bem-estar global e a qualidade de vida.[1]

A saúde sexual, hoje, engloba não apenas as funções reprodutiva e gonadal, mas também o controle sobre fertilidade, doenças sexualmente transmissíveis e práticas sexuais saudáveis alheias a qualquer forma de violência ou discriminação, trazendo bem-estar tanto físico quanto emocional. O diagnóstico e tratamento adequados para qualquer transtorno relacionado à sexualidade, neoplasias do sistema reprodutor ou sequelas de violência sexual são essenciais para a promoção da saúde sexual.[2] Com o objetivo de que o desenvolvimento da sexualidade seja pleno, o direito sexual de cada pessoa deve ser protegido e respeitado, cabendo ao Estado alinhar as leis de promoção à saúde aos princípios dos direitos humanos, garantindo o acesso a serviços de qualidade a adolescentes, adultos, idosos e pessoas com deficiência física e mental.[3]

O modelo normal de função sexual é composto por quatro fases, que comportam mudanças físicas e psicológicas:[3]

- **Desejo:** refere-se ao pensamento, vontade, fantasias da atividade sexual. É estimulado pela testosterona, tanto em homens quanto em mulheres, por atuação no hipotálamo e no sistema límbico.
- **Excitação:** manifestado no homem pela ereção peniana e na mulher por vasocongestão dos órgãos sexuais e lubrificação vaginal.
- **Orgasmo:** considerado o pico da sensação sexual.
- **Resolução:** estágio psicológico e físico de relaxamento que vem logo após o orgasmo e com o retorno do corpo humano à sua função normal.

Em contrapartida, a disfunção sexual caracteriza-se por diminuição, exacerbação, desconforto ou dor no ciclo de desenvolvimento sexual. A disfunção sexual é geralmente multifatorial e a dor crônica pode afetar todas as fases do ciclo sexual. Fatores psicológicos, sociais e farmacológicos (Figura 1) são comuns em pacientes com dor crônica, podendo levar à mudança da saúde sexual.[4]

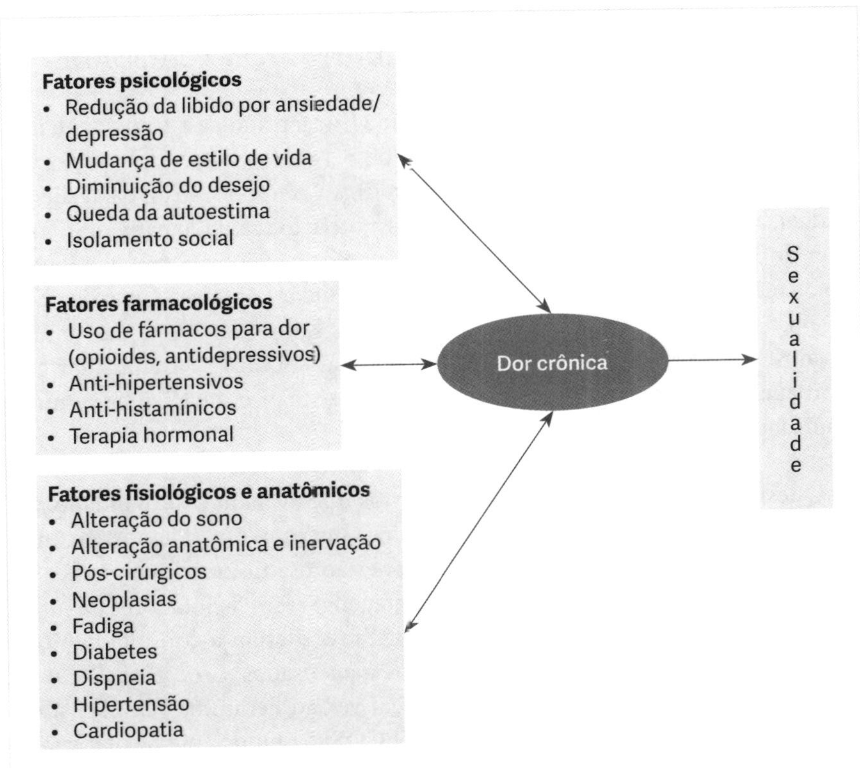

FIGURA 1 Fatores que podem interferir na dor crônica e na sexualidade.

Cerca de 60% dos pacientes com dores crônicas queixam-se de disfunção sexual.[5] Diminuição da libido, depressão, receio de aumento da dor e posições sexuais desconfortáveis estão entre as principais queixas. Nos pacientes em programa de reabilitação em dor, a prevalência de disfunção sexual é de 73%.[6] Cerca de 50 a 80% dos pacientes com dor crônica relatam diminuição da frequência das relações sexuais. Na população brasileira de idosos longevos, 28% acreditam que a dor crônica pode afetar a vida sexual,[7] e os médicos brasileiros, em 63,9% das vezes, não abordam a sexualidade na consulta médica.

A dor lombar é a causa mais comum de doenças musculoesqueléticas, com prevalência de 11,9% da população mundial; os pacientes apresentam comprometimento da qualidade de vida, incluindo da função sexual. Nesses pacientes, a limitação para o ato sexual em decorrência de dor e de dificuldade para o posicionamento levam à diminuição da frequência das relações sexuais e do desejo. Indivíduos com artrite reumatoide e fibromialgia (FM), condições associadas a dores crônicas, estão mais propensos à disfunção sexual em razão de problemas físicos e psiquiátricos.[8,9]

COMO ABORDAR OS PACIENTES QUANTO À SEXUALIDADE?

Embora a sexualidade faça parte da saúde física, psíquica e emocional, menos de 10% dos médicos têm a iniciativa de perguntar sobre queixas sexuais para seus pacientes durante a consulta de rotina. O tempo restrito da avaliação médica, a falta de conhecimento sobre o assunto e dificuldade para abordá-lo, além do receio de serem mal interpretados pelos pacientes e seus familiares, são os principais limitantes apontados pelos médicos para a ausência da abordagem. Em contrapartida, no Brasil, 72,4% dos homens e 57,7% das mulheres mostram-se à vontade para falar sobre temas sexuais.[10] Para facilitar essa abordagem do *screening* inicial para alterações sexuais em pacientes com dor crônica, pode-se sugerir duas estratégias:

- **Questionários médicos:** os questionários que avaliam a sexualidade não foram inicialmente desenvolvidos como instrumento diagnóstico, mas como avaliação de caráter populacional e são usados, principalmente, em estudos clínicos. Apresentam como vantagens serem facilitadores da introdução do tema, não inibirem o paciente, precederem a consulta clínica e serem de rápida aplicação. No Brasil os mais usados são o *Female Sexual Function Index* (FSFI), Quociente Sexual versão Feminina (QSF), Estudo do Comportamento Sexual no Brasil (ECOS)[10] e Quociente Sexual versão Masculina (QSM).[11] O FSFI é fácil de administrar e simples na análise. É composto por 19 itens que avaliam seis domínios da resposta sexual: desejo, excitação, lubrificação, orgasmo, satisfação e dor. O resultado é o somatório de cada domínio multiplicado por seu fator correspondente e varia de 2 a 36. Quanto mais alto o escore, melhor a função sexual, sendo considerado 26,5 como ponto de corte para uma boa função sexual. Esse questionário também permite acompanhar a resposta a terapêutica instituída.[12,13]

- **Modelo EX-PLISSIT:** inicialmente criado em 1976,[14] é um modelo de abordagem formado por quatro níveis de intervenção levando em conta o tipo e a quantidade de ajuda de que o paciente necessita. Foi estendido em 2006, reforçando a permissão como processo fundamental na abordagem da sexualidade. Esse modelo permite uma ampla e individualizada avaliação do paciente.
  - **P (permissão).** É dada ao paciente permissão para sentir-se confortável para conversar sobre sua sexualidade. O médico funciona como parceiro, não como crítico, e está aberto ao diálogo, mostrando que problemas sexuais podem ser amenizados. A concessão da permissão é o primeiro passo para a abordagem da sexualidade.
  - **LI (informação limitada).** A informação fornecida respeita a demanda e os questionamentos do paciente, levando em conta as questões particulares levantadas por ele.
  - **SS (sugestão específica).** São dadas ao paciente ferramentas e sugestões para ajudá-lo a resolver seus problemas em relação à saúde sexual.
  - **IT (terapia intensiva).** Paciente encaminhado para outro profissional médico ou psicoterapia, necessitando de uma ajuda mais complexa.

COMO AJUDAR DURANTE O ATENDIMENTO REUMATOLÓGICO?

O Quadro 1 traz algumas sugestões que podem ser feitas a fim de melhorar a saúde sexual do paciente com dor crônica.

QUADRO 1 Orientações para melhora da saúde sexual em pacientes com dor crônica

Escolha o momento do dia em que você sente menos dor para o ato sexual
Use medicações analgésicas ou tome um banho morno antes da relação sexual
Faça uso de vibradores e lubrificantes
Adapte pequenos mobiliários para apoio (mesas, almofadas, colchões)
Converse sobre mudança de horário, ou mesmo troca de medicação, que possam estar interferindo no desempenho sexual
Melhore o diálogo com seu/sua parceiro(a)

Fonte: adaptada de Tristano, 2014.[15]

MEDICAÇÃO E INTERFERÊNCIA NA SAÚDE SEXUAL

Muitas das medicações usadas para controle da dor podem induzir disfunção sexual, tornando importante, em cada consulta, a reavaliação dos sintomas, observando se o início deles precede ou não a exposição ao fármaco ou à mudança de sua dosagem.

- **Opioides:** agem no eixo hipotálamo-hipófise-adrenal, diminuindo níveis de hormônios sexuais. O hipogonadismo, entre outros sintomas, pode levar à disfunção sexual. Para homens, a reposição de testosterona apresenta resultados conflitantes[16] e uma avaliação individual é requerida. Para mulheres, se não existe contraindicação, o uso de estrogênios pode ser avaliado.
- **Antidepressivos:** os inibidores seletivos da recaptação da serotonina (ISRS) podem levar à disfunção sexual em cerca de 50% dos pacientes, tanto homens quanto mulheres, sendo anorgasmia e queda da libido as principais alterações. Os efeitos variam entre as diferentes medicações e os sintomas parecem ser dose-dependentes.[17] Seu manejo inclui: aguardar de 2 a 8 semanas para regressão espontânea do quadro; diminuir a dose; associar com bupropiona (dose inicial de 150 mg/dia, podendo ser aumentada para 300 mg/dia), mirtazapina (15 a 45 mg/dia) ou trazodona (75 a 300 mg/dia) ou prescrição dos inibidores da fosfodiesterase tipo 5. As outras classes de antidepressivos, como tricíclicos, inibidores de monoaminoxidase (MAO), inibidores da recaptação da serotonina e noradrenalina (duais) também podem levar à disfunção sexual, mas os maiores estudos concentram-se nos ISRS.
- **Anticonvulsivantes:** a pregabalina pode levar a disfunção erétil, anorgasmia e perda da libido não dose-dependente.[18] Já a gabapentina pode ter os mesmos efeitos de forma dose-dependente.[19]
- **Outros:** benzodiazepínicos estão associados à diminuição da libido e os miorrelaxantes não parecem ter ação importante na disfunção sexual.

TRANSGÊNEROS

Pessoas transgênero são indivíduos que apresentam discordância do próprio gênero em relação ao sexo que lhe foi atribuído ao nascer. Essa população, em geral, é vítima, além de transfobia, de maior prevalência de depressão, ansiedade e ideação suicida.[20] Estima-se que 0,3 a 0,6% da população adulta seja transgênero. Parte do tratamento é baseada no uso de hormonioterapia para o desenvolvimento de características sexuais secundárias e sabe-se que os hormônios sexuais podem interferir na experiência de dor. Estudos recentes demonstram que níveis flutuantes de testosterona interferem na dor crônica, podendo estar associados a maior gravidade da dor em pacientes diagnosticados com FM.[21] Há poucos dados sobre as características da dor crônica em indivíduos transgênero. Um estudo israelense avaliou 115 indivíduos transgênero e encontrou frequência de 14,8% de FM (critérios de 2011 do *American College if Rheumatology* modificados), relacionando com disfunção psicológica. É importante que os profissionais de saúde estejam atentos à ocorrência de dor crônica e fadiga nessa população,[20] a fim de que o tratamento seja instituído o mais precocemente possível para não afetar a saúde sexual.

SAÚDE REPRODUTIVA E MANEJO DA DOR CRÔNICA

Na população de gestantes, a maioria das situações que envolvem dor crônica provém de condições musculoesqueléticas, FM, dor neuropática ou cefaleia crônica. O uso de drogas analgésicas parece diferir entre grupos etários, com aumento do seu uso com o aumento da idade.[22] Antes da prescrição medicamentosa para gestantes e lactantes com dor crônica, deve-se considerar se a condição da paciente pode ser segura e efetivamente tratada com abordagens não farmacológicas. Se houver prescrição, tentar o uso da dose terapêutica mais baixa e efetiva possível e, no caso de ineficácia, preferir o aumento da dose à adição de outro fármaco, minimizando o risco de exposição fetal e interação medicamentosa.[23]

Algumas mulheres com FM podem ser afetadas por mais sintomas dolorosos durante a gestação do que mulheres saudáveis. Um grande estudo populacional retrospectivo canadense avaliou desfechos gestacionais e neonatais durante 15 anos comparando gestantes com e sem FM. Nesse período, 0,06% (n = 7,758) das gestantes tinham FM, com as taxas de prevalência aumentando ao longo do tempo. Gestantes com FM eram mais velhas, tinham maior prevalência de obesidade/sobrepeso, hipertensão crônica e faziam maior uso de álcool, cigarro, anfetaminas e opioides. Conforme esperado, houve maior prevalência de ansiedade, depressão e distúrbio bipolar. Adicionalmente, mulheres com FM tiveram maior risco de diabete gestacional, ruptura prematura de membranas, descolamento de placenta, partos cirúrgicos e tromboembolismo venoso pós-parto. Os bebês das gestantes com FM eram, com mais frequência, prematuros e com retardo de crescimento intrauterino. Desse modo, apesar de a FM não ser considerada uma doença reumática de alta complexidade, constitui-se em uma condição de alto risco gestacional.[24]

Abortamentos

Os estudos envolvendo analgésicos e taxas de perdas gestacionais são sujeitos a inúmeros fatores de confusão, que incluem principalmente os abortamentos intencionais. Mais provavelmente, o uso de analgesia não causa abortamento espontâneo.[22] Dados discordantes de estudos retrospectivos apontam que o uso de anti-inflamatórios não hormonais (AINH) não seletivos, no primeiro trimestre, aumenta a possibilidade de perda gestacional.[25] A base biológica para esta associação é o papel das prostaglandinas (inibidas pelos AINH) na manutenção na gravidez precocemente em seu curso, com alguns estudos mostrando esse efeito associado ao uso do medicamento perto da concepção. Não há associação convincente entre uso de opioides no primeiro trimestre e perdas gestacionais.[23] Antidepressivos duais não estão associados com risco elevado de abortamento.[26]

Malformações congênitas

É de grande importância informar às pacientes que existe uma taxa de 3% a 5% de malformações (MF) congênitas em todas as gestações, independentemente de doenças ou do uso de medicações.[23]

Estudos retrospectivos de caso-controle sugeriram associação do uso de paracetamol e ácido acetilsalicílico (AAS) com gastrosquise; no entanto, o risco de viés em estudos utilizando drogas que não necessitam de prescrição é alto, e dados recentes não confirmam associação do uso dessas drogas com teratogenicidade. Uma associação incerta entre o uso de paracetamol e criptorquidia ainda merece estudos,[22] e alguns *guidelines* recomendam evitar seu uso entre a 8ª e a 14ª semana de gestação. No entanto, é consenso que o uso intermitente de paracetamol na gestação é seguro, tornando a droga uma boa opção na periconcepção e em toda a gestação.[25]

Alguns estudos observacionais apontam um risco discretamente elevado de MF cardiovasculares e uso de AINH.[22,25] No entanto, dados mais recentes não encontraram associação significativa, ressaltando o fato de que os AINH são medicações usadas sem prescrição médica, sujeitando as pesquisas a vieses significativos.[23]

Estudos retrospectivos mostraram a associação do uso de opioides e algumas MF congênitas (espinha bífida, defeitos cardiovasculares e gastrosquise), especialmente com codeína e hidrocodona. No entanto, nenhum estudo prospectivo grande o suficiente demonstrou essa associação.[22,23,26] Atualmente, a codeína é considerada uma droga compatível com o uso na periconcepção e gestação, não estando associada a teratogenicidade ou complicações gestacionais.[23,25] Em um estudo avaliando o uso de tramadol, a associação de defeito de septo cardíaco e pé equinovaro foi encontrada.[22]

A maioria dos anticonvulsivantes tem potencial teratogênico, que varia conforme a droga. Quando estritamente necessários, a monoterapia é preferida.

Na maioria dos estudos, a carbamazepina em monoterapia não está associada com aumento do risco de MF (risco potencial quando usada para epilepsia).[22] Dados da literatura não indicam maior risco de MF em pacientes que usaram gabapentina, quando comparados à população geral. Apesar de a amostra ser pequena e da presença de alguns fatores de confusão (risco não ajustado), um estudo multicêntrico demonstrou associação de MF congênitas com o uso de pregabalina no primeiro trimestre.[23] A suplementação de ácido fólico é recomendada desde antes da gestação em mulheres que usam anticonvulsivantes.[26]

A clomipramina parece estar associada a aumento de defeitos cardiovasculares, mas dados para outros antidepressivos tricíclicos (ADT) são insuficientes.[22] A maioria dos estudos avaliando o risco de exposição a ADT na gestação não encontrou aumento do risco de MF. Apenas um estudo de coorte retrospectivo (não ajustado para comorbidades maternas e indicação de uso) encontrou aumento do risco de espinha bífida em bebês expostos a ADT.[23]

A serotonina tem um importante papel no desenvolvimento embrionário, particularmente no tubo neural e no coração. No entanto, há dados robustos de bebês expostos aos ISRS intraútero que, coletivamente, não sugerem risco aumentado de MF congênitas.[23] O uso de ISRS provavelmente está associado a um baixo risco de teratogenicidade, com exceção da paroxetina, que está ligada a um risco moderado de defeitos cardiovasculares leves e deve ser evitada.[22] A fluoxetina e a sertralina são consideradas seguras para uso na gestação. Exposição a antidepressivos duais no primeiro trimestre está associada a baixo risco de teratogenicidade.[26] Um pequeno número de estudos avaliou desfechos seguindo a exposição pré-natal a venlafaxina e duloxetina e não encontrou efeitos teratogênicos maiores.[23] A venlafaxina é considerada segura para uso na gestação. Importante ressaltar que a presença de depressão não controlada está associada a piores desfechos gestacionais.[25]

A ativação dos receptores canabinoides pode levar a efeitos embriotóxicos. O tetra-hidrocanabinol (THC) é altamente lipofílico, levando a um *clearance* fetal lentificado, podendo ser responsável por exposição prolongada mesmo após a descontinuação materna.[26]

Complicações na gestação

Em um estudo, o uso de analgésicos ou AINH no primeiro trimestre foi fracamente associado à pré-eclâmpsia. A exposição a alguns AINH foi associada a um maior risco de prematuridade e o uso de opioides após o primeiro trimestre também demonstrou risco mais pronunciado de nascimento pré-termo. O uso de AINH no terceiro trimestre deve ser evitado por poder resultar em sérias complicações, como fechamento prematuro do duto arterioso, levando à hipertensão pulmonar, redução da função renal, oligodrâmnio e aumento da incidência de enterocolite necrotizante, sendo contraindicado seu uso após a 30ª semana. Também existe associação de uso de AINH e maior risco de sangramento no terceiro trimestre.[22] Em outubro de 2020, a *Food and Drug Administration* emitiu uma recomendação de segurança para evitar o uso de AINH após 20 semanas de gestação, pela associação com raros e graves problemas renais, causando redução do líquido amniótico.[26,27] Até o momento, não há dados de segurança para liberar o uso de AINH inibidores seletivos de COX-2 e estes devem ser evitados durante toda a gestação.[26,28]

O uso de paracetamol não está relacionado a riscos gestacionais importantes.[22] Um estudo brasileiro avaliou o uso de dipirona em 555 gestantes e não houve associação com MF congênitas, morte uterina, prematuridade ou baixo peso ao nascer.[29] Existem estudos demonstrando correlação entre o uso de codeína no terceiro trimestre e parto cirúrgico de urgência e hemorragia pós-parto, sugerindo cautela em seu uso no fim da gestação.[27]

Houve maiores taxas de nascimentos pré-termo e baixo peso em bebês expostos à gabapentina na gestação; entretanto, o estudo tinha amostra pequena e vieses de confusão nos grupos. Não há estudos de segurança para o uso de pregabalina na gestação.[23]

Estudo retrospectivo nos Estados Unidos reportou risco aumentado de prematuridade com o uso de ADT no terceiro trimestre e um aumento significativo do risco de síndrome do desconforto respiratório e distúrbios endócrinos e metabólicos. Entretanto, esse estudo não foi ajustado para depressão materna e uso de medicações concomitantes. Os ADT têm sido usados na gestação há muitos anos, sem preocupações maiores a respeito de desfechos gestacionais.[23]

Estudos observacionais de gestantes expostas a antidepressivos duais detectaram associação com prematuridade, uma incerta associação com baixo peso ao nascer e hemorragia pós-parto.[26]

Parece haver risco de prematuridade, bebê pequeno para a idade gestacional, baixo peso e alteração do desenvolvimento neurocomportamental mediante exposição intraútero à *cannabis*. Até que dados de segurança estejam disponíveis, o uso de canabinoides não está recomendado na gestação.[26,27]

Efeitos sobre o bebê

Há vários estudos pesquisando a associação entre o uso de paracetamol na gestação e distúrbios neuropsiquiátricos de longo prazo na criança. Transtorno de déficit de atenção e hiperatividade (TDAH) após os 7 anos de idade foi associado ao uso de paracetamol no 2º e 3º trimestres.[23] Um estudo de coorte prospectivo norueguês associou a exposição pré-natal ao paracetamol por mais de 28 dias com atraso no desenvolvimento motor, piores habilidades de comunicação e mais problemas de comportamento infantil. No entanto, estes resultados são bastante discutíveis e devem ser interpretados com cautela pelo alto risco de vieses de confusão e seleção.[24] Um pequeno número de estudos observacionais tem associado o uso de paracetamol ao maior risco de asma infantil (uso frequente entre 20 e 32 semanas de gestação foi associado a maior risco de sibilos aos 30 e 42 meses de idade).[23,26] No entanto, ao remover da análise gestantes com história de asma, o risco não alcançou significância estatística.[23] O paracetamol permanece a droga de primeira escolha para gestantes que requerem analgesia simples, a dose não deve exceder 4 g/dia e o uso, idealmente, não deve ser prolongado.[24]

Há poucos dados na literatura avaliando a segurança de dipirona na gestação, por seu uso restrito pelo risco de agranulocitose. Um estudo brasileiro mostrou associação do uso de dipirona na pré-concepção e na lactação com leucemia linfocítica aguda antes dos dois anos do bebê.[30]

Por seu baixo peso molecular e alta lipofilicidade, os opioides podem cruzar a placenta e rapidamente passar a barreira hematoencefálica.[23,26] A utilização de opioides está associada a restrição de crescimento fetal, prematuridade e morte neonatal.[26] O uso de opioides no 2º e 3º trimestres está associado a sinais neonatais de efeitos na função do sistema nervoso central (SNC), como síndrome da abstinência neonatal (SAN).[22] A SAN é caracterizada por problemas na alimentação, no sono e na regulação de temperatura do neonato; casos graves apresentam-se com distúrbio respiratório, convulsões e dificuldade de desenvolvimento.[23] No entanto, o uso de opioides no primeiro trimestre ou em cursos curtos não está associado a maiores riscos.[22] Importantes diferenças de risco existem para opioides usados em longo e curto prazos na gestação. Opioides agonistas de baixa afinidade, como o tramadol e tapentadol, têm sido os mais prescritos para a dor, particularmente pela percepção de que o potencial para abuso e adição é mais baixo.[23] Os efeitos neuropsiquiátricos de longo prazo em crianças nascidas de mães que usaram opioides na gestação são amplamente discutidos. A possibilidade de fatores de exposição pós-natal estarem envolvidos no desenvolvimento neuropsiquiátrico das crianças é um viés importante nesses casos. Crianças expostas a opioides na gestação mostraram atraso no desenvolvimento somente quando cresceram junto da mãe dependente de opioides, e não quando foram adotadas.[22] O uso de codeína (assim como outros opioides) deve ser cauteloso no fim da gestação e o neonatologista deve ser avisado se houve uso materno dessa classe de medicamentos, em razão do risco de SAN.[25]

Alguns estudos têm demonstrado associação entre uso de ISRS na gestação e baixo peso ao nascer, prematuridade e hipertensão pulmonar persistente no RN. No entanto, os resultados são conflitantes e a maioria dos estudos não foi ajustada para fatores confundidores.[23] A venlafaxina pode estar associada a um risco maior de SAN, mas estudos ainda são necessários para comprovar essa associação.[25]

Ao prescrever-se anticonvulsivantes na gestação, a dose efetiva mais baixa possível de um único agente (preferencialmente de nova geração) deve ser usada.[23] Suplementação de ácido fólico (5 mg/dia) é aconselhável por, pelo menos, um mês antes da concepção e por todo o primeiro trimestre em razão do risco potencial de defeito do tubo neural.[22]

A avaliação de dados sobre o uso de antidepressivos durante a gestação é complicada, em virtude do pequeno tamanho de amostra e de fatores confundidores pela doença materna, alterações de comportamento e outros fatores de risco associados à doença psiquiátrica. Além disso, há poucos estudos avaliando segurança e eficácia de antidepressivos em gestantes com dor crônica, que diferem das mulheres com depressão por usarem doses menores. Sobre o uso de antidepressivos na gestação e o risco de alterações no desenvolvimento neuropsíquico (incluindo autismo e TDAH) da criança, existem alguns estudos que mostram um risco modestamente elevado. No entanto, existem muitos fatores de confusão em todos esses estudos, concluindo que não existem evidências fortes que suportem uma relação causal. Existe uma associação bem documentada entre a descontinuação de antidepressivos e o risco de recidiva dos transtornos de humor, mas não há avaliação na literatura sobre o curso da dor crônica quando essas medicações são descontinuadas na gravidez.[23] A decisão sobre a suspensão sempre deve ser compartilhada com a paciente.

Lactação

A dose relativa do lactente (RID, do inglês *relative infant dose*) é uma estimativa da porcentagem de dose materna recebida pelo lactente através do leite materno (LM). Em geral, a amamentação é aceitável quando esse valor é menor que 10%, e deve ser evitada se a RID for > 25%.[25] O lactente recebe de 5 a 10 vezes menos droga da circulação materna que o feto e vários fatores afetam a transferência da droga ao lactente: peso molecular, lipofilicidade, biodisponibilidade, meia-vida da droga, pH do LM, horário de amamentação e grau de metabolização feita pelo bebê.[27]

A RID do paracetamol é 3,98%,[26] tornando-o uma droga segura para o aleitamento.[25] A cafeína, habitualmente associada a paracetamol ou dipirona, também é considerada segura durante a lactação.[27] Os AINH são excretados no LM, mas não há evidência de risco em seu uso[25] e são considerados seguros para uso na amamentação (especialmente ibuprofeno, indometacina e naproxeno).[27]

Deve-se evitar o uso de codeína na amamentação pelo risco de depressão do SNC.[24] Concentrações de codeína e morfina no LM são dependentes do metabolismo do CYP2D6. Quando a mãe é metabolizadora ultrarrápida, os bebês são expostos a altas concentrações e suas consequências. Quando disponível, teste genético é recomendado em usuárias crônicas.[26] Vários estudos demonstraram que a oxicodona e a morfina podem ser detectadas no LM e a oxicodona atinge níveis semelhantes aos da codeína. Quantidades extremamente pequenas de tramadol e seus metabólitos têm sido encontradas no LM,[27] mas a literatura ainda não recomenda seu uso corriqueiro durante a amamentação.[26] Quando o uso de opioides é necessário em lactantes, a mais baixa dose efetiva e o menor tempo de uso possível são recomendados.[26]

A interrupção da terapia antidepressiva no período pós-natal não é recomendada pelo risco significativo de recidiva de depressão, bem como as mulheres não devem ser desencorajadas do aleitamento.[23] Estudos de farmacocinética sugerem que os lactentes são expostos a aproximadamente 1% da dose materna de antidepressivos.[27] Vários ADT são compatíveis com a lactação, com dados mais seguros referentes à nortripitlina[26] e baixas doses de amitriptilina.[25] Os ISRS (citalopram, escitalopram, fluoxetina, fluvoxamina, paroxetina e sertralina) parecem ser compatíveis com a amamentação porque os eventos adversos nos bebês expostos são mínimos.[25] As quantidades de paroxetina e sertralina secretadas no LM são muito baixas ou indetectáveis e parecem menores quando comparadas a outros ISRS.[25] Os antidepressivos duais venlafaxina e desvenlafaxina parecem ser seguros na amamentação.[25]

Não há dados suficientes para recomendar o uso de gabapentina ou pregabalina durante a amamentação.[25] A RID da gabapentina é de 8,7 a 13% e o risco deve ser considerado diante do benefício em usar gabapentinoides durante a lactação, monitorando sintomas no bebê (sonolência, ganho de peso e desenvolvimento). Ainda que a RID da pregabalina seja cerca de 7%, seu uso não está recomendado na lactação.[26] Deve-se ter cuidado com altas doses de drogas metabolizadas pela uridina-difosfato glucuronosiltransferase (UGT), em razão da baixa capacidade; no entanto, gabapentina parece ser a mais segura.[27]

Derivados canabinoides são detectados no LM de forma dose-dependente (uso materno). O uso de *cannabis* não é recomendado na lactação e pacientes devem ser alertadas de que existe a possibilidade de ocorrerem efeitos neurocomportamentais de longo prazo no bebê.[26]

O Quadro 2 sintetiza as informações referentes ao uso de drogas para dor crônica na gestação e amamentação.

Para mulheres com dor crônica que iniciam a gestação, o adequado controle dos sintomas dolorosos é fundamental para uma saudável evolução da gravidez. É de fundamental importância otimizar o tratamento não medicamentoso

QUADRO 2 Uso de drogas para dor crônica na gestação e amamentação

Drogas	Gestação	Lactação
Paracetamol Dipirona	Uso aceitável	Uso aceitável Estudo de baixo impacto mostrou associação com LLA no bebê
Anti-inflamatórios não hormonais	Complicações se usados após a 20ª semana (doença renal/oligodrâmnio) e no 3º trimestre (aumento do risco de sangramento e fechamento prematuro do duto arterioso). Risco incerto de perda gestacional e MF congênitas. Inibidores seletivos de COX-2 não recomendados	Uso aceitável (ibuprofeno é o que tem mais estudos de segurança)
Opioides	Usar com cautela (risco de MF). Cursos curtos não implicam maior risco (preferência para codeína, tramadol e tapentadol). Mas podem estar associados a prematuridade e ao desenvolvimento de SAN	Devem ser evitados pelo risco de depressão do SNC do bebê. Cursos curtos podem ser usados considerando risco-benefício. Tramadol parece ser o mais seguro
Antidepressivos tricíclicos	Uso aceitável, especialmente amitriptilina e nortriptilina	Uso aceitável. Nortriptilina com mais dados de segurança
Inibidores seletivos da receptação da serotonina	Fluoxetina, paroxetina, (es)citalopram e sertralina são compatíveis	Uso aceitável (paroxetina e sertralina com mais dados de segurança)
Antidepressivos duais	O risco parece ser baixo. Podem estar associados à SAN	Não há estudos que indiquem segurança do uso durante a amamentação
Anticonvulsivantes	Gabapentina parece ser segura, mas os dados são limitados. Sem dados para uso de pregabalina. Valproato e carbamazepina devem ser evitados pelo risco de teratogenicidade Suplementar ácido fólico (5 mg/dia) se forem usados	Não recomendados

(continua)

QUADRO 2 Uso de drogas para dor crônica na gestação e amamentação (*continuação*)

Drogas	Gestação	Lactação
Canabinoides	Não recomendados. Não há dados que garantam a segurança no uso durante a gestação. O canabidiol passa a barreira placentária[31]	Não recomendados. Não há dados que garantam a segurança no uso durante a amamentação
Outros		
Ciclobenzaprina	Informações são limitadas, mas seu uso é considerado seguro, por sua semelhança farmacológica com ADT	Considerada droga segura na lactação (RID 1,4%)
Trazodona	Não há risco aumentado de piores desfechos observados com seu uso	Informações limitadas; avaliar risco-benefício (RID 2%)
Quetiapina	Seu uso pode ser considerado, se não houver alternativas	Pode ser considerada (RID 0,43%)

ADT: antidepressivos tricíclicos; LLA: leucemia linfocítica aguda; MF: malformações; RID: *relative infant dose* (dose relativa do lactente); SAN: síndrome de abstinência neonatal.

da dor a fim de evitar eventos adversos relacionados ao uso de medicamentos e seus questionáveis desfechos. Não existem medicações específicas e seguras para o manejo da dor na gestação e lactação. A literatura é pobre e baseada em estudos observacionais, que são sujeitos a vieses importantes. O manejo da dor crônica na gestação, independentemente da causa, deve focar na abordagem multidisciplinar e na promoção de tratamentos não farmacológicos.

REFERÊNCIAS

1. World Health Organization (WHO). Sexual health, human rights and the law. Geneva: WHO; 2015
2. Education and treatment in human sexuality: the training of health professionals. Report of a WHO meeting. World Health Organization Technical Report Series. 1975;572:5-33.
3. Hocck RR. Human sexuality. 4. ed. New York: Pearson; 2015.
4. Fleming MP, Paice JA. Sexuality and chronic pain. J Sex Educ Ther. 2001;26(3):204-14.
5. Lindau ST, Gavrilova N. Sex, health, and years of sexually active life gained due to good health: evidence from two US population based cross sectional surveys of ageing. BMJ. 2010;340:c810.
6. Ambler N, Williams AC, Hill P, Gunary R, Cratchley G. Sexual difficulties of chronic pain patients. Clin J Pain. 2001;17(2):138-45.
7. Cherpak GL, Santos FC. Avaliação da abordagem médica da sexualidade em idosos com dor crônica. Einstein (São Paulo). 2016;14(2):178-84.

8. Besiroglu MDH, Dursun MDM. The association between fibromyalgia and female sexual dysfunction: a systematic review meta-analysis of observational studies. Int J Impot Res. 2019;31(4):288-97.
9. Wang C, Cukor D, Johansen KL. Sexual dysfunction among patients with chronic kidney disease. Semin Nephrol. 2021;41(6):534-49.
10. Abdo CHN, Oliveira Jr. WM, Scanavino MT, Martins FG. Perfil sexual da população brasileira: resultados do Estudo do Comportamento Sexual (ECOS) do brasileiro. Rev Bras Med. 2002;59:250-7.
11. Abdo CH. Elaboração e validação do quociente sexual – versão masculina, uma escala para avaliar a função sexual do homem. Rev Bras Med. 2006;63(1/2):42-6.
12. Wiegel M, Meston C, Rosen R. The Female Sexual Function Index (FSFI): cross-validation and development of cutoff scores. J Sex Marital Ther. 2005;31:1-20.
13. Pacagnella RC, Vieira EM, Rodrigues Jr. OM, Souza C. Adaptação transcultural do Female Sexual Function Index. Cad Saúde Pública [online]. 2008;24(2):416-26.
14. Cannon IN. The PLISSIT model. J Sex Education Ther. 1967; 2:1.
15. Tristano AG. Impact of rheumatoid arthritis on sexual function. World J Orthop. 2014;5(2):107-11.
16. AminiLari M, Manjoo P, Craigie S, Couban R, Wang L, Busse JW. Hormone replacement therapy and opioid tapering for opioid-induced hypogonadism among patients with chronic noncancer pain: a systematic review. Pain Med. 2019;20(2):301-13.
17. Baldwin DS, Foong T. Antidepressant drugs and sexual dysfunction. Br J Psychiatry. 2013;202:396-7.
18. Hamed SA. Sexual dysfunctions induced by pregabalin. Clin Neuropharmacol. 2018;41(4):116-22.
19. Kaufman KR, Struck PJ. Gabapentin-induced sexual dysfunction. Epilepsy Behav. 2011;21(3):324-6.
20. Levit D, Yaish I, Shtrozberg S, Aloush V, Greenman Y, Ablin JN. Pain and transition: evaluating fibromyalgia in transgender individuals. Clin Exp Rheumatol. 2021;39 Suppl 130(3):27-32.
21. Schertzinger M, Wesson-Sides K, Parkitny L, Younger J. Daily fluctuations of progesterone and testosterone are associated with fibromyalgia pain severity. J Pain. 2018;19(4):410-7.
22. Källén B, Reis M. Ongoing pharmacological management of chronic pain in pregnancy. Drugs. 2016;76(9):915-24.
23. Black E, Khor KE, Kennedy D, Chutatape A, Sharma S, Vancaillie T, et al. Medication use and pain management in pregnancy: a critical review. Pain Pract. 2019; 19(8):875-99.
24. Magtanong GG, Spence AR, Czuzoj-Shulman N, Abenhaim HA. Maternal and neonatal outcomes among pregnant women with fibromyalgia: a population-based study of 12 million births. J Matern Fetal Neon Med. 2019;32(3):404-10.
25. Flin J, Panchal S, Hurrell A, van de Venne M, Gayed M, Schreiber K, et al. BSR and BHPR guideline on prescribing drugs in pregnancy and breastfeeding – Part II: analgesics and other drugs used in rheumatology practice. Rheumatology. 2016;55:1698-702.
26. Tauben D, Stacey BR. UpToDate. Evaluation of chronic non-cancer pain in adults. Acesso em jun. 2022.
27. Coluzzi F, Valensise H, Sacco M, Allegri M. Chronic pain management in pregnancy and lactation. Minerva Anestesiol. 2014;80(2):211-24.
28. US Food and Drug Administration (FDA). FDA recommends avoiding use of NSAIDs in pregnancy at 20 weeks or later because they can result in low amniotic fluid [Internet]. Outubro 2020 [acesso 29 jun. 2022]. Disponível em: https://www.fda.gov/media/142967/download
29. Dal Pizzol TS, Schüller-Faccini L, Mengue SS, Fischer MI. Dipyrone use during pregnancy and adverse perinatal events. Arch Gynecol Obstet. 2009;279(3):293-7.
30. Couto AC, Ferreira JD, Pombo-de-Oliveira MS, Koifman S. Pregnancy, maternal exposure to analgesic medicines, and leukemia in Brazilian children below 2 years of age. Eur J Cancer Prev. 2015;24(3):245-52.
31. Sarrafour S, Urits I, Powell J, Nguyen D, Callan J, Orhurhu V, et al. Considerations and implications of cannabidiol use during pregnancy. Curr Pain Headache Rep. 2020;24:38.

CAPÍTULO 20

Dor nas doenças reumáticas inflamatórias crônicas e sistêmicas: é possível diferenciar?

Alessandra de Sousa Braz
Aline Ranzolin
Roberto Ezequiel Heymann

INTRODUÇÃO

Historicamente, a dor crônica era classificada, de acordo com um mecanismo incitante de dor de origem periférica, em: inflamatória resultante de inflamação, como a dor da artrite reumatoide (AR); nociceptiva — resultando de patologia anatômica e estrutural articular, como a da osteoartrite (OA); e neuropática, decorrente de lesão de estruturas nervosas, presente nas radiculopatias e na neuropatia diabética. Posteriormente, o termo "dor centralizada" (ou central) passou a ser utilizado para se referir a qualquer condição de dor cuja fisiopatologia não seguisse as vias nociceptivas tradicionais e que não fosse explicada por uma fonte periférica, como ocorre na fibromialgia (FM), na síndrome do intestino irritável e na disfunção temporomandibular.[1] Essas dores são caracterizadas como disfuncionais, em contraste com as dores inflamatória, nociceptiva e neuropática, consideradas adaptativas e potencialmente protetoras.[1,2]

A dor na AR, na artrite psoriásica (APso) e em outras espondiloartrites (EpA) é, tradicionalmente, considerada de origem nociceptiva periférica, provocada pela ativação de fibras nervosas sensoriais aferentes na sinóvia inflamada (fibras C), causando maior capacidade de resposta dos neurônios nociceptivos periféricos e centrais, ou seja, hipersensibilidade à dor na presença de inflamação. No entanto, a hipersensibilidade à dor pode persistir após a cessação da inflamação e, assim, tornar-se uma manifestação de má adaptação a alterações patológicas no sistema nervoso central (SNC), levando à dor crônica.[3] Desse modo, a persistência de quadro doloroso nesses pacientes deve ser atribuída, pelo menos em parte, a anormalidades no processamento central da dor associadas à sensibilização central (SC).

Embora a etiologia da dor crônica nas doenças reumatológicas inflamatórias seja multifatorial, o enfoque terapêutico principal tem sido controlar a inflamação ativa e reduzir os consequentes danos articulares e teciduais. Como se trata de um grupo de doenças com impacto importante na qualidade de vida e na economia, houve uma disparada de opções terapêuticas nas últimas duas décadas, possibilitando a escolha dentre várias classes de medicamentos eficazes no controle da atividade inflamatória. No entanto, apesar disso, há, ainda, uma porcentagem de pacientes que, mesmo apresentando dados objetivos de controle, ou até de supressão do quadro inflamatório da sua doença, persistem com dor crônica, de intensidade variável, com vários graus de limitações e, frequentemente, com impacto negativo na qualidade de vida.[4]

MECANISMOS DE DOR NAS DOENÇAS REUMÁTICAS INFLAMATÓRIAS CRÔNICAS

A dor é um dos sintomas mais importantes da AR, e mesmo pacientes que se sentem satisfeitos com o tratamento podem relatar dor de moderada intensidade.[5] Tratamento precoce com medicamentos modificadores do curso da doença (MMCD) e corticosteroides demonstra reduzir a inflamação e melhorar os escores de dor em pacientes logo após o diagnóstico; no entanto, a supressão adequada da inflamação não erradica a dor crônica em até 50% dos casos.[6] Tal descoberta ajuda a evidenciar a importante disparidade entre inflamação específica da AR e dor crônica. Nesse contexto, o mecanismo não inflamatório pode ser a principal causa da dor desses doentes e o tratamento intensivo com MMCD pode parecer ineficaz, levando a ajustes equivocados, além de expor desnecessariamente as pessoas ao risco de eventos adversos. Portanto, é importante melhorar a compreensão do mecanismo de dor na AR para ajudar a desenvolver novas estratégias terapêuticas. Nesses casos, cabe destacar o possível desenvolvimento de síndromes de dor crônica secundárias, como FM e OA.[6]

A persistência dos sintomas dolorosos apesar da regressão dos sinais inflamatórios na AR sugere um papel do processamento central da dor, incluindo SC e disfunção das vias descendentes de modulação dolorosa. A FM, por muitos considerada a síndrome dolorosa central prototípica, é mais comum na AR do que na população geral. Um codiagnóstico de FM na AR está associado com pior resultado do tratamento anti-inflamatório quando avaliado por classificações de dor e índices compostos de atividade de doença (ICAD). É provável que não apenas os indivíduos com AR e FM concomitante apresentem processamento central anormal da dor.[3] Fatores de risco descritos para tal coexistência incluem: desvantagem socioeconômica, estado psicológico, aumento da gravidade da AR e presença de sintomas importantes desde o início do quadro da artrite. Aumento da sensibilidade à dor através de processamento central é comum tanto para AR quanto para FM e, portanto, não está claro se a FM é uma comorbidade distinta da AR ou se existe um *continuum* de hipersensibilidade à dor entre pacientes com AR que pode influenciar os ICAD.[3,6]

A destruição articular resultante da AR pode predispor pacientes ao desenvolvimento de OA e dor mecânica, mesmo quando marcadores inflamatórios indicam baixos níveis de atividade da doença. Curiosamente, existe uma correlação positiva entre o número de erosões articulares específicas da AR vistas na radiografia e a subsequente formação de osteófitos, que contribuem para a instabilidade nas articulações.[7]

Os mecanismos da dor crônica na AR são multifatoriais e estão resumidos no Quadro 1. Tanto a inflamação periférica quanto a sistêmica podem causar dor em pacientes com AR. Mecanismos de dor periférica são suportados pela correlação entre o aumento do fluxo sanguíneo às articulações inflamadas e a identificação de algogênicos no tecido ou nos fluidos sinoviais. Especificamente, interleucinas (IL) 1 beta, IL-6, fator de necrose tumoral alfa (TNF-α), fator de crescimento do endotélio vascular (VEGF) e quimiocinas como CXCL10 e CCL2 estão presentes em fluidos sinoviais da AR, e esses marcadores inflamatórios evocam canais iônicos, como TrpV1, que evocam estímulos dolorosos.[8]

QUADRO 1 Mecanismos de dor em artrite reumatoide[8]

Mecanismos da dor crônica na AR	
Dor inflamatória	Impulsionada por efeitos locais e sistêmicos das citocinas. Localmente, as citocinas recrutam células inflamatórias que causam dor e inchaço. Sistemicamente, modulam processamento central da dor por mecanismos pouco claros
Dano estrutural e dor nociceptiva	Aumento da dor nociceptiva em superfícies articulares inflamadas e em sítios não articulares
Sensibilização central e periférica	Aumento do recrutamento neuronal perifericamente por meio de imunocomplexos e ativação de neurônios e centralmente por mecanismos pouco claros
Dor secundária	Síndromes como OA e FM concomitantes podem aumentar a dor crônica na AR
Suscetibilidade psicológica	Mecanismos pouco claros ligam comorbidades psicológicas à AR. A depressão é independentemente associada ao processamento central da dor

AR: artrite reumatoide; FM: fibromialgia; OA: osteoartrite.
Fonte: Walsh DA, McWilliams DF, 2014.[8]

As causas estruturais da dor crônica na AR ocorrem mais tarde no curso da doença e são, muitas vezes, impulsionadas por um controle deficiente de doença, sem tratamento eficaz da inflamação subcondral.[8] Em pacientes com AR de longa duração, o aumento da sensibilidade à dor decorre de pressão em ambas as superfícies articulares e não articulares, apoiando a noção de que a nocicepção da dor óssea pode produzir maior sensibilização a danos estruturais com a progressão da doença.[6]

A sinóvia e a cápsula da articulação são dominadas principalmente pelas fibras aferentes periféricas do gânglio da raiz dorsal. Nessas áreas, há um grande número de neurônios sensoriais Aα e Aβ envolvidos na mecanossensibilização e fibras Aδ e C envolvidas na nocicepção. Sinovite é o principal mecanismo fisiopatológico da AR que pode ativar e sensibilizar diretamente o nervo aferente. A bradicinina e as prostaglandinas estão aumentadas no tecido e líquido sinoviais e podem ativar diretamente as terminações nervosas dentro da sinóvia. Assim como concentrações de TNF-α, IL-1β, IL-6, IL-17, peptídeo relacionado ao gene da calcitonina (CGRP) e fator de crescimento neural beta (NGF-β) estão aumentados no líquido sinovial desses pacientes, e podem alterar diretamente as respostas dos neurônios nociceptivos. Além da sinóvia e da cápsula articular, existem nervos sensoriais na área do menisco, no osso subcondral, nos ligamentos, em tendões, bainha e músculos, que também desempenharão um papel importante na geração de dor crônica. Os dois terços internos dos meniscos e da cartilagem articular são normalmente aneurais. Foi demonstrada produção de citocinas e NGF-β pelo osso subcondral; além disso, a erosão subcondral pode expor os nervos subcondrais a fatores de ativação e sensibilização no líquido sinovial. Tais inervações podem agravar ainda mais a dor por sustentação de peso ou movimento articular.[6]

Sinovite está associada ao aumento da substância P, CGRP e seus receptores na medula espinhal. O glutamato liga-se a receptor N-metil-D-aspartato (NMDA) pós-sináptico; o CGRP também atua no receptor pós-sináptico; a substância P liga-se à neurocinina-1 (NK1) — receptor acoplado à proteína G e, finalmente, vias de sinalização como das proteínas quinases A e C que são ativadas e levam à sensibilização central.[6]

Estudos recentes mostraram que os sintomas do tipo neuropático em condições reumáticas são a manifestação de distúrbios centrais do mecanismo de gerenciamento da dor. Evidências crescentes demonstraram que a dor para um número substancial de pacientes com AR pode ter um componente neuropático. Koop et al. estudaram 159 pacientes ambulatoriais com AR rastreando para dor neuropática (DN) com o método painDETECT como ferramenta de triagem e constataram que 17% dos pacientes foram classificados como provável DN e 21,4%, possível DN. Esses pacientes relataram dor mais intensa e foram mais propensos a ter articulações mais sensíveis e a usar analgésicos. Depois de análise multivariada, as características da DN em pacientes com AR foram independentemente associadas ao autorrelato de saúde física e mental. Para pacientes com AR que ainda não conseguem atingir remissão após tratamento anti-inflamatório intensivo, o tratamento direcionado a sintomas do tipo DN pode ser considerado.[9]

O estudo do processamento central da dor na AR ainda está incipiente. No momento, não há mensuração objetiva para sensibilização central. Seu diagnóstico geralmente é baseado na combinação de opiniões clínicas ou de especialistas e teste sensorial. Encontrar o mecanismo de sensibilização central e prevenir seu desenvolvimento têm grande potencial para reduzir a carga de dor da AR a longo prazo.[6]

Mecanismos de dor subjacentes em APso e EpA são menos examinados e os estudos se concentraram principalmente na ocorrência concomitante de FM.

MECANISMOS DE DOR NAS DOENÇAS REUMÁTICAS INFLAMATÓRIAS SISTÊMICAS

A síndrome de Sjögren primária (SSp) cursa com dor como consequência de artrite, artralgia, neuropatia periférica ou outras manifestações de doenças musculoesqueléticas. Além disso, um sintoma comum é a fadiga, com prevalência de 60 a 80% desses pacientes. A dor pode aumentar a fadiga e também há evidências de que a fadiga pode aumentar a dor.[10]

Uma característica específica da SSp é a polineuropatia, complicação neurológica mais comum da doença. Enquanto a maioria desses pacientes apresenta parestesias, perda sensorial, ataxia, déficits e distúrbios no sistema nervoso autônomo, um grupo menor pode desenvolver uma forma de dor neuropática que compreende neuropatia de fibras finas (NFF) — disfunção e degeneração dos terminais distais das pequenas fibras. A condição envolve fibras Aδ e fibras nervosas não mielinizadas (C), responsáveis pela transmissão de frio e sinalização, sensações inócuas de calor e frio, bem como de altos limiares mecânicos, térmicos e estímulos químicos. A dor pode ser espontânea, mas em alguns casos também pode se apresentar como alodinia ou hiperalgesia. Na NFF a dor costuma ser intensa e geralmente começa nos pés, enquanto as mãos raramente são envolvidas. É frequentemente descrita pelo paciente como sensação de queimação, às vezes como coceira. Semelhante à artrite inflamatória, na SSp há comorbidade com FM, e os pacientes evoluem com dor generalizada em 35 a 50% dos casos, fortemente relacionada à presença de fadiga e transtorno de humor.[11]

O lúpus eritematoso sistêmico (LES) comumente evolui com artrite e artralgia, e a dor, especialmente em estágios iniciais, pode estar intimamente relacionada à doença articular inflamatória. A artrite não é erosiva, raramente causa deformidades articulares e muitas vezes precede outras manifestações da doença. A neuropatia periférica é outra característica do LES, frequentemente caracterizada por perda sensorial e sensório-motora. Como na SSp, alguns pacientes com LES também podem evoluir com NFF e há descrição de coexistência com a FM em até 33% dos pacientes.[12]

A dor na esclerose sistêmica (ES) é causada principalmente por úlceras digitais, fenômeno de Raynaud, contraturas articulares e distúrbios gastrointestinais. A dor mais intensa é causada por úlceras digitais, o que pode levar a dor crônica e perda de função. Além disso, tendinite e poliartralgia podem causar dor significativa, especialmente na ES difusa precoce. Não existem estudos populacionais de prevalência de FM na ES, mas uma investigação recente, que utilizou questionários de triagem para FM, estimou a prevalência em 27,8% na ES, em comparação com 22,6% na AR.[11,13]

INFLUÊNCIA DA DOR NOCIPLÁSTICA NOS ICAD DAS DOENÇAS REUMÁTICAS INFLAMATÓRIAS CRÔNICAS E SISTÊMICAS

A FM é mais comum em pacientes portadores de outras doenças reumáticas do que na população geral (~ 2,5%). Sua presença tem impactos não só sobre a dor e a qualidade de vida do paciente, mas também na avaliação de sua doença e seu tratamento. A avaliação dos pacientes com doenças reumáticas deve levar em conta a presença da FM, a fim de evitar tratamentos desnecessários e ineficazes para a dor.[14]

Artrite reumatoide

A FM está presente em aproximadamente 21% dos pacientes com AR e inúmeros estudos têm demonstrado a influência da dor nociplástica nos índices de atividade de doença. Tanto o *Disease Activity Score* (DAS28) quanto o *Clinical Disease Activity Index* (CDAI) e o *Simplified Disease Activity Index* (SDAI) mostram-se sensíveis a alterações relacionadas à dor nociplástica.[15] Nesses casos, a contagem de articulações dolorosas e a avaliação subjetiva (Escala Visual Analógica – EVA) do paciente e do médico são os fatores que pioram o resultado desses índices. Variáveis objetivas, como número de articulações edemaciadas, velocidade de hemossedimentação (VHS) e proteína C reativa (PCR) não demonstram diferenças significativas na presença de FM. Em uma metanálise, a diferença média no DAS28 entre pacientes com AR isolada e AR + FM foi 1,24 (IC 95%: 1,1-1,37),[15] ou seja, a presença de FM aumenta o valor do DAS28 em mais de um ponto em pacientes com AR. Além dos ICAD tradicionais, outros instrumentos de avaliação também têm resultados piores quando a FM está associada, como o *Medical Outcomes Short Form Health Survey* (SF-36) e o *Health Assessment Questionnaire* (HAQ).[16]

Também já foi demonstrado que a FM não afeta os parâmetros de ultrassonografia (US) dos pacientes com AR. A escala cinza e o *Power Doppler* não foram diferentes entre pacientes com AR com e sem FM, tornando a US uma ferramenta útil na avaliação de atividade de doença em pacientes com AR e FM concomitante.[17]

Quando os indicadores subjetivos (articulações dolorosas e EVA) estiverem afetados de forma discrepante em relação aos indicadores mais objetivos (articulações edemaciadas e provas de atividade inflamatória), é válido avaliar a possibilidade de que a dor nociplástica possa estar presente e influenciando o índice de atividade.

Espondilite anquilosante (EA) e espondiloartrites

A prevalência de FM em pacientes com EA varia de 4,1 a 25% (cerca de 13% em 2 metanálises).[15,18] Em todos os estudos, a associação com FM afetou o *Bath Ankylosing Spondylitis Activity Index* (BASDAI) dos pacientes, com um aumento médio de 2,22 pontos (IC 95%: 1,86-2,58).[15] Índices de BASDAI muito altos (≥ 8/10 em 3 das primeiras 5 questões) pode aumentar a suspeita de FM. Tal como na AR, os estudos não mostram diferenças significativas nas medidas de VHS e PCR associadas à presença de FM.[15]

A frequência de FM associada a EpA axial não radiográfica (EpA-ax-nr) parece ser um pouco maior. Metanálise de 2020 reportou 20,3% (IC 95%: 6,5-34,1%) de prevalência de FM em pacientes com EpA-ax-nr e Ressonância Magnética (RM) positiva e 11,1% (IC 95%: 6,0-16,2%) em pacientes com EpA-ax-nr e RM negativa.[18] De forma geral, 1 em cada 6 pacientes com EpA axial também preenche critérios para FM. A FM isolada pode ser diferenciada da EpA-ax-nr pela ausência de qualquer evidência objetiva de inflamação do sistema musculoesquelético (sinovite, entesite) ou outro sistema (uveíte, psoríase, doença inflamatória intestinal), bem como pela ausência de sacroileíte inflamatória na RM.[19] A proporção de sexo feminino:masculino é de aproximadamente 3:2 para EpA axial com FM e 1:3 em pacientes sem FM, evidenciando influência do sexo na presença da FM em pacientes com EpA.[20]

Um estudo multicêntrico do Reino Unido com mais de 1.500 indivíduos revelou que pacientes com EpA axial e FM, além de terem piores escores de atividade de doença, de qualidade de vida e de distúrbio do humor, tinham maior probabilidade de receber terapia biológica e sofrer impactos negativos mais significativos no trabalho.[21]

Artrite psoriásica

A FM tem uma prevalência de aproximadamente 18% em pacientes com APso.[15] Nestes casos, a FM foi associada a piores índices em *Composite Psoriatic Disease Activity Index* (CPDAI), *Minimal Disease Activity* (MDA), *Disease Activity PSoriatic Arthritis* (DAPSA), DAS28, BASDAI e *Leeds Enthesitis Index* (LEI), mantendo o padrão de equilíbrio dos escores objetivos (articulações edemaciadas e PCR) entre pacientes com e sem FM, o que já foi demonstrado em AR e EA[15]. Um estudo de 2021 investigou o papel da US na avaliação de atividade de doença em 156 pacientes com APso (26,9% deles com FM concomitante). Apesar dos índices clínicos de atividade de doença terem sido piores no grupo com FM associada (MDA, CPDAI, DAPSA e *Psoriatic Arthritis Disease Activity Score* – PASDAS), o escore ultrassonográfico (baseado em sinovite, tenossinovite e entesite) foi semelhante em pacientes com e sem FM (regressão linear multivariada).[22]

Na APso, a dor é desencadeada tanto pela inflamação das articulações quanto pela presença de entesites. A dor persistente foi relatada em mais da metade dos pacientes com APso, apesar do controle da inflamação com MMCD convencionais/biológicos, e os pacientes frequentemente relatam alodinia e hiperalgesia. Na APso, a coexistência de FM pode interferir negativamente nos ICAD e na qualidade de vida. Em um estudo envolvendo 60 pacientes com APso, incluindo 13 (17,8%) com FM, o grupo com FM apresentou um aumento na pontuação do LEI, do HAQ e do BASDAI, enquanto medidas objetivas, como contagem de articulações inchadas, índice de gravidade da psoríase e PCR não apresentaram diferenças. Assim, a FM pode afetar negativamente tanto o relato do paciente sobre medidas de atividade da doença quanto a investigação clínica da entesite, que deve ser levada em consideração ao considerar a atividade da doença em pacientes com um componente de FM associado. Embora a US possa ajudar a diagnosticar entesites, até o momento não há dados confiáveis se esse exame pode melhorar o diagnóstico de entesite "verdadeira" e reversível nesse contexto.[23]

Lúpus eritematoso sistêmico

A presença de FM varia entre 6 e 12% nos pacientes com LES,[24,25] parecendo haver prevalência maior em pacientes com mais de cinco anos de doença. Quando a FM está presente, pacientes com LES têm maior frequência de depressão, fotossensibilidade, úlceras orais e Sjögren secundária.[24] Há poucos estudos avaliando ICAD, mas, em sua maioria, não demonstraram piora dos índices de atividade de doença relacionados ao LES, apesar de haver forte impacto na qualidade de vida, quando comparados a pacientes com LES sem FM.[25]

Síndrome de Sjögren primária

Sintomas "secos", fadiga e dor são clássicos de SSp e são encontrados comumente em FM. Um estudo francês multicêntrico encontrou prevalências variáveis de FM em pacientes com SSp, a depender do critério de definição utilizado: 19% (ACR 2016), 18% (ACR 1990), 20% (opinião do médico) e 29% (questionário *Fibromyalgia Rapid Screening Tool* – FiRST).[26] Nesse estudo, pacientes com FM concomitante tinham piores condições segundo o EULAR SS *Patient Reported Index* (ESSPRI), mas não tinham pior atividade de doença medida pelo EULAR SS *Disease Activity Index* (ESSDAI)[26]. Também não houve diferença nas medidas objetivas de secura, uso de corticosteroides e imunossupressores.[26] Outro estudo (espanhol) associou a FM a mais sintomas constitucionais, mais fadiga e artralgia, bem como maiores alterações segundo o ESSPRI e o ESSDAI, mas sem diferenças em marcadores laboratoriais, alterações histológicas e de imagem.[27] O Índice de Dor Generalizada e a Escala de Gravidade de Sintomas (usados na definição de FM) se correlacionaram com ESSPRI e com a escala de depressão de Hamilton em pacientes com SSp.[28]

FERRAMENTAS PARA DIFERENCIAR DOR DE SC DAS DOENÇAS REUMÁTICAS INFLAMATÓRIAS CRÔNICAS E SISTÊMICAS

O impacto da FM nos ICAD durante a avaliação de pacientes com doenças reumáticas deve ser considerado na decisão terapêutica. A piora do índice associada à FM pode implicar mudança desnecessária de terapêutica com MMCD, levando a mais riscos e maior custo. A maioria dos estudos utiliza os critérios de 1990 e 2010 para a definição de FM. A utilização dos critérios de 2016 poderia sensibilizar as amostras, aumentando a prevalência e trazendo novos resultados em relação à influência da FM nos ICAD. Os componentes objetivos dos ICAD são menos afetados pela presença de dor nociplástica.

O fato de muitas vezes a SC passar despercebida nesses doentes pode ser atribuído a semelhanças clínicas do quadro doloroso. Por exemplo, a contagem dos *tender points* (TP) utilizados nos critérios do *American College of Rheumatology* (ACR) de 1990 para a FM tem sobreposição às entesites nas EpA. Muitas queixas observadas nas doenças inflamatórias que cursam com polineuropatias mantêm semelhanças com quadro de dor amplificada.[29,30] Mesmo com a substituição da contagem dos TP pelos critérios preliminares de diagnóstico para FM em 2010, as duas condições ainda apresentam muitos sintomas em comum. A presença de dor lombar crônica inflamatória e rigidez matinal, bem como de fadiga, depressão, ansiedade e distúrbios do sono, pode ser observada tanto em pacientes com FM como nos com EpA. Essas semelhanças, além de dificultarem o diagnóstico da FM, prejudicam a avaliação clínica e evolutiva desses pacientes.[31] A detecção e a explicação dos mecanismos de SC podem levar a uma melhor compreensão de como os sintomas persistem e como podemos tratá-los, uma vez que os pacientes fazem uso de medicações de alto custo, imunossupressores com suas consequências, e mesmo assim persistem com sintomas dolorosos. Portanto, quando coexistentes, é importante que se abordem ambas as condições individualmente, para um melhor desfecho do plano terapêutico.[32]

Avaliações muito negativas quanto à fadiga e à dor, ou um histórico de depressão e ansiedade importantes, são dados frequentemente presentes quando há dor associada à SC. Nesses cenários, os próprios índices de atividade da doença inflamatória podem dar essa informação. Nos quadros dolorosos persistentes associados com SC, em pacientes com artropatia inflamatória, há uma melhora importante nos índices objetivos de atividade, como na VHS, na PCR e no número de articulações inflamadas. O oposto ocorre nos índices subjetivos, que persistem elevados, como a escala global de melhora clínica e as escalas de dor. A interpretação equivocada desses índices, negligenciando a presença de sintomas associados à SC, pode resultar na intensificação ou troca do tratamento das artropatias inflamatórias, sem trazer benefícios terapêuticos adicionais, muitas vezes expondo os pacientes a eventos adversos associados a esses medicamentos.[4,32,33]

Um recurso para auxiliar na detecção de SC seria o exame de US com *Power doppler*, que pode diferenciar, por exemplo, as entesites observadas nas EpA dos pontos dolorosos palpados na FM.[34] No entanto, nem todos os serviços e consultórios têm esse recurso.

O conceito de *fibromyalgianess* leva em consideração que a FM atualmente não seja considerada uma entidade separada, mas que represente o extremo de um perfil de dor-sofrimento associado à SC. Esse conceito foi criado para indicar que os sintomas da FM ocorrem como um *continuum* na população em vez de estarem presentes ou ausentes. O *fibromyalgianess* representa a resposta do organismo à doença e ao estresse psicossocial com fadiga, dor generalizada e aumento geral dos sintomas associados à SC. O nível de *fibromyalgianess* pode ser obtido utilizando-se dos critérios de 2010 do ACR, modificados em 2011 e

2016, abordados anteriormente nos Capítulos 3 e 5 deste livro. Foram estabelecidas categorias de gravidade de *fibromyalgianess*: nenhuma (0-3), leve (4-7), moderada (8-11), grave (12-19) e muito grave (20-31). A aplicação do índice de *fibromyalgianess* aumenta a capacidade de avaliar sintomas associados à SC nas doenças reumatológicas inflamatórias.[35,36]

Outro instrumento que demonstra boas sensibilidade e especificidade para detectar FM em uma população de pacientes com doença articular degenerativa ou inflamatória é um questionário simples de seis itens, conhecido como FiRST (Quadro 2). Uma resposta positiva de pelo menos cinco itens sugere FM concomitante, sendo extremamente útil na prática clínica, como uma ferramenta rápida e confiável de triagem de FM em pacientes com doença inflamatória articular.[37]

Em seu estudo, den Boer et al. realizaram uma enquete entre clínicos gerais e médicos de outras especialidades com experiência no tratamento da dor com o objetivo de escolher quais testes seriam adequados e viáveis para mensurar SC na prática médica diária. Dentre 12 testes previamente selecionados por revisão bibliográfica, três foram escolhidos como os melhores para mensurar a

QUADRO 2 Teste de Rastreio Rápido da Fibromialgia (FIRST)[36]

Se sofre de dor nas articulações, nos músculos e nos tendões há, pelo menos, três meses, por favor responda este questionário de modo a ajudar seu médico a avaliar sua dor e seus sintomas de uma forma mais eficaz.
Por favor, preencha este questionário, respondendo sim ou não (apenas 1 resposta: SIM ou NÃO) a cada uma das seguintes afirmações. Assinale com uma cruz a caixa que corresponda à sua resposta.

	Sim	Não
Sinto dor em todo o corpo.		
A dor que sinto é acompanhada por uma fadiga geral permanente e muito desagradável.		
A dor que sinto é parecida com queimaduras, choques elétricos ou cãibras.		
A dor que sinto é acompanhada por outras sensações estranhas pelo corpo, como picadas, alfinetadas, formigação ou dormência.		
A dor que sinto é acompanhada por outros problemas de saúde, como problemas digestivos, problemas urinários, dores de cabeça ou pernas inquietas.		
A dor que sinto tem um impacto significativo na minha vida, especialmente no sono e na capacidade de concentração, fazendo-me sentir, geralmente, mais lento.		

Fonte: Perrot et al., 2010.[37]

SC: o limiar de dor à pressão (*Pressure Pain Thresholds* – PPT), o Questionário de Sensibilização Central (*Central Sensitization Inventory* – CSI) e o teste de monofilamentos.[38]

O PPT é uma medida rápida e objetiva usada para quantificar a intensidade da dor e requer pouco ou nenhum treinamento. É definido como a força mínima aplicada que induz a dor medida com um algômetro ou dolorímetro. A redução do PPT abaixo de 4 kg/cm^2 pode ser consistente com hiperexcitabilidade do processamento da dor no sistema nervoso central.[39]

Os monofilamentos são fios grossos de náilon de diferentes espessuras e podem ser usados para avaliar a soma temporal de dor (*Temporal Summation of Pain* – TSP). A TSP é definida como um processo de aumento da percepção da dor decorrente da frequência e não da magnitude dos estímulos dolorosos, e resulta da soma da segunda dor na medula espinhal. O aumento da TSP foi encontrado em pacientes com FM em resposta a várias formas de estimulação dolorosa, como estimulação por calor e pressão mecânica. Esses monofilamentos também servem para avaliar a neuropatia dos membros inferiores em pacientes com diabetes na prática clínica. Eles são baratos e o tempo para realizar o teste (10 minutos) se enquadra no cronograma da prática clínica diária.[40]

O CSI é um questionário de autoaplicação validado em diversos estudos e que pode ser utilizado tanto como rastreador de SC como medida de avaliação clínica de tratamento, pois gera dados confiáveis e válidos para quantificar a gravidade dos sintomas. Foi traduzido para pelo menos 19 idiomas diferentes, inclusive para nossa língua, disponível gratuitamente online em *https://www.pridedallas.com/wp-content/uploads/2017/08/CSI_Brazilian_Portuguese.pdf*. Os itens do CSI medem diferentes aspectos, como estados funcional, psicológico e cognitivo, sintomas físicos, entre outros.[41]

CONCLUSÃO

O manejo da dor nas doenças reumáticas deve ser individualizado e baseado em análise da modalidade, localização e intensidade da dor. Deve-se atentar para a etiopatogênese e/ou fisiopatologia de diferentes doenças que podem coexistir, ou para a ocorrência de mais de uma forma de dor em uma mesma doença, proporcionando um diagnóstico adequado e precoce, fundamental para o sucesso do tratamento e a melhora da qualidade de vida dos pacientes. Para tanto, é necessário ter muita atenção ao executar a anamnese e o exame físico do aparelho locomotor, utilizar métodos complementares quando necessário e aplicar instrumentos de avaliação diagnóstica, avaliação de doença, intensidade de sintomas e de qualidade de vida, visando conduzir os pacientes com dores crônicas inflamatórias de um modo mais assertivo.

REFERÊNCIAS

1. Woolf CJ. Central sensitization: implications for the diagnosis and treatment of pain. Pain. 2011;152:S2.
2. Clauw DJ, Hassett AL. The role of centralised pain in osteoarthritis. Clin Exp Rheumatol. 2017;35 Suppl 107(5):79.
3. 3. Rifbjerg-Madsen S, Christensen AW, Christensen R, Hetland ML, Bliddal H, Kristensen LE, et al. Pain and pain mechanisms in patients with inflammatory arthritis: a Danish nationwide cross--sectional DANBIO registry survey. PLoS One. 2017;12(7):1-16.
4. Guler MA, Celik OF, Ayhan FF. The important role of central sensitization in chronic musculoskeletal pain seen in different rheumatic diseases. Clin Rheumatol. 2020;39(1):269-74.
5. Radawski MC, Genovese B, Hauber B, Nowel WB, Hollis K, Gauch CL, et al. Patient perceptions of unmet medical need in rheumatoid arthritis: a cross-sectional survey in the USA. Rheumatol Ther. 2019;6(3):461-71.
6. Cao Y, Fan D, Yin Y. Pain mechanism in rheumatoid arthritis: from cytokines to central sensitization. Mediators Inflamm. 2020;2076328.
7. Figueiredo CP, Simon D, Englbrecht M, Haschka J, Kleyer A, Bayat S, et al. Quantification and impact of secondary osteoarthritis in patients with anti-citrullinated protein antibody-positive rheumatoid arthritis. Arthritis Rheum. 2016;68:2114-21.
8. Walsh DA, McWilliams DF. Mechanisms, impact and management of pain in rheumatoid arthritis. Nat Rev Rheumatol. 2014;10:581-92.
9. Koop SMW, ten Klooster PM, Vonkeman HE, Steunebrink LMM, van de Laar MAFJ. Neuropathic-like pain features and cross-sectional associations in rheumatoid arthritis. Arthritis Res Ther. 2015;17(1):237.
10. Omdal R, Mellgren SI, Norheim KB. Pain and fatigue in primary Sjögren's syndrome. Rheumatology (Oxford). 2019;kez027.
11. Lampa J. Pain without inflammation. Best Pract Res Clin Rheumatol. 2019;33(3):101439.
12. Iannuccelli C, Spinelli FR, Guzzo MP, Prior R, Conti F, Cecarelli F, et al. Fatigue and widespread pain in systemic lupus erythematosus and Sjögren's syndrome: symptoms of the inflammatory disease or associated fibromyalgia? Clin Exp Rheumatol. 2012;30(6 Suppl. 74):117e21.
13. Perrot S, Peixoto M, Dieudé P, Hachulla E, Avouac J, et al. Patient phenotypes in fibromyalgia comorbid with systemic sclerosis or rheumatoid arthritis: influence of diagnostic and screening tests. Screening with the FiRST questionnaire, diagnosis with the ACR 1990 and revised ACR 2010 criteria. Clin Exp Rheumatol. 2017;3(35 Suppl. 105):35e42.
14. Da Silva Chakr RM, Brenol C, Ranzolin A, Bernardes A, Dalosto AP, Ferrari G, et al. Rheumatoid arthritis seems to have DMARD treatment decision influenced by fibromyalgia. Rev Bras Reumatol. 2017;57:403-11.
15. Duffield SJ, Miller N, Zhao S, Goodson NJ. Concomitant fibromyalgia complicating chronic inflammatory arthritis: a systematic review and meta-analysis. Rheumatology (Oxford). 2018;57(8):1453-60. doi:10.1093/rheumatology/key112
16. Gao C, Zhong H, Chen L, Wang L, Yao H, Huang X, et al. Clinical and psychological assessment of patients with rheumatoid arthritis and fibromyalgia: a real-world study. Clin Rheumatol. 2022;41(4):1235-40. doi: 10.1007/s10067-021-06026-6
17. da Silva Chakr RM, Brenol JCT, Behar M, Mendonça JA, Kohem CL, Monticielo ao, et al. Is ultrasound a better target than clinical disease activity scores in rheumatoid arthritis with fibromyalgia? A case-control study. PLoS One. 2015;10(3):e0118620.
18. Jones GT, Mallawaarachchi B, Shim J, Lock J, Macfarlane GJ. The prevalence of fibromyalgia in axial spondyloarthritis. Rheumatol Int. 2020;40(10):1581-91.

19. Mease P, Deodhar A. Differentiating nonradiographic axial spondyloarthritis from its mimics: a narrative review. BMC Musculoskeletal Disorders. 2022;23:240.
20. Son SM, Kim DS, Lee JS. Fibromyalgia in axial spondyloarthritis: a meta-analysis. J Clin Rheumatol. 2022;28(1):e222-e227.
21. Macfarlane GJ, Barnish MS, Pathan E, Martin KR, Haywood KL, Siebert S, et al. Co-occurrence and characteristics of patients with axial spondyloarthritis who meet criteria for fibromyalgia: results from a UK national register. Arthritis Rheumatol. 2017;69(11):2144-50.
22. Polachek A, Furer V, Zureik M, Nevo S, Mendel L, Levartovsky D, et al. Role of ultrasound for assessment of psoriatic arthritis patients with fibromyalgia. Ann Rheum Dis. 2021;80(12):1553-8.
23. Brikman S, Furer V, Wollman J, Borok S, Matz H, Polachek A, et al. The effect of the presence of fibromyalgia on common clinical disease activity indices in patients with psoriatic arthritis: a cross-sectional study. J Rheumatol. 2016;43(9):1749-54.
24. Torrente-Segarra V, Salman-Monte TC, Rúa-Figueroa Í, Pérez-Vicente S, López-Longo FJ, Galindo-Izquierdo M, et al. RELESSER Study Group of the Spanish Society of Rheumatology (SER); Study Group of Systemic Autoimmune Diseases of the SER (EAS-SER). Fibromyalgia prevalence and related factors in a large registry of patients with systemic lupus erythematosus. Clin Exp Rheumatol. 2016;34(2 Suppl 96):S40-7.
25. de Araújo AL, Paliares IC, de Araújo MI, Novo NF, Cadaval RA, Martinez JE. [The association of fibromyalgia and systemic lupus erythematosus change the presentation and severity of both diseases?]. Rev Bras Reumatol. 2015;55(1):37-42.
26. Dubost JJ, Couderc M, Pereira B, Mariette X, Seror R, Gottenberg JE, et al. Concomitant fibromyalgia in primary Sjögren's syndrome in the French ASSESS cohort: comparison of the ACR 1990 and ACR 2016 criteria, FiRST questionnaire and physician's opinion. Clin Exp Rheumatol. 2021;39 Suppl 133(6):140-5.Epub 2021 Dec 15.
27. Toorente-Segarra F, Corominas H, Sanchez-Piedra C, Fernandez-Castro M, Andreu JL, Martinez--Taboada VM, et al. Fibromyalgia prevalence and associated factors in primary Sjögren's syndrome patients in a large cohort from the Spanish Society of Rheumatology registry (SJOGRENSER). Clin Exp Rheumatol. 2017;35 Suppl 105(3):28-34. Epub 2017 Feb 24.
28. Choi BY, Oh HJ, Lee YJ, Song YW. Prevalence and clinical impact of fibromyalgia in patients with primary Sjögren's syndrome. Clin Exp Rheumatol. 2016;34(2 suppl 96):S9-13.
29. Vitali C, Del Papa N. Pain in primary Sjögren's syndrome. Best Pract Res Clin Rheumatol. 2015;29:63-70.
30. Macfarlane GJ, MacDonald RIR, Pathan E, Siebert S, Gaffney K, Choy E, et al. Influence of co--morbid fibromyalgia on disease activity measures and response to tumour necrosis factor inhibitors in axial spondyloarthritis: results from a UK national register. Rheumatology (Oxford). 2018;57(11):1982-90.
31. Atzeni F, Boccassini L, Di Franco M, Alciati A, Marsico A, Cazzola M, et al. Chronic widespread pain in spondyloarthritis. Reumatismo. 2014 6;66(1):28-32.
32. Ranzolin A, Brenol JC, Bredemeier M, Guarienti J, Rizzatti M, Feldman D, et al. Association of concomitant fibromyalgia with worse disease activity score in 28 joints, health assessment questionnaire, and short form 36 scores in patients with rheumatoid arthritis. Arthritis Rheum. 2009;61(6):794-800.
33. Gutierrez M, Di Geso L, Salaffi F, Bertolazzi C, Tardella M, Filosa G, et al. Development of a preliminary US power Doppler composite score for monitoring treatment in PsA. Rheumatology (Oxford). 2012;51:1261-8.
34. Dougados M, Perrot S. Fibromyalgia and central sensitization in chronic inflammatory joint diseases. Joint Bone Spine. 2017;84(5):511-3.
35. Wolfe F. Fibromyalgianess. Arthritis Rheum. 2009;61:715-6.
36. Wolfe F, Walitt BT, Rasker JJ, Katz RS, Häuser W. The use of polysymptomatic distress categories in the evaluation of fibromyalgia (FM) and FM severity. J Rheumatol. 2015;42(8):1494-501.

37. Perrot S, Bouhassira D, Fermanian J. Cercle d'Etude de la Douleur en Rhumatologie. Development and validation of the Fibromyalgia Rapid Screening Tool (FiRST). Pain. 2010;150:250-6.
38. den Boer C, Terluin B, van der Wouden JC, Blankenstein AH, van der Horst HE. Tests for central sensitization in general practice: a Delphi study. BMC Fam Pract. 2021;22(1):206.
39. Amiri M, Alavinia M, Singh M, Kumbhare D. Pressure pain threshold in patients with chronic pain: a systematic review and meta-analysis. Am J Phys Med Rehabil. 2021;100(7):656-74.
40. de la Coba P, Bruehl S, Galvez-Sánchez CM, Reyes Del Paso GA. Slowly repeated evoked pain as a marker of central sensitization in fibromyalgia: diagnostic accuracy and reliability in comparison with temporal summation of pain. Psychosom Med. 2018;80(6):573-80.
41. Neblett R. The central sensitization inventory: a user's manual. J Appl Biobehav Res. 2018;23(2):e12123.

CAPÍTULO 21

Analgésicos simples e opioides

Ana Paula Monteiro Gomides Reis
Fernando Augusto Chiuchetta
Eduardo dos Santos Paiva

ANALGÉSICOS SIMPLES

A definição de que a dor aguda é breve e autolimitada, sempre com fator causal definido, enquanto a dor crônica é de longa duração, persistente ou recorrente, sem um fator causal definido, é conhecida de todos. Contudo, seu controle, na maioria das vezes, é inadequado.[1,2] Antes de se prescrever um analgésico, é necessário que se analise o tipo e a origem da dor (nociceptiva, neuropática, nociplástica), a intensidade, as características psicossociais do paciente e a eficácia das medicações já utilizadas no tratamento.[2] Fatores pessoais, como idade, peso e comorbidades, também devem ser considerados, especialmente em relação aos efeitos colaterais.[3]

Algumas rotinas devem ser seguidas para o uso correto de analgésicos: adaptar o horário da medicação às atividades diárias do paciente ou das atividades da enfermagem (paciente internado). O intervalo entre as doses deverá coincidir com a duração do efeito do analgésico, evitando-se sempre a prescrição "se necessário". Todo analgésico deve ser dado preventivamente, pois é mais fácil manter um paciente com dor controlada com doses regulares do que deixar a dor ficar mais intensa, quando será necessária uma dose maior da medicação. Os analgésicos comuns têm doses-teto, e devem ser manuseados inicialmente em doses baixas e progredi-las até atingir a eficácia. O aumento da dose, além do efeito máximo analgésico, só aumenta as complicações, mas não a analgesia. As dores de origem neuropática geralmente respondem mal aos analgésicos não opioides e opioides, e melhor às medicações adjuvantes (como os antidepressivos e anticonvulsivantes, entre outros).[4] O Quadro 1 mostra aspectos interessantes sobre alguns dos analgésicos não opioides mais utilizados.

Paracetamol (acetaminofeno)

Derivado acetanilídico, não sendo conhecido o local de inibição periférica da atividade da cicloxigenase (COX), mas inibe a liberação de prostaglandinas na medula espinhal, tem efeito sobre o mecanismo serotoninérgico espinhal para inibição da dor e reduz a produção de óxido nítrico no sistema nervoso central. É uma das medicações analgésicas mais utilizadas em todo o mundo, por ter menos efeitos adversos e menor interação medicamentosa. Vários protocolos para o manejo de dor indicam o acetaminofeno como primeira opção analgésica não opioide para alívio de dores leves a moderadas.

Em doses terapêuticas, a droga é bem tolerada. Apresenta pouco risco de efeito adverso renal e cardiovascular, porém há relatos de raros casos de indução à asma. Efeitos adversos hematológicos são, também, raros; no entanto, o acetaminofeno pode levar à hemólise em pacientes homozigóticos para deficiência da glicose-6-fosfato desidrogenase (G6PD).

As intoxicações por acetaminofeno ocorrem por tentativas tanto de controle da dor quanto de suicídio, e a hepatotoxicidade é a complicação mais séria do paracetamol. Ela se deve ao composto resultante da oxidação do acetaminofeno (N-acetil-p-benzoquinonaimina – NAPQI). Porém, quando ele se liga à glutationa hepática, é metabolizado em produtos não tóxicos e excretado pelo rim. Quando há depleção da glutationa, o acúmulo do metabólito oxidado leva à necrose centrolobular hepática. Acredita-se que a depleção de glutationa se deva aos estados de desnutrição, jejum, vírus da imunodeficiência adquirida e ingestão regular de altas doses de álcool. Alguns autores não relatam aumento do risco de hepatotoxicidade nas doses terapêuticas, porém alertam para a maior gravidade quando ela ocorre.

Pelos inúmeros relatos de hepatotoxicidade, em 2011 a *Food and Drug Administration* (FDA) indicou que a dose máxima de acetaminofeno deve ser de 4.000 mg em um período de 24 horas e que nas medicações compostas nas

QUADRO 1 Analgésicos não opioides mais usados com suas posologias

Nome farmacológico	Dose regular	Intervalo entre doses	Dose máxima diária	Apresentações comerciais mais comuns
Paracetamol (acetaminofeno)	500-1.000 mg	4-6 h	3.000-4.000 mg	Cp 500, 750 e 1.000 mg
				Gotas 200 mg/mL
Dipirona	500-1.000 mg	4-6 h	4.000-6.000 mg	Cp 500 e 1.000 mg
				Gotas 500 mg/mL
				Suspensão 50 mg/mL

Cp: comprimido.
Fonte: arquivo pessoal do autor.

quais o acetaminofeno seja um componente, sua dose por comprimido não pode ser maior que 325 mg.

Na osteoartrite (OA), por muito tempo o paracetamol foi a primeira escolha no tratamento medicamentoso, porém evidências mais recentes, incluindo metanálises, mostram um tamanho de efeito muito pequeno com relação à dor, em comparação ao placebo, em pacientes com OA de quadril e joelho. Por esse motivo, novas recomendações para o tratamento da OA removeram o paracetamol de sua posição de destaque.[5,6] Embora o paracetamol seja a primeira escolha pela segurança na OA, artigos recentes afirmam que a medicação não atingiu o mínimo esperado para diminuição da dor e melhora da função em pacientes com OA de joelho e quadril, diferentemente do uso de diclofenaco 150 mg/dia em períodos curtos. Com isso, indicam o uso de anti-inflamatórios não hormonais (AINH) de modo intermitente para controle da sintomatologia nesses pacientes.[2]

Dipirona

A dipirona é uma das drogas mais utilizadas como analgésico e antipirético na América Latina e em muitos países da Ásia, na Europa Oriental e Central. A dose antipirética é menor do que a analgésica, quando se recomenda a cada quatro horas. Em outros países é conhecida como metamizol, e os dois termos são usados de maneira liberal na literatura. O metamizol foi um dos primeiros antipiréticos e analgésicos a ser sintetizado, em 1922, com uma estrutura semelhante à amidopirina. A dipirona é comumente usada para tratar dor pós-operatória, cólicas, dor oncológica e enxaqueca.

Na década de 1970, a dipirona foi retirada do mercado em vários países pelo risco de aplasia de medula ou agranulocitose. As agências reguladoras apresentam análises divergentes quanto ao risco-benefício da utilização da dipirona, e, em alguns países, a venda sem prescrição é permitida. Uma recente metanálise, com baixa qualidade dos estudos selecionados, não encontrou diferenças na prevalência de efeitos colaterais com o metamizol em comparação com placebo, paracetamol e outros AINH, especialmente no seu uso por curto período.

A dipirona pode causar hemólise em pacientes com deficiência congênita de G6PD e induzir crise de porfiria hepática aguda intermitente.

OPIOIDES

Farmacologia geral

Os efeitos farmacológicos desses agentes são mediados por sua ação nos receptores opioides no sistema nervoso central (SNC). Os receptores opioides mais estudados são mu (μ), kappa (k), delta (d), nociceptina e zeta. Esses receptores estão presentes no organismo servindo ao sistema antinociceptivo endógeno, que atua através de peptídeos como a encefalina, a betaendorfina, a dinorfina e a orfamina. Os receptores opioides estão situados em diversas áreas do SNC, incluindo o gânglio da raiz dorsal, o corno posterior da medula espinhal, a substância cinzenta da formação reticular do tronco encefálico, o núcleo caudado e a amígdala. Também se encontram no sistema nervoso periférico e em outros tecidos, como na musculatura lisa de vísceras ocas.[4]

Os efeitos tanto terapêuticos como colaterais das medicações opioides são causados pela ação desses agentes nos receptores citados. A ação analgésica dos opioides acontece em vários níveis do SNC, como a liberação de dopamina em núcleos da base, a ativação do mecanismo descendente de controle da dor que age no corno posterior da medula espinhal (pela ação inibitória direta nos seus neurônios — via inibição da liberação de neurotransmissores, especialmente da substância P), no sistema límbico e no córtex — nesses últimos, podem alterar os processamentos cognitivos e emocionais associados à dor.[5]

Na periferia, o efeito analgésico dos opioides é mediado pela redução da liberação de neurotransmissores que diminuem o limiar doloroso, como colecistocinina e substância P. Estes receptores periféricos parecem ser expressos em maior quantidade em situações de inflamação.[5,6]

Quanto aos efeitos colaterais, a euforia parece ser relacionada à ação nos receptores μ. A depressão respiratória é decorrente da ação nos receptores μ e k e a constipação, da ação nos receptores μ periféricos.[6]

Classificação

Os opioides podem ser classificados como de potência fraca (codeína, tramadol) ou potência forte (morfina, metadona, oxicodona, fentanila, buprenorfina). A ação sobre os receptores opioides também pode servir de base como classificação (Quadro 2).

Princípios gerais de uso

Um guia extremamente utilizado para o tratamento farmacológico da dor consiste no algoritmo de abordagem da dor elaborado pela Organização Mundial da Saúde (OMS) em 1990 (Figura 1). Embora "a escada" tenha sido criada para a abordagem da dor oncológica, rapidamente o algoritmo da OMS tornou-se o guia para tratamento de vários tipos de dor, pela sua simplicidade e clareza. No primeiro passo, inicia-se com analgésicos simples ou AINH. Se não há controle da dor, deve-se passar para a combinação de analgésicos com

QUADRO 2 Classificação dos opioides de acordo com a ação sobre os receptores

Agonistas puros	Agonistas/antagonistas	Agonistas fracos
Codeína	Nalbufina	Tramadol
Fentanila	Buprenorfina	Tapentadol**
Metadona		
Morfina		
Oxicodona		
Hidromorfona*		
Hidrocodona*		

*Não disponível no Brasil.
**Mecanismo misto com inibição de recaptação de norepinefrina.
Fonte: Whalen et al., 2016.[7]

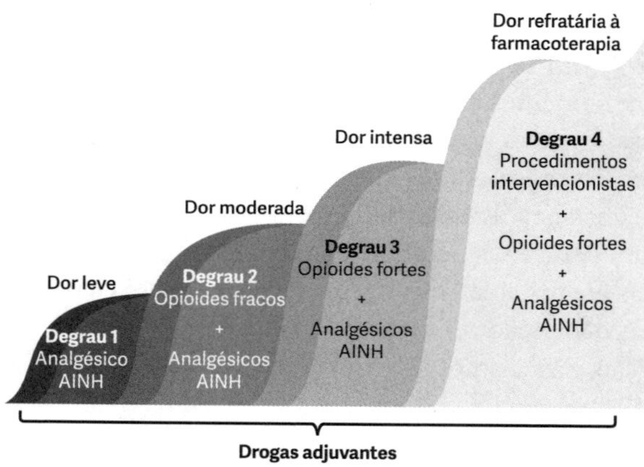

FIGURA 1 Escada analgésica segundo a Organização Mundial da Saúde.
AINH: anti-inflamatórios não hormonais.
Fonte: arquivo pessoal do autor.

opioides fracos (tramadol ou codeína). Se com o segundo passo não houver melhora da dor, muda-se para o terceiro degrau, ou seja, o uso de analgésicos simples mais opioides fortes.

Deve-se salientar alguns outros pontos na escada da OMS. A medicação analgésica deve ser utilizada por via oral sempre que possível, e sempre no horário (nunca "se necessário"). Destaca-se também o papel da terapia adjuvante, que inclui antidepressivos e anticonvulsivantes, e pode ser indicada em qualquer momento do acompanhamento do paciente. Também deve ser levado em consideração que a escada da OMS pode não ser válida no manejo agudo da dor, quando medicações do terceiro degrau já podem ser utilizadas (p. ex., infarto agudo do miocárdio, fraturas).

O uso de opioides em dor crônica não oncológica transformou-se em objeto de intensa discussão. Após a publicação das recomendações da OMS, houve um maior clamor para o uso dessas substâncias, para evitar o subtratamento da dor e, consequentemente, maior sofrimento dos pacientes. Embora a taxa de desenvolvimento de abuso de opioides seja inferior a 10%, a partir dos anos 2000, especialmente em países desenvolvidos, seu uso crescente para analgesia crônica não oncológica levou a um aumento no número de casos de abusos, vício e morte por superdosagem. Além disso, em países onde essas medicações também são "drogas de rua", a maior prescrição levou a um maior desvio desses compostos para uso ilegal.

Existem referências na literatura que sugerem que os opioides podem ser eficazes no manejo da dor musculoesquelética, mas são estudos pequenos. Um estudo realizado por Ytterberg et al., em 1998,[8] pesquisou o uso de opioides em pacientes norte-americanos com artrite reumatoide, espondiloartrites ou OA, que utilizavam codeína ou oxicodona. Os autores acompanharam 133 pacientes que usaram opioides por menos de três meses, 133 que os usaram por mais de três meses e 76 pacientes que não os utilizaram. Houve melhora importante da Escala Visual Analógica (EVA) de intensidade da dor, de 8,2 para 3,6, e os 32 pacientes que aumentaram a dose dos opioides o fizeram por piora da condição clínica (12 com necessidade de aumento temporário e 20 com aumento persistente). Em apenas quatro pacientes o uso de opioides foi considerado abusivo (todos com história de doença psiquiátrica ou alcoolismo).[9]

Um estudo de Mahovald et al., de 2005, avaliou retrospectivamente 230 pacientes com dor lombar em ambulatório de ortopedia especializado em coluna. Entre o total de pacientes avaliados, 152 receberam opioides — 58 por mais de três meses, 94 por menos de três meses — e 72 não os receberam. Entre os diagnósticos, encontravam-se doença do disco intervertebral, estenose do canal lombar e síndrome pós-laminectomia. Os opioides diminuíram a dor de 8,3 para 4,5 na EVA, com a codeína sendo a medicação mais prescrita. Dos 19 pacientes que solicitaram aumento da dose, 17 o fizeram por piora da doença de base, como agravamento da estenose do canal e infecção da coluna. Apenas três pacientes apresentaram abuso da medicação.[10]

Apesar desses estudos positivos, o uso de opioides perdeu lugar nas recomendações do tratamento da dor nas doenças reumatológicas clássicas, como na OA ("condicionamente contra", com relação a opioides não tramadol — recomendações do *American College of Rheumatology* - ACR)[6] — na fibromialgia (FM) ("fortemente contra opioides fortes" nas recomendações da *European Alliance of Associations for Rheumatology* (EULAR). Uma recomendação do *Centers for Disease Control and Prevention* (CDC) sugere que, com o conhecimento atual, "...a terapia não farmacológica e a terapia farmacológica não opioide são preferidas para o tratamento da dor crônica. Os médicos devem considerar a terapia com opioides somente se os benefícios esperados para a dor e para a função superem os riscos para o paciente..." e "...se os opioides forem usados, eles devem ser combinados com terapia não farmacológica e terapia não opioide...".[11]

A prescrição de opioides sempre deve levar em conta uma análise adequada do nível de dor do paciente. Isso envolve não só a intensidade da dor, que pode ser avaliada com EVA e até com um diário de dor. Mas a percepção do estado emocional do paciente e de sua funcionalidade na vida diária também são elementos fundamentais na boa condução clínica do indivíduo com dor. Monoterapia com opioides não deve ser utilizada no tratamento da dor não oncológica, sendo a associação com exercícios físicos e terapia cognitivo-comportamental fortemente indicada.[8] O paciente deve ser orientado que não será curado da doença com o uso do opioide e que o foco terapêutico não deve ser exclusivamente direcionado para a dor em si, mas à melhora da qualidade de vida e principalmente à funcionalidade diária. Em pacientes como alcoólatras e dependentes de drogas ilícitas, nos quais o risco de vício é maior, uma avaliação psicológica formal pode ser necessária antes do uso de opioides.[10]

O início da terapia com opioides deve ser feito com fármacos de ação rápida e usando a medicação em horários regulares. Após a estabilização da sintomatologia, deve-se preferir fármacos de ação lenta e meia-vida longa. Ocasionalmente, alguns pacientes necessitarão da troca de fármacos opioides até a adaptação adequada.[12]

Os opioides podem ser empregados por via oral (VO), retal (VR), sublingual (SL), intramuscular (IM), intravenosa (IV), subcutânea (SC), transdérmica, epidural, intratecal, peridural e intra-articular. A infusão venosa contínua ou intermitente é indicada em casos em que a VO não puder ser empregada por interrupção do trânsito digestivo, má-absorção, vômitos ou disfagia. Também deve ser avaliada quando da administração de muitos fármacos ou quando a analgesia sistêmica deixar de ser satisfatória, apesar das doses elevadas dos medicamentos, ou ainda se houver necessidade de analgesia imediata. Nessas condições, deve-se utilizar de um a dois terços da dose oral utilizada, para melhorar o grau de analgesia e reduzir os efeitos adversos.[12]

A maioria dos opioides por via sistêmica apresenta efeito de curta duração. Fármacos de ação longa (metadona) ou preparados para liberação prolongada (morfina, tramadol, fentanila) permitem analgesia durante até 72 horas. O tratamento deve ser iniciado com doses baixas, administradas em intervalos fixos e adaptadas a cada caso. Doses suplementares podem e devem ser administradas se ocorrer dor, apesar da medicação analgésica rotineira (*breakthrough pain*). A dose nesses casos pode ser de um terço à metade da dose original. A dose noturna pode ser duplicada para evitar o despertar decorrente da dor.[12]

A via transdérmica permite administração contínua e prolongada com pequenas flutuações da concentração plasmática, não sendo indicada no tratamento da dor aguda. A via SC é uma opção que pode ser usufruída por doentes que necessitam de tratamento prolongado por via parenteral. A analgesia controlada pelo paciente (ACP) é uma opção reservada para casos em que as capacidades intelectual e de compreensão do doente sejam suficientes para permitir a autoadministração com segurança.

Quando o fármaco não é eficaz por via sistêmica, a via peridural, subaracnóidea ou intraventricular pode ser utilizada, visto proporcionar analgesia com doses inferiores às sistêmicas e sem a indução de alterações sensitivas e motoras, características dos anestésicos locais administrados pelas mesmas vias.[12]

Efeitos colaterais

A constipação é uma complicação quase sempre esperada dos opioides, devendo ser tratada preventivamente na maioria dos casos. Outros efeitos colaterais comuns são náuseas, prurido e retenção urinária. A constipação intestinal é tratada com laxantes ou soluções salinas, osmóticas e estimulantes do peristaltismo. Existe, no mercado, a combinação de opioide e naloxona no mesmo comprimido, que visa diminuir a constipação. As náuseas e os vômitos são controlados com haloperidol e metoclopramida. O prurido é tratado com anti-histamínicos (difenidramina) e antagonistas morfínicos (naloxona, nalbufina). A retenção urinária é tratada com a redução da dose do agente, manobras de esvaziamento vesical, sondagem vesical e betanecol.[13,14]

Os fármacos opioides têm metabolismo hepático e são excretados pelo rim e fígado. Por este motivo, devem ser usados com cautela e a dose inicial deve ser reduzida em idosos, pessoas debilitadas, hepatopatas, nefropatas, pacientes com doenças tireoidianas, suprarrenais e abdominais agudas, em casos de hipertrofia prostática, estenose uretral, hipertensão intracraniana e arritmias cardíacas.[15]

Cuidado especial é necessário quando administrados a pacientes com crises agudas de asma, doença pulmonar obstrutiva crônica, diminuição da reserva respiratória, hipóxia, hipercapnia, tratamento concomitante com sedativos, narcóticos ou condições que predisponham à depressão respiratória.[15]

A hipotensão (redução da resistência vascular periférica) limita seu uso (especialmente a morfina) em pacientes hipovolêmicos ou com tendência à hipotensão arterial ou com hipotensão decorrente do uso de fenotiazinas ou anestésicos.

O comprometimento das funções mentais pode interferir no desempenho durante a execução de tarefas que exijam atenção, especialmente no início do tratamento e quando a dose é aumentada.[14] As alterações comportamentais são um risco na prescrição de opioides, e hoje esses problemas são classificados no *Diagnostic and Statistical Manual of Mental Disorders* (DSM-V) como "transtorno do uso de opioides". A prevalência desse transtorno em pacientes com o uso de opioides para dor não oncológica não é conhecido, mas em 2015 estimou-se que 3,8 milhões de americanos usaram de modo inadequado os opioides prescritos. Embora a maneira de fazer o diagnóstico formal desse transtorno não seja o escopo deste capítulo, é importante saber que esse diagnóstico envolve aspectos de dependência física, tolerância e vício (adição).

A dependência física é definida como um estado de adaptação manifestado por uma síndrome de abstinência específica que pode ser provocada pela retirada súbita de uma droga, uma redução rápida na sua dose, uma diminuição nos níveis sanguíneos e/ou a administração de antagonistas. No caso dos opioides, a síndrome de abstinência específica caracteriza-se pela ocorrência de diarreia, calafrios, sudorese, midríase, aumento da pressão arterial, irritabilidade e insônia. Esse fenômeno não é exclusivo de opioides e não deve ser motivo para sua não prescrição; deve-se lembrar que também ocorre com benzodiazepínicos e até com corticosteroides, que também necessitam de retirada lenta. A retirada do opioide é facilitada no tratamento da dor aguda, pois o próprio paciente a faz gradativamente, à medida que a dor melhora. Porém, no tratamento da dor crônica, a retirada lenta da medicação deve ser assistida pelo médico.[16,17]

A tolerância é definida como um estado de adaptação em que a exposição à droga induz a mudanças que resultam na diminuição dos efeitos de uma ou mais drogas ao longo do tempo. Clinicamente, essa necessidade de aumento da dose para um mesmo efeito clínico ocorre com o uso de opioides, e medicações de liberação lenta induzem menos tolerância. Sempre se deve observar se a necessidade do aumento de dose não se deve a uma piora da doença de base. É importante notar que a tolerância aos efeitos analgésicos e euforizantes se desenvolve mais rapidamente do que a tolerância à depressão respiratória, o que aumenta o risco de seu surgimento se as doses forem escaladas mais rapidamente. Vários estudos demonstram que a dor não inibe a tolerância, fato que antes era aventado, e que, por uma ação nos mecanismos de recompensa, com doses aumentadas de opioides os pacientes realmente apresentam menor alívio de nível semelhante de dor.

O vício (ou adição) é uma doença neurobiológica primária e crônica, com componentes genéticos, psicossociais e ambientais que influenciam seu aparecimento. Ele se caracteriza por comportamentos que incluem um ou mais dos seguintes aspectos: perda de controle do uso da droga; utilização compulsiva do medicamento; uso continuado apesar do dano e fissura (*craving*). Um exemplo clássico é o tabagismo. O paciente deve ser monitorado para o aparecimento de adição. Para isso, é útil lembrar os sinais de alerta inicial ("bandeiras amarelas") e de alto risco ("bandeiras vermelhas) para a ocorrência de vício (Quadro 3).[15-18]

Opioides fracos

Fosfato de codeína

Pode ser utilizado por VO, VR, IM e SC. As apresentações orais (comprimido e líquida) apresentam boa biodisponibilidade e são preferidas. A codeína também é comercializada em associações com paracetamol e diclofenaco. Apresenta intenso efeito antitussígeno e obstipante e moderado efeito emetizante, que podem limitar seu emprego. A dose habitual é de 30 mg a cada 6 horas, podendo ir até 60 mg a cada 4 horas, devendo-se manter a dose máxima em 360 mg ao dia. Quando há deficiência da enzima CYP2D6 (uso associado a quinidina, cimetidina, fluoxetina), sua conversão em morfina é bloqueada e seu efeito analgésico é comprometido.[19]

Cloridrato de tramadol

Utilizado por VO, VR, IM, IV, SC e intratecal. O mecanismo de ação do tramadol é complexo. É considerado um agonista fraco dos receptores opioides, com ação analgésica complementada pela liberação de serotonina e inibição da recaptação da noradrenalina no SNC. Também pode haver uma inibição da sensibilização dos receptores N-metil-D-aspartato (NMDA). O tramadol foi incluído de maneira diferenciada de outros analgésicos opioides nas diretrizes de tratamento de doenças como a FM e a OA, em parte por esse mecanismo e por sua menor chance de abuso.

QUADRO 3 Sinais de alerta para a ocorrência de vício em medicamentos

Bandeiras amarelas	Bandeiras vermelhas
• Solicitar ostensivamente maiores doses • Insistir na mesma medicação • Aumentar a dose sem autorização (verificar se ocorreu piora da doença)	• Vício presente ou iminente • Roubo de prescrições • Uso de medicação de outro paciente • Consumo de álcool ou drogas ilícitas • Perda da receita por várias vezes • Venda de prescrição • Falsificação de prescrição • Uso de medicação não aprovada • Obtenção de medicação de fontes não médicas

Fonte: Turk et al., 1994.[18]

O tramadol é espasmogênico para musculatura lisa. O principal efeito colateral é a náusea, sendo menos obstipante do que a codeína. Outros efeitos adversos incluem boca seca, irritabilidade, cefaleia, sudorese e tonturas; pode diminuir o limiar de convulsões, devendo ser usado com cautela em pacientes predispostos e nas associações com medicações que também apresentem essa propriedade, como a bupropiona. A dose habitual é de 50 mg de 6 em 6 horas, com máxima dose diária de 400 mg/dia (100 mg de 6 em 6 horas).[19-21]

Opioides fortes

Sulfato e cloridrato de morfina

Utilizados por vias oral, retal, IM, SC, IV, espinhal e intraventricular. A biodisponibilidade VO da morfina é baixa (aproximadamente 25%), pela intensa biotransformação decorrente do efeito da primeira passagem pelo fígado. Não apresenta dose-teto; o limite de dose é aquele que proporciona alívio da dor ou que resulta em efeitos colaterais incontroláveis ou intoleráveis.

A morfina apresenta vida média curta, devendo ser utilizada na dose mínima de 10 mg a cada 4 horas, quando por VO. Em idosos, a dose deve ser de 5 mg a cada 4 horas. Quando usada em via parenteral, a dose da morfina deve ser um terço da dose oral. O metabólito ativo morfina-6-glucoronida acumula-se em casos de insuficiência renal, aumentando a duração do efeito da morfina. Uma vez estabelecida e estabilizada sua dose, o preparado de ação curta deve ser substituído pelo de liberação lenta ou por fármacos de ação prolongada, como metadona, reservando-se a morfina de ação curta apenas para reforço da analgesia.[10,22]

Metadona

O uso da metadona de maneira mais ampla foi iniciado na prevenção da síndrome de abstinência em pacientes viciados em agentes opioides, especialmente heroína. Mais recentemente, seu papel na analgesia tem sido destacado, especialmente pela maior meia-vida e pelo baixo custo. Porém, o uso da metadona deve ser feito com cautela, pela sua complexa farmacologia. A metadona é altamente lipofílica; liga-se à albumina e a outras proteínas plasmáticas e teciduais, o que explica seus efeitos cumulativos e a prolongada meia-vida plasmática (12 a 18 horas após dose única, VO). O nível plasmático estabiliza-se em 2 a 3 semanas. Além de sua ação nos receptores opioides, a metadona também inibe a recaptação de serotonina e noradrenalina, e parece também agir em receptores NMDA, grandes responsáveis pela sensibilização central à dor no corno posterior da medula espinhal.[16,22]

A metadona é rapidamente absorvida pelo trato gastrointestinal e sua potência VO é aproximadamente metade daquela por via parenteral, mas o início da analgesia é similar em ambas as vias. A metadona é cerca de três vezes mais potente que a morfina. A dose inicial recomendada é de 5 mg a cada 8 a 12 horas, e a transição de morfina para metadona envolve uma taxa de conversão de 10 mg de morfina para 1 mg de metadona, a não ser que o paciente esteja usando mais de 300 mg de morfina ao dia, quando a dose de metadona deve ser de no máximo 30 mg por dose.

Interações medicamentosas são comuns com a metadona, especialmente com inibidores da monoaminoxidase (MAO), antidepressivos tricíclicos, barbituratos, etanol e inibidores da recaptação da serotonina. Recomenda-se eletrocardiograma para avaliação do intervalo QT corrigido (QTc), de maneira seriada, especialmente em caso de uso de outras medicações que também alterem o intervalo QT.[15]

Oxicodona

Apresentada no Brasil somente na forma de liberação prolongada, com dose recomendada de 10 a 40 mg a cada 12 horas. Apresenta potência analgésica similar e menos efeitos colaterais que a morfina. Não apresenta efeito antitussígeno e pode potencializar o efeito depressor cardiocirculatório e neurológico de outros agentes analgésicos, anestésicos voláteis, neurolépticos, hipnóticos, álcool e antidepressivos. Em caso de insuficiência renal, a concentração plasmática máxima aumenta em 50%, causando maior sedação. O metabolismo hepático é aumentado e a eficácia é reduzida em tabagistas.[16,22]

Citrato de fentanila

É geralmente utilizado durante procedimentos anestésicos. A fentanila é 75 a 125 vezes mais potente que a morfina, tem rápido início de ação e duração de efeito mais curta. Em regime ambulatorial, é comum a prescrição de fentanila em forma de adesivos para administração transdérmica. A fentanila transdérmica proporciona analgesia com duração de até 72 horas, e está indicada no tratamento da dor crônica, na impossibilidade da via enteral ou na ocorrência de efeitos adversos incontroláveis com os opioides convencionais. Não é indicada no controle da dor aguda. A adoção da via transdérmica deve ser precedida da administração de morfina por VO ou parenteral, a fim de aferir a eficácia e a tolerância aos opioides, bem como para a determinação da dose apropriada.[19,22]

Buprenorfina

Apresentada no Brasil sob duas formas transdérmicas. Uma considerada de "baixa dose", com *patch* de sete dias de duração, com indicação na dor oncológica e não oncológica, de intensidade moderada a forte e outra apresentação de "alta dose", com *patch* de quatro dias de duração, com indicação de tratamento da dor moderada a grave relacionada ao câncer, e de dor grave que não responde a analgésicos não opioides.

São observados menos efeitos adversos típicos dos opioides, como constipação e depressão respiratória, entre outros, sendo indicados para uso em idosos e nefropatas, mesmo em diálise, pela sua maior segurança.[22]

O Quadro 4 apresentada algumas características selecionadas dos medicamentos opioides mais utilizados em nosso meio. Cabe uma observação sobre a meperidina, que já foi muito utilizada no Brasil, mas que não deve mais fazer parte do receituário médico, posto que apresenta absorção errática, pico de ação muito rápido e facilmente promove tolerância, impedindo que seja usada com segurança.

QUADRO 4 Medicamentos opioides mais utilizados no Brasil

Fármaco	Apresentações	Dose oral equianalgésica	Dose oral para adulto > 50 kg	Duração de ação (horas)	Vida média plasmática (horas)
Tramadol	50 e 100 mg (retard) 37,5 mg (associado a paracetamol)	-	37,5-100 mg a cada 4-6 h	6-8	6
Codeína	15 e 30 mg (isolada ou associada a paracetamol) 50 mg (associada a diclofenaco)	100-200 mg	30-60 mg a cada 4 h	4-6	2-6
Oxicodona	10, 20 e 40 mg (liberação controlada)	20-30 mg	10 mg a cada 12 h	12	4,5
Oxicodona com naloxona	5/2,5 mg, 10/5 mg, 20/10 mg 40/20 mg (liberação controlada)	20-30 mg	10/5 mg a cada 12 h	12	4,5
Morfina	10 mg	30 mg	10-30 mg a cada 3-4 h	4-7	2
Metadona	10 mg	3-5 mg	5-20 mg a cada 6-8 h	4-6	15-40
Buprenorfina adesivo	5 mg (5 mcg/h), 10 mg (10 mcg/h) e 20 mg (20 mcg/h)	5 mg	Um adesivo por semana	7 dias	17
Buprenorfina adesivo de alta dose*	20 mg (35 mcg/h); 30 mg (52,5 mcg/h) e 40 mg (70 mch/h)	20	Um adesivo a cada 4 dias	4 dias	30

Fonte: Whalen et al., 2016.[7]

AGONISTAS-ANTAGONISTAS

Nalbufina

Tem potência analgésica semelhante à morfina, com efeito agonista nos receptores k, mas antagonista nos receptores μ. Pode induzir síndrome de abstinência se administrada em pacientes já em uso de outros opioides. É comercializada para uso parenteral. Deprime pouco a respiração, podendo reverter a depressão respiratória causada pelos agonistas morfínicos, mantendo ainda analgesia satisfatória.[22]

OUTROS ANALGÉSICOS

Tapentadol

O tapentadol é um analgésico com dois principais mecanismos de ação: inibe a recaptação de noradrenalina e possui afinidade pequena pelos receptores opioides. Pode ser utilizado na dor moderada ou intensa, com efeitos analgésicos comparáveis aos da oxicodona, porém menores efeitos colaterais, principalmente do trato gastrointestinal. Seu efeito analgésico se inicia em torno de 30 minutos após a administração. No Brasil, temos disponível a formulação de liberação prolongada (comprimidos revestidos de 50 mg, 100 mg, 150 mg, 200 mg e 250 mg), que deverá ser utilizada a cada 12 horas. Doses superiores a 500 mg não são recomendadas. Os efeitos colaterais mais comuns são semelhantes aos dos opioides: náuseas e vômitos, sonolência, tonturas, boca seca e fadiga. É contraindicado em pacientes com histórico de crises convulsivas e pancreatite. Pelo risco de depressão respiratória, deve haver cautela em pacientes com asma.[23,24]

Hidroxibenzoato de viminol

O viminol é um fármaco usado desde a década de 1970, considerado um potente analgésico sintético, não narcótico, derivado da pirriletanolamina. Tem sua ação principal em regiões subcorticais do SNC com a inibição da percepção de estímulos dolorosos e consequente processamento nos centros superiores nervosos (efeito discriminativo morfina-*like*), onde se liga de maneira fraca aos receptores opioides. Apesar de não ser um opioide clássico, apresenta um perfil de efeitos adversos similares, porém com um risco mínimo de dependência física, inclusive com reversão dos seus efeitos pelo uso da naloxona. Não apresenta ação anti-inflamatória ou antitérmica.[1-3] Estudos evidenciaram que o viminol pode causar leves alterações no estado de vigília e coordenação motora, porém não deprime o centro respiratório, reflexos simpáticos e funções cardiorrespiratórias. O viminol não apresenta efeito lesivo na mucosa gastrointestinal e não promove alterações nas funções hepáticas e renais, sendo seu maior benefício a promoção de analgesia. Sua excelente tolerabilidade e resposta clínica favorável fazem desse fármaco uma opção útil no controle da dor, inclusive com relatos em procedimentos cirúrgicos orofaciais, além de possuir comodidade prescritiva, pelo fato de não necessitar de receituário especial.[25-28]

REFERÊNCIAS

1. Moreland LW, St Clair EW. The use of analgesics in the management of pain in rheumatic diseases. Rheum Clin N Am. 1999;25:153-90.
2. Bellamy N, Bradley LA. Workshop on chronic pain, pain control, and patient outcomes in rheumatoid arthritis and osteoarthritis. Arthritis Rheum. 1996;39:357-62.
3. Heiberg T, Kvien TK. Preferences for improvement health examined in 1024 patients with rheumatoid arthritis: pain has the highest priority. Arthritis Rheum. 2002;47:391-7.
4. Borestein D. Opioids: to use or not to use? Arthritis Rheum. 2005;52:6-10.
5. Hunter DJ, Bierma-Zeinstra S. Osteoarthritis. Lancet. 2019;393(10182):1745-59.
6. Kolasinski SL, Neogi T, Hochberg MC, Oatis C, Guyatt G, Block J, et al. 2019 American College of Rheumatology/Arthritis Foundation Guideline for the Management of Osteoarthritis of the Hand, Hip, and Knee. Arthritis Care Res 2020;72(2):149-62.
7. Whalen K, Finkel R, Panavelil TA. Farmacologia ilustrada. 6. ed. Porto Alegre: Artmed; 2016.
8. Ytterberg SR, Mahowald ML, Woods SR. Codeine and oxycodone use in patients with chronic rheumatic disease pain. Arthritis Rheum. 1998;9:1603-12.
9. Levy MH. Pharmacology treatment of cancer pain. N Engl J Med. 1996;335(15):1124-32.
10. Mahovald ML, Singh JA, Majeski P. Opioid use by patients in an orthopedics spine clinic. Arthritis Rheum. 2005;52:312-21.
11. Dowell D, Haegerich TM, Chou R. CDC Guideline for Prescribing Opioids for Chronic Pain — United States, 2016. JAMA. 2016;315(15):1624-45.
12. Cicero TJ, Inciardi JA, Adams EH, Geller A, Senay EC, Woody GE, et al. Rates of abuse of tramadol remain unchanged with the introduction of new branded and generic products. Pharmacoepidemiol Drug Saf. 2005;14:851-9.
13. Adams EH, Breiner S, Cicero TJ, Geller A, Inciardi JA, Schnoll SH, et al. A comparison of the abuse liability of tramadol, NSAIDs, and hydrocodone in patients with chronic pain. J Pain Symptom Manage. 2006;31:465-76.
14. Giublin ML, de Laat L. Analgésicos opioides. Dor. 2005;3:3-14.
15. Crofford LJ. Adverse effects of chronic opioid therapy for chronic musculoskeletal pain. Nat Rev Rheumatology. 2010;6:191-7.
16. Borges MA, Barros GAM, Lemonica L. Uso clínico da metadona. Dor. 2008;4:7-13.
17. Porter J, Jick H. Addiction rare in patients treated with narcotics. New Engl J Med. 1980;302:123.
18. Turk DC, Brody MC, Okifuji EA. Physicians' attitudes and practices regarding the long-term prescribing of opioids for non-cancer pain. Pain. 1994;59:201-8.
19. Werber A, Marscha llU, L'Hoest H, Hauser W, Mordi B, Schiltenwof M. Opioid therapy in the treatment of chronic pain conditions in Germany. Pain Physician. 2015;18(3):E323-31.
20. Russell IJ, Kamin M, Bennett RM, Schnitzer TJ, Green JA, Katz WA. Efficacy of tramadol in treatment of pain in fibromyalgia. J Clin Rheum. 2000;6:250-7.

21. Bennett RM, Kamin M, Karim R, Rosenthal N. Tramadol and acetaminophen combination tablets in the treatment of fibromyalgia pain: a double-blind, randomized, placebo-control study. Am J Med. 2003;114:537-45.
22. Berthelot JM, Darrieutort-Lafitte C, Le Goff B, Maugars Y. Strong opioids for non-cancer pain due musculoskeletal disorders: not more effective than acetaminophen or NSAIDs. Joint Bone Spine. 2015;82(6):397-401.
23. Afilalo M, Etropolski MS, Kuperwasser B, Kelly K, Okamoto A, Van Hove I, et al. Efficacy and safety of tapentadol extended release compared with oxycodone controlled release for the management of moderate to severe chronic pain related to osteoarthritis of the knee: a randomized, double-blind, placebo- and active-controlled phase III study. Clin Drug Investig. 2010;30(8):489-505.
24. Buynak R, Shapiro DY, Okamoto A, Van Hove I, Rauschkolb C, Steup A, et al. Efficacy and safety of tapentadol extended release for the management of chronic low back pain: results of a prospective, randomized, double-blind, placebo- and active-controlled Phase III study. Expert Opin Pharmacother. 2010;11(11):1787-804.
25. Spilborghs G. Avaliação clínica pelo método cruzado duplo-cego da atividade do viminol nas algias vertebrais. Rev Bras Clin Terap. 1977;6(5):225-9.
26. Pos AM, Dias RA. Analgesic efficacy of different drugs. Rev Dor. 2017;18(1):102-8.
27. Shook JE, Kallman MJ, Dewey WL. The discriminative stimulus properties of the R2 isomer of viminol. Pharmacol Biochem Behav. 1984;20(1):59-62.
28. Hummig W, Grossmann E. Use of viminol in acute pain management after third molars extraction. Case report Br J Pain. 2018;1(2):188-91.

CAPÍTULO 22

Anti-inflamatórios não hormonais

Rafael Navarrete Fernandez
Ana Paula Monteiro Gomides Reis
Milton Helfenstein Jr.

INTRODUÇÃO

Os anti-inflamatórios, termo subentendido para os anti-inflamatórios não hormonais (AINH) ou não esteroidais (AINE), representam uma das classes de medicamentos mais amplamente utilizadas no mundo. Estima-se que 1,2% da população norte-americana faça uso diário dessas medicações, e 10,8% das mulheres entre 52 e 77 anos de idade reportam seu uso seis dias por semana e 26,7% pelo menos uma vez por semana.[1] A prevalência do uso de AINH em população brasileira é de cerca de 7% (IC 95%: 6,4 a 7,5), sendo maior em mulheres, maiores de 60 anos (prevalência de 11,7%) e pessoas com maior nível de escolaridade. Em ordem decrescente, os AINH mais consumidos pela população brasileira são diclofenaco, ibuprofeno e nimesulida.[2] Os AINH estão disponíveis em formulações oral, injetável e tópica, esta desenvolvida como uma alternativa aos AINH orais, e podem ser benéficos para dor localizada.[3]

BARREIRAS AO TRATAMENTO

Os riscos associados à utilização de AINH representam um problema de saúde pública.[4] A falta de conhecimento e de adesão contribui para as barreiras que se opõem à eficácia dos tratamentos,[5] que têm sido prescritos e seguidos de maneira inadequada.[6] Como agravante, pacientes frequentemente se automedicam com AINH de uso livre e o consequente uso incorreto pode levar a uma série de complicações. Há uma alta prevalência de sua prescrição para pacientes com risco de doença cardíaca.[7] Além disso, menos da metade dos adultos que usam AINH diariamente reporta o uso de um agente gastroprotetor, indicando que as estratégias de prevenção para complicações induzidas pelo medicamento são subutilizadas. Entre os pacientes para os quais os agentes gastroprotetores foram prescritos, apenas dois terços dos que apresentam alto risco de sangramento gastrointestinal continuam com a prescrição de um inibidor de bomba de prótons após dois anos.[8]

Os temas dominantes verificados entre as barreiras por parte dos médicos em relação à adesão às diretrizes para uso de AINH se referem a conhecimento, percepção e experiência. Barreiras específicas identificadas incluem falta de conhecimento das diretrizes, desconfiança em sua validade, questões quanto à aplicação em populações especiais, dificuldade de abandonar padrões de prática clínica (inércia clínica), experiências individuais e heurísticas médicas ("regras de ouro").[9] Um grande número de pacientes reporta não ter recebido aconselhamento sobre os riscos dos AINH, seja do médico, seja do farmacêutico.[8] Sem o conhecimento do médico, os pacientes podem praticar automedicação com os medicamentos de venda livre, mas podem não saber dos danos potenciais, particularmente com o uso de múltiplos AINH.[5]

MECANISMOS DE AÇÃO

A inflamação compreende um mecanismo de defesa fundamental para proteger o indivíduo de diversos agentes agressivos (como microrganismos patogênicos), assim como para o reparo de lesões decorrentes de agressões físicas ou químicas. O processo inflamatório consiste em uma reação fisiológica a alguma agressão, que geralmente cessa quando o agente provocador é eliminado. No entanto, em situações nas quais o agressor (p. ex., um antígeno) não consegue ser eliminado ou, ainda, quando existem defeitos no sistema de reparo, o processo inflamatório pode persistir e as lesões decorrentes permitem a caracterização de uma doença.[10]

Uma grande quantidade de agentes biológicos e de outros elementos pode estar envolvida nos diferentes processos da inflamação, dependendo do tipo de agente agressor presente. Entre esses mediadores do processo inflamatório, encontram-se eicosanoides, linfócitos, citocinas, macrófagos, moléculas de adesão, plaquetas, imunoglobulinas, sistema complemento, mastócitos, eosinófilos, neutrófilos, célula endotelial, fibrinogênio, cininas, óxido nítrico, sistema de coagulação, superóxidos, fator ativador de plaquetas, fatores de crescimento, inibidores de proteinases, aminas vasoativas, entre outros.[11]

Os eicosanoides são compostos pelos leucotrienos e pelos prostanoides. Os prostanoides compreendem o tromboxano, a prostaglandina PGI2 (também chamada de prostaciclina) e as prostaglandinas PGD2, PGE2 e PGF2.[12] Entre os diversos mediadores do processo inflamatório, os prostanoides representam um dos mais importantes. Eles são produzidos em quase todo tipo de insulto químico ou mecânico. Essas substâncias provêm da oxigenação de um ácido graxo poli-insaturado, abundante em quase todos os tecidos, chamado ácido araquidônico. A principal enzima que participa da síntese dos prostanoides é a prostaglandina endoperóxido sintase, também denominada cicloxigenase ou simplesmente COX.[11]

O efeito primário dos AINH é inibir a COX, reduzindo a transformação de ácido araquidônico em PG, prostaciclina e tromboxano. Existem duas isoformas de COX (COX-1 e COX-2), que diferem na expressão nos tecidos e na regulação.[12,13] A COX-1 é expressa fisiologicamente em vários tecidos, regulando processos celulares normais, como citoproteção gástrica, homeostase vascular, agregação plaquetária e função renal; também é estimulada por hormônios e fatores de crescimento.[13] A COX-2 é uma enzima altamente regulada e constitutivamente expressa no cérebro, rins, ossos e, provavelmente, no sistema reprodutor feminino. Sua expressão é indutível e aumentada durante estados de inflamação;[13] logo, os efeitos terapêuticos dos AINH são atribuídos à inibição da COX-2 nos sítios inflamatórios. A especificidade à isoforma da COX é um fator-chave que influencia tanto a eficácia quanto a segurança. A maioria dos AINH tradicionais inibe ambas as isoformas da COX, mas eles variam no grau de eletividade. Somente a COX-1 é expressa nas plaquetas; assim, um agente COX-2 seletivo não tem efeitos inibitórios na função das plaquetas (Figura 1).[12]

Os AINH têm estruturas químicas similares, embora haja diferenças nas propriedades farmacocinéticas, na eficácia analgésica e na seletividade à COX.[13] A maioria deles é absorvida pelo trato gastrointestinal após a ingestão oral. Ligam-se às proteínas plasmáticas e, assim, têm pequeno volume de distribuição. São metabolizados no fígado e excretados na urina como metabólitos. A meia-vida plasmática varia de 15 minutos a 70 horas, a depender do agente. A eficácia analgésica também varia consideravelmente.[13]

Tanto os AINH tradicionais quanto os coxibes inibem a COX-2, mas variam na afinidade às diferentes isoformas.[13] A seletividade de uma medicação particular depende da sua concentração. O grau de seletividade é expresso como uma relação entre o valor da concentração inibitória de 50% (IC_{50}) da COX-2 e o valor de IC_{50} da COX-1, no sangue total. Certos AINH tradicionais, como meloxicam, nimesulida e etodolaco, são levemente seletivos para a COX-2.[14] O ibuprofeno e o naproxeno são geralmente não seletivos. Outros agentes, como cetoprofeno, flurbiprofeno e ácido acetilsalicílico, têm maior seletividade para inibição da COX-1. Com base em estudos *in vitro* que mediram a inibição da COX-2, há considerável sobreposição entre certos coxibes (p. ex., celecoxibe) e certos AINH tradicionais (p. ex., diclofenaco, meloxicam e loxoprofeno), conforme verificado na Figura 2.

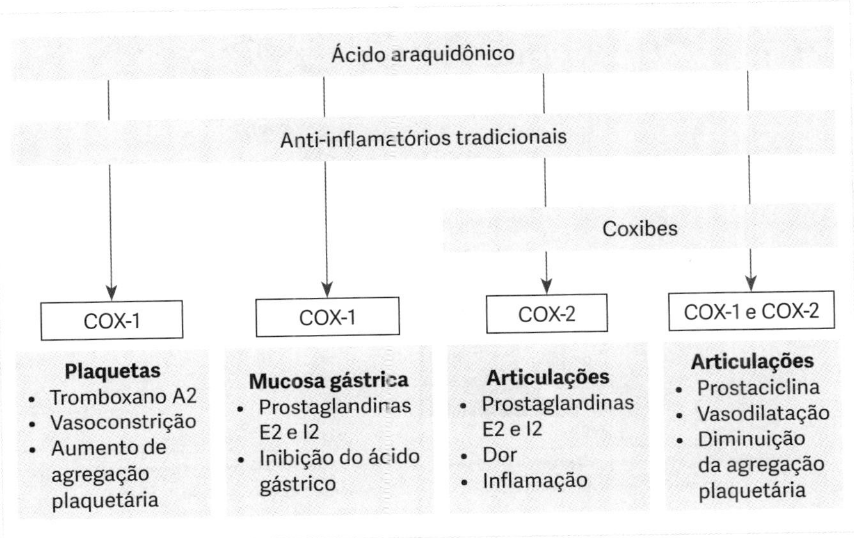

FIGURA 1 Anti-inflamatórios não hormonais (AINH) inibem a produção de prostaglandinas (PG) pela inibição da atividade da cicloxigenase (COX) a partir do ácido araquidônico. O tromboxano A2 é o principal prostanoide produzido pelas plaquetas e a PGI2 é sintetizada pelo endotélio vascular. O tromboxano A2 atua como vasoconstritor e promotor da agregação de plaquetas, enquanto a PGI2 é um vasodilatador que inibe a agregação de plaquetas. A inibição da COX-1 ou da COX-2 influencia o equilíbrio PGI2-tromboxano A2. No sistema gastrointestinal, a COX-1 fornece a PGE2 citoprotetora e a PGI2. A supressão dessas prostaglandinas resulta em produção aumentada de ácido gástrico e pepsina e na diminuição da secreção de muco gástrico. A COX-2 é responsável pelo aumento da produção de prostaglandinas nas articulações inflamadas. AINH tradicionais e coxibes inibem a COX-2 e, assim, alcançam atividade anti-inflamatória semelhante.

Fonte: adaptada de Atchison et al., 2013.[14]

FARMACOCINÉTICA

A maioria dos AINH tradicionais é completamente absorvida pelo trato gastrointestinal, mas sua absorção pode ser inibida pela alimentação. Alguns desses anti-inflamatórios estão preparados como cápsulas de liberação entérica ou como preparados de liberação lenta. Esses últimos foram desenvolvidos com meia-vida mais longa, em uma tentativa de proporcionar concentrações plasmáticas mais estáveis por um período de 24 horas.[9] Deve ser lembrado que os AINH chegam ao líquido sinovial mais lentamente e que as concentrações no espaço articular são mais estáveis e sofrem menos flutuações que as concentrações plasmáticas, mesmo envolvendo as prepa-

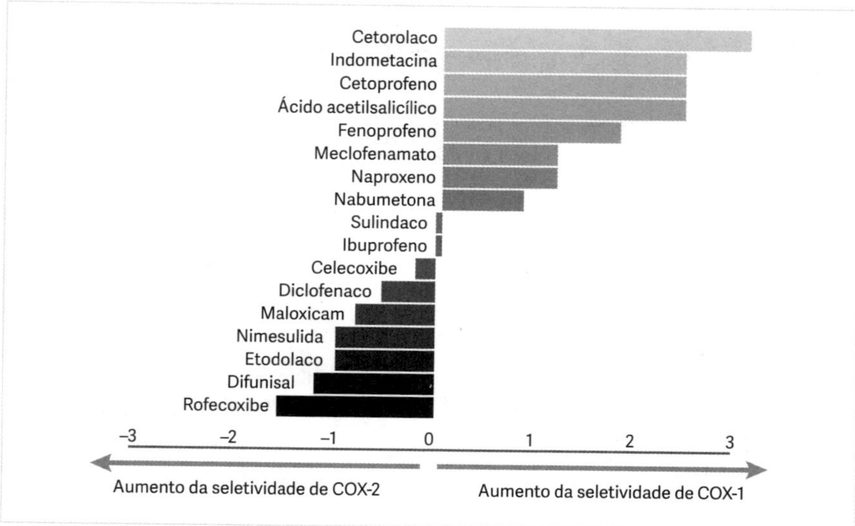

FIGURA 2 As seletividades dos anti-inflamatórios não hormonais (AINH) e coxibes como inibidores de COX-1 e COX-2 são apresentadas como a proporção de concentrações de IC_{50}. As curvas dos inibidores foram desenvolvidas usando os valores de IC_{50} em sangue total. As proporções de IC_{50} são expressas de forma logarítmica, de modo que a "linha 0" representa a unidade (isto é, compostos que são seletivos para COX-1 e COX-2). Os compostos cujas barras horizontais aparecem à direita da linha são mais seletivos de COX-1 e aqueles à esquerda da linha são mais seletivos de COX-2.

Fonte: adaptada de Atchison et al., 2013.[14]

rações de meia-vida mais curta. Os AINH podem ser divididos, de acordo com sua meia-vida de eliminação plasmática, em: meia-vida curta (menor que 6 horas) e meia-vida longa (maior que 12 horas). Entre os de meia-vida curta encontram-se o ácido acetilsalicílico, o ibuprofeno, a indometacina, o diclofenaco e o cetoprofeno. Entre os de meia-vida longa estão o meloxicam, o naproxeno, o celecoxibe, o etoricoxibe, o piroxicam e o tenoxicam. Cetoprofeno, naproxeno e ibuprofeno, por serem mais lipossolúveis, penetram no sistema nervoso central (SNC) mais facilmente e estão associados com leves alterações no humor e na função cognitiva.[13]

O metabolismo dos AINH é predominantemente hepático, com produção de metabólitos inativos. Esses metabólitos são excretados principalmente na urina. Assim sendo, a eliminação de alguns AINH, como o naproxeno, o cetoprofeno e a indometacina, pode estar diminuída na insuficiência renal. Alguns AINH, no entanto, como o ácido acetilsalicílico e a nabumetona, são convertidos em metabólitos ativos, os quais produzem um efeito anti-inflamatório maior. Outros, como a indometacina e o sulindaco, apresentam um ciclo êntero-hepático no seu metabolismo.[10]

A farmacocinética dos anti-inflamatórios, em geral, pode ser influenciada por doenças hepáticas, renais e pela idade avançada, devendo-se então considerar a monitoração da função renal e hepática em determinadas situações, além de um possível ajuste na faixa posológica nessa população.[13]

SEGURANÇA

Os coxibes foram os sucessores dos AINH tradicionais, com a intenção original de promover alívio da dor e redução da inflamação, minimizando significativamente os efeitos colaterais gastrointestinais. Embora se saiba que os coxibes são efetivos e têm tolerabilidade gastrointestinal mais elevada, questionamentos surgiram em relação aos riscos cardiovasculares. Em 2004, o fabricante do rofecoxibe retirou voluntariamente o medicamento do mercado nos Estados Unidos após um grande estudo revelar um aumento de cinco vezes de eventos adversos cardiovasculares, como infarto do miocárdio e evento cerebrovascular (quando comparado ao naproxeno). A partir disso, questionamentos surgiram em relação aos riscos cardiovasculares associados a todos os coxibes, e as medicações que surgiam eram afetadas por dados controversos.[15] Em 2005, a *Food and Drug Administration* (FDA) requisitou ao fabricante do valdecoxibe a sua retirada do mercado após determinar que "o risco geral *versus* o perfil de benefícios da medicação era desfavorável". Em 2008, foi a vez de o lumiracoxibe sair do mercado por importantes eventos adversos, principalmente hepáticos. Entre os coxibes, restaram poucos: celecoxibe, etoricoxibe e parecoxibe, que são comercializados no Brasil.

Eventos adversos cardiovasculares

Após seu lançamento no mercado, verificou-se em estudos que alguns coxibes foram associados a um aumento moderado do risco de eventos vasculares, incluindo infarto do miocárdio; todavia, detalhes importantes sobre seus efeitos vasculares ainda permanecem obscuros.[15] Regimes de dosagem elevada de alguns AINH tradicionais, como diclofenaco e ibuprofeno, mas não de naproxeno, também foram associados a excesso de risco de eventos vasculares, conforme comprovado por metanálise.[14] Atualmente, há um melhor entendimento da fisiopatologia do risco cardiovascular associado a essa classe de medicamentos. Níveis mais altos de inibição da COX-2, combinados com inibição menor ou incompleta da COX-1, parecem estar associados a maiores riscos de eventos trombóticos cardiovasculares (p. ex., infarto do miocárdio e derrame).[16] Estes efeitos contrastantes da inibição de COX-1 e COX-2 podem alterar o equilíbrio entre o tromboxano A2 e a prostaciclina, podendo aumentar a tendência de formação de trombos. Tromboxanos e prostaciclinas são substâncias com efeitos opostos. O tromboxano A2 é um vasoconstritor e estimulante da agregação plaquetária. A COX-1, sintetizada nas plaquetas, medeia a produção de tromboxano A2. Em contraste, a prostaciclina é um potente vasodilatador e inibidor da agregação plaquetária. A inibição da COX-2 no endotélio vascular resulta na supressão da prostaciclina. Publicações sugeriram que risco cardiovascular elevado ocorre porque os coxibes suprimem a prostaciclina.[17]

Eventos adversos gastrointestinais

A utilização em longo prazo de AINH é a segunda causa mais comum de úlceras pépticas e pode levar a complicações adicionais, como hemorragia e perfuração.[18] O dano pode ocorrer no trato gastrointestinal superior, intestino delgado e intestino grosso.[18,19] Seus efeitos danosos no tubo gastrointestinal têm sido bem documentados e caracterizados. Os AINH com a maior seletividade para a COX-1 e aqueles com maiores doses são tipicamente associados com toxicidade gastrointestinal mais elevada.[20] O dano à mucosa gástrica ocorre primariamente pela inibição da síntese de PG da mucosa e, em menor extensão, por irritação direta (ou tópica) do epitélio gástrico.[19]

É sabido que a inibição da COX-1 causa dano gastrointestinal. Embora os AINH tradicionais inibam tanto as isoformas COX-1 quanto a COX-2, a COX-1 é predominantemente expressa no trato gastrointestinal. Essa isoenzima regula a produção de PG que protegem a mucosa gástrica, mantendo o fluxo sanguíneo e estimulando a secreção de muco e bicarbonato. O dano à barreira de proteção e a redução da produção de muco e bicarbonato deixam as células epiteliais gástricas mais suscetíveis aos efeitos erosivos da pepsina e do ácido clorídrico.

Enquanto a toxicidade gastrointestinal pode ocorrer em qualquer local, a preocupação associada a essas medicações está relacionada à hemorragia gastrointestinal. Sangramentos gastrointestinais superiores decorrentes de AINH são mais prevalentes do que sangramentos gastrointestinais mais baixos. Os sangramentos gastrointestinais altos estão mais fortemente associados com a inibição da PG, enquanto sangramentos duodenais parecem estar correlacionados com exposição direta ao ácido.

A ocorrência de complicações gastrointestinais depende da presença e do número de fatores de risco, sendo idade mais avançada a mais frequente e relevante. Assim, os pacientes com risco gastrointestinal superior devem ter estratégias preventivas, incluindo o uso da dose mínima eficaz de AINH, terapia adjuvante com gastroprotetor, ou a utilização de um agente seletivo de COX-2 (coxibe). A erradicação do *Helicobacter pylori* mostra-se benéfica quando se inicia o tratamento com AINH ou ácido acetilsalicílico, especialmente na presença de uma história de úlcera. Em contraste, a erradicação não parece ser útil em pacientes sob tratamento com AINH a longo prazo.[20,21]

Ao longo dos últimos dez anos, tem havido uma tendência decrescente em eventos gastrointestinais sintomáticos induzidos por AINH em pacientes reumáticos e, em consonância, nas hospitalizações por complicações do trato gastrointestinal superior.[22] Por outro lado, o impacto clínico e a gravidade dos acontecimentos gastrointestinais inferiores têm sido maiores do que os no trato gastrointestinal superior. Evidências mostram que os inibidores da bomba de prótons são incapazes de prevenir lesões intestinais associadas a AINH e que alguns coxibes exibem melhor tolerabilidade intestinal em relação aos AINH tradicionais.[22]

Eventos adversos renais

Tanto os AINH tradicionais quanto os coxibes podem causar efeitos adversos renais, particularmente em altas doses. Várias formas de complicações renais foram reportadas, incluindo distúrbios eletrolíticos, causando complicação renal aguda, principalmente nefrite intersticial e necrose papilar. A inibição da COX por AINH promove conversão preferencial do ácido araquidônico em leucotrienos e ativação de células T *helper*, resultando em nefrite intersticial aguda e/ou síndrome nefrótica.[13,23] Fatores de risco para dano renal incluem idade superior a 60 anos, doença renal preexistente, diabetes, hipertensão, insuficiência cardíaca, estenose da artéria renal, hipovolemia (desidratação, diurese excessiva, vômitos, diarreia, insuficiência cardíaca, síndrome nefrótica, cirrose hepática), uso concomitante de drogas nefrotóxicas (diuréticos, inibidores da enzima conversora de angiotensina — ECA, bloqueadores do receptor de angiotensina II, aminoglicosídeos, anfotericina B, radiocontraste) e história familiar de doença renal crônica. Estes efeitos adversos são atribuídos à inibição da síntese de prostaglandinas por COX-1 e COX-2 nos rins.[24] As PG são potentes vasodilatadores que estimulam a liberação de renina e regulam o fluxo sanguíneo renal, preservando-o. Além disso, preservam a filtração glomerular por diminuição da resistência pré-glomerular. Assim, a inibição das PG aumenta o risco de insuficiência renal aguda (risco maior nos primeiros 30 dias) e crônica via redução da pressão glomerular, pela relativa constrição das arteríolas renais aferentes. Prostaglandinas E2 e prostaciclina são importantes prostanoides envolvidos na manutenção da função renal. A prostaglandina E2 reduz a absorção de sódio e sua inibição pode causar retenção de sódio, que pode resultar em edema periférico, aumento na pressão sanguínea, ganho de peso e piora de uma eventual insuficiência cardíaca. A prostaciclina aumenta a secreção de potássio primariamente por estimulação da secreção de renina. Assim, a inibição dessa PG pode levar à hipocalemia, particularmente em indivíduos com disfunção renal preexistente.[25]

Eventos adversos hepáticos

Embora o risco de dano hepático seja considerado raro, algumas revisões identificaram os AINH como as medicações mais frequentes a causar hepatotoxicidade.[26,27] A incidência está entre 3 e 23 por 100.000 pacientes-ano. Os fatores de risco para hepatotoxicidade induzida por AINH incluem idade superior a 50 anos, sexo feminino, doença autoimune e uso concomitante de outras medicações com potencial hepatotóxico. Piroxicam, sulindaco, nimesulida e diclofenaco apresentam os riscos mais elevados, enquanto o ibuprofeno é considerado como tendo o perfil de segurança mais favorável entre os AINH. Os coxibes também foram ligados a dano hepático; entretanto, o celecoxibe parece estar associado com um menor risco. O mecanismo para o dano ao fígado não está claro, embora aparente ser imunologicamente mediado e idiossincrásico.[28]

Hipersensibilidade

Reações como urticária, asma, edema angioneurótico, rinite vasomotora, rubor, hipotensão e choque são relatados com certa frequência, principalmente na população pediátrica. Tanto os coxibes quanto os AINH tradicionais diminuem a produção de prostaglandina E2 com aumento da síntese e liberação de leucotrienos cisteínicos (histaminas), podendo causar as manifestações, e podem ocorrer em qualquer tempo de uso.[16]

Precauções e cuidados nos processos infecciosos

O uso de AINH em processos infecciosos sempre foi motivo de discussões na literatura, o que aumentou após o surgimento da pandemia pelo SARS CoV-2. Trabalhos anteriores já demonstraram risco potencial de atraso no diagnóstico de infecções bacterianas subjacentes durante uso de AINH, além de infecções bacterianas mais graves. Mais recentemente, pesquisas *in vitro* sugeriram possível relação entre o ibuprofeno e o aumento do nível de expressão da enzima conversora de angiotensina 2 (ECA-2), o que poderia facilitar a infecção pelo SARS-CoV-2, já que funciona como um receptor de entrada para o vírus. Embora ainda haja carência de evidências definitivas sobre o tema, o tratamento com AINH para sintomas iniciais em processos infecciosos, como mialgia, febre ou dor articular, deve ser evitado, dando-se preferência aos analgésicos comuns, como o paracetamol.[29]

USO TÓPICO DE AINH

A administração tópica de medicamentos pode ser uma alternativa prática à via oral, principalmente porque evita o metabolismo de primeira passagem, está associada a uma menor taxa de eventos adversos sistêmicos e permite a aplicação direta sobre as áreas-alvo (Quadro 1). As formulações tópicas devem ser fáceis e aceitáveis de usar, mas precisam ser capazes de penetrar nas áreas-alvo em quantidades suficientes para exercer um efeito terapêutico. Os AINH como ibuprofeno, diclofenaco e aceclofenaco podem agir diretamente no local da lesão para aliviar a dor, sendo particularmente úteis no manejo da OA, uma condição crônica em que a ingestão regular de AINH orais para controlar as crises dolorosas pode estar associada a eventos adversos, especialmente na população idosa.[30,31]

O AINH tópico demonstrou ser tão eficaz e mais bem tolerado que o AINH oral no tratamento da OA e é recomendado em certas diretrizes internacionais antes do uso de AINH oral na OA de joelho ou mão.[32,33] Em um estudo que avaliou a preferência, quase três vezes mais pacientes com OA optaram por usar AINH tópico em vez de oral, principalmente os que estavam mais preocupados com a toxicidade, como os idosos.[34] Parece que os AINH tópicos são atualmente subutilizados e sua eficácia no alívio da dor permanece discutível.[35,36] Os médicos ainda parecem não ter certeza do valor dos AINH tópicos, com muitos considerando-os pouco melhores que placebo. De fato, um grande efeito placebo de cerca de 50% (após 12 semanas) foi observado em estudos com AINH tópicos, duas vezes maior do que em estudos com placebo

QUADRO 1 Vantagens do uso de AINH tópicos em relação aos AINH orais[30]

Administração diretamente no local da dor
Evitar o metabolismo de primeira passagem
Exposição sistêmica reduzida, resultando em menor risco de eventos adversos sistêmicos (p. ex., complicações gastrointestinais, cardiovasculares ou renais)
Capacidade de uso em pacientes incapazes de tolerar AINH orais
Evitar interações medicamentosas
Potencial efeito poupador de dose quando usado com AINH orais
Preferência do paciente, com potencial para maior conformidade

AINH: anti-inflamatórios não hormonais.

oral (25% em uma análise agrupada). Apesar disso, estudos da vida real em OA indicam que os AINH tópicos são tão eficazes quanto os AINH orais ao longo de 1 ano de tratamento.[37]

As formulações tópicas precisam ser capazes de penetrar nas áreas-alvo em quantidades suficientes para exercer um efeito terapêutico. Muitos fatores podem afetar esse processo, incluindo as propriedades físico-químicas do fármaco, a formulação utilizada, o local e o modo de aplicação. Alguns estudos indicam que o AINH tópico pode penetrar na pele e nos tecidos mais profundos, com uma relação plasma/tecido menor do que o AINH oral. Os níveis teciduais de AINH após a administração tópica são mantidos por várias horas, em uma concentração que parece ser suficiente para exercer um efeito terapêutico.[38]

Tem sido sugerido que os AINH tópicos exercem sua ação localmente nas estruturas que circundam as articulações superficiais, como o joelho ou a mão e dentro da própria articulação, devendo atingir uma concentração nessas áreas que seja suficiente para inibir a COX. Todavia, não há dados suficientes para estabelecer como os níveis de AINH na articulação se comparam aos níveis de IC_{50} (50% da inibição máxima da síntese de PG) estabelecidos após administração oral. Mais estudos são necessários para caracterização *in vivo* com o objetivo de melhor estimar a eficácia clínica de medicamentos aplicados topicamente. Uma compreensão mais clara das concentrações de medicamentos que podem ser alcançadas na sinóvia e no líquido sinovial após a aplicação de um AINH tópico, particularmente em relação aos níveis plasmáticos, pode oferecer uma melhor visão sobre o potencial efeito terapêutico na OA e a potencial responsabilidade por eventos adversos sistêmicos. Embora existam poucos dados, parece que após a administração tópica a concentração de AINH decresce nesta ordem: tecido subcutâneo, músculo, tecido sinovial, líquido sinovial e plasma. Apesar da incerteza em relação à concentração de AINH necessária para inibir a COX-2, está claro que o AINH administrado topicamente é farmacologicamente eficaz, e os pacientes relatam alívio significativo da dor na OA leve a moderada, que se estende além do efeito placebo e é comparável ao AINH oral. Assim, combinado com seu perfil de segurança mais favorável, há uma base sólida para usar AINE tópico em casos bem selecionados.[39,40]

NANOTECNOLOGIA

A nanotecnologia tem sido aplicada a AINH existentes para melhorar suas propriedades farmacodinâmicas e farmacocinéticas. Uma plataforma inovadora que utiliza o processo de moagem a seco reduz o tamanho da partícula do medicamento para um tamanho aproximadamente dez vezes menor do que o original. A reformulação de AINH utilizando esta tecnologia parece aumentar a dissolução do medicamento no organismo; entretanto, o impacto na segurança a longo prazo ainda não foi determinado.[41] Em 18 de outubro de 2013, a FDA aprovou a primeira nanoformulação de AINH, o diclofenaco, para o tratamento de dor de intensidade média a moderada em adultos, em duas dosagens (18 e 35 mg). Também aceitou para revisão uma nova aplicação da medicação para a indometacina. Muitos outros produtos de AINH submicronizados estão em desenvolvimento, incluindo naproxeno, meloxicam, celecoxibe e ibuprofeno.[42]

O FUTURO NO ALÍVIO DA DOR

Interessante observar que, apesar da importância clínica, o lornoxicam foi o último AINH lançado no mercado. Tal fato ocorreu em 2005. A FDA e a Agência Europeia de Medicamentos emitiram diretivas para o uso da menor dose efetiva e pelo menor tempo de duração, de modo a atingir o alívio da dor e do processo inflamatório, além de reduzir o risco de eventos adversos. Em resposta, os fabricantes de medicamentos comprometeram-se a tomar medidas para desenvolver produtos terapêuticos inovadores que mantenham a eficácia, mas que aumentem a segurança e a tolerabilidade.[43]

MEDICAÇÕES MULTIALVO

Representam uma nova classe de medicações em desenvolvimento que têm como alvo múltiplas vias, incluindo a inibição da COX e do óxido nítrico (NO). O NO é um potente vasodilatador, com efeitos protetores conhecidos no trato gastrointestinal. Contribui para a proteção da integridade da mucosa gastrointestinal por estimulação da secreção de muco e bicarbonato, inibindo a adesão celular endotelial de leucócitos, protegendo as células epiteliais contra danos e regulando a liberação de mediadores inflamatórios. A nova abordagem multialvo combina os efeitos gástricos e anti-hipertensivos do NO com as propriedades anti-inflamatórias dos AINH, porém aguarda pesquisas adicionais.[44]

CONCLUSÃO

Os distúrbios musculoesqueléticos afetam aproximadamente metade da população e são responsáveis pela maior proporção de visitas aos médicos da assistência primária. Os AINH estão entre os medicamentos mais comumente utilizados para essas situações. Entretanto, a segurança desses compostos atraiu atenção depois que apareceram evidências de danos. Depois que os benefícios da inibição seletiva da COX-2 foram questionados, o foco da pesquisa voltou-se para a segurança e para o entendimento dos riscos associados a todos os regimes de AINH.

Pesquisas atuais mostram que tanto os AINH tradicionais quanto os coxibes aumentam a chance de toxicidade, mas, com a avaliação apropriada dos riscos, esses perigos podem ser previstos. Abordagens recentes visam utilizar essas medicações de conhecida eficácia contra a dor, reduzindo os riscos de sua toxicidade.

Existe variabilidade de resposta entre os AINH. Não são entendidos todos os motivos, no entanto, características físico-químicas individuais, dosagem utilizada, variações farmacocinéticas e farmacodinâmicas estão todas relacionadas com essa variabilidade. O desafio terapêutico também consiste em encontrar o anti-inflamatório adequado para melhorar a dor e a inflamação sem incidência significativa de efeitos colaterais. A maioria dos pacientes responderá a um AINH entre 7 e 10 dias do início do tratamento; se a melhora não ocorrer nesse prazo, o anti-inflamatório deve ser interrompido e outro deve ser considerado.

Essa classe de medicamentos deve ser usada em situações que realmente envolvam um componente inflamatório e pelo período mais breve possível. Seu uso na dor crônica sem um componente inflamatório deve ser evitado, particularmente em idosos. Esta faixa etária também requer cuidados com os AINH de meia-vida longa. Deve-se evitar a associação de anti-inflamatórios, pois, além de não oferecer efeito sinérgico, favorece a chance de efeitos adversos. Seu uso por um período prolongado exige monitoração periódica das funções hepática, renal e cardiovascular. A história pregressa do acometimento do aparelho digestivo do paciente deve ser sempre aferida. Cuidados devem ser redobrados com as interações medicamentosas em pacientes com comorbidades associadas.

REFERÊNCIAS

1. Rasu RS, Sohraby R, Cunningham L, Knell ME. Assessing chronic pain treatment practices and evaluating adherence to chronic pain clinical guidelines in outpatient practices in the United States. J Pain. 2013;14(6):568-78.
2. Dal Pizzol TS, Fontanella AT, Ferreira MBC, Bertoldi AD, Borges RB, Mengue SS. Analgesic use among the Brazilian population: results from the National Survey on Access, Use and Promotion of Rational Use of Medicines (PNAUM). PLoS One. 2019;14(3):e0214329.
3. Kuehl KS. Review of the efficacy and tolerability of the diclofenac epolamine topical patch 1.3% in patients with acute pain due to soft tissue injuries. Clin Ther. 2010;32(6):1001-14.
4. Taylor R Jr, Lemtouni S, Weiss K, Pergolizzi JV Jr. Pain management in the elderly: an FDA safe use initiative expert panel's view on preventable harm associated with NSAID therapy. Curr Gerontol Geriatr Res. 2012;196159.

5. Matoulkova P, Dosedel M, Ruzkova B, Kubena A. Information and awareness concerning ibuprofen as an ingredient in over the counter analgesic: a questionnaire-based survey of residents of retirement communities. Acta Pol Pharm. 2013;70(2):333-8.
6. Scheer BV, Burgos EV. The hidden danger of endurance races: analgesic use among ultramarathon runners. Br J Sports Med. 2013;47(10):e3.
7. Gorski T, Cadore EL, Pinto SS, da Silva EM, Correa CS, Beltrami FG, Kruel LF. Use of NSAIDs in triathletes: prevalence, level of awareness, and reasons for use. Br J Sports Med. 2011;45(2):85-90.
8. Le Ray I, Barkun NA, Vauzelle-Kervroedan F, Bardou M. Failure to renew prescriptions for gastroprotective agents to patients on continuous nonsteroidal anti-inflammatory drugs increases rate of upper gastrointestinal injury. Clin Gastroenterol Hepatol. 2013;11(5):499-504.
9. Cavazos JM, Naik AD, Woofter A, Abraham NS. Barriers to physician adherence to nonsteroidal anti-inflammatory drug guidelines a qualitative study. Aliment Pharmacol Ther. 2008;28(6):789-98.
10. Antman EM, Bennett JS, Daugherty A, Furberg C, Roberts H, Taubert KA. Use of nonsteroidal antiinflammatory drugs. An update for clinicians: a scientific statement from the American Heart Association. Circulation. 2007;115:1634-42.
11. Peplow PV. Properties and actions of non-steroidal anti-inflammatory drugs, including their effects on prostaglandin and macromolecular biosynthesis. Prostaglandins Leukot Essent Fatty Acids. 1988:33:239-52.
12. Simmons DL, Botting RM, Hla T. Cyclooxygenase isozymes: the biology of prostaglandin synthesis and inhibition. Pharmacol Rev. 2004;56:387-437.
13. UpToDate. Acessado em junho de 2022.
14. Atchison JW, Herndon CM, Rusie E. NSAIDs for musculoskeletal pain management: current perspectives and novel strategies to improve safety. J Manag Care Pharm. 2013;19(9 Suppl A):S3-19. PMID: 24261788.
15. Amer M, Bead VR, Bathon J, Blumenthal RS, Edwards DN. Use of nonsteroidal anti-inflammatory drugs in patient with cardiovascular disease: a cautionary tale. Cardiol Rev. 2010;18(4):204-12.
16. Zambonino MA, Torres MJ, Munoz C, Requena G, Mayorga C, Posadas T, et al. Drug provocation tests in the diagnosis of hypersensitivity reaction to non-steroidal anti-inflammatory drugs in children. Pediatr Allergy Immunol. 2013;24:151-9.
17. Gryglewski RJ. Prostacyclin among prostanoids. Pharmacol Rep. 2008;60(1):3-11.
18. Kawai S. Cyclooxygenase and the risk of gastrointestinal complications of various anti-inflammatory drugs: a clinical consideration. Inflamm Res. 1998;47(2):102-6.
19. Bhala N, Emberson J, Merhi A, Abramson S, Arber N, Baron JA, et al. Coxib and traditional NSAID Trialists' (CNT) Collaboration. Vascular and upper gastrointestinal effects of non-steroidal anti-inflammatory drugs: meta-analyses of individual participant data from randomised trials. Lancet. 2013;382(9894):769-79.
20. Lanza FL, Chan FK, Quigley EM. Guidelines for prevention of NSAID-related ulcer complications. Am J Gastroenterol. 2009;104:728-38.
21. Davies NM. Toxicity of nonsteroidal anti-inflammatory drugs in the large intestine. Dis Colon Rectum. 1995;38(12):1311-21.
22. Wallace JL. Prostaglandins, NSAIDs, and gastric mucosal protection: why doesn't the stomach digest itself? Physiol Rev. 2008;88(4):1547-65.
23. Alper Jr AB, Meleg-Smith S, Krane NK. Nephrotic syndrome and interstitial nephritis associated with celecoxib. Am J Kidney Dis. 2002;40(5):1086-90.
24. Vasconcelos JTS, Marques Neto JF, Shinjo SK, Radominsk SC. Livro da Sociedade Brasileira de Reumatologia. Barueri: Manole; 2019. p.711-2.
25. Harris RC Jr. Cyclooxigenase-2 inhibition and renal physiology. Am J Cardiol. 2002;89(6A):10D-17D.
26. O'Connor N, Dargan PI, Jones AL. Hepatocellular damage from nonsteroidal anti-inflammatory drugs. QJM. 2003;96(11):787-91

27. Aithal GP, Day CP. Nonsteroidal anti-inflammatory drug-induced hepatotoxicity. Clin Liver Dis. 2007;11(3):563-75, vi-vii.
28. Maddrey WC, Maurath CJ, Verburg KM, Geis GS. The hepatic safety and tolerability of the novel cyclooxigenase-2 inhibitor celecoxib. Am J Ther. 2000;7(3):153-8.
29. Robb CT, Goepp M, Rossi AG, Yao C. Non-steroidal anti-inflammatory drugs, prostaglandins, and COVID-19. Br J Pharmacol. 2020;177(21):4899-920.
30. Altman R, Barkin RL. Topical therapy for osteoarthritis: clinical and pharmacologic perspectives. Postgrad Med. 2009;121(2):139-47.
31. National Institution for Health and Care Excellence: Guidelines. Osteoarthritis: care and management in adults. London: National Institute for Health and Care Excellence (UK); 2014.
32. Wolff DG, Christophersen C, Brown SM, Mulcahey MK. Topical nonsteroidal anti-inflammatory drugs in the treatment of knee osteoarthritis: a systematic review and meta-analysis. Phys Sportsmed. 2021;49(4):381-91.
33. Bruyère O, Cooper C, Pelletier JP, Branco J, Luisa Brandi M, Guillemin F, et al. An algorithm recommendation for the management of knee osteoarthritis in Europe and internationally: a report from a task force of the European Society for Clinical and Economic Aspects of Osteoporosis and Osteoarthritis (ESCEO). Semin Arthritis Rheum. 2014;44(3):253-63.
34. Underwood M, Ashby D, Cross P, Hennessy E, Letley L, Martin J, et al. Advice to use topical or oral ibuprofen for chronic knee pain in older people: randomised controlled trial and patient preference study. BMJ. 2008;336:138-42.
35. Derry S, Conaghan P, Da Silva JA, Wiffen PJ, Moore RA. Topical NSAIDs for chronic musculoskeletal pain in adults. Cochrane Database Syst Rev. 2016;4(4):CD007400.
36. Van Herwaarden N, van den Elsen GAH, de Jong ICA, Kramers CK, Kloppenburg M, van den Bemt BJF. Topical NSAIDs: ineffective or undervalued? Ned Tijdschr Geneeskd. 2021;165:D5317.
37. Rannou F, Pelletier JP, Martel-Pelletier J. Efficacy and safety of topical NSAIDs in the management of osteoarthritis: evidence from real-life setting trials and surveys. Semin Arthritis Rheum. 2016;45(4 Suppl):S18-S21.
38. Hagen M, Baker M. Skin penetration and tissue permeation after topical administration of diclofenac. Curr Med Res Opin. 2017;33(9):1623-34.
39. Barkin RL. Topical nonsteroidal anti-inflammatory drugs: the importance of drug, delivery, and therapeutic outcome. Am J Ther. 2015;22(5):388-407.
40. Haroutiunian S, Drennan DA, Lipman AG. Topical NSAID therapy for musculoskeletal pain. Pain Med. 2010;11(4):535-49.
41. Gokce EH, Ozyazici M, Souto EB. Nanoparticulate strategies for effective delivery of poorly soluble therapeutics. Ther Deliv. 2010;1(1):149-67.
42. Zorvolex label information. Iroko Pharmaceuticals, LLC [Internet]. 2013 [acesso 26 out. 2013]. Disponível em: http://www.accessdata.fda. gov/drugsatfda_docs;label/2013/204592s000lbl.pdf.
43. iCeutia [Internet]. SoluMatrix. [acesso 26 out. 2013]. Disponível em: http://iceutica.com/solumatrix.
44. Li L, Rossoni G, Sparatore A, Lee LC, Del Soldado P, Moore PK. Anti-inflammatory and gastrointestinal effects of a novel diclofenac derivate. Free Radic Biol Med. 2007;42(5):706-19.

CAPÍTULO 23

Outros medicamentos usados para dor

José Roberto Provenza
Rafael Navarrete Fernandez
Marcos Paulo Veloso Correia

INTRODUÇÃO

A dor crônica pode ser causada por processos patológicos crônicos nas estruturas somáticas ou viscerais ou por disfunção prolongada dos componentes do sistema nervoso periférico (SNP), do sistema nervoso central (SNC) ou ambos. No tratamento inicial da dor são utilizados analgésicos simples, anti-inflamatórios não hormonais (AINH) e/ou analgésicos opioides que nem sempre são eficazes no controle da dor musculoesquelética crônica, sendo frequentemente necessária a adição de medicamentos adjuvantes.[1-4]

A terapia adjuvante é qualquer fármaco cuja indicação primária não é o tratamento da dor, mas que pode ter efeito analgésico em algumas situações. É composta por medicamentos de grupos farmacológicos variados que, associados aos analgésicos, têm ação específica ou potencializadora no controle de determinados tipos de dor. Deve-se atentar a possíveis efeitos colaterais, alguns dos quais são aproveitados em benefício do paciente.[1-4]

Uma recente revisão sistemática de diretrizes clínicas identificou predominantemente recomendações positivas (fracas a moderadas) a favor de analgésicos orais e medicações tópicas em cervicalgia; e negativas (moderadas a fortes) contrárias a miorrelaxantes, antidepressivos e anticonvulsivantes, em lombalgia. Neste último caso, alguns foram indicados em situações especiais, como: miorrelaxantes como segunda linha, antidepressivos em dor associada a depressão e tricíclicos em dor crônica. O grau de evidência das recomendações em terapias farmacológicas permanece baixo.[5]

MIORRELAXANTES

A contração muscular involuntária é uma condição que normalmente acompanha dor no sistema locomotor. Tem como objetivo primário a prevenção da piora da lesão, pela limitação antálgica de movimentos do local acometido. No entanto, a persistência do estado de tensão muscular pode levar a um círculo vicioso de dor-contração-dor, pela liberação de substâncias algogênicas (serotonina, bradicinina, substância P, entre outras) em decorrência da isquemia provocada pela tensão muscular mantida, ocasionada pela hiperatividade das unidades motoras, ou da modificação na excitabilidade das fibras musculares.

O tratamento da contratura muscular se baseia na remoção do agente causal. A maior dificuldade está no padrão multifatorial da dor, o que justifica o uso de várias medidas terapêuticas e, quando necessário, procedimentos neurocirúrgicos podem ser realizados para controle da condição dolorosa. Contudo, o uso de medicamentos miorrelaxantes está sempre presente, e em geral é a primeira escolha de terapia. Não existe miorrelaxante ideal ou com indicação específica e seu uso deve ser baseado em experiência pessoal, uma vez que é difícil prever sua eficácia, mas todos devem ser utilizados em doses crescentes ou em associação, buscando atingir melhora com o mínimo efeito secundário possível. Podem ser classificados em miorrelaxantes de ação central e/ou periférica.[1]

Tizanidina

Tem ação relaxante e analgésica central, com indicação em todas as causas de espasmo muscular. Sua dose máxima é de 24 mg/dia, divididos em três doses, mas com aumento gradativo até obtenção do efeito desejado. Deve ser evitada em pacientes com insuficiência renal ou hepática.[1,6]

Tiocolchicosídeo

Derivado sulfuroso da colchicina, com ação Gaba-mimética. Indicado para contratura reflexa traumática, reumatológica e neurológica. Deve ser iniciado em doses baixas, como 4 mg ao dia, com aumento progressivo de 2 mg/semana. Apresenta efeito cumulativo, com duração de ação por dias depois de parada a medicação. Deve ser evitado na gravidez e amamentação. Aconselha-se o uso de protetor gástrico concomitantemente, e efeitos adversos como sonolência, diarreia e plenitude gástrica são raros.[1]

Orfenadrina

Antagonista de receptores muscarínicos centrais e periféricos, com boa indicação no espasmo muscular traumático e inflamatório, como contrações, entorses ou distensões musculares. Contraindicada em pacientes com glaucoma, hipertrofia prostática e síndrome pilórica. Deve ser utilizada com cautela em pacientes idosos, sugerindo-se iniciar com doses baixas.[6]

Flupirtina

Potente analgésico de ação central; tem efeito miorrelaxante por atuação no sistema noradrenérgico. Sua dose máxima é de 600 mg, divididos em até quatro doses. Não deve ser usada durante a amamentação ou em pacientes que fazem uso de anticoagulantes ou paracetamol e é contraindicada em pacientes hepatopatas. Apresenta efeitos adversos como sonolência, diarreia, obstipação e reações cutâneas.[1]

Ciclobenzaprina

A ciclobenzaprina é considerada um fármaco do grupo antidepressivo, mas apresenta efeito miorrelaxante, com atuação ao nível do SNC. Tem ação no tronco cerebral, na formação reticular e vias motoras alfa e gama. Essa substância tem sido muito útil no tratamento da fibromialgia (FM). Deve ser administrada com cautela, iniciando preferencialmente à noite, em doses pequenas (5 a 10 mg). Pode ser aumentada gradativamente, na medida da necessidade. Deve ser evitado o uso concomitante aos antidepressivos tricíclicos, inibidores da monoaminoxidase (MAO) e em idosos. Tem contraindicação em pacientes com glaucoma, retenção urinária, infarto agudo do miocárdio, arritmias cardíacas, insuficiência cardíaca congestiva e hipertireoidismo.[1,6]

Carisoprodol

Com ação de bloqueio em nível espinhal e formação retrocaudal, parece ter seu efeito mais relacionado a sua ação sedativa do que a seu efeito sobre o músculo esquelético.

Usado na dose mínima de 150 mg, a cada 12 horas, até a dose máxima de 300 mg a cada 6 horas, na fase aguda. Não é indicado para mulheres grávidas ou em amamentação, nefropatas e hepatopatas.[1,6]

Baclofeno

Tem ação sobre os receptores Gaba B, com distribuição universal no SNC. O bloqueio desses receptores inibe a liberação de substâncias excitatórias, reduzindo a hipertonia muscular da lesão central. Tem indicação na espasticidade neurológica, mas também tem ação analgésica em neuropatias periféricas, como as pós-herpética e trigeminal.

Utilizado por via oral e intratecal (em ambientes controlados, em bombas de infusão), com dose média preconizada de 1 mg/kg/dia, atingida progressivamente. Normalmente, por via oral, se inicia com 5 mg três vezes ao dia até a dose máxima de 75 mg/dia, com melhora da sintomatologia após uma semana de uso. Deve ser retirado com cautela e gradativamente, pois a retirada súbita pode ocasionar quadros depressivos ou alucinatórios, que melhoram com a reintrodução da medicação. Deve ser utilizado com atenção em nefropatas, epiléticos, idosos e hepatopatas.[1]

Dantroleno sódico

É o único miorrelaxante com ação periférica por inibição do canal de cálcio, impedindo a contração da musculatura estriada e de contração rápida. Sua dose máxima é de 100 mg (crianças) a 300 mg (adultos), atingidos com aumentos gradativos até obtenção do efeito terapêutico.

Os principais efeitos adversos são fraqueza muscular e hepatotoxicidade. O aparecimento de anorexia, náuseas e vômitos demanda a suspensão imediata da droga. Deve ser usado na falha ou intolerância de outros relaxantes musculares. Tem indicação na hipertermia maligna e na síndrome neuroléptica.[1]

O Quadro 1 resume dados de alguns relaxantes musculares usados para lombalgia aguda.

ANTIDEPRESSIVOS

Os antidepressivos estão entre os medicamentos mais prescritos atualmente para o tratamento da dor, especialmente crônica, neuropática e/ou nociplástica. São utilizados também na profilaxia da enxaqueca, nos estados de depressão neurótica e endógena, síndromes ansiosas, pânico, fobias, enurese noturna, úlcera péptica, alterações do apetite e lombalgia crônica. Alguns exercem ação sedativa, ansiolítica e miorrelaxante. Atuam no sono (prolongando a fase 4) e estabilizam o humor. Têm sido postulados como moduladores da dor através do sistema nervoso central e periférico. Os mecanismos envolvem o bloqueio da recaptação de serotonina ou noradrenalina, ou de ambas; ação nos recepto-

QUADRO 1 Doses e eventos adversos associados aos principais relaxantes musculares de ação central usados no tratamento da lombalgia aguda[7]

Agente	Dose	Eventos adversos
Carisoprodol	350 mg/6 h	Tonturas, sonolência, dor de cabeça, reações alérgicas e reações idiossincráticas (alteração do estado mental, tetraplegia, perda temporária da visão)
Ciclobenzaprina	5-10 mg/8 h	Efeitos anticolinérgicos (tontura, sonolência e aumento da pressão intraocular). Efeitos colaterais raros, mas graves, incluem arritmias, convulsões e infarto agudo do miocárdio
Orfenadrina	100 mg/12 h	Efeitos anticolinérgicos (tontura, sonolência e aumento da pressão intraocular), anemia aplástica (raro), irritação gastrointestinal e reações alérgicas
Tizanidina	2-4 mg/6-8 h	Hipotensão relacionada à dose, sedação, boca seca, hepatotoxicidade e hipertensão de rebote após a descontinuação

res opioides, receptores adrenérgicos, receptores do tipo N-metil-D-aspartato (NMDA), ativação de canais iônicos e possíveis efeitos sobre citocinas pró-inflamatórias. Exercem sua ação em nociceptores periféricos e em áreas do SNC envolvidas na dor e nas emoções (Quadro 2).

Antidepressivos tricíclicos

São amplamente usados no tratamento das desordens dolorosas crônicas, principalmente na dor neuropática, em doses menores que as necessárias para o tratamento de depressão. Seus efeitos terapêuticos são atribuídos à inibição da recaptação de serotonina e noradrenalina, aumentando a capacidade da via descendente inibitória da dor. Antidepressivos tricíclicos (ADT) são efetivos em dores neuropáticas, com um número necessário para tratar (NNT) de 2 a 3 para um paciente obter no mínimo 50% de alívio.

As aminas terciárias são rapidamente desmetiladas *in vivo*, dando origem às aminas secundárias (imipramina em desmetilimipramina e amitriptilina em nortriptilina), que são ativas e podem ser administradas como fármacos propriamente ditos. As aminas terciárias têm maior ação na recaptação de noradrenalina, enquanto as secundárias têm uma ação mais balanceada na recaptação de serotonina e noradrenalina. Ambos têm ação anticolinérgica.[8]

A amitriptilina é utilizada como fármaco de primeira linha no tratamento da FM e da neuropatia diabética; reduz a incidência de neuralgia pós-herpética se prescrita no episódio agudo de herpes-zóster e é utilizada na síndrome de

QUADRO 2 Tipos de antidepressivos

Tricíclicos e tetracíclicos	
• Amitriptilina	• Imipramina
• Clomipramina	• Nortriptilina
• Doxepina	
Inibidores seletivos da recaptação da serotonina	
• Escitalopram	• Paroxetina
• Citalopram	• Sertralina
• Fluoxetina	
Inibidores da recaptação de dopamina-norepinefrina	
• Bupropiona	
Inibidores da recaptação de serotonina-norepinefrina	
• Venlafaxina (> 150 mg)	• Milnaciprano (não existe no Brasil)
• Duloxetina	
Moduladores de serotonina	
• Trazodona	
Moduladores de norepinefrina e serotonina	
• Mirtazapina	

Fonte: adaptado do *Practice for the treatment of patients with major depression*.[42]

dor regional complexa e na cefaleia tensional. O início da analgesia usualmente precede em 1 a 2 semanas o início do efeito antidepressivo. A imipramina tem ação na neuropatia diabética e a nortriptilina, na dor pós-quimioterapia.[9]

Por atuarem em vários receptores, podem promover efeitos adversos:[1]

- Receptores colinérgicos muscarínicos: associam-se à ocorrência de xerostomia, retenção urinária, delírio, constipação, exacerbação do glaucoma de ângulo fechado e aumento da frequência cardíaca.
- Receptores alfa-1 adrenérgicos: aumento do intervalo QT e hipotensão ortostática, com risco de quedas e fraturas.
- Receptores histaminérgicos: sedação e ganho de peso.

Inibidores seletivos da recaptação de serotonina

Bloqueiam seletivamente a recaptação de serotonina (5-HT), e são indicados para depressão, transtornos de ansiedade, anormalidades do apetite e. em alguns casos. na profilaxia da enxaqueca. Quando se deseja ação analgésica, devem ser associados aos tricíclicos, já que isoladamente apresentam fraca evidência no tratamento da dor.[10] Fluoxetina ou paroxetina são utilizados por tempo limitado em depressão/ansiedade, e paroxetina e sertralina não têm evidências que corroborem seu uso em dor crônica.

Têm pouca afinidade pelos receptores adrenérgicos, colinérgicos e histaminérgicos, daí terem um perfil de tolerabilidade melhor que os tricíclicos. Seus efeitos adversos mais comuns são: náuseas, diarreia, insônia, tremor, ansiedade, anorexia e diminuição da libido.

Inibidores da recaptação de serotonina e noradrenalina (duais)

Inibem a recaptação de serotonina e noradrenalina, aumentando a disponibilidade desses neurotransmissores nas sinapses. São eles: venlafaxina, desvenlafaxina, duloxetina e milnaciprana. Duloxetina e venlafaxina têm sido estudadas na neuropatia periférica e na FM, enquanto a milnaciprana foi estudada apenas na FM.[11] Milnaciprana é aprovada pela *Food and Drug Administration* (FDA) para tratamento de FM, mas não de depressão, além de não estar disponível para uso no Brasil.[12]

A venlafaxina em baixas doses atua somente no bloqueio de recaptação da serotonina. Sua ação dual se dá somente com doses acima de 150 mg, exercendo efeito analgésico pelo bloqueio da recaptação tanto de serotonina quanto da noradrenalina, embora com risco aumentado de hipertensão arterial. A desvenlafaxina tem ação semelhante à da venlafaxina.

A duloxetina, na dose diária total de 60 a 120 mg, 1 ou 2 vezes ao dia, é o principal antidepressivo dual empregado na dor crônica. Aprovada pela FDA para tratar neuropatia diabética e FM (primeira linha), apresenta efeito maior sobre a serotonina que sobre a noradrenalina. Náuseas, vômitos, vertigens, boca seca e diminuição da libido estão entre os efeitos indesejáveis dessas drogas.[13]

Inibidores da recaptação e antagonista de serotonina (5-HT2)

Antagonistas de receptores pós-sinápticos, levando a um aumento da neurotransmissão de serotonina, são amplamente utilizados nos Estados Unidos e no Reino Unido como agentes hipnóticos. A trazodona pode ser indicada em casos de ansiedade e dificuldade para manter o sono, mas não existem evidências específicas no controle da dor. Pode causar arritmias, priapismo, hipotensão ortostática e disfunção erétil.

Inibidor da recaptação de dopamina e noradrenalina

A bupropiona bloqueia predominantemente a recaptação de dopamina e é um fraco inibidor de noradrenalina e serotonina; por esse fato, não causa alterações sexuais (libido), bem como anticolinérgicas. Deve ser utilizada em doses de 150 a 300 mg ao dia. Quando usada em altas doses, pode levar a convulsões. Tem sido indicada na interrupção do tabagismo e no controle dietético.[1]

Antidepressivo com ação específica serotoninérgica e noradrenérgica

A mirtazapina bloqueia os receptores pré-sinápticos alfa-2 adrenérgicos, levando a altos níveis de noradrenalina e serotonina nas sinapses, reduzindo a ansiedade e aumentando o sono. Por atuar no receptor histaminérgico, pode levar ao ganho de peso. Tem ação benéfica no sono, nas cefaleias e náuseas. Há estudos demonstrando melhora da dor, do sono e da qualidade de vida em pacientes com FM com doses e duração de tratamento diferentes.[14]

EFEITOS COLATERAIS/ADVERSOS DOS ANTIDEPRESSIVOS NO TRATAMENTO DA DOR CRÔNICA

O uso de ADT, apesar de uma variedade de indicações, deve ser feito com cautela em razão dos efeitos adversos, que são dose-dependentes. Eventos adversos ligados ao receptor anticolinérgico, como hipotensão ortostática, são os mais desconfortáveis. Assim, os ADT devem ser usados com cuidado, principalmente em idosos. Iniciar sempre com baixas doses e ir aumentando aos poucos, de acordo com a necessidade.

Os ISRS, além da diminuição da libido, apresentam efeitos adversos gastrointestinais importantes. O mesmo vale para os duais, só que em menor proporção. Tem sido relatado aumento na incidência de úlcera péptica em pacientes tomando conjuntamente inibidores da recaptação de serotonina e AINH.

O Quadro 3 traz informações sobre dosagem e principais eventos adversos associados ao uso de antidepressivos em dor crônica.

ANTICONVULSIVANTES

Drogas antiepilépticas ou anticonvulsivantes têm sido utilizadas não só no tratamento da epilepsia, mas também no tratamento da dor neuropática resultante de uma alteração do sistema nervoso central ou periférico e na dor nociplástica. Apesar de estimularem a atividade sináptica inibitória (particularmente da Gaba), suas ações principais consistem em diminuir a atividade excitatória ascendente pela redução da liberação de glutamato e substância P nas sinapses do corno posterior da medula, assim como estabilizar a permeabilidade iônica

QUADRO 3 Drogas antidepressivas usadas nas síndromes de dor crônica[1]

Droga	Dosagem	Efeitos colaterais, contraindicações e comentários
	Antidepressivos	
Antidepressivos tricíclicos		Efeitos colaterais: boca seca, constipação, retenção urinária, sedação, ganho de peso
		Contraindicações: anormalidades na condução cardíaca, eventos cardíacos recentes, glaucoma de ângulo estreito
Amitriptilina Imipramina	10-25 mg/hora de dormir; aumentar para até 75-150 mg	Maiores efeitos colaterais anticolinérgicos e devem ser evitadas em pacientes idosos
Desipramina Nortriptilina	25 mg/manhã ou antes de dormir; aumentar para 25 mg/semana até 150 mg/dia	Aminas secundárias, menores efeitos colaterais anticolinérgicos
ISRS Fluoxetina Paroxetina	10-20 mg/dia até 80 mg/dia na fibromialgia	Efeitos colaterais: náusea, sedação, diminuição da libido, disfunção sexual, dor de cabeça, ganho de peso
Novos antidepressivos Bupropiona	100 mg/dia, aumentar para 100 mg/semana, 400 mg/dia	Efeitos colaterais: ansiedade, insônia ou sedação, perda de peso, convulsões (dosagens > 450 mg/dia)
Venlafaxina	37,5 mg/dia, aumentar até 300 mg/dia	Efeitos colaterais: dor de cabeça, náusea, suador, sedação, hipertensão, convulsões. Propriedades serotoninérgicas em dosagens < 150 mg/dia, serotoninérgica mista e propriedades noradrenérgicas em dosagens > 150 mg
Duloxetina	30-60 mg/dia tomados 1 ou 2 x/dia	Efeitos colaterais: náusea, boca seca, constipação, tonturas, insônia

ISRS: inibidores seletivos da recaptação da serotonina.

das células neuronais aferentes. Fazem parte deste grupo a carbamazepina, a oxcarbamazepina, a difenil-hidantoína (DFH), o clonazepam, o ácido valproico, o valproato de sódio, o divalproato, a lamotrigina, a vigabatrina, o topiramato, a gabapentina e a pregabalina. As duas últimas são recomendadas pelo Consenso Brasileiro de Reumatologia.[15]

Exemplos de situações clínicas nas quais esse grupo de fármacos é utilizado incluem FM, neuralgia pós-herpética, neuralgia trigeminal, dor paroxística e dor do membro fantasma.[15] No entanto, foi realizada uma busca em cinco bases de dados de estudos comparando um anticonvulsivante ao placebo em pacientes com lombalgia inespecífica, ciática ou claudicação neurogênica de qualquer duração. Nove estudos compararam topiramato, gabapentina ou pregabalina com placebo em 859 participantes únicos. Quatorze de 15 comparações descobriram que os anticonvulsivantes não foram eficazes para reduzir dor ou incapacidade na dor lombar ou dor radicular lombar, e os autores concluíram que existem evidências de qualidade moderada a alta de que os anticonvulsivantes são ineficazes para o tratamento da dor lombar ou radicular lombar.[6]

Gabapentina

A gabapentina atua através de sua ligação aos canais de cálcio, modulando seu influxo e inibindo a hiperatividade da via dolorosa excitatória. Não se liga a receptores Gaba presentes em neurotransmissores eferentes. Não interage com receptores de sódio e, portanto, difere da fenitoína e da carbamazepina. Sua meia-vida de eliminação independe da dose e é de 5 a 7 horas em média. Não foram observadas interações entre a gabapentina e outros anticonvulsivantes, como o fenobarbital e o ácido valproico. Também não há interação com contraceptivos orais contendo noretindrona e/ou etinilestradiol.

Para o tratamento de dor neuropática e outras condições de dor crônica, deve-se iniciar com 300 mg/dia. Com base na resposta individual do paciente e em sua tolerabilidade, pode-se aumentar a dose até o máximo de 3,6 g (3.600 mg) por dia.[6]

Pregabalina

A pregabalina tem ligação forte e alta afinidade com a subunidade alfa-2-delta dos canais de cálcio, alterando sua conformação, o que reduz o influxo de cálcio para o neurônio e consequentemente reduz a liberação de neurotransmissores excitatórios como o glutamato nas sinapses do corno posterior da medula. Quando comparada à gabapentina, possui potência relativamente superior, sofre pouca influência do mecanismo de transporte ativo necessário para sua absorção, possui melhor biodisponibilidade e atinge efeito analgésico em menor tempo. Sua farmacocinética, ao contrário da gabapentina, é linear, e a relação entre a dose e o efeito é mais direta.[16]

Utilizada precocemente em dores agudas e subagudas, pode exercer atividade profilática contra a excitabilidade e o desenvolvimento de quadros dolorosos crônicos. Cerca de 90% da substância é excretada pela urina sem ser metabolizada, fato que explica sua baixa interação medicamentosa em associações. Foi o primeiro medicamento aprovado pela FDA para o tratamento da FM. Segundo o Consenso Brasileiro de Reumatologia, tem grau de recomendação A (mais alto), com nível de evidência Ib (sustentado por ensaios clínicos randomizados e controlados com estreito intervalo de confiança).[15]

Embora a eficácia dos anticonvulsivantes seja controversa nas algias vertebrais,[6] em um estudo com 700 pacientes com lombalgia tratados com pregabalina como monoterapia ou em combinação com outros analgésicos *versus* cuidados usuais (AINH, mas sem pregabalina), todos os resultados foram significativamente melhorados no grupo pregabalina em comparação com o grupo controle, e mais de 50% dos pacientes com pregabalina puderam ser contados como respondedores (≥ 50% de redução da dor) em comparação com menos de 50% no grupo controle.[17]

Revisão sistemática de 19 *trials* randomizados em pacientes com neuralgia pós-herpética, neuropatia diabética dolorosa, dor neuropática central ou FM mostrou que a pregabalina, nas doses de 300 a 600 mg/dia, foi mais efetiva que placebo.[18]

Mirogabalina

A mirogabalina é um gabapentinoide aprovado no Japão em janeiro de 2019 para o tratamento da dor neuropática. Difere da gabapentina e da pregabalina pela presença de dois radicais de hidrogênio em vez de um, resultando em maior potência e tempo de analgesia. Estudo retrospectivo mostrou que pacientes que mudaram de pregabalina para mirogabalina por falta de eficácia ou eventos adversos apresentaram redução significativa da dor após uma semana de tratamento. Há evidência de benefício em dor neuropática periférica diabética e neuralgia pós-herpética. Entretanto, no caso da FM, em três estudos de fase III, randomizados, duplo-cegos e com mais de 3.500 pacientes, a dose de 15 mg/dia não evidenciou redução da dor quando comparada a placebo, apenas relatos de melhora em sono e fadiga.[19] Ainda não há aprovação nos Estados Unidos pela FDA.

Carbamazepina

A carbamazepina bloqueia os canais de sódio voltagem-dependentes, retarda a recuperação iônica após a ativação e suprime a atividade espontânea sem bloquear a condução normal. Também inibe a captação de noradrenalina. É usada para alívio de dor neurogênica do *tabes dorsalis* e na parestesia pós-

-traumática. Estabiliza a membrana do nervo hiperexcitado, inibe a descarga neuronal repetitiva e reduz a propagação sináptica dos impulsos excitatórios. Inibe a somatostatina e exerce efeito antagonista nas bombas de cálcio, possivelmente por atuar como antagonista não competitivo dos receptores NMDA. Deprime a transmissão sináptica nos circuitos polissinápticos do tronco encefálico e a potencialização pós-sináptica da medula espinhal. Provavelmente atua prevenindo estímulos repetitivos através do bloqueio do canal de sódio voltagem-dependente.

Sua principal indicação é na neuralgia do trigêmeo, sendo considerada padrão-ouro e, neste caso, fármaco de primeira linha. Vários trabalhos mostraram resultados poucos expressivos no tratamento de neuropatia diabética dolorosa, neuralgia pós-herpética, síndrome de Guillain-Barré e outras dores neuropáticas. Sua titulação deve ser lenta, podendo chegar a 1.200 mg/dia.[20,21]

A oxcarbamazepina, desenvolvida a partir da carbamazepina, é um pró-fármaco rapidamente metabolizado a 10-mono-hidróxido que exerce função farmacológica. Por ser mais segura e eficaz que a carbamazepina, figura como fármaco de primeira linha em muitos países, principalmente para neuralgia do trigêmeo e do glossofaríngeo. O efeito adverso mais comuns é o comprometimento das funções mental e motora, devendo ser usada com cautela em idosos. A dosagem de 200 a 400 mg/dia tem auxiliado como adjuvante no controle da dor neuropática.[20,21]

Lamotrigina

A lamotrigina suprime a liberação de aminoácidos excitatórios (glutamato, asparato, acetilcolina), exerce atividade gabaérgica e bloqueia os canais de sódio dependentes de voltagem e os canais de cálcio. Tem sido usada na neuralgia do trigêmeo refratária. É considerada fármaco de terceira linha de tratamento. Sua titulação: deve ser lenta; o efeito analgésico, em geral, é obtido com doses até 400 mg/dia.

Atentar para eritema cutâneo, que pode evoluir para síndrome de Stevens-Johnson em 10% dos pacientes.[22]

Topiramato

Possui múltiplos modos de ação; entre eles, age bloqueando os canais de sódio voltagem-dependentes, inibe a liberação de mediadores excitatórios ao atuar nos canais de cálcio voltagem-dependentes de tipo l e bloqueia os receptores glutamatérgicos alfa-amino-3-hidroxi-metil-5-4-isoxazolpropiônico (AMPA) e os receptores de cainato, os quais são referidos como envolvidos na gênese da dor neuropática. Por ser um inibidor fraco das isoenzimas da anidrase carbônica, favorece eventos como nefrolitíase, acidose metabólica e alcalose respiratória. Outros eventos adversos comuns são sonolência, tonturas, fadiga, náuseas e falta de concentração. Está também associado a perda de peso.

Como monoterapia, é utilizado em adultos e crianças maiores de 10 anos, com doses totais de até 400 mg/dia em duas tomadas. Recomenda-se iniciar com 25 a 50 mg/dia, aumentando a dose semanalmente. Na enxaqueca, a dose de 200 mg/dia tem sido empregada como prevenção de crises.[6]

Fenitoína

A fenitoína estabiliza as membranas axonais e deprime a transmissão sináptica no núcleo do trato espinhal. Bloqueia a condução do estímulo nervoso por inibição de canais de sódio voltagem-dependentes e inibe a liberação de somatostatina. É eficaz no tratamento das dores neuropáticas lancinantes. Foi o primeiro fármaco utilizado no tratamento de dor neuropática. O surgimento de fármacos mais eficazes, com farmacocinética mais simples e interações farmacológicas menores, deixou a fenitoína como opção pouco atraente. Ainda é uma opção na neuralgia do trigêmeo quando há falha com carbamazepina. Seu efeito analgésico pode ser aumentado quando combinada com outros anticonvulsivantes e antidepressivos. A dosagem recomendada é de 300 a 400 mg/dia.

Podem ocorrer efeitos colaterais como irritabilidade, agitação, polineuropatia, ataxia, nistagmo, diplopia, náuseas, vômitos, hiperplasia gengival, hepatotoxicidade, hirsutismo e lesões cutâneas.[6]

Ácido valproico

O ácido valproico e o valproato de sódio são eficazes no tratamento das neuralgias paroxísticas, síndromes convulsivas e síndromes psicóticas. Aumentam a concentração do Gaba, por reduzir seu catabolismo ao inibir a Gaba transferase. Também inibem a condutância ao potássio, os canais de sódio voltagem-dependentes e os canais de cálcio.

Podem surgir efeitos adversos como hipotensão arterial, alterações visuais, confusão mental, náuseas, vômitos, tontura, tremores, erupção cutânea, fraqueza e fadiga. A dosagem recomendada é de 250 a 750 mg/dia.[1]

O Quadro 4 traz as principais características posológicas e efeitos colaterais/adversos de alguns dos anticonvulsivantes mais usados no tratamento das dores crônicas.[1,6]

QUADRO 4 Drogas anticonvulsivantes usadas nas síndromes de dor crônica[1]

Anticonvulsivantes		
Agentes de primeira geração Carbamazepina	200 mg/dia, aumentar para 200 mg/semana até 400 mg/3 x/dia (1.200 mg/dia)	Efeitos colaterais: tonturas, diplopia, náusea. Atentar para anemia aplástica
Fenitoína	100 mg na hora de dormir, aumentando semanalmente até 500 mg na hora de dormir	Efeitos colaterais: tonturas, ataxia, fala arrastada, confusão, náusea, erupção cutânea. Atentar para discrasia sanguínea e hepatotoxicidade
Agentes de segunda geração Lamotrigina	50 mg/dia, aumentando 50 mg a cada 2 semanas, até 400 mg/dia	Efeitos colaterais: tontura, constipação, náusea. Atentar para erupções cutâneas fatais
Gabapentina	100-300 mg na hora de dormir, aumentando 100 mg a cada 3 dias até 1.800-3.600 mg/dia, divididos em 3 x/dia	Efeitos colaterais: sonolência, tonturas, fadiga, náusea, sedação, ganho de peso
Pregabalina	150 mg na hora de dormir, para neuropatia diabética; 150 mg 2 x/dia para neuralgia pós-herpética	Efeitos colaterais: sonolência, tonturas, fadiga, náusea, sedação, ganho de peso

CANABINOIDES

A *cannabis sativa*, usada há séculos com intuito religioso, recreacional ou terapêutico, contém mais de 100 moléculas de canabinoides. O canabidiol (CDB) e o delta-9-tetra-hidrocanabinol (THC) são os mais investigados para fins terapêuticos. Os canabinoides são ligantes exógenos que interagem com o sistema endocanabinoide (SEC), como moduladores de muitos processos fisiológicos e neuronais, envolvendo resposta imune, dor, humor, memória e motivação, entre outras ações.[23]

O THC apresenta boa afinidade pelos dois principais receptores canabinoides (CB1 e CB2), ao contrário do CBD, que tem baixa afinidade por esses receptores. Estudos em pacientes com osteoartrite empregando CDB não apresentaram resultados positivos.[24] Estudos com CBD para pacientes com FM demonstraram pouca eficácia na melhora da dor e na adesão ao tratamento. Existem poucos estudos randomizados e controlados de qualidade para afirmar a eficácia do CBD em doenças musculoesqueléticas.[25-28] Em janeiro de 2022, apenas cinco estudos sobre a eficácia clínica do CBD em doenças reumáticas, com ou sem THC, estavam registrados no *National Institutes of Health* (NIH).[29]

MEDICAMENTOS TÓPICOS

Anti-inflamatórios não hormonais

Revisão Cochrane de 2017 encontrou evidência de qualidade moderada a alta para AINH tópicos em dor musculoesquelética aguda (considerando 50% de melhora) em osteoartrite (OA) de mãos e joelhos (eficácia limitada),[30] e uma metanálise recente concluiu que a eficácia de AINH tópicos em OA não pôde ser prevista com base em critérios clínicos de inflamação, índice de massa corporal, duração de sintomas ou gravidade radiográfica.[31]

Capsaicina

A capsaicina é um agonista do receptor vaniloide transitório subtipo 1 (TRPV1). As formulações mais usadas (< 1%) são consideradas de "baixa concentração". As de 8% são consideradas de "alta concentração". Altas doses requerem cuidados especiais de aplicação. Capsaicina tópica em alta dose é indicada para dor neuropática localizada, geralmente como segunda linha de tratamento.[30,32] Para OA de joelhos, a capsaicina é pouco indicada diante de melhores alternativas.

Lidocaína

Adesivos de lidocaína a 5% têm sido indicados para lombalgia e neuropatia. Uma busca sistemática recente não encontrou estudos controlados de seu uso em lombalgia crônica.[33] Há evidência em neuralgia aguda por herpes-zóster e nos paroxismos da dor neuropática de etiologias variadas.[34]

OUTROS

Melatonina

O hormônio melatonina (N-acetil-5-metoxi-triptamina) é produzido por inúmeros tecidos, principalmente pela glândula pineal. Sua função principal é regular o sono, embora também tenha ações anti-inflamatórias, musculoesqueléticas e cardiovasculares. Agonistas melatoninérgicos foram aprovados para insônia e depressão; entretanto, foram pouco estudados para tratamento da dor ou da FM.

Revisões recentes têm sugerido um efeito analgésico da melatonina em dor crônica e FM. Possivelmente sua ação ocorra pela melhora do ritmo e qualidade do sono, e talvez por ação em disfunções mitocondriais, afetando músculos. Seu efeito em fadiga, depressão ou ansiedade é menos claro.[35] A melatonina ainda não é mencionada em consensos de FM, particularmente pelo pequeno número de pacientes e grande heterogeneidade de trabalhos, e ainda não é reconhecida pela Agência Nacional de Vigilância Sanitária (Anvisa) como medicação, embora pareça uma opção promissora, pela segurança e baixo custo.

Magnésio

O sulfato de magnésio tem sido testado como poupador de anestésicos em dor perioperatória e de analgésicos em dor crônica, possivelmente como um bloqueador de NMDA, com menor custo e paraefeitos. No entanto, revisão sistemática revelou evidência conflitante em dor crônica.

Em 2020, uma revisão sistemática sobre suplementação de magnésio para tratamento de câimbras concluiu que havia moderadas evidências de sua ineficácia em reduzir frequência ou intensidade de câimbras em idosos. Sua efetividade em gestantes não ficou evidente, ao contrário dos resultados obtidos em revisão realizada em 2002, a qual era favorável ao emprego de magnésio em gestantes.[36]

Naltrexona

Quando prescrita entre 50 e 100 mg diários, a naltrexona age como um antagonista opioide, usado na dependência a opioides ou álcool. Porém, entre 1 e 5 mg (dose baixa), tem efeito imunomodulador, particularmente sobre células da glia e proliferação de células B e T, e parece promover aumento na produção de endorfinas, por efeito rebote de seu antagonismo transitório. Doses baixas têm sido estudadas em condições variadas, como FM, artrite reumatoide, síndrome de Sjögren, psoríase, doença de Crohn e esclerose múltipla. Entretanto, revisão sistemática recente em condições dolorosas crônicas encontrou apenas um pequeno estudo randomizado duplo-cego positivo em pacientes com FM.[37]

Ketamina (cetamina)

A cetamina é um antagonista não competitivo do receptor NMDA que tem papel importante na amplificação da transmissão nociceptiva ascendente. Em ensaios clínicos randomizados (ECR), demonstrou ser uma opção alternativa de tratamento por melhorar os índices de dor, de satisfação do paciente e de qualidade de vida.[38] É indicada na dor neuropática, FM, síndrome da dor regional complexa (SDRC), dor do membro fantasma, dor do câncer e síndrome da dor pós-toracotomia. Por ser prescrita de forma endovenosa e pela falta de padronização de sua dose, não deve ser utilizada fora do ambiente hospitalar. Ao ser empregada, o profissional deve ficar atento a seus possíveis eventos adversos significativos.[39]

Cúrcuma (curcumina)

O interesse pelo uso da curcumina, conhecida como cúrcuma (açafrão), se baseia em dados de que esse agente fitoterápico possui propriedade anti-inflamatória. Os relatos que corroboram seu uso vêm de ensaios randomizados e revisões,[40,41] como um estudo com 70 pacientes adultos com OA dolorosa de joelhos (sinovite ou derrame articular) confirmada por ultrassonografia. Eles receberam cúrcuma longa (1.000 mg/dia) ou placebo. Após 12 semanas, os pacientes que fizeram uso de cúrcuma apresentaram maior redução da dor, medida tanto pela Escala Visual analógica como pela escala de dor no joelho *Western Ontario McMaster Universities Osteoarthritis Index* (Womac). Os eventos adversos foram iguais nos dois grupos. Embora a redução das medidas de dor tenha sido estatisticamente significativa, sua importância clínica permanece incerta.

É contraindicada em pacientes em uso de anticoagulantes e com obstrução biliar. De um modo geral, a curcumina é mal absorvida pelo trato gastrointestinal, principalmente quando tomada em manipulação ou como produto caseiro, presente nos alimentos.

REFERÊNCIAS

1. Provenza JR, Rezende MC, Fernandez RN. Terapia coadjuvante. In: In: Ranzolin A, Chiuchetta FA; Heymann RE. Dores musculoesqueléticas localizadas e difusas. 2.ed. São Paulo: Planmark; 2017. p.258-68.
2. Martinez JE, Camargo Neto AA, Motta CM, Senger MH. Recomendações para a abordagem de dor musculo esquelética crônica em unidades básicas de saúde. Rev Bras Clin Med. 2010;8(5):428-33.
3. Lipman AG. Rational pharmacotherapy for pain. In: Ballantyne JC, Fishman SM, Rathmell JP, editors. Bonica's management of pain. 5. ed. Philadelphia: Wolters Kluwer Health; 2019.
4. Teixeira MJ, Yeng LT, Valle LBS, Ferreira KASL. Princípios gerais de tratamento da dor. In: Teixeira MJ, organizador. Dor: manual para o clínico. 2. ed. Rio de Janeiro: Atheneu; 2019.
5. Corp N, Mansell G, Stynes S, Wynne-Jones G, Morsø L, Hill JC, van der Windt DA. Evidence-Based treatment recommendations for neck and low back pain across Europe: a systematic review of guidelines. Eur J Pain. 2021;25:275-95.
6. Enke O, New HA, New CH, Mathieson S, McLachlan AJ, Latimer J, et al. Anticonvulsants in the treatment of low back pain and lumbar radicular pain: a systematic review and meta-analysis. CMAJ. 2018;190(26):E786-E793.

7. Witenko C, Moorman-Li R, Motycka C, Duane K, Hincapie-Castillo J, Leonard P, Valaer C. Considerations for the appropriate use of skeletal muscle relaxants for the management of acute low back pain. P T. 2014;39(6):427-45.
8. Macfarlane GJ, Kronisch C, Dean LE, Atzeni F, Häuser W, Fluß E, et al. EULAR revised recommendations for the management of fibromyalgia. Ann Rheum Dis. 2017;76(2):318-28.
9. Roe M, Sehgal A. Pharmacology in the management of chronic pain. Anaesth Intensive Care Med. 2016;17(11):548-51.
10. Varrassi G, Collett B, Morlion B, Kalso E, Nicolaou A, Dickenson A, et al. Proceedings of the CHANGE PAIN Expert Summit in Rome, June 2010. Curr Med Res Opin. 2011;27:2061-2.
11. Finnerup NB, Attal N, Haroutounian S, McNicol E, Baron R, Dworkin RH, et al. Pharmacotherapy for neuropathic pain in adults: a systematic review and meta-analysis. Lancet Neurol. 2015;14:162-73.
12. Mease PJ, Clauw DJ, Gendreau RM, Rao SG, Kranzler J, Chen W, Palmer RH. The efficacy and safety of milnacipran for treatment of fibromyalgia. a randomized, double-blind, placebo-controlled trial. J Rheumatol. 2009;36(2):398-409.
13. Kia S, Choy E. Update on treatment guideline in fibromyalgia syndrome with focus on pharmacology. Biomedicines. 2017;5(20). doi: 10.3390/biomedicines5020020
14. Welsch P, Bernardy K, Derry S, Moore RA, Häuser W. Mirtazapine for fibromyalgia in adults. Cochrane Database Syst Rev. 2018;8:CD012708.
15. Heymann RE, Paiva ES, Helfenstein MJR, Pollak DF, Martinez JE, Provenza JR, et al. Brazilian consensus on the treatment of fibromyalgia. Bras J Rheumatol. 2010;50:56-66.
16. Stacey BR, Barrett JA, Whalen E, Phillips KF, Rowbotham MC. Pregabalin for postherpetic neuralgia: placebo-controlled trial of fixed and flexible dosing regimens on allodynia and time to onset of pain relief. J Pain. 2008;9(11):1006-17.
17. Taguchi T, Nakano S, Nozawa K. Effectiveness of pregabalin treatment for neuropathic pain in patients with spine diseases: a pooled analysis of two multicenter observational studies in Japan. J Pain Res. 2021;14:757-71.
18. Derry S, Bell RF, Straube S, Wiffen PJ, Aldington D, Moore RA. Pregabalin for neuropathic pain in adults. Cochrane Database Syst Rev. 2019(1):CD007076.
19. Chen EY, Beutler SS, Kaye AD, Edinoff AN, Khademi SH, Stoltz AE, et al. Mirogabalin as a novel gabapentinoid for the treatment of chronic pain conditions: an analysis of current evidence. Anesth Pain Med. 2021;11(6):e121402.
20. Finnerup NB, Otto M, McQuay HJ, Jensen TS, Sindrup SH. Algorithm for neuropathic pain treatment: an evidence based proposal. Pain. 2005;118(3):289-305.
21. Hennemann-Krause L, Sredni S. Systemic drug therapy for neuropathic pain. Rev Dor. 2016;17(Suppl 1):S91-4.
22. Maizels M, McCarberg B. Antidepressivos e drogas antiepilépticas para dor crônica não oncológica. Am Fam Physician. 2005;71: 83-90.
23. Soliman N, Haroutounian S, Hohmann AG, Krane E, Liao J, Macleod M, et al. Systematic review and meta-analysis of cannabinoids, cannabis-based medicines, and endocannabinoid system modulators tested for antinociceptive effects in animal models of injury-related or pathological persistent pain. Pain. 2021;162 (Suppl 1):S26-s44.
24. Hunter DOG, Tich N, Messenheimer J, Sebree T. Synthetic transdermal cannabidiol for the treatment of knee pain due to osteoarthritis. Osteoarthritis Cartil. 2018;26:10-59.
25. Boehnke KF, Gagnier JJ, Matallana L, Williams DA. Cannabidiol use for fibromyalgia: prevalence of use and perceptions of effectiveness in a large online survey. J Pain. 2021;22(5):556-66.
26. Urits I, Gress K, Charipova K, Habib K, Lee D, Lee C, et al. Use of cannabidiol (CBD) for the treatment of chronic pain. Best Pract Res Clin Anaesthesiol. 2020;34(3):463-77.
27. McDonagh MS, Morasco BJ, Wagner J, Ahmed AY, Fu R, Kansagara D, Chou R. Cannabis-based products for chronic pain: a systematic review. Ann Intern Med. 2022.

28. Gusho CA, Court T. Cannabidiol: a brief review of its therapeutic and pharmacologic efficacy in the management of joint disease. Cureus. 2020;12(3): e7375.
29. Boehnke KF, Häuser W, Fitzcharles MA. Cannabidiol (CBD) in rheumatic diseases (musculoskeletal pain). Curr Rheumatol Rep. 2022:1-9.
30. Derry S, Wiffen PJ, Kalso EA, Bell RF, Aldington D, Phillips T, et al. Topical analgesics for acute and chronic pain in adults - an overview of Cochrane Reviews. Cochrane Database Syst Rev. 2017;5:CD008609.
31. Persson MSM, Stocks J, Varadi G, Hashempur MH, van Middelkoop M, Bierma-Zeinstra S, et al. Predicting response to topical non-steroidal anti-inflammatory drugs in osteoarthritis: an individual patient data meta-analysis of randomized controlled trials. Rheumatology (Oxford). 2020;59(9):2207-16.
32. Derry S, Rice ASC, Cole P, Tan T, Moore RA. Topical capsaicin (high concentration) for chronic neuropathic pain in adults. Cochrane Database Syst Rev. 2017;1:CD007393.
33. Santana JA, Klass S, Felix ER. The efficacy, effectiveness and safety of 5% transdermal lidocaine patch for chronic low back pain: a narrative review. PM R. 2020;12(12):1260-7.
34. Demant DT, Lund K, Finnerup NB, Vollert J, Maier C, Segerdahl MS, et al. Pain relief with lidocaine 5% patch in localized peripheral neuropathic pain in relation to pain phenotype: a randomised, double-blind, and placebo-controlled, phenotype panel study. Pain. 2015;156(11):2234-44.
35. Oh SN, Myung SK, Jho HJ. Analgesic efficacy of melatonin: a meta-analysis of randomized, double-blind, placebo-controlled trials. J Clin Med. 2020;9(5):1553.
36. Park R, Ho AM, Pickering G, Arendt-Nielsen L, Mohiuddin M, Gilron I. Efficacy and safety of magnesium for the management of chronic pain in adults: a systematic review. Anesth Analg. 2020;131(3):764-75.
37. Hatfield E, Phillips K, Swidan S, Ashman L. Use of low-dose naltrexone in the management of chronic pain conditions: a systematic review. J Am Dent Assoc. 2020;151(12):891-902.
38. Pastrak M, Abd-Elsayed A, Ma F, Vrooman B, Visnjevac O. Systematic review of the use of intravenous ketamine for fibromyalgia. Ochsner J. 2021 Winter;21(4):387-94.
39. Orhurhu VJ, Roberts JS, Ly N, Cohen SP. Ketamine in acute and chronic pain management. 2021 Dec 28. In: StatPearls [Internet]. Treasure Island (FL): StatPearls Publishing; 2022 Jan–. PMID: 30969646.
40. Ebrahimzadeh A, Abbasi F, Ebrahimzadeh A, Jibril AT, Milajerdi A. Effects of curcumin supplementation on inflammatory biomarkers in patients with rheumatoid arthritis and ulcerative colitis: a systematic review and meta-analysis. Complement Ther Med. 2021;61:102773.
41. Wang Z, Jones G, Winzenberg T, Cai G, Laslett LL, Aitken D, et al. Effectiveness of curcuma longa extract for the treatment of symptoms and effusion-synovitis of knee osteoarthritis: a randomized trial. Ann Intern Med. 2020;173(11):861-9.
42. American Psychiatric Association. Practice guideline for the treatment of patients with major depressive disorder. Third Edition. 2010. https://psychiatryonline.org/pb/assets/raw/sitewide/practice_guidelines/guidelines/mdd-1410197717630.pdf.

CAPÍTULO 24

Tratamento não medicamentoso da dor crônica

Marcos Renato de Assis
Marco Antonio Gonçalves Pontes Filho

INTRODUÇÃO

A dor é um evento universal, comum aos diversos cenários de saúde, e envolve múltiplas percepções e significados. Enquanto a dor aguda é um fenômeno fisiológico que tipicamente representa um sinal de alerta de lesão tecidual, a dor crônica é uma entidade nosológica por si, uma situação patológica em que habitualmente não se pode identificar um nexo causal com alguma agressão.[1,2]

A dor crônica, muitas vezes definida como dor com duração superior a três meses ou além do tempo normal de cicatrização do tecido, pode levar a consequências médicas, sociais e econômicas significativas, problemas nos relacionamentos, perda de produtividade e maiores custos de saúde.[1-4]

Além disso, a dor crônica é frequentemente acompanhada por distúrbios psiquiátricos, como dependência de analgésicos e depressão, que tornam o tratamento desafiador. A alta prevalência e a natureza refratária da dor crônica, em conjunto com as consequências negativas da dependência de medicamentos para dor, levaram a um aumento do interesse nas modalidades de tratamento que incluem terapias adjuvantes ou alternativas não medicamentosas. Muitas condições de dor crônica não apresentam uma "cura" propriamente dita, com seu tratamento abordando os sintomas como a dor, a capacidade funcional reduzida, os distúrbios do sono, a fadiga, a disfunção cognitiva, a depressão e a ansiedade.[1-4]

A eficácia do tratamento farmacológico varia amplamente entre as diversas condições de dor crônica, muitas vezes determinadas por sua etiologia. Apesar do cenário atual de constante evolução, com novos medicamentos aprovados para o tratamento da dor crônica, o alívio dos sintomas com esses agentes é geralmente modesto e de resposta limitada. Isso requer o uso de abordagens não farmacológicas, que podem complementar ou amplificar as respostas terapêuticas no tempo ou na intensidade, além de tratar diversos aspectos associados à dor crônica.[1,3]

As terapias não farmacológicas, portanto, são um componente cada vez mais importante para o manejo da dor crônica. A terapia cognitivo-comportamental (TCC) é um exemplo clássico, que usa estratégias de modificação de comportamento para reduzir efetivamente a dor e a fadiga, melhorar o sono, a funcionalidade e o enfrentamento. Terapias antes consideradas "alternativas", como acupuntura, *mindfulness*, ioga e relaxamento, tornaram-se formas aceitas de gerenciamento de sintomas, com ensaios clínicos demonstrando sua eficácia em diversos sintomas.[1-4]

A atividade física e os exercícios físicos são uma modalidade terapêutica viável e bem estudada para condições de dor crônica, com efeitos positivos sobre dor, sono, função cognitiva e funcionalidade. Evidências crescentes definem a atividade física como benéfica para muitas doenças crônicas, incluindo doenças cardiovasculares, diabetes tipo 2, obesidade e câncer. A atividade física tende a reduzir o impacto econômico de doenças crônicas por meio de melhoras no bem-estar geral, independência e redução da procura por assistência médica e do absenteísmo. Os benefícios gerais para a saúde são inegáveis, independentemente de a atividade física ser realizada por meio de exercícios de menor intensidade (ou seja, menor gasto de energia), atividades da vida diária, terapias de movimento (tai chi chuan, *qi gong*, ioga) ou exercícios de maior intensidade associados a ganhos de aptidão cardiovascular.[1]

Nenhuma modalidade única oferece alívio sintomático esmagador para pacientes com dor crônica. Em vez disso, os regimes de tratamento multimodais, incluindo estratégias de manejo farmacológico e não farmacológico, parecem ser os mais eficazes (Quadro 1).[1]

QUADRO 1 Opções de tratamento não medicamentoso na dor crônica

Educação, informação e adesão
Atividade física e exercício físico
Fisioterapia — cinesioterapia, hidroterapia e balneoterapia
Terapia cognitivo-comportamental
Hipnose
Acupuntura e eletroacupuntura
Neuromodulação — estimulação transcraniana e realidade virtual
Dieta

Fonte: Ambrose e Golightly, 2015.[1]

EDUCAÇÃO, INFORMAÇÃO E ADESÃO

A educação do paciente pode promover a compreensão dos mecanismos neurobiológicos envolvidos na experiência da dor, reduzindo a percepção cerebral de ameaça e favorecendo uma mudança na cognição e nas atitudes relacionadas ao processo de dor, com repercussões sobre a ativação de mecanismos de proteção motora, simpática e neuroendócrina.[5]

A terapia de grupo pode aumentar o grau de adesão e as respostas positivas dos pacientes, reforçando a assimilação das mudanças necessárias para corrigir distorções de avaliação cognitiva cerebral associadas à experiência dolorosa.[6]

Os tratamentos multimodais com educação que incluem exercícios físicos podem melhorar estado funcional, sintomas relacionados à dor, ansiedade e depressão para pacientes com fibromialgia (FM) e outras dores musculoesqueléticas.[7-9]

De fato, não há evidência de que a educação deve ser fornecida como uma forma de terapia isolada, sendo recomendada com outras abordagens de gerenciamento da dor com perspectiva de pequena efetividade na redução de incapacidade e catastrofização, eventualmente na intensidade da dor em diferentes condições de dor crônica.[10-12] A educação, como parte de programas multidisciplinares, pode melhorar o autogerenciamento e a autoeficácia em pessoas com dor crônica.[13] Estudos em educação sobre dor baseados na internet mostram resultados semelhantes.[14]

ATIVIDADE FÍSICA E EXERCÍCIO FÍSICO

A atividade física é considerada uma modalidade benéfica para o tratamento de pacientes com dor crônica, proporcionando melhoras na funcionalidade, nos distúrbios do sono, na função cognitiva e na modificação geral do risco de saúde e doença. Além disso, influencia positivamente a qualidade de vida, nas atividades de vida diária, no aspecto emocional, na funcionalidade global e na independência do paciente. Ao mesmo tempo, reduz a incapacidade e o risco de desenvolver doenças, como hipertensão, doenças cardiovasculares, dislipidemia, *diabetes mellitus* tipo 2, osteoporose e obesidade. Com intensidade moderada a vigorosa, a atividade física é eficaz para o controle de peso, minimizando efetivamente a carga excessiva e a dor nas articulações.[1]

Vários ensaios clínicos randomizados compararam uma variedade de tipos de atividades e ambientes, incluindo exercícios aquáticos, terrestres e aeróbicos, treinamento de resistência e terapias de movimento.[1]

O exercício aeróbico tem sido estudado há muito tempo no tratamento para a dor crônica. Esse tipo de atividade inclui os exercícios terrestres, como caminhada e bicicleta estacionária, e os exercícios aquáticos. Estudos recentes definiram os benefícios alcançados pelo exercício aeróbico de acordo com a intensidade desse exercício. Para fins de dor musculoesquelética crônica, a intensidade se refere à quantidade de energia gasta e não implica carga ou impacto articular. De forma bastante uniforme, o exercício de intensidade baixa a moderada — que recruta 50 a 60% da frequência cardíaca máxima — tende a melhorar os sintomas de dor crônica. Atividade de intensidade moderada a alta — que recruta 60 a 80% da frequência cardíaca máxima — demonstrou melhorar a aptidão nos pacientes com dor crônica que toleram esse nível de intensidade.[1]

O treinamento de força — definido como contração dos músculos contra uma resistência — pode ser realizado com pesos livres, aparelhos, elásticos, resistência contra a água ou o próprio peso corporal. O treinamento de força para a dor crônica é bem estabelecido. Estudos recentes demonstraram de forma mais robusta que o treinamento de força é seguro e eficaz para uma variedade de condições de dor crônica. O treinamento em terra parece produzir maiores ganhos de força que o treinamento de resistência aquático. Além disso, o treinamento de força também pode melhorar a qualidade de vida e o aspecto emocional nessa população.[1]

O treinamento de flexibilidade inclui exercícios para melhorar a amplitude de movimento articular e reduzir a rigidez muscular. Isoladamente, o treinamento de flexibilidade para o tratamento da dor crônica foi modestamente benéfico para a dor, com maior impacto no aspecto emocional. Achados semelhantes existem para estudos em que a flexibilidade faz parte de um programa de exercícios maior, que inclui treinamento aeróbico ou de força. Nesse contexto, o treinamento de flexibilidade é eficaz para ansiedade, depressão e qualidade de vida relacionada à saúde.[1]

O interesse nos efeitos das terapias de movimento, como ioga, tai chi chuan e *qi gong*, ganhou um impulso para o tratamento da dor crônica. Geralmente as terapias de movimento são realizadas em menor intensidade e são seguras e bem toleradas pelos pacientes. Além da dor e da funcionalidade, as terapias de movimento melhoram o equilíbrio, a mobilidade, a flexibilidade das articulações, a depressão e a ansiedade.[1]

Para lombalgia crônica não específica, uma metanálise mostrou evidências de baixa a moderada certeza de que indivíduos que praticaram ioga, em comparação com controles sem exercício, apresentam melhora pequena a moderada na função relacionada às costas em 3 e 6 meses. A ioga também pode ser um pouco mais eficaz para a dor aos 3 e 6 meses, mas o tamanho do efeito não se mostrou clinicamente relevante. Não se pode dizer se há diferença entre ioga e outros exercícios para função ou dor relacionada às costas, ou se sua adição a um programa de exercício é mais eficaz do que o exercício sozinho. A ioga não está associada a eventos adversos graves, mas sua efetividade carece de pesquisas de alta qualidade com avaliações de longo prazo.[15]

As questões psicossociais influenciam os esforços dos pacientes para adotar e manter a atividade física e alcançar resultados bem-sucedidos. Crenças e comportamentos de medo são barreiras conhecidas para evitar a atividade física. O medo contribui para o comportamento sedentário nos pacientes com dor musculoesquelética crônica, e o medo do aumento da dor e do mal-estar pós-esforço são barreiras significativas à atividade entre pacientes com FM e síndrome da fadiga crônica.[1]

Individualmente ou em combinação, a dor, o distúrbio do sono, a depressão, a ansiedade e as crenças de medo podem afetar negativamente a motivação para os exercícios físicos. A adaptação ao exercício pode contribuir significativamente para motivação, autoeficácia e adesão dos pacientes. Celebrar o "sucesso" dos pacientes, a redução de sintomas, a educação sobre técnicas de motivação e o encorajamento verbal motivacionais são estratégias que melhoram a motivação para a prática do exercício físico.[1]

FISIOTERAPIA (CINESIOTERAPIA, HIDROTERAPIA E BALNEOTERAPIA)

As diretrizes de prática clínica recomendam o exercício físico como primeira linha de tratamento para a dor lombar crônica, mas cabe salientar que muitos desses estudos foram conduzidos em ambiente de fisioterapia. Entre as várias possibilidades de exercício fisioterápico, as evidências para indicar algum programa específico de exercícios são limitadas, mas a maioria dos tipos de exercícios supera outros tratamentos mínimos nos resultados de dor e limitação funcional. Pilates, método McKenzie e restauração funcional são mais eficazes do que outros tipos de tratamento com exercícios para reduzir a intensidade da dor e as limitações funcionais.[16]

Um programa de exercícios aquáticos terapêuticos proporcionou maior alívio em pacientes com dor lombar crônica que o uso de meios físicos e teve efeito com duração de até 12 meses. Isso indica que o tratamento em fisioterapia com exercícios aquáticos ativos é superior a abordagens com o uso de aparelhos visando ao relaxamento passivo.[17]

A balneoterapia é o uso da água mineral para o tratamento de uma ampla gama de doenças, como dermatite atópica, psoríase, artrite reumatoide, espondilite anquilosante, osteoartrite (OA) e lombalgia, e vem sendo praticada há muito tempo em todo o mundo. A hidroterapia, usando água e calor juntos para tratar condições, aliviar a dor e aumentar a força muscular e uma variedade de movimentos articulares, tem sido um dos pilares do gerenciamento de muitas condições médicas. Essas incluem artrite, doenças neurológicas condições e reabilitação de lesões esportivas.[18]

As pessoas costumam usá-las para obter alívio da dor, e estudos mostram que a melhora é frequentemente observada na fase subaguda entre 4 e 12 semanas, embora em um ritmo mais lento que o observado no início. Outros estudos realizados em pacientes com OA de quadril, joelho e coluna lombar também mostraram resultados satisfatórios obtidos com balneoterapia.[18]

Uma revisão sistemática com metanálise demonstrou que a terapia de *spa* pode ter efeitos benéficos a curto prazo no alívio da dor e na melhora da mobilidade da coluna lombar em pacientes com lombalgia crônica. A terapia termal é um tratamento não farmacológico e amplamente utilizado, no qual os pacientes tomam banho em água de nascente natural com temperatura acima de 20 °C e rico conteúdo mineral por 20 a 30 minutos.

Há evidências muito baixas a moderadas indicando que a balneoterapia pode melhorar dor e qualidade de vida em pacientes com FM, enquanto a melhora da sensibilidade e da depressão varia nas fases do tempo. Ainda são necessários estudos com maiores amostras, observação mais longa e regimes mais bem estabelecidos dessa intervenção para se conhecer seu papel terapêutico.[18]

Uma revisão sistemática buscou avaliar a eficácia em curto prazo de diferentes modalidades térmicas em pacientes com OA. A balneoterapia foi eficaz na redução da dor, melhora da rigidez e qualidade de vida. A terapia com lama reduziu significativamente a dor e a rigidez, e a terapia de *spa* aliviou a dor. No entanto, notam-se as limitações na qualidade metodológica e no tamanho da amostra, com grandes variações de tratamento e heterogeneidade, além da falta de avaliação duplo-cega. De qualquer modo, parece que as modalidades térmicas são eficazes em curto prazo para o tratamento de pacientes com OA.[19]

TERAPIA COGNITIVO-COMPORTAMENTAL

Há agora uma ênfase crescente nas técnicas mente–corpo para controlar a dor, com muitos pacientes com dor crônica recorrendo a TCC, ioga, meditação, hipnose e relaxamento. Essas técnicas são complexas, mas a maioria tem um componente cognitivo, como foco de atenção, e um componente emocional.[2]

Tanto os fatores atencionais quanto os emocionais são conhecidos por modular a percepção da dor. No entanto, a natureza e os mecanismos dessa modulação diferem. Concentrar-se na dor aumenta a intensidade percebida da sensação, enquanto um estado emocional negativo aumenta a percepção desagradável da dor sem alterar a intensidade. Um estudo descobriu que a valência emocional influenciou as classificações de dor e um reflexo nociceptivo espinhal na mesma direção, mas a distração reduziu a dor enquanto aumentava o reflexo. Assim, parece que diferentes sistemas podem estar envolvidos na modulação da dor pela atenção e pelas emoções.[2,3]

Há evidências limitadas da eficácia de intervenções baseadas em *mindfulness* para pacientes com dor crônica.[20,21]

A TCC é uma linha de terapia breve que possui a finalidade de alterar padrões de interpretação do indivíduo que constituiriam a base dos transtornos emocionais. A terapia de aceitação e compromisso (TAC) mistura estratégias de aceitação e *mindfulness* com estratégias de comprometimento e mudança de comportamento para aumentar a flexibilidade psicológica com a proposta de se aprender a não reagir de forma exagerada a sentimentos desagradáveis. Uma revisão sistemática comparou terapia comportamental, TCC e TAC, e mostrou que a TCC tem pequeno efeito benéfico para reduzir dor, incapacidade e angústia na dor crônica. Uma metanálise de TAC especificamente para FM concluiu que os resultados são promissores, mas incertos.[22]

Outra revisão sistemática mostrou que as terapias psicológicas fornecidas pela internet reduziram dor, incapacidade, depressão e ansiedade em poucos estudos, de modo semelhante aos de revisões de terapias presenciais tradicionais para dor crônica.[23]

Os primeiros estudos de *mindfulness* em pacientes com dor mostraram resultados promissores nos sintomas de dor, distúrbios do humor, ansiedade e depressão, bem como na utilização de medicamentos relacionados à dor. Numerosas revisões sistemáticas sobre os efeitos da meditação da atenção plena foram publicadas nos últimos anos. Daqueles que relatam resultados de dor, vários se concentraram em tipos específicos de dor, como lombalgia, FM ou transtorno de somatização. Houve várias revisões abrangentes focadas em ensaios controlados de intervenções de *mindfulness* para dor crônica, incluindo uma revisão que mostrou melhoras nos sintomas depressivos e enfrentamento, além de outra revisão sobre *mindfulness* para lombalgia crônica, FM e dor musculoesquelética que mostrou pequenos resultados positivos para redução da dor. Revisão mais recente sobre várias condições de dor encontrou melhoras e aceitação da dor, melhora da qualidade de vida e do estado funcional associadas ao emprego de *mindfulness*. Os autores dessas revisões ecoaram a preocupação de que há evidências limitadas da eficácia das intervenções baseadas em *mindfulness* para pacientes com dor crônica em razão de questões metodológicas. Eles concluíram que eram necessárias pesquisas adicionais de alta qualidade antes que uma recomendação para o uso da meditação da atenção plena para sintomas de dor crônica pudesse ser feita.[2,3]

HIPNOSE

A hipnose é definida como um estado de consciência que envolve atenção concentrada e percepção periférica reduzida, caracterizado por uma maior capacidade de resposta à sugestão. Esse estado mental pode ser induzido por um terapeuta para uma hipnoterapia, ou seja, para uso terapêutico de um distúrbio ou preocupação médica ou psicológica.[24]

A hipnose tem sido usada para tratar todo tipo de dor imaginável ao longo dos séculos e em todas as culturas. O que há de novo sobre a analgesia hipnótica é a evidência empírica que surgiu nas últimas duas décadas sobre sua eficácia e fundamentos mecanicistas. Grande parte das pesquisas anteriores que estudavam a analgesia hipnótica se concentravam na dor aguda induzida em ambientes de pesquisa ou na dor associada a procedimentos médicos. Houve uma série de técnicas inovadoras recentes dessa modalidade para tratar a dor. Outros avanços recentes na sua compreensão vieram de estudos de imagem que examinaram as funções cerebrais associadas à hipnose e à analgesia hipnótica. Além disso, houve um aumento recente importante na pesquisa sobre a eficácia da hipnose para condições de dor crônica.[24,25]

Uma revisão sistemática de hipnose com duração mínima de oito sessões para controlar a dor crônica musculoesquelética e neuropática em comparação com controles revelou um tamanho de efeito significativo moderado a grande em acompanhamento de curto prazo. Porém, ainda é necessário delinear a relevância da hipnose na prática e como fazer sua prescrição de forma eficiente.[23] Estudos de neuroimagem sugerem que a hipnose pode atuar na modulação da dor no cérebro de pacientes com dor crônica por envolvimento específico do córtex cingulado anterior, que é relacionado ao processamento emocional e cognitivo da dor.[26]

ACUPUNTURA E ELETROACUPUNTURA

Para o tratamento da FM, há evidências de nível baixo a moderado de que, em comparação com nenhum tratamento e terapia padrão, a acupuntura melhora a dor e a rigidez, mas também há evidências de nível moderado de que o efeito da acupuntura não difere do da acupuntura simulada na redução da dor ou fadiga, ou na melhora do sono ou do bem-estar global. A eletroacupuntura é provavelmente melhor que a estimulação manual para redução de dor e rigidez e melhora do bem-estar global, sono e fadiga. Os estudos se limitam por pequenos tamanhos de amostra e dificuldades em estabelecer grupo de comparação ou acupuntura simulada e a duração do efeito é observada por até um mês.[27]

Para lombalgia crônica não específica, uma metanálise verificou que a acupuntura não foi clinicamente melhor que o procedimento simulado no alívio da dor imediatamente após o tratamento, na melhoria da qualidade de vida a curto prazo ou mesmo na funcionalidade. No entanto, a acupuntura foi mais eficaz na melhora da dor e da função no prazo imediato quando comparada a nenhum tratamento. A terapia pode melhorar a função imediatamente após as sessões, bem como a qualidade de vida física, mas não a dor ou a qualidade de vida mental. A evidência é moderada a muito baixa, pois a maioria dos estudos apresenta alto risco de viés, inconsistência e tamanho pequeno da amostra, introduzindo imprecisão. Portanto, a decisão de usar a acupuntura para tratar a dor lombar crônica envolve ponderações sobre disponibilidade, custo e preferências do paciente.[28]

Embora não seja possível explicar completamente se os efeitos da acupuntura estão relacionados ao efeito placebo ou a fatores específicos do agulhamento nos locais corretos dos pontos de acupuntura, outros elementos relacionados à abordagem dos pacientes podem contribuir para o benefício do tratamento com acupuntura. Os efeitos da acupuntura podem persistir por um período de 12 meses; assim, o encaminhamento para essa modalidade de tratamento pode ser uma opção razoável para alguns pacientes com dor crônica.[27]

NEUROMODULAÇÃO (ESTIMULAÇÃO TRANSCRANIANA E REALIDADE VIRTUAL)

A neuromodulação é um campo grande de atuação, que inclui terapias de estimulação cerebral profunda e do córtex motor, estimulação nervosa periférica e os tratamentos não invasivos de estimulação magnética transcraniana repetitiva (rTMS), estimulação transcraniana por corrente contínua e estimulação elétrica nervosa transcutânea (TENS).[29]

Há evidências de qualidade baixa a moderada de que a estimulação do nervo periférico é eficaz para tratar dor neuropática em extremidade; e evidências de baixa qualidade de que é eficaz para dor nas costas com ou sem ciatalgia. Há evidências de qualidade moderada de que a rTMS não oferece benefícios significativos para a dor crônica em geral, mas há evidências conflitantes em relação ao alívio da dor para dores neuropáticas e dores de cabeça, e alguns guias apontam recomendação fraca para o uso de rTMS visando ao córtex motor primário na dor neuropática e na FM. Há evidências de baixa qualidade para tratar dor crônica por estimulação transcraniana por corrente contínua. Há evidências de baixa qualidade para TENS no tratamento de dor neuropática.[29]

A realidade virtual (RV) tem se mostrado uma alternativa eficaz aos analgésicos opioides, mesmo em casos de níveis de dor intensos, como queimaduras e em cuidado de feridas. A "teoria do portão" da atenção postula que a RV reduz a percepção da dor ao absorver e desviar a atenção da dor e é o modelo mais amplamente aceito para explicar o impacto da RV na dor.[30] Numerosos estudos demonstraram que a RV é uma ferramenta eficaz na redução significativa da dor em situações de dor aguda.[30]

Embora haja evidências crescentes que apoiam a eficácia da RV no manejo da dor aguda do procedimento, pouco se sabe sobre o uso da RV para dor crônica, que difere substancialmente da dor aguda. Múltiplas variáveis estão envolvidas na sensação de dor crônica, incluindo vários fatores psicológicos e processos do sistema nervoso central. Portanto, mesmo que se tenha demonstrado que a RV é eficaz para a dor aguda, é possível que ela não seja eficaz para a dor crônica.[30,31] Uma revisão da literatura recente constatou que houve apenas um estudo até o momento avaliando o impacto da RV na dor crônica. Nesse estudo, os participantes foram questionados sobre sua dor antes de uma sessão de RV e enquanto estavam na sessão. A sessão teve 15 minutos de duração e contou com cenas agradáveis e relaxantes. O estudo não investigou o impacto da RV na dor crônica após o término da sessão. Um estudo anterior realizado em Israel investigou o impacto da RV no prurido causado pela dermatite atópica e pela psoríase. Nesse estudo, foram coletados dados sobre o impacto durante uma sessão de RV e dez minutos depois. Descobriu-se que a RV diminuiu significativamente o prurido durante as sessões e dez minutos depois.[30]

DIETA

O uso de suplementos alimentares tem crescido na população em geral por vários motivos, inclusive com a intenção de se obter alívio para condições de dor, mas frequentemente as decisões de uso não estão embasadas em evidências científicas. Uma revisão sistemática buscou pesquisas sobre ingredientes e suplementos dietéticos comumente usados para dor musculoesquelética crônica, investigando uso de insaponificáveis de soja e abacate, capsaicina, cúrcuma, gengibre, glicosamina, melatonina, ácidos graxos poli-insaturados e vitamina D. Verificou-se que os efeitos desejáveis superaram os efeitos indesejáveis, mas a evidência era de baixa qualidade e por vezes sem uma diferença muito significativa. Considerando que tais produtos podem aliviar a dor musculoesquelética com risco mínimo de dano, discute-se a importância da tomada de decisão compartilhada entre as partes envolvidas, inclusive operadoras e seus prestadores de serviços de saúde.[32]

A restrição dietética de carboidratos vem sendo estudada há vários anos no contexto de epilepsia e de cefaleia, mostrando efeitos benéficos para disfunções do sistema nervoso e sugerindo boa perspectiva para o tratamento da dor crônica humana. Entre múltiplas hipóteses para justificar os efeitos no alívio da dor, destaca-se a possibilidade de redução da hiperexcitabilidade de neurônios periféricos e/ou centrais pela redução do metabolismo glicolítico e aumento na sinalização da adenosina, substância que pode estar envolvida em mecanismos de alívio da dor na acupuntura e no exercício físico. Uma revisão avaliou o impacto de uma dieta pobre em carboidratos/cetogênica, com ingestão de menos de 130 g/dia de carboidratos com duração maior ou igual a duas semanas na função do sistema nervoso adulto e biomarcadores inflamatórios relacionados à dor crônica. Os resultados sugerem um efeito favorável tanto na sensibilização do sistema nervoso quanto na inflamação relacionada à dor crônica, mas ainda são necessários ensaios clínicos que possam dar embasamento científico para sua indicação.[33]

REFERÊNCIAS

1. Ambrose KR, Golightly YM. Physical exercise as non-pharmacological treatment of chronic pain: why and when. Best Pract Res Clin Rheumatol. 2015;29(1):120-30. doi: 10.1016/j.berh.2015.04.022
2. Bushnell MC, Ceko M, Low L. Cognitive and emotional control of pain and its disruption in chronic pain. Nat Rev Neurosci. 2013;14(7):502–511. doi: 10.1038/nrn3516
3. Hilton L, Hempel S, Ewing BA, Apaydin E, Xenakis L, Newberry S, et al. Mindfulness meditation for chronic pain: systematic review and meta-analysis. Ann Behav Med. 2017;51:199-213. doi: 10.1007/s12160-016-9844-2
4. Jensen MP, Patterson DR. Hypnotic approaches for chronic pain management: clinical implications of recent research findings. Am Psychol. 2014;69(2):167-77. doi: 10.1037/a0035644
5. Moseley GL. A pain neuromatrix approach to patients with chronic pain. Man Ther. 2003;8(3):130-40. doi: 10.1016/s1356-689x(03)00051-1. PMID: 12909433.
6. Areso-Bóveda PB, Mambrillas-Varela J, García-Gómez B, Moscosio-Cuevas JI, González-Lama J, Arnaiz-Rodríguez E, et al. Effectiveness of a group intervention using pain neuroscience education and exercise in women with fibromyalgia: a pragmatic controlled study in primary care. BMC Musculoskelet Disord. 2022;23(1):323. doi: 10.1186/s12891-022-05284-y. PMID: 35379222; PMCID: PMC8978762.
7. Saracoglu I, Akin E, Aydin Dincer GB. Efficacy of adding pain neuroscience education to a multimodal treatment in fibromyalgia: a systematic review and meta-analysis. Int J Rheum Dis. 2022;25(4):394-404. doi: 10.1111/1756-185X.14293. Epub 2022 Jan 21. PMID: 35061337.
8. Siddall B, Ram A, Jones MD, Booth J, Perriman D, Summers SJ. Short-term impact of combining pain neuroscience education with exercise for chronic musculoskeletal pain: a systematic review and meta-analysis. Pain. 2022;163(1):e20-e30. doi: 10.1097/j.pain.0000000000002308. PMID: 33863860.
9. Bülow K, Lindberg K, Vaegter HB, Juhl CB. Effectiveness of pain neurophysiology education on musculoskeletal pain: a systematic review and meta-analysis. Pain Med. 2021;22(4):891-904. doi: 10.1093/pm/pnaa484. PMID: 33764394.
10. Geneen LJ, Martin DJ, Adams N, Clarke C, Dunbar M, Jones D, et al. Effects of education to facilitate knowledge about chronic pain for adults: a systematic review with meta-analysis. Syst Rev. 2015;4:132. doi: 10.1186/s13643-015-0120-5. PMID: 26428467; PMCID: PMC4591560.
11. Marris D, Theophanous K, Cabezon P, Dunlap Z, Donaldson M. The impact of combining pain education strategies with physical therapy interventions for patients with chronic pain: a systematic

review and meta-analysis of randomized controlled trials. Physiother Theory Pract. 2021;37(4):461-72. doi: 10.1080/09593985.2019.1633714. Epub 2019 Jun 28. PMID: 31250682.

12. Knopp-Sihota JA, MacGregor T, Reeves JTH, Kennedy M, Saleem A. Management of chronic pain in long-term care: a systematic review and meta-analysis. J Am Med Dir Assoc. 2022:S1525-8610(22)-00305-X. doi: 10.1016/j.jamda.2022.04.008. Epub ahead of print. PMID: 35594944.
13. Joypaul S, Kelly F, McMillan SS, King MA. Multi-disciplinary interventions for chronic pain involving education: a systematic review. PLoS One. 2019;14(10):e0223306. doi: 10.1371/journal.pone.0223306. PMID: 31577827; PMCID: PMC6774525.
14. Ordoñez-Mora LT, Morales-Osorio MA, Rosero ID. Effectiveness of interventions based on pain neuroscience education on pain and psychosocial variables for osteoarthritis: a systematic review. Int J Environ Res Public Health. 2022;19(5):2559. doi: 10.3390/ijerph19052559. PMID: 35270250; PMCID: PMC8909562.
15. Wieland LS, Skoetz N, Pilkington K, Vempati R, D'Adamo CR, Berman BM. Yoga treatment for chronic non-specific low back pain. Cochrane Database Syst Rev. 2017;1(1):CD010671. doi: 10.1002/14651858.CD010671.pub2. PMID: 28076926; PMCID: PMC5294833.
16. Hayden JA, Ellis J, Ogilvie R, Stewart SA, Bagg MK, Stanojevic S, et al. Some types of exercise are more effective than others in people with chronic low back pain: a network meta-analysis. J Physiother. 2021;67(4):252-62. doi: 10.1016/j.jphys.2021.09.004. Epub 2021 Sep 16. PMID: 34538747.
17. Peng MS, Wang R, Wang YZ, Chen CC, Wang J, Liu XC, et al. Efficacy of therapeutic aquatic exercise vs. physical therapy modalities for patients with chronic low back pain: a randomized clinical trial. JAMA Netw Open. 2022;5(1):e2142069. doi: 10.1001/jamanetworkopen.2021.42069. PMID: 34994794; PMCID: PMC8742191.
18. Haji Y, Taddesse F, Serka S, Gebretsadik. Effect of balneotherapy on chronic low back pain at hot springs in southern Ethiopia: perceived improvements from pain. J Pain Res. 2021;14:2491-500.
19. D'Angelo D, Coclite D, Napoletano A, Fauci AJ, Latina R, Gianola S, et al. The efficacy of balneotherapy, mud therapy and spa therapy in patients with osteoarthritis: an overview of reviews. Int J Biometeorol. 2021;65(7):1255-71. doi: 10.1007/s00484-021-02102-3. Epub 2021 Mar 19. PMID: 33740137.
20. Bawa FL, Mercer SW, Atherton RJ, Clague F, Keen A, Scott NW, Bond CM. Does mindfulness improve outcomes in patients with chronic pain? Systematic review and meta-analysis. Br J Gen Pract. 2015;65(635):e387-400. doi: 10.3399/bjgp15X685297. PMID: 26009534; PMCID: PMC4439829.
21. Hilton L, Hempel S, Ewing BA, Apaydin E, Xenakis L, Newberry S, et al. Mindfulness meditation for chronic pain: systematic review and meta-analysis. Ann Behav Med. 2017;51(2):199-213. doi: 10.1007/s12160-016-9844-2. PMID: 27658913; PMCID: PMC5368208.
22. Haugmark T, Hagen KB, Smedslund G, Zangi HA. Mindfulness- and acceptance-based interventions for patients with fibromyalgia - a systematic review and meta-analyses. PLoS One. 2019;14(9):e0221897. doi: 10.1371/journal.pone.0221897. PMID: 31479478; PMCID: PMC6719827.
23. Eccleston C, Fisher E, Craig L, Duggan GB, Rosser BA, Keogh E. Psychological therapies (Internet-delivered) for the management of chronic pain in adults. Cochrane Database Syst Rev. 2014;2014(2):CD010152. doi: 10.1002/14651858.CD010152.pub2. PMID: 24574082; PMCID: PMC6685592.
24. International Journal of Clinical and Experimental Hypnosis (IJCEH) [Internet]. American Psychological Association Division 30 [acesso 02 jul. 2022]. Disponível em: https://ijceh.com/apa-div30#:~:text=Definition%20and%20Description%20of%20Hypnosis&text=Hypnosis%3A%20A%20state%20of%20consciousness,procedure%20designed%20to%20induce%20hypnosis.
25. Langlois P, Perrochon A, David R, Rainville P, Wood C, Vanhaudenhuyse A, et al. Hypnosis to manage musculoskeletal and neuropathic chronic pain: a systematic review and meta-analysis. Neurosci Biobehav Rev. 2022;135:104591. doi: 10.1016/j.neubiorev.2022.104591. Epub 2022 Feb 19. PMID: 35192910.

26. Bicego A, Rousseaux F, Faymonville ME, Nyssen AS, Vanhaudenhuyse A. Neurophysiology of hypnosis in chronic pain: A review of recent literature. Am J Clin Hypn. 2022;64(1):62-80. doi: 10.1080/00029157.2020.1869517. PMID: 34748463.
27. Deare JC, Zheng Z, Xue CC, Liu JP, Shang J, Scott SW, Littlejohn G. Acupuncture for treating fibromyalgia. Cochrane Database Syst Rev. 2013;2013(5):CD007070. doi: 10.1002/14651858. CD007070.pub2. PMID: 23728665; PMCID: PMC4105202.
28. Mu J, Furlan AD, Lam WY, Hsu MY, Ning Z, Lao L. Acupuncture for chronic nonspecific low back pain. Cochrane Database Syst Rev. 2020;12(12):CD013814. doi: 10.1002/14651858.CD013814. PMID: 33306198; PMCID: PMC8095030.
29. Knotkova H, Hamani C, Sivanesan E, Le Beuffe MFE, Moon JY, Cohen SP, Huntoon MA. Neuromodulation for chronic pain. Lancet. 2021;397(10289):2111-24. doi: 10.1016/S0140-6736(21)00794-7. PMID: 34062145.
30. Jones T, Moore T, Choo J. The impact of virtual reality on chronic pain. PLoS One. 2016;11(12):e0167523. doi:10.1371/journal. pone.0167523.
31. Keefe FJ, Huling DA, Coggins MJ, Keefe DF, Rosenthal MZ, Herr NR, et al. Virtual reality for persistent pain: a new direction for behavioral pain management. Pain. 2012;153(11):2163-6. doi: 10. 1016/j.pain.2012.05.030. PMID: 22770840.
32. Boyd C, Crawford C, Berry K, Deuster P; HERB Working Group. Conditional recommendations for specific dietary ingredients as an approach to chronic musculoskeletal pain: evidence-based decision aid for health care providers, participants, and policy makers. Pain Med. 2019;20(7):1430-48. doi: 10.1093/pm/pnz051. PMID: 30986301; PMCID: PMC6611527.
33. Field R, Field T, Pourkazemi F, Rooney K. Low-carbohydrate and ketogenic diets: a scoping review of neurological and inflammatory outcomes in human studies and their relevance to chronic pain. Nutr Res Rev. 2022:1-71. doi: 10.1017/S0954422422000087. Epub ahead of print. PMID: 35438071.

CAPÍTULO 25

Procedimentos no tratamento da dor musculoesquelética

Marco Antonio Gonçalves Pontes Filho
Marcos Renato de Assis
Rita Nely Vilar Furtado

INTRODUÇÃO

A reumatologia é especialidade médica que cuida de um espectro muito grande de doenças nas quais estão envolvidos aspectos inflamatórios, autoimunes, metabólicos e degradativos. Muitas das doenças reumáticas acometem as articulações e provocam dor. Fazem parte do arsenal terapêutico do reumatologista drogas anti-inflamatórias, imunomoduladoras, imunossupressoras e/ou analgésicas, de ação sistêmica ou local. Muitos ainda consideram a reumatologia uma especialidade apenas clínica. Mas, na verdade, a prática envolve uma série de intervenções que ajudam o médico no diagnóstico e tratamento de doenças reumáticas. A reumatologia intervencionista é parte da especialidade há mais de meio século, quando começou a prática de infiltração intra-articular (IIA) e as infiltrações periarticulares (IPA) com corticosteroides. O uso de técnicas de imagem pode melhorar a efetividade da infiltração articular, tanto intra quanto periarticular. Outros procedimentos relacionados com o diagnóstico do paciente incluem biópsias sinoviais, ósseas, musculares e da glândula salivar, agulhamento a seco, bloqueios anestésicos e radiofrequência.

INFILTRAÇÕES ARTICULARES E PERIARTICULARES

As infiltrações são uma das práticas do reumatologista que auxiliam na abordagem tanto diagnóstica como terapêutica dos doentes reumáticos. Elas existem desde 1951[1] — quando foi realizada pela primeira vez uma injeção intra-articular com corticosteroide — e foram sendo sofisticadas, tanto em seu aspecto técnico quanto no número cada vez maior de drogas para uso intra e periarticular.

Atualmente, a reumatologia intervencionista abrange uma série de procedimentos que vão desde as habituais IIA apendiculares com corticosteroides, ácido hialurônico (AH) e inúmeras novas drogas surgidas nas últimas décadas, além dos aspirados de células totipotentes; passando por infiltrações de articulações mais profundas, como coxofemoral, ombro e médio-pé; por infiltrações axiais como peridurais, de articulações zigoapofisárias, foraminais e intradiscais; até procedimentos diagnósticos invasivos, como biópsia sinovial, óssea, muscular e de glândula salivar. Todos esses procedimentos formam um conjunto de intervenções (Quadro 1) muito pertinente à reumatologia por ter o aparelho musculoesquelético como o mais frequentemente acometido pelas suas enfermidades e pela habilidade do reumatologista em lidar com a semiologia ósteo-músculo-ligamentar. Esses procedimentos "armam" o reumatologista no diagnóstico de casos difíceis e na otimização de seu tratamento.[2-4]

As IIA e IPA podem ser realizadas às cegas no consultório médico, ou com o auxílio de imagem, como a ultrassonografia (US), habitualmente em ambiente hospitalar.[2-4] Para o sucesso das IIA, é necessário que o espaço intra-articular

QUADRO 1 Procedimentos realizados na reumatologia intervencionista

Procedimentos diagnósticos		Procedimentos terapêuticos	
IIA	IPA	IIA	IPA
Artrocentese diagnóstica Biópsia sinovial	Biópsia de glândula salivar Biópsia óssea Biópsia muscular	IIA com corticosteroides IIA com ácido hialurônico IIA com radioisótopos Lavagem articular	IPA com corticosteroide Injeção peridural com corticosteroide Punção-aspiração de calcificações Aponevrotomia por agulha (Dupuytren) Injeção de TBA para síndrome miofascial Injeção de forame vertebral com corticosteroide Injeção intradiscal com corticosteroide
Procedimentos às cegas		**Procedimentos guiados por imagem**	
A maioria dos procedimentos apendiculares Biópsias: sinovial, óssea, muscular, glândula salivar Lavagem articular		Mais frequentemente com auxílio de: fluoroscopia, ultrassonografia	

IIA: infiltração intra-articular; IPA: infiltração periarticular; TBA: toxina botulínica tipo A.
Fonte: com base na publicação de See, 1998.[3]

seja adequadamente atingido (Figuras 1 e 2). Para isso, é necessário que o reumatologista conheça intimamente a anatomia da articulação a ser infiltrada e detalhes técnicos do procedimento em si.

INFILTRAÇÕES INTRA-ARTICULARES

Utilizando-se das IIA, o reumatologista pode injetar, dentro do ambiente intra-articular, drogas anti-inflamatórias ou analgésicas para o tratamento local das sinovites crônicas refratárias. Esses procedimentos também são conhecidos

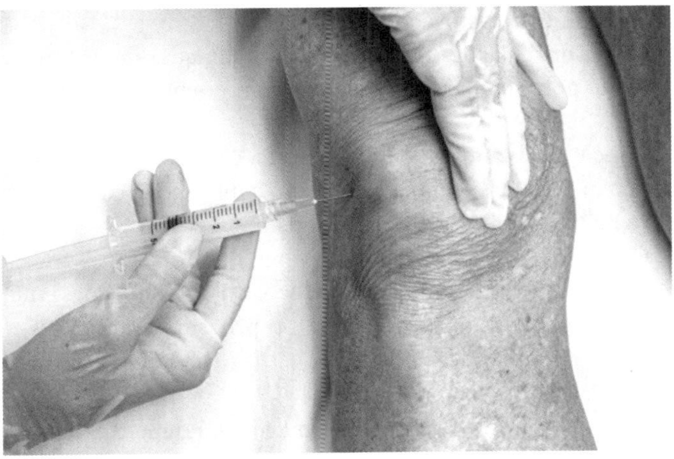

FIGURA 1 Injeção intra-articular de joelho pela via subpatelar.

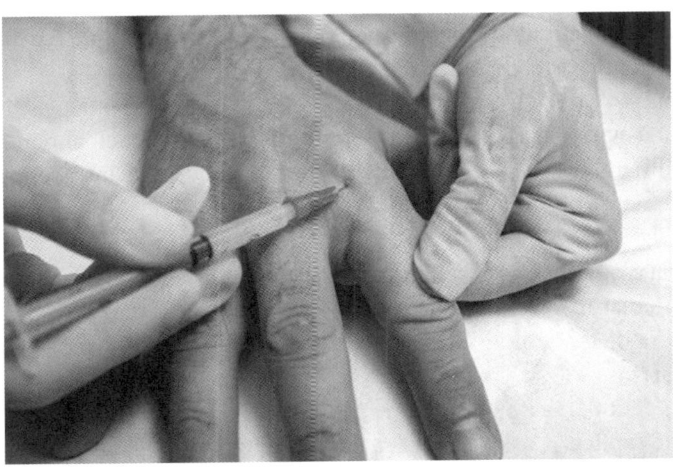

FIGURA 2 Injeção intra-articular de articulação metacarpofalângica.

como "sinovectomias químicas", "sinoviortese", "sinoviólise" ou ainda "sinovioterapia" e têm como objetivo destruir ao máximo a sinóvia doente por enfermidades inflamatórias, proliferativas ou de depósito. Além disso, drogas que promovem a viscossuplementação ou condroproteção também podem chegar ao ambiente intra-articular com esse procedimento.[5]

Os corticosteroides continuam sendo as drogas mais utilizadas para a realização de uma IIA. Em geral, essas drogas são usadas por outras vias no controle da atividade inflamatória articular.[6,7] Várias são as indicações aceitas para a utilização da IIA em pacientes com doença articular inflamatória crônica:[2,3,6]

- Controle de sinovite pauciarticular.
- Controle das articulações residuais mais inflamadas dentro de um cortejo de atividade poliarticular em pacientes com doença inflamatória articular crônica.
- Teste terapêutico quando não há certeza da causa da dor articular.
- Dor articular refratária em pacientes com contraindicação absoluta de protetização pelos riscos clínicos da cirurgia.

Como em qualquer procedimento médico, existem situações em que se observa falha da IIA. Como causa de falha no procedimento, existem algumas condições potenciais:[2,3,6]

- Técnica inadequada com perda do fármaco para o meio extra-articular.
- Presença de septos intra-articulares dificultando a difusão uniforme esperada da droga na cavidade intra-articular.
- Uso do fármaco inadequado (como corticosteroide solúvel de curta duração).
- Doença com atividade sistêmica ou poliarticular exuberante em que apenas uma articulação seja infiltrada.

Algumas vezes as IIA podem trazer complicações, principalmente quando o procedimento é realizado com um corticosteroide atrofiante, sendo as mais frequentemente observadas:[2,3,6]

- Atrofia e/ou hipocromia cutânea (por extravasamento do fármaco para fora da articulação).
- Ruptura de tendão.
- Hemartrose.
- Lesão neural.
- Artrite séptica.
- Aceleração da condrólise.

- Sinovite autolimitada induzida pelo cristal de corticosteroide.
- Calcificação periarticular (identificada por radiografia).
- Osteonecrose.
- Paresia de musculatura periarticular.

Alguns efeitos sistêmicos podem ser observados após uma IIA com corticosteroide, sobretudo com preparações solúveis desses fármacos, sendo observadas, por exemplo, a melhora da inflamação de articulações a distância, eosinopenia, detecção do fármaco infiltrado no plasma (principalmente se corticosteroide solúvel) e diminuição do cortisol plasmático após o procedimento.[2,3,6,7]

Os efeitos colaterais sistêmicos mais observados após uma IIA com corticosteroide são:[2,3,6] rubor facial ou em pescoço, cefaleia, reação de hipersensibilidade ao corticosteroide (raro) ou ao veículo, metrorragia e, anedoticamente, hipercortisolismo.

Devemos sempre estar atentos às contraindicações para a realização de uma IIA, citadas a seguir:

- Contraindicações absolutas: artrite séptica, bacteremia, celulite periarticular, hipersensibilidade ao veículo da medicação injetada, fratura osteocondral, prótese articular, osteomielite adjacente, endocardite bacteriana e distúrbios graves de coagulação.
- Contraindicações relativas: terapia anticoagulante, instabilidade articular, *diabetes mellitus* não controlado, hemartrose e úlceras de decúbito.

A duração do efeito benéfico da IIA com corticosteroide é indefinida e muitos trabalhos lançam dados divergentes de acordo com variáveis como idade e repouso articular. Em IIA com corticosteroide microcristalino, demonstrou-se manutenção da ação desse procedimento por um período de 90 dias[8] a até 7 anos (em casos de pacientes poli-infiltrados).[9] Em crianças com artrite idiopática juvenil, existem relatos provenientes de trabalhos abertos que demonstram manutenção da melhora da sinovite pós-IIA em 60 a 82% dos pacientes por mais de 6 meses, de 45 a 67% por mais de um ano, e de 58% de melhora por mais de dois anos.[3]

Em estudo prospectivo de Rocha et al.,[10] 262 articulações foram avaliadas em 158 pacientes adultos com doenças reumáticas com o objetivo de se determinar o tempo de duração de uma IIA com o corticosteroide hexacetonida de triancinolona (HT). Remissão clínica (ausência concomitante de dor e edema articulares após a IIA) foi observada em 3, 6 e 12 meses em 142 (54,19%), 111 (42,36%) e 105 (40,07%) articulacões, respectivamente. O tempo médio do efeito da IIA foi de 8 (±4,0) meses na amostra total do estudo; 8,4 (±3,9) meses para pacientes com artrite reumatoide (AR) e 6,9 (±4,0) meses para pacientes com osteoartrite (OA); 10,4 (±2,7) meses para pequenas articulações, 7,7 (±4,1) meses para médias articulações e 6,8 (±4,0) meses para grandes articulações. As variáveis associadas ao grupo de longa duração de efeito da IIA (> 6 meses) foram: presença de AR, infiltração de articulações de pequeno e médio porte, do sexo feminino, menores escores na Escala Visual Analógica (EVA) de dor e edema articulares no momento da IIA, e uso de leflunomida. Por outro lado, as variáveis associadas ao grupo de curta duração de efeito da IIA (≤ 6 meses) foram: receber apenas uma IIA, hipertensão e/ou *diabetes mellitus* e uso de terapia imunobiológica.[10]

Pelo receio de uma potencialização na degeneração articular, alguns autores recomendam um intervalo de pelo menos três meses entre IIA em uma mesma articulação.[11]

A superioridade da IIA monoarticular com corticosteroide (HT) em relação a seu uso sistêmico foi confirmada quanto a promover melhora rápida e consistente de variáveis locais articulares (dor, edema e rigidez matinal), sem provocar efeitos colaterais locais ou comprometer variáveis sistêmicas.[12] A superioridade da poli-infiltração (6 a 8 articulações concomitantemente) com corticosteroide sobre a administração sistêmica da droga já havia sido sugerida em pacientes com AR pelos trabalhos abertos realizados por McCarty et al.[9,13] e pelo trabalho de Proudman et al.[14]

Essa superioridade foi confirmada no estudo controlado de Furtado et al.,[15] que concluiu que a poli-infiltração com corticosteroide em pacientes com AR foi superior a seu uso sistêmico, a médio prazo, quanto à variação da dosagem sérica do hormônio adrenocorticotrófico, ao menor número de articulações dolorosas e de efeitos colaterais sistêmicos, à atividade da doença segundo o paciente e, a curto prazo, aos critérios de melhora da atividade da doença segundo o *American College of Rheumatology* (20, 50 e 70%).[15]

INFILTRAÇÕES PERIARTICULARES

O uso local de drogas anti-inflamatórias pela via periarticular pode ser uma opção para doenças que acometem o sistema locomotor. As IPA podem ser um recurso valioso no tratamento de reumatismos de partes moles refratários ao tratamento sistêmico, ou mesmo a primeira escolha em certas situações. São úteis também na abordagem de desordens inflamatórias refratárias em periestruturas nervosas (Quadro 2). Nesses procedimentos, o reparo anatômico a ser atingido não é a cavidade articular, mas sim estruturas periarticulares como bursas, bainhas tenossinoviais, periênteses, perifáscias ou perinervosas (Figuras 3 e 4).[4]

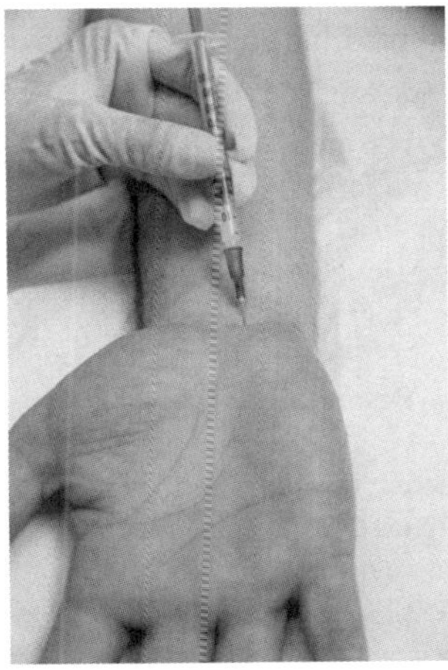

FIGURA 3 Injeção periarticular de túnel do carpo.

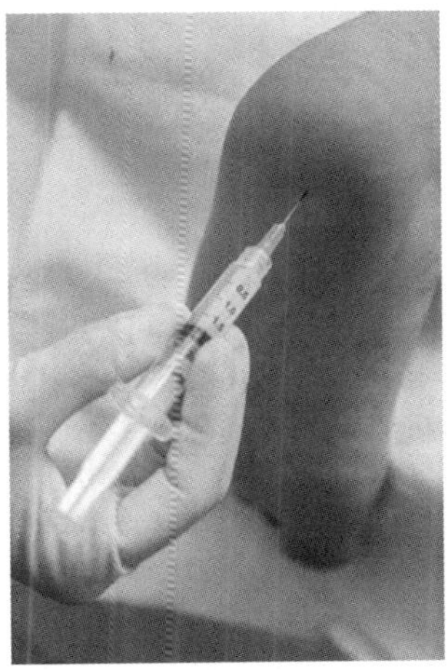

FIGURA 4 Injeção periarticular de fasciíte plantar.

Ao contrário da maioria das IIA, a droga injetada em uma IPA (habitualmente um corticosteroide não atrofiante) pode já estar misturada ao anestésico (sem vasoconstritor), na mesma seringa. O repouso da região infiltrada por pelo menos 24 horas após a intervenção deve ser aconselhado na tentativa de retardar a absorção sistêmica da droga utilizada.[4]

A maioria das IPA pode ser realizada após uma antissepsia comum. No entanto, procedimentos periarticulares mais complexos, como injeções peridurais e foraminais com corticosteroide, devem ser realizadas com o maior rigor possível na assepsia (material estéril e médico paramentado).[4]

QUADRO 2 Estruturas beneficiadas nas infiltrações periarticulares

Bursas	Bainhas tendíneas	Ênteses	Fáscias	Espaços
• Subacromial • Olecraneana • Trocantérica • Isquiática • Pré-patelar • Anserina • Retrocalcânea superficial e profunda • Intermetatársica	• Tendões do manguito rotador • Tendão do extensor longo e abdutor curto do polegar • Tendão flexor do dedo • Tendão patelar • Tendão extensor ulnar do carpo • Tendão tibial posterior • Tendões fibulares • Tendão calcâneo	• Ângulo da escápula • Epicôndilo lateral • Epicôndilo medial • Tuberosidade da tíbia • Tendão calcâneo	• Palmar (doença de Dupuytren) • Plantar	• Túnel do tarso • Túnel do carpo • Espaço peridural • Forame vertebral

DROGAS UTILIZADAS NAS INFILTRAÇÕES OSTEOARTICULARES

Corticosteroides

As propriedades anti-inflamatórias e antiproliferativas, bem como a capacidade de atrofiar a sinóvia, fazem com que os corticosteroides sejam as drogas mais utilizadas tanto nas IIA como nas IPA.[2,3,6] Seu uso intra-articular no combate local à atividade inflamatória está justificado por vários mecanismos de ação — diminuição da angiogênese e da migração dos neutrófilos para a cavidade articular; redução da liberação de enzimas lisossômicas provenientes dos neutrófilos; inibição da produção de superóxidos locais; supressão de genes moduladores da destruição celular; inibição das enzimas ciclo e lipoxigenase; diminuição da produção de colagenase e aumento da produção de proteoglicanos.[2,3,6]

Em pacientes com AR, o efeito das IIA com corticosteroides foi observado inicialmente com muitas apresentações, como dexametasona, acetato de metilprednisolona, acetato e fosfato de betametasona e acetato de prednisolona.[2,3,6]

O melhor entendimento da biodisponibilidade intra-articular dos corticosteroides determinou que se percebesse que o efeito da IIA era mais duradouro quanto maior fosse o tempo de permanência da droga no ambiente intra-articular e que esse tempo estava diretamente relacionado com a insolubilidade do corticosteroide.[2,3,6] Na década de 1960, surgiram os ésteres de triancinolona, corticosteroides sintetizados a partir da introdução de um composto fluorado à prednisolona, que confere maior potência, e de um sal acetonado, que diminui a solubilidade e prolonga sua ação [16,17] Os ésteres de triancinolona existem sob as formas de acetonida, diacetonida e hexacetonida e, por serem os corticosteroides com a menor solubilidade (Tabela 1), possuem maior tempo de ação e melhor resposta para o uso intra-articular.[6,11]

O corticosteroide mais indicado para uso intra-articular é a HT, que apresenta solubilidade de 0,0002 a 0,0004% em água a 25 °C e completo *clearance* da cavidade articular em período superior a duas semanas. A dose de equivalência, quando comparado à prednisona, é de 4:5, assim como a acetonida de triancinolona (AT) e a metilprednisolona. Entretanto, apresenta o inconveniente de não poder ser administrado por via intramuscular nem por via endovenosa. Já a AT pode ser usada pela via intramuscular.[6,11]

Em estudo de farmacocinética pós-IIA, observou-se que a média de tempo de permanência intra-articular da HT, da AT e da betametasona foram, respectivamente, 6 dias, 3,75 dias e 2,8 dias. Detectou-se nível sérico de triancinolona e de betametasona após a IIA, respectivamente, por 15 dias e 6,3 dias após a IIA, observando-se *clearance* total da articulação de todas as três drogas. Após três dias da IIA, somente 35 a 40% da dose de HT foi absorvida do ambiente intra-articular, em comparação com 58 a 67% de AT e 78% de betametasona.[18]

A IIA é um procedimento utilizado há mais de sete décadas e a HT é conhecida como a melhor opção para essa modalidade terapêutica. No entanto, são poucos os trabalhos comparando a IIA de corticosteroides a outros tratamentos sistêmicos, por via oral ou parenteral. A maioria deles comparou o uso da HT com outros corticosteroides, como succinato de hidrocortisona, AT, metilprednisolona e prednisolona, e demonstraram superioridade inquestionável da HT em relação à intensidade e à duração de efeito na melhora da sinovite em pacientes com AR, assim como menor incidência de efeitos colaterais sistêmicos.[2,3,6] Também em pacientes com AR, outros trabalhos controlados com HT compararam o efeito dessa droga apenas em relação ao uso intra-articular de outros fármacos não corticosteroides com ação anti-inflamatória ou antiproliferativa sinovial, mais uma vez demonstrando a superioridade da HT na

TABELA 1 Solubilidade de alguns corticosteroides utilizados em infiltração intra-articular

Corticosteroide	Solubilidade (% peso/volume)
Acetato de hidrocortisona	0,002
Acetato de metilprednisolona	0,001
Terbutato de prednisolona	0,001
Acetato de triancinolona	0,004
Hexacetonida de triancinolona	0,0002

Fonte: Bird, 1994;[6] Lavelle et al., 2007.[11]

maioria das variáveis estudadas.[2,3,6,19] Portanto, o benefício do uso da HT pela via intra-articular em pacientes com AR já é bem estabelecido se comparado a outros corticosteroides, bem como quando comparado a outros fármacos.

A OA é a doença articular mais prevalente, mas com pequeno arsenal terapêutico. Portanto, a IIA com corticosteroide é um procedimento muito comumente realizado na prática médica também em articulações com essa doença. São inúmeros os estudos, controlados ou não, que avaliaram a efetividade da IIA com corticosteroide nessa enfermidade, principalmente em joelhos. Os resultados desse arsenal de informações podem ser resumidos em uma metanálise na qual se concluiu que a IIA com corticosteroide é benéfica para o tratamento da OA de joelhos, principalmente a curto prazo, e sem efeitos colaterais importantes, sendo o efeito da HT superior ao da betametasona para esse procedimento.[20]

A aceleração da condrólise é um efeito colateral temido tanto por médicos como por pacientes com OA que são submetidos a repetidas IIA com corticosteroide. São poucos os estudos prospectivos bem desenhados para avaliar essa relação. Em estudo controlado randomizado duplo-cego, Raynauld et al. em 2003[16] realizaram IIA com AT *versus* salina a cada três meses em joelhos de pacientes com OA por dois anos. Observou-se superioridade para o grupo que usou o corticosteroide na melhora da dor e não se evidenciou diferença na evolução radiográfica entre os dois grupos. No entanto, em outro estudo com desenho parecido, 140 pacientes com OA de joelhos foram randomizados para receber uma IIA com HT *versus* uma IIA com solução salina a cada 12 semanas durante dois anos. Foram avaliados pelo questionário *Western Ontario McMaster Universities Osteoarthritis Index* (WOMAC), escala de Likert para dor (de 0 a 20) e melhora clínica minimamente importante a cada 12 semanas, além de ressonância magnética do joelho infiltrado anualmente para avaliação quantitativa do volume da cartilagem articular. O grupo da HT apresentou perda de volume da cartilagem significativamente maior do que o da solução salina e nenhuma diferença significativa na melhora da dor.[21] Ou seja, dois estudos clínicos em pacientes com OA, com desenhos semelhantes, avaliando a toxicidade da HT em IIA repetidas, mostraram resultados opostos. Vale a pena frisar que não encontramos, na literatura relacionada, nenhuma sugestão para repetir a IIA com corticosteroide em intervalos tão curtos e que, em ambos os estudos citados, não se realizou avaliação clínica (dor e função) a curto prazo (1 a 4 semanas), período em que a efetividade da IIA com corticosteroide é mais observada.[20]

O uso de corticosteroide para a via periarticular não pode se basear nos mesmos conceitos da via intra-articular. Não se pode esquecer que o corticosteroide é, por si, uma droga atrofiante, cujo poder varia de acordo com sua apresentação. Pela via periarticular deve ser utilizado um corticosteroide de depósito pouco atrofiante, como betametasona, dexametasona, metilprednisolona ou AT.[4] A HT jamais deve ser utilizada nas infiltrações periarticulares pelo risco real de provocar lesão de estruturas periarticulares (mesmo profundas) e cutâneas, por sua marcante característica atrofiante.[4,6]

Derivados do ácido hialurônico

O uso intra-articular de derivados do AH, também conhecido com o nome de viscossuplementação, é muito utilizado principalmente em pacientes com OA. Tem como finalidade melhorar a concentração intra-articular do próprio AH, e consequentemente, restaurar a viscoelasticidade e propriedades nociceptivas e anti-inflamatórias do líquido sinovial.[22]

O hialuronato de sódio é um polissacarídeo natural, formado pela repetição de duas unidades de dissacarídeos (ácido glicurônico e n-acetilglicosamina, ligados por pontes glicosídicas), que atuam como lubrificantes e suporte viscoelástico. Acreditava-se que esse tratamento atuaria apenas restaurando o nível de AH diminuído na OA. No entanto, com o passar do tempo observou-se que ele age também inibindo a liberação de ácido araquidônico, diminuindo o metabolismo dos proteoglicanos e a produção de prostaglandinas E2 pelo estímulo da interleucina 1 (IL-1), assim como modulando proliferação, migração e fagocitose de leucócitos. Como apresenta pequena meia-vida intra-articular, promove resposta lubrificante e biomecânica fugaz e acredita-se que seus efeitos a longo prazo sejam decorrentes da ação anti-inflamatória, inibição da atividade de neurorreceptores e alteração do metabolismo da cartilagem e do comportamento do sinoviócito.[22,23]

De modo geral, a concentração do ácido hialurônico é de 10 mg/mL na maioria das apresentações. Nas articulações de grande e médio portes, utilizam-se as doses de 2 a 2,5 mL, e nas de pequeno porte, como as interfalângicas, a dose recomendada é de 0,3 a 0,5 mL. As injeções intra-articulares desse fármaco são realizadas semanalmente, e a frequência pode variar de 3 a 5 aplicações consecutivas, mas existem apresentações de aplicação única. O tratamento pode ser repetido após um período de seis meses. A duração do efeito benéfico da viscossuplementação ainda não foi definida, mas estudos mostram uma melhora de dor e função por 6 a 12 meses.[22,24]

O uso intra-articular do AH pode ser utilizado em casos de OA de joelhos, de quadril, glenoumeral, tibiotalar e rizoartrose. Na maioria dos estudos esse procedimento é bem tolerado e as reações adversas são raras (exantema cutâneo, prurido ou urticária). Existem relatos de *flare* articular após a infiltração, que pode ser minimizado com o uso combinado de HT na primeira aplicação.[22,23]

Estudos controlados avaliando efetividade em curto e longo prazo, em pacientes com OA de joelho, mostraram superioridade da viscossuplementação em relação ao placebo (habitualmente solução salina) para os seguintes parâmetros: dor no repouso e ao movimento, capacidade para subir degraus, tempo de caminhada, amplitude de movimento e escores funcionais. Esses resultados são corroborados por metanálise com trabalhos que enfatizam a efetividade da viscossuplementação por um período de 5 a 13 semanas na melhora da dor, função e avaliação do paciente.[22,23,25]

Estudos comparando a efetividade dos derivados do AH à de corticosteroides de depósito ainda são conflitantes e, quando se compara a efetividade intra-articular do derivado do AH à da HT, também não se encontram respostas definidas na literatura. Aparentemente a HT é mais efetiva em curto prazo, enquanto os trabalhos apontam para uma ação mais duradoura a longo prazo do derivado do AH.[26,27] A adição intra-articular da AT ao AH fez essa associação superior ao uso isolado do AH (dor articular) para o tratamento da OA de joelho.[28]

Mais estudos são necessários, inclusive com associação com corticosteroides e em outras enfermidades osteoarticulares, para comprovar o real papel da viscossuplementação na melhora clínica dos pacientes reumáticos.

Evidências atuais sugerem que injeções intra-articulares de corticosteroide ou AH antes da artroplastia de uma articulação aumentam o risco de infecção pós-operatória. Injeções administradas mais de três meses antes dessa cirurgia não aumentam significativamente o risco de infecção.[29] Em recente metanálise observou-se resultado favorável à efetividade do uso intra-articular do AH. Além disso, sugeriu-se que as monoinjeções produzem resultados semelhantes ao das injeções intra-articulares repetidas de AH em termos de alívio da dor no tratamento da OA de joelho.[30]

NOVAS DROGAS UTILIZADAS NAS INFILTRAÇÕES INTRA-ARTICULARES

Com o aumento da expectativa de vida, tem-se aumentado a prevalência de doenças degradativas como a OA, enfermidade com poucas opções de tratamento por via sistêmica. Essas novas drogas de ação intra-articular podem ajudar no manejo dessa condição. Destacam-se o número de estudos, principalmente abertos, mas também controlados, avaliando o uso da proloterapia (injeção de dextrose hipertônica), da toxina botulínica (TB) e, principalmente, do plasma rico em plaquetas (PRP) pela via intra-articular. No entanto, cada vez mais surgem drogas de ação intra-articular com o intuito de diminuir a dor e a inflamação articulares, mas também com o intuito de promover anabolismo e diminuir o catabolismo do condrócito (uso intra-articular de aspirados ricos em células totipotentes, como é o caso do aspirado de medula óssea ou de células de gordura).[31,32]

Além das novas drogas para uso intra-articular, chamam atenção estudos nos quais se observa o efeito provocado pela IIA de solução salina isotônica, substância que sempre foi considerada inativa. Há estudos sugerindo que a solução salina tem um possível efeito biológico intra-articular.[33-35] Ainda não se sabe se a solução salina tem algum efeito analgésico ou anti-inflamatório *per se*. Os efeitos analgésicos de um placebo podem ocorrer por mecanismos inibitórios descendentes induzidos pela expectativa, como a liberação de opioides endógenos. Acredita-se também que um placebo cause redução da inflamação local por meio da ativação do eixo hipotálamo-hipófise-adrenal, promovendo inibição descendente da dor.[34] Esses efeitos devem ser fortemente considerados quando um grupo de injeções intra-articulares com solução salina se comporta de forma semelhante a outras medicações de ação comprovadamente analgésica ou anti-inflamatória.

A proloterapia é a injeção intra-articular ou periarticular de dextrose hipertônica com o intuito de irritar ou estressar as células envolvidas na reparação tecidual e, assim, ativar a liberação de fatores de crescimento e reparação tecidual. Apesar dos poucos estudos controlados com placebo ou corticosteroide intra-articular, as metanálises ou revisões sistemáticas recentes apontam para um benefício na melhora da dor em pacientes com OA leve a moderada de joelho.[36]

A ozonoterapia também tem sido uma modalidade terapêutica para o tratamento de desordens articulares, principalmente a OA. Aparentemente, o uso intra-articular desse gás em sessões semanais repetidas pode ter efeito antioxidante, analgésico e anti-inflamatório nesse ambiente. O uso desse gás não foi relacionado à degradação da cartilagem nem ao aumento do risco de infecção, duas grandes vantagens em relação ao uso intra-articular do corticosteroide.[37] Apesar das evidências existentes, mais estudos randomizados e controlados são necessários para avaliar os riscos/benefícios da ozonoterapia, tanto a curto quanto a médio/longo prazo.

A injeção intra-articular de toxina botulínica tem sido utilizada no tratamento de indivíduos com doenças articulares, principalmente na OA de joelho. O intuito seria diminuir a dor causada pela inflamação neurogênica observada nesses pacientes. A TB é uma neurotoxina sintetizada pelo *Clostridium botulinum* que pode produzir sete sorotipos diferentes de toxina (A, B, C, D, E, F e G). Ela atua sobre a união neuromuscular clivando proteínas do complexo SNARE (do inglês *soluble NSF attachment receptor*), o que evita a exocitose da acetilcolina na fenda sináptica (denervação química), impedindo a contração muscular.[38] Esse efeito é transitório, havendo recuperação da transmissão colinérgica na fenda sináptica.[39] Atualmente a TB é utilizada para o tratamento de inúmeras condições neurológicas, mas cada vez mais seu uso não aprovado (*off-label*) é utilizado em várias condições, incluindo os vários distúrbios dolorosos. Hoje, as evidências sugerem que a TB é responsável por um mecanismo de analgesia mais complexo, que vai além do relaxamento muscular e que inclui a inibição da liberação de vários outros neurotransmissores envolvidos na percepção, na transmissão e no processamento de estímulos dolorosos, como substância P, glutamato e peptídeo relacionado ao gene da calcitonina.[40] Além disso, acredita-se que atualmente a TB tenha outros modos de atuar na interrupção dos sinais dolorosos:[41] normalização da hiperatividade muscular; normalização da atividade excessiva do fuso muscular e mesmo fluxo neuronal retrógrado para o sistema nervoso central (diminuição de substância P e encefalina).

Como já se sabe, o dano aos tecidos articular e periarticular, por trauma, degeneração ou inflamação persistente, produz uma variedade de substâncias que ativam diretamente as terminações nervosas das fibras aferentes C e A-δ da articulação.[42] A ativação dessas fibras nervosas resulta em ativação do corno posterior da medula e, consequentemente, liberação periférica de neurotransmissores algogênicos, o que produz uma inflamação chamada de neurogênica, com consequentes vasodilatação e extravasamento de plasma no tecido sinovial e cavidade articular. Dessa forma, acredita-se que a injeção intra-articular de TB possa inibir a liberação de mediadores inflamatórios e neuropeptídeos a partir dos nociceptores, reduzindo a dor e a inflamação neurogênica.[41]

Dentre os efeitos adversos mais frequentes após o uso da TB, estão fraqueza muscular, ptose palpebral, diplopia, visão borrada, flacidez facial, desordens da deglutição e fala, constipação, aspiração e dificuldade respiratória.[43] A TB é contraindicada para pacientes com hipersensibilidade, gestantes, lactantes, em casos de doenças neurológicas que envolvam o neurônio motor periférico ou em doenças da junção neuromuscular, como *miastenia gravis* e esclerose lateral amiotrófica.

Nos primeiros estudos abertos, a TB tipo A (TBA), em uso intra-articular, mostrou-se capaz de reduzir em mais de 50% a dor articular na maioria dos pacientes tratados.[44] No entanto, ainda são poucos os estudos controlados bem desenhados com o uso intra-articular. Em alguns estudos, o uso intra-articular da TBA foi superior ao uso do corticosteroide. Em estudo controlado randomizado duplo-cego com três grupos,[45] 105 pacientes com OA de joelhos receberam uma única injeção intra-articular com 100 UI de TBA, ou 40 mg de HT ou solução salina (SS) isotônica a 0,9% e foram avaliados cegamente em T0, T4, T8 e T12 semanas, com os seguintes instrumentos: Escala Visual Analógica para dor ao movimento (EVAm; desfecho primário), EVA para dor em repouso (EVAr), índice funcional WOMAC, teste de caminhada de 6 minutos, teste *Timed Up and Go*, questionário de qualidade de vida SF-36, amplitude de movimento do joelho e medição de hipertrofia sinovial por US. O uso da TBA não se mostrou superior ao da SS nesse estudo. A injeção intra-articular com HT teve maior efetividade que as outras em T4 semanas para a EVAm, WOMAC em seus quatro domínios e medida de hipertrofia sinovial pela US.[45]

Nas últimas duas metanálises sobre o uso intra-articular da TB observou-se que, em comparação com a terapia convencional, a injeção intra-articular de TBA tem efeitos benéficos com melhora do escore de dor articular e do escore WOMAC em pacientes adultos com dor articular refratária.[46] Quanto à melhora da dor articular refratária, houve efetividade tanto em curto prazo como em seis meses.[47]

O uso intra-articular do PRP é uma intervenção mais frequente no tratamento de doenças articulares, principalmente na OA. O PRP é uma concentração autóloga de plaquetas em um pequeno volume de plasma. As plaquetas possuem grânulos alfaplaquetários ricos em fatores de crescimento tecidual. Após a injeção do PRP em tecidos, há consequente liberação desses fatores de crescimento, além de proteínas bioativas que atraem células mesenquimais e contribuem para a regeneração tecidual.[48]

Os principais fatores de crescimento contidos nos grânulos alfaplaquetários são, dentre outros: fator transformador de crescimento beta (TGF-β, do inglês *transforming growth factor beta*), fator de crescimento endotelial vascular (VEGF, do inglês *vascular endothelial growth factor*), fator de crescimento derivado de plaquetas (PDGF, do inglês *platelet-derived growth factor*) e fator de crescimento epitelial. O TGF-β é ativo durante a inflamação e regula a migração e proliferação celular, estimula a replicação celular e a fibronectina. O VEGF é um potente estimulador de angiogênese. O PDGF promove replicação de células mesenquimais, produção osteoide, replicação de células endoteliais e síntese de colágeno.[48]

A preparação do PRP é realizada com a obtenção de 30 a 60 mL de sangue venoso. Uma agulha de maior calibre evita irritação ou trauma nas plaquetas. Existem vários protocolos para a obtenção do PRP. Habitualmente, o sangue é centrifugado uma ou duas vezes por 10 minutos a 1.200 rotações por minuto (rpm). A seguir, o sangue é separado em hemácias (que se depositam na parte inferior), leucócitos (camada esbranquiçada logo acima das hemácias), plasma rico em plaquetas (camada mais profunda do plasma) e plasma pobre em plaquetas (camada mais superficial do plasma). Após a centrifugação, retira-se cuidadosamente o PRP, desejando-se que esse protocolo aumente de 4 a 5 vezes o valor basal de plaquetas (4-5 × 200.000 plaquetas/μL).[48]

Estudos *in vitro* mostram que o PRP pode promover aumento da viabilidade do condrócito, proliferação celular e aumento da capacidade de síntese e um efeito inibitório na cascata inflamatória. Estudos *in vivo* mostram que o PRP melhora a rigidez da cartilagem e seu aspecto histológico, com aumento especificamente de proteoglicanos e colágeno tipo II.[49] Esses efeitos podem influenciar a diminuição do catabolismo da cartilagem e da inflamação sinovial,[50-54] a dor articular[55] e o estresse de cisalhamento da articulação com OA.[56,57] O efeito benéfico do uso intra-articular do PRP é corroborado por revisões sistemáticas e metanálises,[58-60] porém os poucos estudos comparando PRP com SS 0,9% em pacientes com OA de joelho mostraram resultados conflitantes.[61-63]

Seis estudos tinham comparado a injeção intra-articular com corticosteroide *versus* PRP em pacientes com OA de joelho.[64-69] Nesses estudos, o PRP foi superior ao corticosteroide para algumas variáveis clínicas e funcionais, principalmente no estudo de Forogh et al.,[64] cuja intervenção foi superior ao uso de metilprednisolona para dor, tempo de caminhada, duração de sintomas, dificuldade nas atividades diárias e qualidade de vida.

Nos estudos em que o PRP foi comparado à SS, sua superioridade foi observada nos dois primeiros estudos[61,62] para variáveis funcionais. No último, injeções intra-articulares repetidas de PRP no joelho não tiveram efetividade superior à SS nos sintomas locais ou na estrutura articular, avaliada por ressonância magnética, em 12 meses de seguimento.[63]

No mais recente estudo controlado randomizado duplo-cego,[70] 100 pacientes com OA de joelhos receberam uma única injeção intra-articular com PRP *versus* HT *versus* SS isotônica. Eles foram avaliados no início e após 4, 8, 12 e 52 semanas com: EVA para dor em repouso e movimento, WOMAC, teste *Timed to Up and Go*, teste de caminhada de 6 minutos, porcentagem de melhora, goniometria, questionário de qualidade de vida SF-36, escala Likert de melhora e escala radiográfica Kellgren-Lawrence (KL). Nesse estudo, o grupo HT foi superior para: porcentagem de melhora (*vs.* grupo SS de 4 a 52 semanas); WOMAC total e dor (*vs.* grupo PRP em 4 semanas); e WOMAC rigidez (*vs.* grupo SS em 12 semanas). O grupo SS foi inferior em relação aos outros dois grupos para o WOMAC função (de 8 a 52 semanas). Observou-se que o PRP foi o único grupo que não evoluiu radiograficamente de acordo com a classificação radiográfica grau III de KL de T0 a T52 (grupo SS de 51,51 a 90,90%; grupo HT de 51,51 a 72,72%; e grupo PRP de 58,82 a 61,76%). Esse é o único estudo até o momento com três grupos de injeção intra-articular envolvendo simultaneamente HT *versus* PRP *versus* SS com avaliação radiográfica antes da intervenção e após 52 semanas (1 ano) de seguimento. Esse achado sugere que, com apenas uma injeção intra-articular, o PRP pode ter um efeito condroprotetor de longo prazo em pacientes com OA de joelho.[70] Em recente metanálise, injeções intra-articulares de PRP demonstraram o melhor resultado geral em comparação com corticosteroides, AH e placebo em pacientes com OA de joelhos em 3, 6 e 12 meses de acompanhamento.[71]

TÉCNICAS PARA REALIZAÇÃO DE INFILTRAÇÕES

Para a otimização do efeito das infiltrações osteoarticulares, algumas considerações prévias devem ser feitas. Para esses procedimentos, o paciente deve se encontrar em repouso, ou seja, em decúbito dorsal, na tentativa de evitar disautonomias. Esses procedimentos, exceto para coluna vertebral e articulações como glenoumeral e coxofemoral, podem ser realizados após uma antissepsia comum, realizada com iodopovidona tópica ou clorexidina e luvas de procedimento.[4,6]

A utilização de seringas de rosca é muito importante para a realização das injeções intra-articulares. Quando bem conectadas à agulha, evitam a soltura e a perda do conteúdo a ser infiltrado em procedimentos nos quais haja difícil penetração do líquido no ambiente intra-articular.[4,6]

Os anestésicos locais podem ser utilizados nas infiltrações. No entanto, a anestesia cutânea é desnecessária e aumenta o desconforto local no momento da penetração cutânea da agulha utilizada em uma injeção intra-articular bem-sucedida. A seringa com corticosteroide deve sempre conter 0,5 a 1 mL de "ar", que será injetado ao final do procedimento e servirá para o preenchimento do túnel deixado pela agulha, evitando o refluxo cutâneo do corticosteroide injetado e suas consequências.[4,6]

A artrocentese pré-introdução da droga no ambiente intra-articular é indicada por diminuir os metabólitos danosos à cartilagem[72] e o repouso da articulação também deve ser recomendado por pelo menos 48 horas, no intuito de retardar ao máximo o *clearance* articular da droga infiltrada, além de diminuir as perdas periarticulares da droga injetada.[73]

Não existem guias de conduta baseados em estudos controlados para definição da dose ideal de corticosteroide para cada articulação. Em se tratando da HT, recomendam-se doses de 5 a 10 mg para pequenas articulações e de 20 a 40 mg para médias articulações.[2,6,9]

Várias são as articulações apendiculares passíveis de IIA às cegas. No Quadro 3 estão listadas as articulações mais comumente infiltradas às cegas, os reparos anatômicos utilizados para esse procedimento, o tamanho da agulha a ser utilizada[4,6] e a dose de hexacetonida sugerida para IIA em pacientes com AR.

Finalmente, a reumatologia intervencionista é composta por vários procedimentos osteoarticulares minimamente invasivos, tanto diagnósticos como terapêuticos, que podem otimizar o trabalho do reumatologista. As infiltrações às cegas são o procedimento mais frequente na prática diária desse especialista. Trata-se de procedimentos ambulatoriais, de realização pouco elaborada, baixo custo, baixa incidência de efeitos colaterais e efetividade comprovada. A cada dia, novas drogas são propostas para o uso intra ou periarticular. Portanto, o treinamento do

QUADRO 3 Sugestão de reparos anatômicos, agulha e dose de HT para realização às cegas de IIA nas principais articulações apendiculares

Articulação	Reparos anatômicos	Agulha	Dose sugerida de HT
Glenoumeral	Ponto 1 cm lateral e inferior ao processo coracoide	40 x 8 mm	60-80 mg (3-4 mL)
Cotovelo	Ponto central de triângulo formado pelo epicôndilo lateral, olécrano e ponto equidistante	30 x 7 mm	40-60 mg (2-3 mL)
Punho (radiocárpica)	Fosseta dorsal do carpo	25 x 7 mm	20-40 mg (1,5-2 mL)
MCF	Interlinha articular visível pela tração distal do dedo	Insulina	10-20 mg (0,5-1 mL)
Coxofemoral*	Ponto 1,5 cm medial e inferior ao cruzamento entre linha imediatamente acima do TMF e linha coincidente com a EIAS	Espinhal ou de raquianestesia	60-100 mg (3-5 mL)
Joelho	Ponto 2 cm superolateral ao ângulo superolateral da patela	40 x 8 mm	60-100 mg (3-5 mL)
Tornozelo (talocrural)	Depressão imediatamente medial ao TTA na altura do maléolo medial	40 x 8 mm	40-60 mg (2-3 mL)

EIAS: espinha ilíaca anterossuperior; HT: hexacetonida de triancinolona; IIA: infiltração intra-articular; MCF: metacarpofalangeana; TMF: trocânter maior do fêmur; TTA: tendão do músculo tibial anterior.
* Não é aconselhável realizar IIA desta articulação às cegas.

reumatologista nas infiltrações do aparelho locomotor às cegas diferencia bastante esse especialista no manejo de condições articulares ou periarticulares refratárias.

AGULHAMENTO A SECO

Dentre as diversas abordagens propostas para o tratamento da dor crônica, o agulhamento a seco (ou *dry needling*) tem recebido uma atenção especial nas últimas décadas. Ele é definido como "uma intervenção hábil usando uma agulha filiforme fina de monofilamento para penetrar na pele que estimula os pontos-gatilho (PG) miofasciais, os músculos e o tecido conjuntivo para o tratamento de distúrbios da dor musculoesquelética sem o uso de substâncias injetáveis".[74-76]

O agulhamento a seco é normalmente usado em músculos, mas os ligamentos, os tendões, a fáscia subcutânea, o tecido cicatricial, os nervos periféricos e os feixes neurovasculares também podem receber essa técnica para o tratamento das síndromes dolorosas. O primeiro artigo sobre o agulhamento a seco publicado por um médico ocidental não se limitou à inserção da agulha em PG; em vez disso, o estudo de 241 pacientes relatou que apenas 2 das 14 estruturas-alvo eram PG. As outras estruturas agulhadas incluíram ligamentos, tecido cicatricial, tendões, ossos e locais de inserção teno-ósseo (ênteses) — tipos de tecido conjuntivo. Além disso, "uma alta densidade de estruturas neurovasculares" foi encontrada como locais alvo de agulhamento a seco.[74,77]

O agulhamento a seco pode ser diferenciado da acupuntura, que, embora também aplicada com uma agulha filiforme, utiliza os princípios da Medicina Tradicional Chinesa, e de outras técnicas que utilizam substâncias injetáveis através de uma agulha hipodérmica. Quando o agulhamento a seco é combinado com eletroestimulação em várias frequências e intensidades, neurotransmissores moduladores da dor podem ser liberados, ampliando seu efeito clínico.[74-76]

Atualmente, não há consenso sobre a melhor técnica e dosagem mais adequada para o agulhamento a seco. Isso pode implicar o raciocínio clínico durante a avaliação médica para identificar os pacientes apropriados para receber o tratamento com essa técnica. Existem muitos modelos teóricos que influenciaram os clínicos que praticam agulhamento a seco. A técnica *fast-in-and-fast-out* é provavelmente a mais praticada para causar o *twitch*, mas a literatura é controversa em relação ao uso dessa técnica e escassa em relação à dosagem de agulhamento a seco ou comparação entre diferentes técnicas. Algumas variáveis devem ser consideradas para uma única sessão: o número de agulhas usadas; o número de músculos tratados; a velocidade e a profundidade do pistão; e o tipo de manipulação da agulha. Embora haja poucos estudos na literatura, a experiência clínica sugere que algumas técnicas e dosagens, como múltiplas manipulações e entradas de agulhas, são mais agressivas do que outras, como manipulações mínimas de agulhas e poucas entradas, que podem ser mais adequadas em apresentações específicas de pacientes. Além disso, a região-alvo ou músculo específico também devem ser incluídos nessa equação para determinar a relação risco-benefício em cada paciente.[74]

BLOQUEIOS ANESTÉSICOS E RADIOFREQUÊNCIA/ABLAÇÃO

Bloqueios com anestésicos locais

É uma técnica de grande importância para a medicina da dor na atualidade. De maneira resumida, consiste em interromper os impulsos sensitivos que levam a informação de dor ao sistema nervoso central. Esses procedimentos atuam na memória da dor, dessensibilizando a região afetada, diminuindo ou até mesmo eliminando a dor. Pode-se utilizar uma grande variedade de bloqueios, dependendo da situação clínica de cada paciente. A maioria deles tem como alvo regiões específicas de nosso corpo, como os bloqueios de nervo periférico ou outras regiões mais amplas, como bloqueios peridural, facetário e simpático.[78,79]

O bloqueio diagnóstico visa a inicialmente localizar de maneira mais efetiva a dor, identificando a estrutura responsável pelo estímulo doloroso e, assim, definir o tratamento mais adequado e preciso. Após a injeção de anestésico local em uma estrutura anatômica, qualquer redução subsequente na intensidade da dor pode ser medida para avaliar a probabilidade de seu envolvimento nos sintomas do paciente. Já o bloqueio terapêutico é usado como forma de tratamento, diminuindo ou eliminando o quadro doloroso, permitindo a reabilitação física e o tratamento multidisciplinar.[78,79]

Esses bloqueios devem ser preferencialmente realizados com técnicas de imagem. Para guiar os procedimentos, pode-se utilizar tanto a US como a fluoroscopia (radiografia em tempo real). Dessa maneira, os procedimentos ganham mais eficácia e segurança, com controle total da localização da estrutura.[78-80]

Além dos anestésicos locais, outras substâncias podem ser usadas com objetivos terapêuticos, dependendo da avaliação clínica e do objetivo do tratamento, como corticosteroide, AH, anti-inflamatórios, PRP, toxina botulínica, aspirado e concentrado de medula óssea, entre outros.[78,79]

Normalmente, o bloqueio anestésico é administrado como complemento da reabilitação até que a recuperação clínica seja alcançada ou a terapia seja considerada malsucedida e descontinuada. Se o efeito de curto prazo do bloqueio de nervos periféricos não for suficiente, a radiofrequência (RF) pode ser usada para alívio da dor a longo prazo, com resultados extremamente favoráveis.[79,80]

Há também os bloqueios do plano fascial. Esses bloqueios são técnicas de anestesia regional em que o espaço (ou "plano") entre duas camadas fasciais é o alvo da inserção e aplicação da agulha, em vez dos nervos periféricos. A analgesia é obtida principalmente pela disseminação do anestésico local para os nervos que estão dentro desse plano e nos tecidos adjacentes.[81,82]

Os bloqueios do plano fascial são técnicas utilizadas no manejo da dor, tanto no período perioperatório quanto no tratamento da dor crônica. Nos últimos anos, diferentes tipos de bloqueios fasciais foram descritos e houve um aumento em suas aplicações clínicas. As principais vantagens oferecidas por essas técnicas incluem facilidade de execução, eficácia analgésica e baixo risco de complicações. A hidrodissecção, um tipo de bloqueio fascial, também pode ser realizada com solução salina e anestésico local e deve ser depositada no plano fascial.[81,82]

Um estudo realizou um bloqueio interfascial (BIF) com 8 a 10 mL de bupivacaína a 0,125% em pacientes com síndrome miofascial em trapézio e demonstraram os possíveis efeitos terapêuticos de seu procedimento. Os autores também encontraram ramos nervosos penetrantes abundantes relacionados à dor miofascial na área interfascial e sugeriram que o bloqueio desses ramos poderia ajudar a reduzir a dor.[83] Outro estudo investigou os efeitos da injeção com lidocaína 0,5% (aproximadamente 0,02-0,05 mL) ou agulhamento a seco em PG no músculo trapézio em 58 pacientes. Foram achados importantes demonstrados: não houve diferença significativa no alívio sintomático imediato entre as duas técnicas; a importância de provocar o *twitch* durante a inserção da agulha para obter um efeito ideal em agulhamento a seco causou dor pós-agulhamento em maior grau e por um período maior do que a injeção com lidocaína.[84]

Radiofrequência/ablação

A RF surgiu como uma opção terapêutica que vem sendo cada vez mais empregada para tratar síndromes dolorosas crônicas em pacientes que não responderam aos tratamentos conservadores ou não são candidatos adequados a procedimentos cirúrgicos. A aplicação de RF em "nervos-alvo" é uma maneira possível de obter alívio da dor por mais tempo. A lesão de ramos articulares dos nervos pela RF contínua tem sido relatada como eficaz na redução da dor nas articulações avaliadas por até seis meses.[80,85]

Estudos clínicos demonstraram que as diversas modalidades de RF podem ser uma opção terapêutica potencialmente viável e bem-sucedida no tratamento de dores crônicas relacionadas a OA, neuralgia do trigêmeo, dor facetária lombar, dor crônica no ombro, dor pós-operatória, dor radicular, dor miofascial e dor nas articulações sacroilíacas. A RF tem perfis de segurança e tolerabilidade favoráveis, pois apenas eventos adversos leves e locais foram relatados, e que se resolveram espontaneamente sem intervenção.[80,85]

A RF é uma técnica neurolítica que usa calor para produzir destruição tecidual controlada (termocoagulação). A ponta do eletrodo geralmente é colocada perto do nervo-alvo. Uma corrente elétrica contínua de alta frequência (geralmente de 100 a 1.000 kHz) é então passada através do eletrodo, que aquece o tecido circundante criando uma área de necrose. A temperatura do tecido deve ser aumentada acima de 50 °C para permitir a necrose de coagulação.[85-88]

Existem três modalidades de RF que variam em sua temperatura e parâmetro de corrente:[85-88]

- RF convencional (RFC): produz uma corrente elétrica alternada de alta frequência através de uma ponta de eletrodo, que gera calor destrutivo por meio de oscilações iônicas criadas no tecido circundante para cauterizar o tecido neural de 60 a 90 °C por 120 a 130 segundos. Ela age por meios destrutivos e geralmente é reservada para a dor não neuropática, pois as fibras-alvo não devem conter fibras sensoriais e motoras essenciais.

- RF refrigerada: utiliza sondas resfriadas internamente, nas quais a água circula dentro da sonda para dissipar o acúmulo de calor, mantendo a ponta da sonda a uma temperatura de 60 °C e a temperatura intralesional em 80 °C. Essas altas temperaturas causam necrose coagulativa, destruição do colágeno e degeneração axonal, resultando em lesão nervosa periférica de terceiro e quarto graus. Isso permite uma lesão maior, o que aumenta a probabilidade de denervação efetiva, superando a variabilidade neuroanatômica entre os pacientes e potencialmente induzindo maior duração da analgesia.
- RF pulsada (RFP): alternativa de RF não ablativa e neuromoduladora fornecida a temperaturas de tecido de 42 °C, evitando assim a destruição neural e a dor de desaferentação. A corrente elétrica é fornecida em rajadas curtas (20 ms), duas vezes por segundo em alta tensão, e o calor gerado se dissipa entre essas rajadas ou "pulsos" de tratamento. Dessa forma, o tratamento com RFP permite a aplicação dos mesmos campos elétricos flutuantes de alta voltagem usados durante o tratamento com RF convencional, mas sem que a temperatura da ponta do eletrodo exceda a temperatura de 42 °C, evitando danos ao nervo-alvo. O mecanismo de ação da RFP não é completamente compreendido, mas envolve rearranjo estrutural das proteínas da membrana axonal, modificação da expressão gênica e modulação das respostas inflamatórias. Acredita-se que a RFP empregue um forte campo eletromagnético para alterar funcionalmente as células neuronais de pequenas fibras nervosas não mielinizadas e levemente mielinizadas. Isso causa ruptura das membranas neuronais, modulação da expressão gênica neuronal e modulação da liberação de citocina local neuronal. Após o tratamento, alterações imediatas do edema endoneural podem ser vistas histologicamente e o alívio clínico da dor pode durar vários anos. É uma estratégia particularmente útil para estados de dor neuropática em que o dano do nervo já é uma característica primária.

Tanto na RFC quanto na RFP, a dor persistente pode resultar da falha em interromper completamente a sensação nociceptiva do nervo-alvo. Além disso, a regeneração neuronal aberrante pode levar a complicações como formação de neuroma, função motora reduzida, síndrome da dor por desaferentação, neurite e parestesia.[85,86]

Em uma revisão, a maioria dos estudos incluídos relatou resultados positivos, independentemente do tipo de modalidade de RF administrada.

Todas as três modalidades de RF parecem ter a capacidade de induzir um efeito analgésico potente e, com qualquer modalidade de RF utilizada, o resultado dependerá do operador. Apesar disso, em razão da falta de literatura de alta qualidade comparando diretamente as três modalidades de RF, ainda não é viável concluir qual modalidade de RF é superior para pacientes com OA.[85-88]

Durante a sessão de RF, o paciente é colocado em decúbito dorsal sobre a mesa. Sob orientação de imagem, uma cânula específica de calibre 22 (10 cm) com ponta ativa de 5 mm (curvada) é colocada no espaço desejado. Após o posicionamento satisfatório da agulha, é realizada estimulação sensorial e motora. Esse posicionamento preciso do eletrodo antes do tratamento é confirmado usando baixa voltagem em frequências específicas para produzir uma corrente não destrutiva. Isso pode gerar uma corrente de teste para estimulação sensorial (frequência de 50 Hz) e para estimulação motora (frequência de 2 Hz), o que ajuda a mitigar os efeitos fora do alvo nas estruturas neurais circundantes. Os pacientes referem parestesia quando estimulados a 50 Hz e corrente de 0,5 mA na articulação. A estimulação motora é realizada em 2 Hz, e a contração do músculo é observada. Após isso, a sessão da RF é realizada (Figura 5).[85]

Os estudos disponíveis utilizaram fluoroscopia (FS), US ou uma combinação de ambas. Até o momento, a maioria dos procedimentos de RF foi realizada sob a orientação da FS. No entanto, a exposição cumulativa à radiação causada pelos raios-X e seu exame estático bidimensional limitam a FS. A orientação por US oferece várias vantagens em comparação com a imagem pela FS, incluindo uma visualização mais segura, precisa, dinâmica e em tempo real, que evita lesões nos vasos próximos e aumenta a chance de destruição bem-sucedida do nervo. Além disso, a vasculatura articular que acompanha os alvos nervosos e os tendões e ligamentos circundantes podem ser usados como pontos de referência para localizar os nervos pela US. A US também é uma modalidade de baixo custo, facilmente repetível, acessível, conveniente e que evita a radiação ionizante.[88,89]

Embora a justificativa para a RF ainda não tenha sido esclarecida, dois mecanismos foram propostos. Primeiro, a RF pode suprimir as fibras tipo C excitatórias locais, inibindo assim a neurotransmissão da sinalização nociceptiva. Teoriza-se que a RFP altera as conduções sinápticas por neuromodulação, contribuindo potencialmente para seu efeito paliativo. Em segundo lugar, a corrente elétrica da RF pode atenuar a resposta imune regulando a comunicação intercelular, potencialmente interrompendo a produção de citocinas pró-inflamatórias, particularmente IL-1β, fator de necrose tumoral alfa (TNF-α) e IL-6, possivelmente elucidando o efeito analgésico sustentado.[88,89]

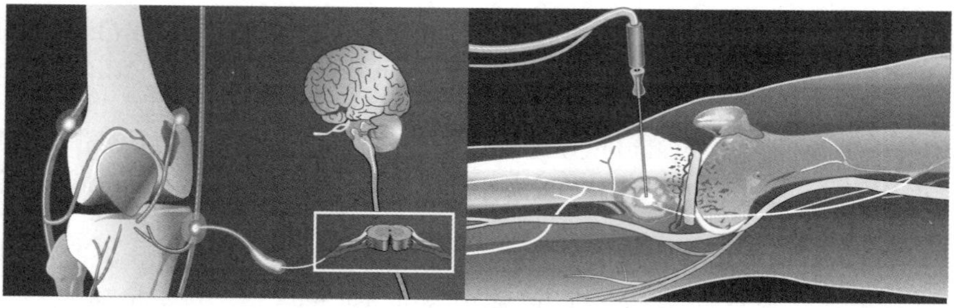

FIGURA 5 Posicionamento da cânula de radiofrequência e mecanismo de ação relacionado o seu efeito analgésico.

Como mencionado anteriormente, além do bloqueio de nervos periféricos com anestésicos locais, outros tipos de bloqueios podem ser realizados, alguns deles descritos a seguir:[87]

- **Bloqueio peridural:** é um dos procedimentos mais realizados no mundo para o controle da dor. Consiste na injeção de anestésico local associado a medicação anti-inflamatória (corticosteroide) no espaço peridural, que se encontra em contato com a parte posterior do disco intervertebral. Possui várias técnicas (via sacral, interlaminar ou foraminal), sempre guiadas por imagem, e é realizado de maneira ambulatorial. Apresenta efeito imediato no alívio da dor, podendo ter um efeito mais prolongado em médio prazo; tempo suficiente para conseguir um tratamento multidisciplinar, com reabilitação física e funcional do paciente. Existem evidências para hérnia de disco e dor radicular, tanto cervical quanto lombar.
- **Bloqueios facetários:** as facetas articulares são pequenas articulações que conectam a parte posterior da coluna vertebral e podem sofrer processo inflamatório e degenerativo, causando dor e desconforto. O diagnóstico é feito pelo exame clínico, podendo ser auxiliado por exames de imagem; entretanto, o bloqueio diagnóstico é essencial para sua confirmação. Utiliza-se anestésico local nas articulações suspeitas e confirma-se sua participação no quadro doloroso. O tratamento pode ser realizado com técnicas intervencionistas minimamente invasivas, utilizando bloqueios facetários com corticosteroides, AH ou RF, dependendo de cada caso.
- **Bloqueio da articulação sacroilíaca:** o comprometimento dessa estrutura é uma causa comum de dor lombar crônica e deve sempre ser pesquisada. Na maioria das vezes, a dor é localizada na região glútea, mas pode ser frequentemente referida como dor na região lombar baixa; em alguns casos, pode se estender para a região inguinal e membros inferiores.

O diagnóstico é feito pelo exame clínico e pode ser auxiliado por exames complementares, mas pode ser confirmado por um bloqueio diagnóstico. O bloqueio de teste é realizado colocando anestésico local na articulação suspeita, confirmando assim o diagnóstico, devendo ser guiado por imagem. O tratamento inclui uso de medicamentos, terapia física especializada e acupuntura. Os procedimentos intervencionistas podem ser infiltrações articulares com anestésicos, corticosteroides, AH e, em alguns casos, a denervação desta articulação.

REFERÊNCIAS

1. Hollander JL, Brown Jr EM, Jessar RA, Brcwan CY. Hydrocortisone and cortisone injected into arthritic joints: comparative effects use of hydrocortisone as a local antiarthritic agent. JAMA. 1951;147(17):1629-35.
2. Gray RG, Gotllieb NL. Intra-articular corticosteroids. An updated assessment. Clin Orthop Relat Res. 1983;177:235-63.
3. See Y. Intra-synovial corticosteroid injections in juvenile chronic arthritis--a review. Ann Acad Med Singap. 1998;27:105-11.
4. Ayral X. Infiltrations - les tecniques. Paris: JBH Santé; 2001. p.6-96.
5. Hilliquin P, Menkesc CJ. Rheumatoid arthritis – evaluation and management: early and established disease. In: Klippel JH, Dieppe PA. Rheumatology. London: Mosby; 1994. Section 3. p.13.1-13.14.
6. Bird AH. Management of rheumatic diseases – pharmacological approaches – intra-articular and intralesional therapy. In: Klippel JH, Dieppe PA. Rheumatology. London: Mosby; 1994. Section 8. p.16.1-16.6.
7. Kirwan JR. Management of rheumatic diseases – pharmacological approaches – systemic corticosteroids in rheumatology. In: Klippel JH, Dieppe PA. Rheumatology. London: Mosby; 1994. Section 8. p.16.1-16.6.
8. Anttinen J, Oka M. Intra-articular triamcinolone hexacetonide and osmic acid in persistent synovitis of the knee. Scand J Rheumatol. 1975;4:125-8.
9. McCarty DJ, Harman JG, Grassanovich JL, Qian C. Treatment of rheumatoid joint inflammation with intrasynovial triamcinolone hexacetonide. J Rheumatol. 1995;22:1631-35.
10. Rocha RH, Natour J, Dos Santos RM, Furtado RNV. Time effect of intra-articular injection with triamcinolone hexacetonide and its correlations: a case-control prospective 12-month study. Am J Phys Med Rehabil. 2019;98(10):872-8.
11. Lavelle W, Lavelle ED, Lavelle L. Intra-articular injections. Med Clin North Am. 2007;91(2):241-50.
12. Konai MS, Vilar Furtado RN, Dos Santos MF, Natour J. Monoarticular corticosteroid injection versus systemic administration in the treatment of rheumatoid arthritis patients: a randomized double-blind controlled study. Clin Exp Rheumatol. 2009;27(2):214-21.
13. McCarty DJ. Treatment of rheumatoid joint inflammation with triamcinolone hexacetonide. Arthritis Rheum. 1972;15(2):157-73.
14. Proudman SM, Conaghan PG, Richardson C, Griffiths B, Green MJ, McGonagle D, et al. Treatment of poor-prognosis early rheumatoid arthritis. A randomized study of treatment with methotrexate, cyclosporin A, and intraarticular corticosteroids compared with sulfasalazine alone. Arthritis Rheum. 2000;43(8):1809-19.
15. Furtado RN, Oliveira LM, Natour J. Polyarticular corticosteroid injection versus systemic administration in treatment of rheumatoid arthritis patients: a randomized controlled study. J Rheumatol. 2005;32(9):1691-8.

16. Raynauld JP, Buckland-Wright C, Ward R, Choquette D, Haraoui B, Martel-Pelletier J, et al. Safety and efficacy of long-term intraarticular steroid injections in osteoarthritis of the knee: a randomized, double-blind, placebo-controlled trial. Arthritis Rheum. 2003;48(2):370-7. Erratum in: Arthritis Rheum. 2003;48(11):3300.
17. Hollander JL, Jessar RA, Restifo RA, Fort HJ. A new intra-articular steroid ester with longer effectiveness (abstract). Arthritis Rheum. 1961;4:422.
18. Derendorf H, Mollmann H, Gruner A, Haack D, Gyselby G. Pharmacokinetics and pharmacodynamics of glucocorticoid suspensions after intra-articular administration. Clin Pharmacol Ther. 1986;39(3):313-7.
19. Blyth T, Stirling A, Coote J, Land D, Hunter JA. Injection of the rheumatoid knee: does intra-articular methotrexate or rifampicin add to the benefits of triamcinolone hexacetonide? Br J Rheumatol. 1998;37(7):770-2.
20. Bellamy N, Campbell J, Robinson V, Gee T, Bourne R, Wells G. Intraarticular corticosteroid for treatment of osteoarthritis of the knee. Cochrane Database Syst Rev. 2006;(2):CD005328.
21. McAlindon TE, LaValley MP, Harvey WF, Price LL, Driban JB, Zhang M, et al. Effect of intra-articular triamcinolone vs saline on knee cartilage volume and pain in patients with knee osteoarthritis: a randomized clinical trial. JAMA. 2017;317(19):1967-75.
22. Brandt KD, Smith GN, Simon lS. Intraarticular injection of hyaluronan as treatment for knee osteoarthritis: what is the evidence? Arthritis Rheum 2000;43(6):1192-203.
23. Takahashi K, Hashimoto S, Kubo T, Hirasawa Y, Lotz M, Amiel D. Effect of hyaluronan on chondrocyte apoptosis and nitric oxide production in experimentally induced osteoarthritis. J Rheumatol 2000;27(7):1713-20.
24. Cubukcu D, Ardic F, Karabulut N, Topuz O. Hylan G-F 20 efficacy on articular cartilage quality in patients with knee osteoarthritis: clinical and MRI assessment. Clin Rheumatol. 2004.
25. Bellamy N, Campbell J, Robinson V, Gee T, Bourne R, Wells G. Viscosupplementation for the treatment of osteoarthritis of the knee. Cochrane Database Syst Rev. 2006;(2):CD005321.
26. Carborn D, Rush J, Lanzer W, Parenti D, Murray C. A randomized, single-blind comparison of the efficacy and tolerability of hylan G-F 20 and triamcinolone hexacetonide in patients with osteoarthritis of the knee. J Rheumatol. 2004;31(2):333-43.
27. Jones AC, Pattrick M, Doehrty S, Doherty M. Intra-articular hyaluronic acid compared to intra-articular triamcinolone hexacetonide in inflammatory knee osteoarthritis. Osteoarthritis Cartilage. 1995;3(4):269-73.
28. Ozturk C, Atamaz F, Hepguler S, Argin M, Arkun R. The safety and efficacy of intraarticular hyaluronan with/without corticosteroid in knee osteoarthritis: 1-year, single-blind, randomized study. Rheumatol Int. 2006;26(4):314-9. Epub 2005 Feb 10.
29. Yang X, Li L, Ren X, Nie L. Do preoperative intra-articular injections of corticosteroids or hyaluronic acid increase the risk of infection after total knee arthroplasty? A meta-analysis. Bone Joint Res. 2022;11(3):171-9.
30. Vincent P. Intra-articular hyaluronic acid in the symptomatic treatment of knee osteoarthritis: a meta-analysis of single-injection products. Curr Ther Res Clin Exp. 2019;90:39-51.
31. BoliaI K, Bougioukli S, Hill WJ, Trasolini NA, Petrigliano FA, Lieberman JR, et al. Clinical efficacy of bone marrow aspirate concentrate versus stromal vascular fraction injection in patients with knee osteoarthritis: a systematic review and meta-analysis. Am J Sports Med. 2022;50(5):1451-61. doi: 10.1177/03635465211014500. Epub 2021 Jun 8.
32. Prodromos C, Rumschlag T. Administration of autologous mesenchymal cells for the treatment of arthritis. Curr Stem Cell Res Ther. 2021;16(8):931-8. doi: 10.2174/1574888X166662 10224145104
33. Altman RD, Devji T, Bhandari M, Fierlinger A, Niazi F, Christensen R. Clinical benefit of intra-articular saline as a comparator in clinical trials of knee osteoarthritis treatments: a systematic review and meta-analysis of randomized trials. Semin Arthritis Rheum. 2016;46(2):151-9.

34. Saltzman BM, Leroux T, Meyer MA, Basques BA, Chahal J, Bach BR Jr, et al. The therapeutic effect of intra-articular normal saline injections for knee osteoarthritis. Am J Sports Med. 2017;45(11):2647-53.
35. Guess HA, Kleinman A, Kusek JW, Engel LW, editors. The science of the placebo: toward an interdisciplinary research agenda. London: BMJ Books; 2002.
36. Chen YW, Lin YN, Chen HC, Liou TH, Liao CD, Huang SW. Effectiveness, compliance, and safety of dextrose prolotherapy for knee osteoarthritis: a meta-analysis and metaregression of randomized controlled trials. Clin Rehabil. 2022;36(6):740-52.
37. Spassim MR, Santos RT, Rossato-Grando LG, Cardoso L, Silva JS, Souza SO, et al. Intra-articular ozone slows down the process of degeneration of articular cartilage in the knees of rats with osteoarthritis. Knee. 2022;35:114-23.
38. Wenzel RG. Pharmacology of botulinum neurotoxin serotype A. Am J Health Syst Pharm. 2004;61(22 Suppl 6):S5-10.
39. Setler PE. Therapeutic use of botulinum toxins: background and history. Clin J Pain. 2002;18(6 Suppl):S119-24.
40. Mahowald ML, Krug HE, Singh JA, Dykstra D. Intra-articular botulinum toxin type A: a new approach to treat arthritis joint pain. Toxicon. 2009;54(5):658-67.
41. Aoki KR. Review of a proposed mechanism for the antinociceptive action of botulinum toxin type A. Neurotoxicology. 2005;26(5):785-93.
42. Schaible HG, Grubb BD. Afferent and spinal mechanisms of joint pain. Pain. 1993;55(1):5-54.
43. Troung D, Dressler D, Hallett M. Toxina botulínica: manual de tratamento. Rio de Janeiro: DiLivros; 2012. 267p.
44. Mahowald ML, Singh JA, Dykstra D. Long term effects of intra-articular botulinum toxin A for refractory joint pain. Neurotox Res. 2006;9(2-3):179-88.
45. Mendes JG, Natour J, Nunes-Tamashiro JC, Toffolo SR, Rosenfeld A, Furtado RNV. Comparison between intra-articular botulinum toxin type A, corticosteroid, and saline in knee osteoarthritis: a randomized controlled trial. Clin Rehabil. 2019;33(6):1015-26.
46. Wu T, Song HX, Dong Y, Ye Y, Li JH. Intra-articular injections of botulinum toxin a for refractory joint pain: a systematic review and meta-analysis. Clin Rehabil. 2017;31(4):435-43.
47. Courseau M, Salle PV, Ranoux D, Lachatre AP. Efficacy of intra-articular botulinum toxin in osteoarticular joint pain: a meta-analysis of randomized controlled trials. Clin J Pain. 2018;34(4):383-9.
48. Sampson S, Gerhardt M, Mandelbaum B. Platelet rich plasma injection grafts for musculoskeletal injuries: a review. Curr Rev Musculoskelet Med. 2008;1(3-4):165-74.
49. Wu Pi-K, Diaz R, Borg-Stein J. Platelet-rich plasma. Phys Med Rehabil Clin N Am. 2016;27(4):825-53.
50. Park YG, Han SB, Song SJ, Kim TJ, Ha CW. Platelet-rich plasma therapy for knee joint problems: review of the literature, current practice and legal perspective in Korea. Knee Surg Relat Res. 2012;24(2):70-8.
51. Khoshbin A, Leroux T, Wasserstein D, Marks P, Theodoropoulos J, Ogilvie-Harris D, et al. The efficacy of platelet-rich plasma in the treatment of symptomatic knee osteoarthritis: a systematic review with quantitative synthesis. Arthroscopy. 2013;29:2037-48.
52. Campbell KA, Saltzman BM, Mascarenhas R, Khair MM, Verma NN, Bach BR Jr, et al. Does intra--articular platelet-rich plasma injection provide clinically superior outcomes compared with other therapies in the treatment of knee osteoarthritis? A systematic review of overlapping meta-analyses. Arthroscopy. 2015;31(11):2213-21.
53. Huang G, Hua S, Yang T, Ma J, Yu W, Chen X. Platelet-rich plasma shows beneficial effects for patients with knee osteoarthritis by suppressing inflammatory factors. Exp Ther Med. 2018;15(3):3096-102.
54. Goldberg A, Mitchell K, Soans J, Kim L, Zaidi R. The use of mesenchymal stem cells for cartilage repair and regeneration: a systematic review. J Orthop Surg Res. 2017;12(1):39.
55. Descalzi F, Ulivi V, Cancedda R, Piscitelli F, Luongo L, Guida F, et al. Platelet-rich plasma exerts antinociceptive activity by a peripheral endocannabinoid related mechanism. Tissue Eng Part A. 2013;19(19-20):2120-9.

56. Sakata R, McNary SM, Miyatake K, Lee CA, Van den Bogaerde JM, Marder RA, et al. Stimulation of the superficial zone protein and lubrication in the articular cartilage by human platelet-rich plasma. Am J Sports Med. 2015;43(6):1467-73.
57. Anitua E, Sanchez M, Nurden AT, Zalduendo MM, de la Fuente M, Azofra J, et al. Platelet-released growth factors enhance the secretion of hyaluronic acid and induce hepatocyte growth factor production by synovial fibroblasts from arthritic patients. Rheumatology (Oxford, England). 2007;46(12):1769-72.
58. Khoshbin A, Leroux T, Wasserstein D, Marks P, Theodoropoulos J, Ogilvie-Harris D, et al. The efficacy of platelet-rich plasma in the treatment of symptomatic knee osteoarthritis: a systematic review with quantitative synthesis. Arthroscopy. 2013;29:2037-48.
59. Shen L, Yuan T, Chen S, Xie X, Zhang C. The temporal effect of platelet-rich plasma on pain and physical function in the treatment of knee osteoarthritis: systematic review and meta-analysis of randomized controlled trials. J Orthop Surg Res. 2017;12(1):16.
60. Ye Y, Zhou X, Mao S, Zhang J, Lin B. Platelet rich plasma versus hyaluronic acid in patients with hip osteoarthritis: a meta-analysis of randomized controlled trials. Int J Surg. 2018;53:279-87.
61. Patel S, Dhillon MS, Aggarwal S, Marwaha N, Jain A. Treatment with platelet-rich plasma is more effective than placebo for knee osteoarthritis. Am J Sports Med. 2013;41(2):356-64.
62. Lin KY, Yang CC, Hsu CJ, Yeh ML, Renn JH. Intra-articular injection of platelet-rich plasma is superior to hyaluronic acid or saline solution in the treatment of mild to moderate knee osteoarthritis: a randomized, double-blind, triple-parallel, placebo-controlled clinical trial. Arthroscopy. 2019;35(1):106-17.
63. Bennell KL, Paterson KL, Metcalf BR, Duong V, Eyles J, Kasza J, et al. Effect of intra-articular platelet-rich plasma vs placebo injection on pain and medial tibial cartilage volume in patients with knee osteoarthritis: the RESTORE randomized clinical trial. JAMA. 2021;326(20):2021-30.
64. Forogh B, Mianehsaz E, Shoaee S, Ahadi T, Raissi GR, Sajadi S. Effect of single injection of platelet--rich plasma in comparison with corticosteroid on knee osteoarthtritis: a double-blind randomized clinical trial. J Sports Med Phys Fitness. 2016;56(7-8):901-8.
65. Joshi-Jubert N, Rodriguez L, Reverté-Vinaixa MM, Navarro A. Platelet-rich plasma injections for advanced knee osteoarthritis: a prospective, randomized, double-blinded clinical trial. Orthop J Sports Med. 2017;5(2):2325967116689386.
66. Camurcu Y, Sofu H, Ucpunar H, Kochara N, Cobden A, Duman S. Single-dose intra-articular corticosteroid injection prior to platelet rich plasma injection resulted in better clinical outcomes in patients with knee osteoarthritis: a pilot study. J Back Musculoskelet Rehabil. 2018;31(4):603-10.
67. Huang Y, Liu X, Xu X, Liu J. Intra-articular injections of platelet-rich plasma, hyaluronic acid or corticosteroids for knee osteoarthritis: a prospective randomized controlled study. Orthopade. 2019;48(3):239-47.
68. Elksniņš-Finogejevs A, Vidal L, Peredistijs A. Intra-articular platelet-rich plasma vs corticosteroids in the treatment of moderate knee osteoarthritis: a single-center prospective randomized controlled study with a 1-year follow up. J Orthop Surg Res. 2020;15(1):257.
69. Freire MRM, Silva PMC, Azevedo AR, Silva DS, Silva RBB, Cardoso JC. Comparative effect between infiltration of platelet-rich plasma and the use of corticosteroids in the treatment of knee osteoarthritis: a prospective and randomized clinical trial. Rev Bras Ortop (São Paulo). 2020;55(5):551-6.
70. Nunes-Tamashiro JC, Natour J, Ramuth FM, Toffolo SR, Mendes JG, Rosenfeld A, et al. Intra-articular injection with platelet-rich plasma compared to triamcinolone hexacetonide or saline solution in knee osteoarthritis: a double blinded randomized controlled trial with one year follow-up. Clin Rehabil. 2022;2692155221090407.
71. Migliorini F, Driessen A, Quack V, Sippel N, Cooper B, Mansy YE, et al. Comparison between intra-articular infiltrations of placebo, steroids, hyaluronic and PRP for knee osteoarthritis: a Bayesian network meta-analysis. Arch Orthop Trauma Surg. 2021;141(9):1473-90.
72. Weitof T, Uddenfeldt P. Importance of synovial fluid aspiration when injecting intra-articular corticosteroids. Ann Rheum Dis. 2000;59:233-5.

73. Wallen M, Gillies D. Intra-articular steroids and splints/rest for children with juvenile idiopathic arthritis and adults with rheumatoid arthritis. Cochrane Database Syst Rev. 2006;(1):CD002824.
74. Kearns G, Fernández-De-Las-Peñas C, Brismée JM, Gan J, Doidge J. New perspectives on dry needling following a medical model: are we screening our patients sufficiently? J Man Manip Ther. 2019;27(3):172-9.
75. Funk MF, Frisina-Deyo AJ. Dry needling for spine related disorders: a scoping review. Chiropr Man Therap. 2020;28:23.
76. Navarro-Santana MJ, Sanchez-Infante J, Fernández-de-las-Peñas C, Cleland JA, Martín-Casas P, Plaza-Manzano G. Effectiveness of dry needling for myofascial trigger points associated with neck pain symptoms: an updated systematic review and meta-analysis. J Clin Med. 2020;9:3300.
77. Dunning J, Butts R, Mourad, Young I, Flannagan S, Perreault T. Dry needling: a literature review with implications for clinical practice guidelines. Phys Ther Rev. 2014;19(4).
78. Hamilton TW, Athanassoglou V, Trivella M, Strickland LHH, Mellon S, Murray D, Pandit HG. Liposomal bupivacaine peripheral nerve block for the management of postoperative pain. Cochrane Database Syst Rev. 2016;2016(8):CD011476.
79. Böttger E, Diehlmann K. Selected interventional methods for the treatment of chronic pain: Part 1: peripheral nerve block and sympathetic block. Anaesthesist. 2011;60(5):479-91
80. Roberts SL, Stout A, Dreyfuss P. Review of knee joint innervation: implications for diagnostic blocks and radiofrequency ablation. Pain Med. 2019;1-17.
81. Chin KJ, Versyck B, Elsharkawy H, Gomez MFR, Sala-Blanch X, Reina MA. Anatomical basis of fascial plane blocks. Reg Anesth Pain Med. 2021;46(7):581-99.
82. Kot P, Rodriguez P, Granell M, Cano B, Rovira L, Morales J, et al. The erector spinae plane block: a narrative review. Korean J Anesthesiol. 2019;72(3):209-20.
83. Domingo T, Blasi J, Casals M, Mayoral V, Ortiz-Sagristá JC, Miguel-Pérez M. Is interfascial block with ultrasound-guided puncture useful in treatment of myofascial pain of the trapezius muscle? Clin J Pain. 2011;27:297-303.
84. Hong CZ. Lidocaine injection versus dry needling to myofascial trigger point. The importance of the local twitch response. Am J Phys Med Rehabil. 1994;73:256-63.
85. Zacharias NA, Karri J, Garcia C, Lachman LK, Abd-Elsayed A. Interventional radiofrequency treatment for the sympathetic nervous system: a review article. Pain Ther. 2021;10:115-41.
86. Orhurhu V,Urits I, Orman S, Viswanath O, Abd-Elsayed A. A systematic review of radiofrequency treatment of the ankle for the management of chronic foot and ankle pain. Curr Pain Headache Rep. 2019;23:4.
87. Tinnirello A, Todeschini M, Pezzola D, Barbieri S. Pulsed radiofrequency application on femoral and obturator nerves for hip joint pain: retrospective analysis with 12-month follow-up results. Pain Physician. 2018;21:407-14.
88. Ajrawat P, Radomski L, Bhatia A, Peng P, Nath N, Gandhi R. Radiofrequency procedures for the treatment of symptomatic knee osteoarthritis: a systematic review. Pain Med. 2019;1-16.
89. Chua NHL, Vissers KC, Sluijter ME. Pulsed radiofrequency treatment in interventional pain management: mechanisms and potential indications – a review. Acta Neurochir. 2011;153:763-71.

Índice remissivo

C

D

E

F

G

H

I

K

L

M

N

O

P

Q

R

S

T

U

V

W